U0248703

药学监护实施指南

药师实用手册

The Pharmacist Guide to Implementing Pharmaceutical Care

（葡）F. A. 哥斯达（Filipa Alves da Costa）

（荷）J. W. F. 密尔（J. W. Foppe van Mil） 主编

（秘）A. A. 里斯科（Aldo Alvarez-Risco）

康 震 译

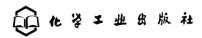

化学工业出版社

·北京·

内容简介

这是一本汇集全球药学专家集体智慧的著作,旨在为全球药师开展药学监护工作提供全方位的可行性指导。

全书分8部分40章,论述了药学监护的概念、管理与研究;介绍了全球各地药学监护实施情况;重点阐述了各种医疗环境中开展的药学监护、药师如何在执业中践行药学监护、药学监护在自我药疗中的作用以及特定患者人群的药学监护;介绍了药学监护的服务报酬以及药学监护教育与教学的内容。阅读本书可以帮助药师提高预防、发现、解决药物相关问题的技能,发展和改善沟通技巧,掌握不同医疗环境中为患者提供药学监护的技巧。

本书适用于临床药师,社区药师以及相关教学和管理人员。

The Pharmacist Guide to Implementing Pharmaceutical Care
ISBN 978-3-319-92575-2
First published in English under the title
The Pharmacist Guide to Implementing Pharmaceutical Care
edited by Filipa Alves da Costa, J. W. Foppe van Mil and Aldo Alvarez-Risco
Copyright © Springer International Publishing AG, part of Springer Nature, 2019
This edition has been translated and published under licence from
Springer Nature Switzerland AG.
Springer Science+Business Media, LLC, part of Springer Nature takes no responsibility and shall not be made liable for the accuracy of the translation.
本书中文简体字版由Springer International Publishing AG 授权化学工业出版社独家出版发行。
本书仅限在中国内地(大陆)销售,不得销往中国香港、澳门和台湾地区。未经许可,不得以任何方式复制或抄袭本书的任何部分,违者必究。
北京市版权局著作权合同登记号:01-2020-1811

图书在版编目(CIP)数据

药学监护实施指南 /(葡)F. A. 哥斯达,(荷)J. W. F. 密尔,(秘)A. A. 里斯科主编;康震译. —北京:化学工业出版社,2021.4
书名原文:The Pharmacist Guide to Implementing Pharmaceutical Care
ISBN 978-7-122-38493-5

Ⅰ.①药… Ⅱ.①F… ②J… ③A… ④康… Ⅲ.①临床药学-指南 Ⅳ.①R97-62

中国版本图书馆CIP数据核字(2021)第025888号

责任编辑:杨燕玲 邱飞婵 　　　　　　装帧设计:史利平
责任校对:张雨彤

出版发行:化学工业出版社(北京市东城区青年湖南街13号 邮政编码100011)
印 　装:中煤(北京)印务有限公司
710mm×1000mm 1/16 印张30¼ 字数580千字 2021年6月北京第1版第1次印刷

购书咨询:010-64518888 　　　　　　售后服务:010-64518899
网 　址:http://www.cip.com.cn
凡购买本书,如有缺损质量问题,本社销售中心负责调换。

定 　价:128.00元 　　　　　　　　　　版权所有　违者必究

尽管药学监护（pharmaceutical care，有时也称药学服务）的概念很早就被引入国内，临床药学在我国也有了长足发展，但近十年来其服务模式始终没有真正意义地在我国落地实施并获得临床的普遍认可。其中一个重要原因就是我国当下的药学教育大多仍然主要围绕药物的相关知识，其技能训练多数偏向制药技能和实验室技能，使得多数药师只能充当药品配制和供给管理的角色，难于真正融入临床实践，导致真正的临床药学人才匮乏。

1990年，Hepler教授和Strand教授提出药学监护概念，他们对医师与药师在患者药物治疗过程中各自应承担的职责进行了定位，并强调这两种角色要相互协调合作，以解决在临床上日益增长的不合理用药问题。今天，当我们运用他们的思想理念和实践理论来重塑药师的全新角色时，必须对药师的知识结构和临床技能进行更新，以满足服务患者和临床治疗的需求。

2014年，我有幸得到金有豫教授的邀请，参与了Cipolle、Strand及Morley三位教授合著的《药学监护实践方法（Pharmaceutical Care Practice）》英文第三版的翻译工作，在翻译过程中收获颇丰。该书可以说是一本药学监护实践的系统方法论，旨在帮助药师发现、解决和预防患者的药物治疗问题（即不合理用药产生的问题）；该书系统地论述了药学监护流程，如何采集完整的患者信息、进行准确的药物治疗评估以及帮助患者制订治疗计划并做好后期疗效随访和监测评估，记录整个监护过程的所有信息和建议；深度分析了如何做到以患者为中心的核心理念。该书涵盖了多学科跨专业的知识和技能，其中包括了医学、哲学、伦理学、管理学、社会心理学，经济学、医疗保险、市场营销学、社会研究等领域，对于当前药师所具备的知识结构和临床技能提出了很大挑战。所以，对于尚未涉足临床的药学专业初学者来说，阅读该书容易感到困惑和不解（我本人初读该书时也遇到了同样的挑战），导致难以耐心阅读和坚持学完。这也是这几年来，我到全国各地进行学术交流以及给临床药学本科生讲授该书时，得到的反馈。

幸运的是，2019年初我巧遇了刚刚出版的本书英文版——《Pharmacist Guide to Implementing Pharmaceutical Care》。翻阅过后，我顿时感到无比兴奋，本书的特点在于：①比较详尽地阐述有关药学监护、药物相关问题及分类、患者角色责任、用药指导、用药依从性、用药重整、用药评估等概念；②涉及临床实践中比较棘手且人们感兴趣的话题，诸如跨专业团队的沟通技能、药学服务价值的研究方法、药学监护项目的实施以及药学监护如何在各种医疗环境应用；③结合处方调剂业务、OTC药品指导以及健康宣教和疾病预防等方面做了陈述；④讨论了药学监护在多种慢性疾病和特殊人群的应用；⑤讨论了医疗制度模式、药学服务报酬、支付方式、定价问题以及如何在药学教育和继续教育中实施的教学方法。而上述特点恰恰使得本书可以作为2016年出版的《药学监护实践方法》学习的姐妹篇，补充该书尚未充分展开的一些概念解释和实施方法。

这两本书内容具有互补性，2016年出版的《药学监护实践方法》侧重指导药师学习临床实践的方法论，而本书则侧重指导药师如何落地实施药学服务。鉴于此，这两本书对于我国开展更加深入的临床药学服务，具有重要的指导作用和意义。为此，尽管明知翻译工作艰巨，本人仍不遗余力，历时整整一年，完成了全书的翻译。

本书翻译过程中有很多名词术语的中文表达非常棘手。这并不是说这些词语难以翻译，而是说在药学监护实践中，各国专家学者提出的概念名词和表达方式风格各异，很多名词术语虽然从字词上看似乎存在差异，但其核心思想和实际工作内容却是差不多的，内涵也都一致，如果仅仅是直译，难免会造成读者的困惑与混淆。因此，在翻译过程中我增加了一些补充注解，帮助读者进一步理解。在此，也提醒读者在阅读学习过程中要从内涵去理解有关名词，而不能只关注字面表达。

尽管本人已竭尽全力翻译此书，但最终的译文仍难以做到十全十美。如果本书的出版能让同行更多地了解药学监护工作的实施路径和办法，推动药学监护工作在国内的全面开展，并能帮助药学同行节省寻找相关资料的时间成本，那翻译过程中我的努力与思考也就没有白费了。

在本书的翻译出版过程中，得到了施普林格（Springer）出版集团和化学工业出版社的大力支持；得到了业界前辈和药学同仁给予的不断鼓励和支持；得到了王政和王芳等在协助译文校正和纠偏方面的帮助，在此一并表示衷心的感谢！

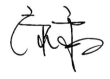

2021.02.18 于北京

药学监护是药师对患者个体疾病治疗做出的贡献,其目的是帮助患者优化用药疗效和改善健康结局。1990年前后,Hepler教授和Strand教授首次在真正意义上创建了"药学监护"的概念,以解决患者应如何服用药品和理解用药信息的问题。当然,与此同时人们也期待药师能指导患者正确用药并监测患者用药过程中可能出现的问题,即所谓的药物相关问题(DRP)。如今,药师也被寄希望于在药学监护工作中协助处方医师选择最佳的药物治疗方案,甚至为患者开具处方。许多执业药师已经完全接受了药学监护的理念并积极开展这项服务,但还有一些人并不知道如何在自己的执业场所中改变现状。

本书旨在为药师开展药学监护工作提供全方位的可行性帮助。本书同时也为在不同医疗环境执业的药师提供指导和帮助,使之更好地将药学监护融入常规业务。本书以来自世界各地专家的丰富实战经验为基础,他们的共同努力确保了本书对不同医疗制度下各级医疗机构和不同层次开展的药学监护均具专业性和实用性,所有层次和执业环境中的药师学习本书后都会大有裨益。

本书的第1部分描述了药学监护的基础知识。本书的方法基于药学监护的共识定义,该定义在第1章中介绍,并贯穿于全书。第1章描述了药学监护概念的发展史。第2章阐述了药学监护对确认和预防/解决药物相关问题的贡献,使我们能够更实际地理解这种职业的实践行为如何帮助患者获得最佳的治疗效果。

第2部分聚焦患者及服务,共10章。第3章详细介绍了药学监护流程,描述了患者在治疗过程中的角色,以及如何评估患者健康相关的需求继而开展以患者为中心的药学监护。第4章探讨了药师如何提供患者咨询、用药指导以及提高患者健康素养等。第5章讨论了药学监护对患者用药依从性所起的作用,探索了发现和分类患者不依从性的方法,以便针对性地提供有效干预。第6章讨论了跨专业沟通交流的重要性,强调多学科合作与跨专业合作的区别,强调各种不同方法对有效实施药学监护的影响。第7章重点论述了作为药学监护基本工作的用药重整和用药评估。本章描述了系统性流程的不同形式,其目的是提高患者药物治疗的安全性、有效性和效率。第8章对药学监护实践的文档记录做了简要介绍。第9章详细介绍了服务质量控制的手段,以及如何制订和验证业务中需要使用的各种指南和治疗方案。第10、11章分别讨论了SPO(结构、流程和结局）研究模型和ECHO（临床人文经济结局）研究模型指标的相关概念。第12章提出了制定关键结局指标群（COS）的建议，以整合各种证据，从而更有力地证明药学监护干预的价值。

第3部分包括第13～17章，主要概述了世界各地在实施药学监护方面的进展情况，并提及相关立法、实用计划和研究成果。指出了各种医疗制度下提供药学监护的可能性。

第4部分研讨了实施的理论与实践方法。第18章介绍了实施各种策略的全面评估方法。第19～21章进行了补充讲解。其中介绍了在社区药房、养老院以及医院和诊所中实施药学监护的现有策略。

第5部分包含第22～25章，侧重于更全面地介绍药学监护的方法，详述了日常业务中常被遗忘的药学监护内容。本部分涉及药学监护在调配新处方、续方、非处方药，提供医用器械以及促进健康和预防疾病方面所发挥的作用。

第6部分（第26～33章），其内容扩展到如何为特定疾病患者提供药学监护。这些章节特别推荐给希望为特定疾病患者提供临床服务的药师。尽管现实中，大多数患者都患有一种以上的疾病。但这些章节对于理解特定疾病的干预措施、具体指标，甚至具体结局的特征细节是非常有用的，并可以在实践中有效地组合起来。

药学监护服务的可持续性取决于确保随着时间推移其服务的连续及改善。因此，药学监护服务的经济收益非常关键。第7部分，包括第34～38章，涉及药学监护的费用补偿和经济价值的讨论，分享在不同医疗制度下建立付费方式的不同经验，以供其他国家借鉴和参考。

最后，我们相信药学将来的发展由未来几代人的努力决定。第8部分（第39章和第40章）讨论了药学教育的实际内容。诸如如何在大学中开展药学监护的教学工作以及如何做好职业的持续发展。后面一部分内容也适用于能对有效进行药学监护服务做出贡献的其他医务人员及药房技术人员。

我们非常感谢参与本书编写的67位作者，他们贡献了自己的智慧和特长。在原著作者名单中介绍了他们的具体工作。

本书的每一部分都有一位章节协调员，作为合作编辑或合作编者。要是没有他们的大力支持，这本书是不可能完成的。这些协调员都具有的丰富实践经验并被公认是对药学监护做出贡献的专家。在此，我们特别感谢Dave Hackney、Hanne Herborg、Kurt E. Hersberger、Martin Henman、Timothy Rennie和Veerle Foulon在创作本书中给予的帮助。

本书各章节都由作者以外的其他专家审校。通常，一位作者协助审核另一个人编写的章节。同时也感谢外部审稿专家做出的贡献。正是因为他们提出的建设性批评，极大地改进了最终的内容。这些审稿人包括（以字母为序）：Anna Birna Almarsdottir（丹麦）、Ana Margarida Advinha（葡萄牙）、Barry Carter（美国）、Beata Bajorek（澳大利亚）、Cassyano Correr（巴西）、David Woods（新西兰）、Ema Paulino（葡萄牙）、Louise Mallet（加拿大）、Mary Tully（英国）、Nejc Horvat（斯洛文尼亚）、Parastou Donyai（英国），Patrícia Cavaco Silva（葡萄牙）、Pedro Amariles（哥伦比亚）、Peter Schneider（奥地利）、Sabine Vogler（奥地利）、Ulrich Jaehde（德国）和Yolande Hansens（卡塔尔）。

本书展现了所有参与编写作者的热情，他们都致力于为患者提供药学监护以促进其获得最佳结局。本书汇聚了各位作者职业生涯的经验。

我们希望本书不仅能给读者带来启发，更能成为一本在未来几年促进、指导药学监护实施的指南。这样反过来又有助于创造更科学的证据，支持药学专业实践及其持续改进。

请记住：相信，才会成功。

Filipa Alves da Costa
J. W. Foppe van Mil
Aldo Alvarez-Risco

Filipa Alves da Costa 里约热加斯·莫尼兹大学（IUEM）副教授，里斯本大学药学院（FFUL）的特邀教授。除了在药学实践方面的教学和研究外，还担任葡萄牙国家肿瘤监测信息中心的研究员，专注于有效性评价，并担任葡萄牙药学会的顾问，负责专业的战略规划。她获得了药学监护硕士（FFUL）及药学实践与政策博士（伦敦大学学院）。Alves da Costa博士是欧洲药学监护联盟协会的总裁，也是《国际临床药学杂志》的编委成员。

J. W. Foppe van Mil博士 社区药师、社区药学顾问、《国际临床药学杂志》主编。他也是欧洲药学监护联盟协会（PCNE）的创始成员和专职秘书。1977年获得药学博士学位后，在荷兰自己拥有一家大型药店并兼任经理。1980年后他活跃于欧洲临床药学学会（ESCP），2016年成为该学会的研究员。2000年在格罗宁根大学获得了博士学位，在这期间，他不断地参加药学监护的具体实施和研究工作。同时他还参与了国际药学联合会（FIP）年会举办的社区药师药学监护继续教育项目。2017年，他成为PCNE荣誉会员。

Aldo Alvarez-Risco 秘鲁圣马丁大学全职研究员。他还是一名药师，获得圣马科斯国立大学药理学硕士以及药学和生物化学的博士，格拉纳达大学药学监护硕士。他也是南美洲药学监护协作联盟（REDSAF）的协调员。他曾参加过各种药学实践和药学政策研究课题，并多次参加FIP年会的各种会议；曾在20个国家的医药论坛上做过演讲者，还有电台电视节目演讲的经验。

关于作者、审稿人、编辑及他们对本书的贡献

本书的出版要归功于这么多作者的无私贡献。他们不仅撰写了章节内容，还经常协助审查其他章节或协调部分稿件。

Rana Ahmed博士，澳大利亚墨尔本大学卫生和生物医学学院药学和职业生涯发展前期研究专业讲师。第5章的合著者。

Aldo Alvarez Risco博士，工作于秘鲁利马圣马丁大学行政学院。第16章的第一作者，本书的主编之一。

Filipa Alves da Costa博士，葡萄牙里约热加斯莫尼兹大学特邀副教授和研究员，里斯本大学（药学系）特邀教授。她也在国家肿瘤监测信息中心担任有效性研究员，是葡萄牙制药协会的专业战略发展顾问。第5章的合著者，第14章、第35章、第37章和第38章的第一作者。第7部分的编辑，本书的主编和审稿人之一。

Claire Anderson教授，英国诺丁汉大学药学学院社会药学教授和药学实践与政策部主任。第25章的作者。

Sotiris Antoniou博士，英国伦敦Barts-Health NHS Trust心血管医学顾问药师。第30章的第一作者。

Parisa Aslani教授，澳大利亚悉尼大学药学系优化用药专业教授。第5章的第一作者和第23章的合著者。

Heather Barry博士，北爱尔兰皇后大学药学院讲师。第11章的第一作者。

Jan Jacob Bekeringh博士，荷兰阿姆斯特丹Apoheek Westijk的社区药师。第32章的合著者。

Pierrick Bedouch教授，法国格勒诺布尔大学教授，法国格勒诺尔大学医院肺部疾病部门医院药师和顾问药师。第24章的合著者。

J. Simon Bell教授，澳大利亚墨尔本莫纳什大学药学与制药科学学院用药安全中心教授。第17章的合著者。

S. I.（Charlie）Benrimoj教授，澳大利亚悉尼理工大学（UTS）健康研究生院院长，药学实践教授。第18章和第19章的合著者。

Lise Bernard博士，法国克莱蒙特奥佛涅大学临床药学和生物技术讲师，法国克莱蒙特费朗大学医院的药师。第24章的合著者。

Fabienne Böni博士，瑞士巴塞尔大学制药科学系药学监护研究组研究员和讲师，并在瑞士奥尔滕索洛什顿斯皮勒公司的医院药学研究所担任临床药师。第7章的合著者。

Lawrence Brown教授，美国加利福

尼亚州查普曼大学药学院药物经济学和健康政策教授和副院长。第13章的第一作者。

Olivier Bugnon博士、教授，瑞士日内瓦大学和洛桑大学社区药学研究室主任，以及门诊医疗和社区医学部（PMU）主任。第33章的合著者。

Stephen Carter博士，澳大利亚悉尼大学药学系讲师（药学实践）。第31章的合著者。

Afonso Cavaco博士，葡萄牙里斯本大学药学院社会药学系副教授。第4章的作者，本书的审稿人之一。

Jagjot Kaur Chahal女士，英国伦敦Barts健康NHS医疗中心临床抗凝首席药师。第30章的合著者。

Claire Chapuis博士，法国格勒诺布尔大学医院麻醉学和重症监护临床药学专科药师。第24章的第一作者。

Timothy F. Chen教授，澳大利亚悉尼大学药学系药物治疗管理教授。第15章的第一作者。

Maria Cordina教授，马耳他大学医学和外科学院临床药理学和治疗学教研室教授。WHO医务人员教育和研究协作中心的主任，马耳他药学实践学院院长。第27章的作者。

Shyla Del-Aguila Arcentales女士，秘鲁伊基托斯亚马孙大学药学和生物化学系药师。第16章的合著者。

Fernando Fernandez-Llimos教授，葡萄牙里斯本大学药学学院社会药学系药品研究所教授。第39章合著者，本书的审稿人之一。

Veerle Foulon教授，比利时库鲁汶制药学院临床药理学和药物治疗组教授。第3章合著者，第6章第一作者，第2部分编辑之一，本书审稿人之一。

Victoria Garcia Cardenas博士，澳大利亚悉尼理工大学（UTS）高级讲师（药学）。第18章的第一作者，第19章的合著者，本书审稿人之一。

Ulrika Gillespie博士，医院药师，负责乌普萨拉地区的临床药学服务，同时也是瑞典乌普萨拉大学药学实践研究的研究员。第21章作者。

Nina Griese Mammen博士，德国柏林ABDA联邦药师协会医学部科学评估部主任。第7章第一作者，第29章合著者。

David Hachey教授，美国爱达荷州立大学健康专业学院家庭医学系家庭医学教授。第8部分导论的合著者，本书审稿人之一。

Martin Henman博士，都柏林三一学院药学实践副教授和药学实践中心协调员。第40章的第一作者，第22章的合著者，第5部分的编辑，本书审稿人之一。

Hanne Herborg女士，丹麦Hillerød的药学实践丹麦学院Pharmakon的研究发展退休主任。第4部分的协调员，本书审稿人之一。

Kurt E. Hersberger教授，社区药师、药学监护研究小组负责人和瑞士巴塞尔大学教授。第7章合著者，第6部分编辑，本书审稿人之一。

Kreshnik Hoti博士，科索沃普里什蒂纳大学医学院药学系助理教授，也是澳大利亚科廷大学药学院副高级讲师。第28章的合著者。

Carmel M. Hughes教授，北爱尔兰贝尔法斯特皇后大学药学院基层医疗药学教授。第20章的第一作者，第11章和第12章合著者。

Jacqueline G. Hugtenburg博士，荷兰阿姆斯特丹VU大学医学中心临床药理学和药学系社区药师和副教授。第32章的第一作者。

Susan Kamal女士，瑞士洛桑理工大学小儿麻痹诊所博士生。第33章的第一作者。

Dan Kibuule先生，纳米比亚大学（UNAM）药理学和治疗学系高级讲师，也是药学实践和政策系主任。第40章合著者。

Mitja Kos教授，斯洛文尼亚卢布尔雅那大学药学院社会药学系主任。第34章和36章作者。第35章合著者以及本书审稿人之一。

Ines Krass教授，澳大利亚悉尼大学药学系药学实践教授。第28章的第一作者，本书审稿人之一。

Katrin Krüger女士，药师，德国柏林ABDA医学部研究员。她是第29章的合著者。

Shaun Wen Huey Lee博士，马来西亚莫纳什大学药学院高级讲师和副主任（教育）。第17章的第一作者。

Sophie Liekens博士，工作于比利时库鲁汶制药科学学院。第3章的第一作者，第6章的合著者。

Luís Lourenço先生，葡萄牙Cacém（Lisboa）药学中心社区药师。第22章的第一作者。

Mairead McGrattan女士，北爱尔兰贝尔法斯特皇后大学博士后研究生。第12章的合著者。

Anna Millar博士，北爱尔兰贝尔法斯

特皇后大学药物优化和创新中心（MOIC）的高级研究和创新项目经理。第12章的第一作者。

Rebekah Moles博士，澳大利亚悉尼大学药学系副教授（药学实践）。第31章的第一作者。

Mwangana Mubita先生，纳米比亚大学健康科学学院药学实践与政策系讲师。第40章的合著者。

Prasad S. Nishtala博士，新西兰奥塔戈大学药学院高级讲师。第15章的合著者。

Inês Nunes-da-Cunha博士，葡萄牙里斯本大学药学系药物研究所工作。第39章的第一作者，本书审稿人之一。

Maria Pinto da Silva女士，葡萄牙里斯本大学药学系硕士生。第30章的合著者。

Máire O'Dwyer博士，爱尔兰都柏林三一学院药学与制药科学学院药学实践助理教授。第26章的合著者。

Audrey Ranking博士，北爱尔兰贝尔法斯特皇后大学药学院研究员。第12章合著者。

Timothy Rennie教授，纳米比亚大学（UNAM）健康科学系药学副教授和院长。第8部分编辑，本书审稿人之一。

Charlotte Rossing博士，丹麦希勒·德的丹麦药学实践学院Pharmakon研究发展主任。第19章第一作者，第18章的合著者。

Cristín Ryan教授，爱尔兰都柏林三一学院（TCD）药学与制药科学学院药学实践教授。第26章的第一作者。

Valérie Sautou教授，克莱蒙奥弗涅大学临床药学和生物技术教授，法国克莱

蒙费朗大学医院药学系主任。第24章的合著者。

Marie Paule Schneider博士，瑞士洛桑大学门诊医疗和社区医学部社区药房中心，瑞士洛桑大学、日内瓦大学药物科学学院药师和高级研究助理。第33章的合著者，本书审稿人之一。

Martin Schulz教授，柏林ABDA德国药师协会医学部常务董事，法兰克福戈德大学药理学系副教授，德国柏林弗雷大学临床药学系讲师。第29章的第一作者，第7章的合著者，本书审稿人之一。

Enrique Seoane Vazquez教授，美国加利福尼亚州查普曼大学药学院教授。第13章的合著者。

Maureen Spargo博士，北爱尔兰贝尔法斯特皇后大学药学院研究员。第12章的合著者。

Martina Teichert博士，荷兰海牙尼梅亨IQ 医疗高级研究员，莱顿大学医学中心（LUMC）副教授，荷兰药师协会（KNMP）科学顾问。第9章和第10章的作者，第2部分的合著者，本书审稿人之一。

Lonneke Timmers博士，荷兰阿姆斯特丹VU大学医学中心临床药理学和药学系药师。第32章的合著者。

Vivien Tong博士，澳大利亚悉尼大学药学院研究官员。第23章第一作者。

Giannoula Tsakitzidis女士，工作于比利时安特卫普大学，全科医学实践系安特卫普基层和跨学科医疗中心。第6章的合著者。

Ross Tsuyuki教授，加拿大埃德蒙顿阿尔伯塔大学医学与牙科学院心脏病学系医学部EPICORE教授和主任。第29章的合著者。

J.W. Foppe van Mil博士，荷兰祖伊德兰药学实践顾问，国际临床药学杂（IJCP）主编。第1章作者，第22章合著者，第一部分和第三部分的编辑，本书主编和审稿人之一。

Tommy Westerlund教授，瑞典马尔默大学（Malmö University）社会药学副教授及健康社会学院制药项目主任。第2章和第8章的作者，本书审稿人之一。

Joke Wuyts女士，比利时KU Leuven制药和药理学院临床药理学和药物治疗系博士生。第6章的合著者。

目录

第4部分 在各种医疗环境中践行药学监护 177

第6部分　特定患者人群的药学监护　　259

第8部分　药学监护的教育与教学 411

第1部分

什么是药学监护

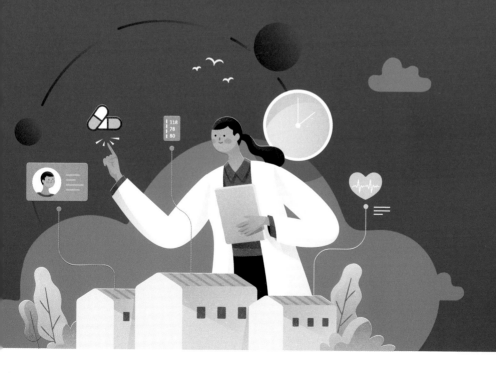

第1章

药学监护的定义和相关概念

J. W. Foppe van Mil

摘要

在医疗实践中使用特定术语时，不能总"认为每个人的理解都相同"。在这一章中，我们对本书中经常使用的概念做了定义，如**药学监护**（pharmaceutical care）、**药物相关问题**（drug-related problem）、**用药评估**(medication review)和**医疗结局**（health care outcome）。为了避免与非法成瘾物质相混淆，我们还规定，在谈论用于治疗或预防疾病的药物时，我们最好使用"Medicine"，而不是"Drug"。

1.1 名称与定义

在生活中，很多实物，我们知道其名称，甚至常知道其外语名称。诸如 beer、biere、serveza、cerveza、birre、birra、bier，用中文来说，我们都知道是"啤酒"，这些词对所有人来说意思都是一样的。它是指一种淡黄色或淡褐色的泡沫状可饮用液体，主要是由谷物淀粉进行糖发酵酿制而成的，含有一定度数的酒精且略微苦味。因此，"啤酒"这个词可以很容易地从一种语言或环境翻译到另一种语言，因为我们都知道啤酒具体是什么。这使得国际间交流"啤酒"变得容易。

然而，对于一个诸如药学监护的抽象概念来说，则是不同的，因为它无法让我们联系到一件有形消费的可视物品。药学监护（pharmaceutical care）这一术语在我们脑海里就是一个抽象概念：什么是**监护**（care），什么是**药学**（pharmacy）？如果不参考描述性定义，很难理解和使用这样的概念，因为在我们的脑海和社会交往中，这些概念是由职业文化、医疗制度和专业语言塑造而成的[1]。

本章将阐明书中使用的许多概念。

1.2 有关"药品"的术语 --------------------------------

在本书中，Drug 和 Medicine 这两个术语是可以互换使用的，其含义是指一种可以预防、治愈疾病或减缓疾病症状的物质。这两个词肯定不是指未在医务人员的指导下，有意被用于改变意识的成瘾物质。"Medication"或"Medications"是用来指特定人员将要使用的（一些）药物。

1.3 药学监护的定义 --------------------------------

在 1975 年 Mikeal 等发表的文章中，首次出现了描述"**药学监护**"或其概念的类似定义。文中提到：（药学监护是）"医师、牙医、护士、药师及其他医务人员为个人提供的疾病预防、疾病诊断、疾病治疗以及疾病康复的一系列健康服务，包括决策患者是否需要用药、如何用药及评估用药效果等。药学监护包括处理复杂的人际关系和有组织地预约安排，让大众获得个人的健康服务"。据作者介绍，药学监护是医疗服务的一项分支项目；不受环境影响，由专业医务人员提供，可能是开具一张处方或帮助患者服用药物[2]。200 多年来，药师长期被认为只是开发和制备药物的专家。而这篇文章首次强调了提供药物时的监护概念。

1990 年，Douglas Hepler 和 Linda Strand 发表了文章《药学监护中的机遇和责任》，提出了最著名的"药学监护"定义[3]。这是一篇具有里程碑意义的论文，它标志着国际药学运动的开始，使得药学监护更加引人注目并使其服务的术语和种类在医院和社区药房落地实施。在随后的几年里，两位作者都努力将药学监护概念应用于临床实践。Hepler 和 Strand 提出的模式变革促进了药师的工作重心从"产品"转向了"患者"。药学监护的定义为："以达到改善患者'生活质量'的确切结局为目的，负责任地提供药物治疗服务"。在这篇文章中，还首次把药学监护与药物不良事件和造成患者伤害之间明确关联起来。**药物相关疾病❶**（drug-related morbidity，DRM）一词也越来越常见。虽然在该定义中，没有明确应该由谁提供这项监护工作，但通过深入阅读可以清楚地看出，作者认为这将是药师的未来工作："药学监护是药师通过流程与患者和其他专业人员共同协作，制订、实施、监控患者的治疗计划，最终帮助患者获得良好的治疗结局。"

此后，Linda Strand 和 Robert Cipolle 在其共同出版的书中进一步声称药学监护不仅是药师的一种执业理念，而且还是药师的职业责任："药学监护是药师执业者承担解决患者药物治疗需求的责任，并对此恪守承诺的一种执业行为"[4]。2011 年国际药学联合会（FIP）和世界卫生组织（WHO）共同在 GPP 指南中指出，"药师是受过专

---

❶ 译者注解：药物相关疾病（DRM）是指患者遭遇一种无意的生理伤害，DRM 本质上是一种药物不良事件（ADE），还包括存在尚未治疗的适应证或治疗过程中造成的伤害（治疗失败的情况）。

门教育和培训的医务人员，各国政府或其他州省政府赋予其向消费者管理分发药品的职责，并采取适当措施确保患者安全有效地使用药品"[5]。因此，药师需要承担整个药学监护过程的责任。

到2000年，一些较新的术语相继引入了，诸如"**用药管理（medication management）**"和"**药物治疗管理❶（drug therapy management）**"。有些人认为这些概念等同于药学监护。

但是，正如上文中所述，对概念的定义植根于职业文化和专业语言。而现有的定义在如下方面还不清晰：

- 药学监护是整个药房团队提供的服务，是团队成员的服务，还是药师的服务？
- 是提供给患者，还是提供给每位个体？
- 只是专门针对药品，还是涉及药品和医用器械？
- 是否涵盖所有药品相关的需求？

以及，我们想达到什么目标？要达到最佳药物治疗，还是最佳药物治疗的结局？药学监护包括哪些工作？这样的问题在不同的医疗环境中将会有不同的答案。

2013年，欧洲药学监护联盟协会（PCNE）创建了一个新的定义，可以满足不同国家专家的需求。在对现有定义进行评估后，向参会者提出了一些选择意见，并在为期一天的会议上就该定义达成共识[6]。这是本书使用的定义。

"药学监护是药师为优化患者合理用药并改善其健康结局，而对患者个体治疗做出的贡献。"

药学监护的最终目标体现在各种医疗实践环境和各种药物治疗文化之中，起到两个主要作用：确认药物治疗中潜在和出现的问题；解决这些问题，防止潜在问题的发生，让患者治疗获得最佳的结局。最好能与其他医务人员和患者一起，共同评估患者用药和疾病状况来完成这项工作。药师还应与患者和处方医生一起，检查患者是否得到最佳的药物治疗。在此过程中发现的问题，被称为**药物相关问题**或**药物治疗问题（drug therapy problems）**。提出解决这些问题的计划（药学监护计划），归入患者个体的整体治疗计划之中。药师应围绕患者个体的药物治疗，当在评估过程中发现问题时，才会进入质量持续改进的良性循环（称为Demming周期），如图1.1所示。

---

❶ 译者注解：书中的术语drug therapy management与medication therapy management用词不一样，但是中文意思一样，即药物治疗管理。而medication therapy management（MTM）特定词汇是2003年美国联邦政府首次在《联邦医疗保险现代化法案，MMA》提出的一个全新概念，法案中增加了药品报销福利计划的一项配套管理措施。2006年开始实施生效。2004年美国全国11个药学专业机构达成MTM定义共识，2008年美国药师协会和美国连锁药店协会共同发布了《药物治疗管理服务实施指南2.0版》。

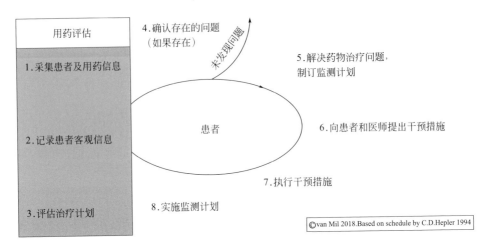

图1.1 药学监护循环

药学监护中的其他基本功能，除了评估患者用药外，还要指导患者用药和协助医生处方。在整本书中，许多地方都会讨论药学监护的这些核心工作。

必须认识到，与其他形式的治疗监护一样，药学监护的发展是一个逐渐的过程，也意味着Strand和Cipolle所表述的监护者应承担其职业的责任。从药师的角度看，药学监护与利益各方的基本关系是一种互惠互利的关系，其中患者授予药师参与治疗的权利，而药师表现出其应有的胜任能力，并对患者的药物治疗结局承担责任。

正如1993年美国医疗系统药师学会（ASHP）所写的：

> 药师在所有医疗环境中都可以应用药学监护并获得成效。提供药学监护不限于在住院病房、门诊或社区药房工作的药师，也不限于拥有某一学位、专业技能证书、接受过住院药师训练或得到其他资质证书的药师，甚至参与学术或教学工作的学者药师也可以提供。药学监护不是一个获得正式资质证书或工作地点的问题。相反，它要求药师与患者直接建立一种专业并承担责任的个性化治疗关系，以确保患者获得最佳的用药效果，是改善或优化患者生活质量的一件大事。

1.4 药物相关问题和用药差错

术语"**药物相关问题**❶（drug-related problem，DRP）"有点令人困惑，因为我们实际上是指治疗药物相关（medicine-related）的问题。虽然这个术语首先在美国提出，但已在世界各地广为人知，它表示与批准上市药物使用的相关问题。然而，由于各种定义、研究和项目存在很多差异，上述问题往往难以比较。

---

❶ 译者注解：Hepler教授认为，目前有很多研究过度使用了DRP（drug-related problem）的概念，其已经成了一种临床结果，也就是作为一种药物相关疾病（drug related morbidity，DRM），即疾病状态或临床不良指证状态，而不是一种可以调整的动态结局。

1999年，欧洲药学监护联盟协会对这类问题进行第一次分类时，依据临床结局的状况对问题下了一个定义。

药物相关问题（DRP）是指涉及药物治疗中出现的一种事件或状况，其确实或可能干扰了期望的健康结局。

DRP可能是潜在的（未来可能会引起患者产生的真实问题），也可能是已出现的治疗表现（问题已经对患者及其治疗结局产生影响）。如果我们过于直白理解"药物相关问题"术语，我们可能会忽视问题本身不仅与药物相关，而且与患者、与疾病都相关。有时问题（是否可能影响结局）与产生问题的原因之间也会存在概念混淆。

术语"药物相关问题"对于涉及药物治疗产生问题的表述并不是唯一的，因为也有人提出其他术语。例如，由明尼苏达州的Cipolle、Strand和Morley团队提出的"**药物治疗问题❶**（drug therapy problem）"[4]。Krska于2002年也提出了"**药学监护问题**（pharmaceutical care issue）"的术语[7]。这个术语在英国有时也被使用。Fernandez-llimos等提出了"**药物治疗失败**（pharmacotherapy failure）"的术语，以表述因用药或未用药而产生的临床不良结局[8]。所有这些术语都代表着药物相关问题类似的概念。

另一个令人困惑的术语是**用药差错**（medication error）。美国国家用药差错报告及预防协调委员会（NCCMERP）将用药差错定义为"在药物治疗过程中，医务人员和患者或消费者不恰当用药，甚至伤害患者的可预防事件。此类事件的发生可能与专业实践行为、医疗产品、工作流程和医疗体系有关，包括处方开具、医嘱沟通、产品标签（说明书）、产品包装和产品命名、药物配制、处方调配、药物分发、给药管理、患者教育、药物监测和药品使用等环节"。这个定义似乎世界范围内都在使用。因此，用药差错更多地关注到药物使用和患者伤害上。请注意，并非所有用药差错都会导致药物相关问题的发生，也并非所有药物相关问题都是因用药差错引起的[9]。

这些概念的更多信息，参见第2章。

1.5 用药评估的概念

确定药物相关问题可以通过结构化的几个步骤完成。对既定患者所有用药进行

---

❶ 译者注解：药物治疗问题是患者经历的与药物治疗相关或疑似相关的不良事件或风险，它们会阻止或延迟患者达成治疗的预期目标，并且需要专业的判断和解决。药物治疗问题是临床问题的一种，必须以解决其他临床问题类似的方式确认和解决，患者可能存在药物治疗问题，但药品本身不存在药物治疗问题。严格说，DTP是患者治疗过程中呈现的问题或产生的一种状态，是治疗过程的中间结果。DTP可能是产生药物相关疾病的一个前兆，但不是最终的结果，既可能是因药物引起的，也可以借助药物治疗或预防的问题。DTP是指专业人员判断为不符合药物治疗目标的任何情况。尽管许多DTP有可能不会被发现，但理论上DTP是可被发现的。与ADR相比，ADE和DRM是药物使用不当产生的结果。

全面的审查通常称为**"用药评估"**（mediation review）。但是，谈及"用药评估"这个概念，也有几种解读。这些解读似乎是由医疗制度结构的差异造成的：谁具备审查药物的能力、谁可以获得必需的数据和信息、不同医务人员的法律地位是什么以及交换患者相关信息的法律难题是什么？同样，欧洲药学监护联盟协会在2009～2015年一系列会议上用了一定时间创建了一个国际共识的定义。定义如下：

> 用药评估（medication review）是通过结构化问题对患者用药进行评估，其目的是优化患者用药和改善健康结局指标。涉及发现药物相关问题并给予干预措施的建议。

用药重整（medication reconciliation）是指收集患者正在服用的、已服用过的以及打算服用的所有药物信息的一个过程，且明确"用药重整"是"用药评估"的一部分工作。如果不先核对既定患者正在服用的完整用药清单，就无法进行用药评估。

有关用药评估的更多信息，请参见第6章。

1.6 结构－流程－结局（SPO）指标研究模型 ------------

我们想在本书中讨论的最后一个概念是质量的概念以及相关的**结构－流程－结局**（**SPO**）模型。这一概念的建立要归功于Avidis Donabedian，一位关注医疗质量的美国人，自1975年以来他建立了这一概念。为了能够评估医疗质量，他定义了七大方面内容，被称为七大核心[10]。他大致从三个不同维度提出医疗服务的评价方法：提供医疗服务的结构（S）、提供医疗服务的流程（P）以及这些服务流程对健康产生的结局（O）[11]。

其中结局（outcome）似乎是最难理解的概念。甚至像国际药物经济学与产出研究学会（ISBOR）这样的组织在2018年也没有真正定义"结局"，仅参照一本书中的描述：

> "结局是一次医疗实践行为即医疗干预后产生的最终结果，以及医疗服务流程对患者和人群的健康和幸福产生的结果。结局提供了干预产生的益处、风险和结果的证据……各种结局或结局终点（outcome end point）包括人们经历和关注的结果，诸如生理功能和生活质量的变化"[12]。

请注意，"结局"一词只是"（终点）结果"的另一个表述。

> 人们已经把医疗结局称作为"衡量患者在医疗制度中就医后产生的最终结果"[13]。

人们还应该注意到，即便有意没有流程，仍会有一种结局产生。当患者因为自己感觉病了去看医生，而医生认为没有必要进行干预，会出现的结局是症状持续的感觉，或最终疾病渐渐消失。

但是，如果我们想评估结局，我们该怎么看：临床数据、体征和症状、满意度、生活质量或花费？另一篇具有里程碑意义的论文将医疗结局分为3个指标：经济结局指标、临床结局指标和人文结局指标。1993年，Chris Kozma 及其同事对医疗经济研究后首次阐述了 ECHO 模型[14]。

因此，可以通过观察提供监护服务的体系结构、监护服务的不同流程以及这些流程产生的结果，来评估药学监护的服务质量。很明显，如果体系结构发生变化，很可能会影响治疗过程，进而影响治疗的结局。药学监护的主要结局是经济结局指标（时间和费用投入与节省的医疗投入之比）、临床结局指标（症状和体征的改善）和人文结局指标（患者满意度和生活质量或健康状态）。有关 SPO 研究模型的更多内容，参见第10章的详尽讨论。

参考文献

1. Van Mil JWF, McElnay JC, de Jong-van den Berg LTW, Tromp TFJ. The challenges of defining pharmaceutical care on an international level. Int J Pharm Pract. 1999;7:202–8.
2. Mikeal RL, Brown TR, Lazarus HL, Vinson MC. Quality of pharmaceutical care in hospitals. Am J Hosp Pharm. 1975;32(6):567–74.
3. Hepler CD, Strand LM. Opportunities and responsibilities in pharmaceutical care. Am J Hosp Pharm. 1990;47(3):533–43.
4. Cipolle RJ, Strand LM, Morley PC. Pharmaceutical care practice. New York: McGraw-Hill Company; 1998.
5. FIP, WHO. Joint FIP/WHO Guidelines on GPP: Standards for quality of pharmacy services. The Hague; 2011.
6. Allemann SS, van Mil JW, Botermann L, Berger K, Griese N, Hersberger KE. Pharmaceutical care: the PCNE definition 2013. Int J Clin Pharm. 2014;36(3):544–55.
7. Krska J, Jamieson D, Arris F, McGuire A, Abbott S, Hansford D, et al. A classification system for issues identified in pharmaceutical care practice. Int J Pharm Pract. 2002;10:91–100.
8. Fernandez-Llimos F, Tuneu L, Baena MI, Garcia-Delgado A, Faus MJ. Morbidity and mortality associated with pharmacotherapy. Evolution and current concept of drug-related problems. Curr Pharm Des. 2004;10(31):3947–67.
9. NCCMERP. About medication errors [Webpage]. 2017 [Page with the description of the definition for a Medication Error]. Available from: http://www.nccmerp.org/about-medication-errors. Last accessed 1 May 2018.
10. Donabedian A. The seven pillars of quality. Arch Pathol Lab Med. 1990;114:1115–8.
11. Donabedian A. Evaluation the quality of medical care. Milbank Memorial Fund Q. 1966;44(3): 166–203.
12. Esposito D, ed. Reliability and validity of data sources for outcomes research and disease and health management programs. Lawrenceville, NJ: ISPOR; 2013. p. 27.
13. Krousel-Wood MA. Practical considerations in the measurement of outcomes in healthcare. Ochsner J. 1999;1(4):187–94.
14. Kozma CM, Reeder CE, Schulz RM. Economic, clinical and humanistic outcomes: a planning model for pharmacoeconomic research. Clin Ther. 1993;15(6):1121–32.

第2章

药学监护与药物相关问题的作用

Tommy Westerlund

摘要

　　确认、解决和预防**药物相关问题（DRP）**被认为是药学监护的基石。欧洲药学监护联盟协会（PCNE）将DRP定义为"**一种涉及药物治疗的事件或状况，确实或可能干扰了预期的健康结局**"。另一个有时与DRP混淆的术语是"**用药差错**"，由欧洲药物管理局（EMA）定义为"**药物治疗过程中造成或可能造成患者伤害的无意差错**"。尽管对这两个术语的解读没有完全达成共识，但通常人们认定区分用药差错和DRP要看其是医务人员造成的，还是患者造成的。对DRP进行分类有助于药学监护实践和发展研究，有助于文件记录和随访工作，这是药学监护的重要基础。在过去的几年中创造出许多不同的DRP分类系统，它们既有相似之处，也有不同之处。DRP分类系统的通用性、可行性和有效性，对于日常药学实践具有重要意义。在很多的研究和实践中，DRP的确认率受到很多因素的影响，差异很大，每个患者可能从不足一个DRP到几个DRP。不同的国家已经尝试了几种方法，以提高DRP的确认率。

2.1　引言

　　发现、解决及预防患者存在的药物相关问题是药师的基本工作之一，目的是确保正确用药，以优化治疗效果，最大限度地减少患者用药可能产生的不良反应。自从"药学监护"概念的产生和传播以来，发现、解决及预防药物相关问题就一直被认为是这一概念的核心。

2.2 什么是药物相关问题？

在当前的 PubMed 搜索引擎中，找到标题涉及"药物相关问题"（DRP）一词的最早文献是 1973 年在《Canadian Family Physician》上发表的[1]，但这项研究涉及"非医疗用药"，也就是说，滥用药物，主要是非法药物。然而，在 20 世纪 70 年代之后，发表的少数标题包括"药物相关问题"的文献，都是关于患者在医疗用药中产生的 DRP，如药物不良反应、不依从性及药物相关的入院治疗[2~4]。直到 1990 年，Hepler 和 Strand[5] 发表了划时代的药学监护论文，同年 Strand 等随后发表了另一篇关于 DRP 的结构和功能的文章[6]，该术语的使用才有了突破。

根据药学监护概念创始人 Hepler 和 Strand 的说法，引入药学监护概念给药学实践带来了一种伟大的新理念。"药师必须摒弃派系主义，采用以患者为中心的药学监护作为自己的执业理念"，正如他们继而表示的："只有当所有药师都接受承担其社会的责任，以确保患者个体安全有效的药物治疗，药师再造职业化才能成功"[5]。因此，确认、解决和预防 DRP 被认为是药学监护的基石，甚至已经被标记为"药学监护实践的核心和灵魂"[7]。

药物相关问题的首次定义："一种涉及药物治疗的状况，确实或可能干扰到患者体验临床治疗的最佳结局"[5]，紧接着另一个定义是"一种患者不想体验到但确实或可能干扰到患者预期结果的药物治疗状况"[6]。然而，这些定义的局限性是需要患者体验到不良结局时，才能被认定为存在 DRP。然而，有一些 DRP 问题，诸如因患者不依从而导致的药物治疗效果不佳，甚至可能是在短期内使患者感觉很好，但从长期来看会产生不良后果。Segal 的定义是"一种可能干扰预期治疗目标的药物治疗状况"[8]，包括患者可能没有体验到或甚至不知道的 DRP，因此这个定义更有用。根据先前的定义，欧洲药学监护联盟协会（PCNE）将 DRP 定义为"指涉及药物治疗的一种事件或状况，确实或可能干扰到预期的健康结局"[9]。用于描述 DRP 的其他术语还有"**药物治疗问题**（drug-therapy problem）"[7]、"**药学监护问题**（pharmaceutical care issue）"[10]、"**药物治疗失败**（pharmacotherapy failure）"和"**临床不良结局**（negative clinical outcome）"[11]。尽管执业者和研究人员之间仍存在争议且没有达成共识，但普遍认为 DRP 主要是因患者以某种行为方式造成的，而"用药差错"是因医务人员无意差错造成的。用药差错将在本章 2.2 节中详细讨论。

对于 DRP 的构成及导致 DRP 的原因也都还没有达成共识，本章第 2.3 节中将就 DRP 的分类做进一步阐述。根据不同的分类方法，DRP 分类的例子包括治疗失败、药物不良反应、药物相互作用、禁忌证、用药不足与过度用药以及尚未治疗的适应证与无适应证用药。然而，在 PCNE 的 DRP 分类中，其中一些被归类为 DRP 的原因，却不属于 DRP。

药师由于接受过药物治疗的培训和经常接触患者，其自身具有独特的优势，以确认、解决和预防患者存在的药物治疗问题。因此，如果药师能做到以患者为导向的话，就可以提高患者药物治疗的效果，减少药物相关疾病和死亡。为了进一步说明DRP的含义，给出了以下示例：

> 55岁的Lorraine Johnson夫人，是你所在药店的常客，来店首次为自己治疗高血压续方调配200mg美托洛尔缓释片，美托洛尔是医疗中心新来的年轻医生给她开具的处方用药。但是她认为片剂难于吞咽，所以她告诉你，她经常把药片掰成两半，然后仔细咀嚼服用。多年来，Johnson夫人还每天使用倍氯米松（Easyhaler）（每天两次，每次200μg）和沙美特罗（Diskus）（50μg），其中沙美特罗她也要续方调配，且比预期提前了几周时间。

药师确认Johnson夫人存在两个DRP问题影响疾病的药物治疗。首先，缓释片不应掰开咀嚼服用，即患者用药方式错误，药物治疗效果不会很理想。其次，美托洛尔（metoprorol）禁止用于哮喘患者，或至少应谨慎使用。显然，Johnson夫人使用美托洛尔是造成提前几周续方调配沙美特罗的原因。因此，美托洛尔的使用造成了沙美特罗治疗无法获得理想的效果。药师做出的第一个治疗干预是指导患者用药，即告诉Johnson夫人缓释片的作用原理以及不该把缓释片掰开咀嚼的原因。第二个治疗干预是联系医疗中心的年轻医生，建议将美托洛尔换成ACE抑制剂或ARB。

> Mary Anderson女士，19岁，来到你所在药店，拿来一张500mg甲硝唑片的处方，每天服用三次，服用一周，治疗牙龈感染。Mary还要求续方调配避孕药，并且她担心抗生素会降低避孕药的效果，并询问你是否果真如此。她还高兴地告诉你周六晚上将与你女儿及一些朋友一起参加生日聚会。

在这个案例中，由于甲硝唑和酒精间存在相互作用，如果Anderson女士喝酒，很可能会产生药物不良反应。但甲硝唑并不会降低避孕药的效果，因为利福平是唯一降低避孕药效果的抗生素。药师的干预措施是指导患者用药，安抚她对避孕的焦虑，但还要告知她在治疗过程中饮酒可能存在的风险。

> Joe Trump先生，38岁，镇上有名的"花花公子"，他走进你的药房告诉你，一周多前他在OTC柜台上买了氢化可的松乳膏，但这种乳膏根本无法缓解他胳膊上的湿疹。根据他的主诉，显然他使用乳霜的方法是正确的。所以，他想知道是否能给他推荐一种更好的药物乳膏。

显然，尽管Trump先生确实正确使用了药物，但治疗却没有效果，因此属于治疗失败。似乎他需要一种更强效的处方药物可的松乳膏，或者甚至他的湿疹可能出现真菌感染。因此，除了指导患者用药之外，合适的治疗干预是转诊给医生。

正如定义所示，DRP可以是潜在的（可能会导致患者出现真正的问题），也可以是实际存在的或明显存在的（问题已经影响到患者及其治疗）。药师在预防患者可能出现的DRP和解决存在DRP问题方面都具有重要作用。未预防、无人看管和未解决的DRP问题可能会引起药物相关疾病和死亡，增加医生出诊和患者的住院治疗，从而给患者带来不必要的痛苦以及给社会造成巨大的成本。众所周知，Johnson和Bootman设计的疾病成本模型预估了美国药物相关疾病和死亡的社会成本[12]。安永（Ernst）和格里兹（Grizze）的随访表明，这些成本在五年内翻了一番以上[13]。对药物相关的住院治疗进行的几项研究表明，其中一些问题增加了3%～7%的住病率[14～16]，另一些则增加了高达29%的住病率[12, 17]。

澳大利亚社区药店临床干预的价值已在提高医疗质量和节约成本方面得到证明[18]。美国也显示了药学监护在门诊患者中得到良好的临床和经济成效[19]。关于减少可预防药物相关疾病发生的干预措施，其成本效益数据相当少，但在葡萄牙的一项研究中得出的结论是，减少可预防药物相关疾病的产生对经济的影响非常大，以至于即便解决这一问题的干预措施费用昂贵，最终也可能获得很好的成本效益[20]。在瑞典的一项研究中，预计社区药房干预DRP可能节约的社会成本预计是确认、解决DRP可能节约药房人员成本的37倍[21]。

2.3　用药差错的概念

欧洲药品管理局（European Medicines Agency , EMA）将**用药差错**❶（medication error）定义为"在药物治疗过程中造成或可能造成对患者伤害的无意差错"[22]。根据EMA的说明，开具处方、调配处方、储存药物、配制药物和给药过程中出现的各种差错是药物治疗实践中可预防出现不良事件的最常见原因，并造成重大的公共卫生负担。欧盟（European Union，EU）立法要求通过国家药物警戒系统收集和报告有关"用药差错"的信息。此外，欧洲药品管理局（EMA）发挥着协调作用，并已发布一套优良实践指南[22]。

"用药差错"也被定义为"治疗过程中造成或可能造成对患者伤害的一种差错"[23]——尽管没有明确谁是差错的制造者，但其定义简单且切中要害。然而，差错可能来自任何负责治疗患者的医务人员。例如，医生开具处方的差错、药师的配

---

❶ 译者注解：目前国内很多学者把"medication error"翻译为"用药错误"。译者认为"用药错误"与"用药差错"之间尽管只是一字之差，但是体现出不同的理念。"差错"更体现出以人为本的理念，表达出一种无意或疏忽下产生的，每个人都有可能遇到的事，其原因很多诸如过度疲劳、流程不合理、操作不规范等，为了防止再次出现，还需要医务人员在发现后自觉记录下来，引以为戒。如果我们把它定义为一种错误行为，某种程度上就会造成差错者的心理阴影，不愿意告知和记录，甚至隐瞒问题的真相。

药差错和护士的给药差错。

在美国食品药品管理局（FDA）药物评价与研究中心（CDER）内，用药差错预防与分析司（DMEPA）审查了已上市人用药物（包括处方药、仿制药和非处方药）的用药差错报告。DMEPA 使用国家用药差错报告及预防协调委员会（NCCMERP）对用药差错的定义。具体来说，用药差错是指"医务人员、患者或消费者在药物治疗时，可能造成不恰当用药甚至伤害患者的可预防事件。此类事件可能与专业实践行为、医疗产品、工作流程和医疗体系有关，包括处方开具、医嘱沟通、产品标签（说明书）、产品包装和产品命名、药物配制、处方调配、药品分发、给药管理、患者教育、药物监测以及药品使用等环节"[24]。因此，FDA 所使用的用药差错定义比 EMA 定义更广泛、更全面，并且与 DRP 的定义重叠，使得区分这两个概念更加困难。反而，DRP 变成用药差错中的一个子类。

世界卫生组织（WHO）在其关于用药差错的文件中参照了 FDA 对用药差错的定义，并列出了一些可能影响用药差错的因素[25～27]。

- **医务人员相关的因素**
  - 缺乏治疗学培训。
  - 药物知识和经验不足。
  - 对患者了解不足。
  - 对风险认识不足。
  - 医务人员过度劳累或疲劳。
  - 身体和情感健康问题。
  - 医务人员和患者之间沟通不畅。
- **患者相关的因素**
  - 患者的特征（如个性、文化水平和语言障碍）。
  - 临床病例的复杂性，包括多种疾病、多重用药和高风险用药。

他们还列出了工作环境相关的因素，包括药品、任务、电子化信息系统和一级 - 二级医疗相互衔接。

除部分患者因素外，所有列出的因素都与医务人员的工作明显相关。区分用药差错和 DRP 之间的差异在于是因医务人员造成的，还是因患者造成的。以下示例可能有助于区分用药差错和 DRP。

> 处方本该是 550mg 阿莫西林，却写成了 500mg，就是用药差错，而不是 DRP，也不会造成 DRP。正常剂量下发生的副作用是 DRP，而非用药差错。

DRP 分类在第 2.4 节中介绍和讨论。与 DRP 一样，用药差错也有分类。上下文分类法涉及具体的时间、地点、药品和相关的人员，而模型分类法则检查差错发生的方式。然而，有人认为，基于心理学理论的分类是首选的，因为该方法可以解释差错而不仅仅是描述差错[28, 29]。这样，用药差错可以分为知识错误、规则错误、行为差错和记忆差错。缺乏知识或不了解事实可能会造成知识错误；而误用或未应用好规则及使用不良规则可能造成规则错误；行为差错，举例来说，可能是"笔误"造成的处方差错；当已知的东西被遗忘时，记忆差错就会发生[29]。

2.4 DRP的分类

对DRP进行分类❶有助于药学监护实践和发展研究，有助于文件记录和随访工作，这是药学监护的重要基石。第8章介绍了记录药学监护，包括DRP。然而，这类分类的作用和结构也很重要。

分类和记录DRP问题及药学干预的原因有如下几种。

- 对DRP确认和药学干预提供结构化和标准化的方法。
- 增加药师对患者药物相关需求的关注，从而发现、解决和管理更多的DRP。
- 强调药师在确保正确和安全用药方面的作用。
- "未被记录，即未完成"，因此，文件记录提供了实践的证据。
- 通过真实实践的培训教材学习，促进药学监护实践的继续教育。
- 让工作变得更有趣。

确认、预防、分类、解决和记录DRP的最终目的是改善患者的用药质量，进而改善患者的健康和生活质量。由于预防DRP是药学监护的一个重要部分，所以人们似乎普遍认同，药师不仅要关注实际发生的或显而易见的DRP，还应关注潜在的DRP。理想情况下，潜在的DRP应该是在出现和伤害患者之前就被发现。

然而，如前所述，对于区分临床问题归属（确认）为DRP的诱因还是归属为DRP仍缺乏共识。有些人可能认为某一个问题是DRP的诱因，诸如药物间相互作用是导致治疗失败或产生药物不良反应（ADR）的诱因，而另一些人则把诸如上述举例的药物相互作用，看作是一种DRP，而治疗失败或ADR则作为一种DRP导致的结果。确定药学干预的目标是纠正DRP的诱因还是DRP本身，可能有助于区分诱因还是问题，甚至你也可能在持续的理念争论和困惑之中收场。

正如2004年和2014年两份文献综述中分别介绍的那样，这些年来已经创建了许多不同的DRP分类系统[30, 31]。在第1份综述中，确定并提出了14种分类法，在第2份综述中，分类法高达20种。此外，在各种研究中也使用了先前建立的许多修改版

---

❶ 译者注解：DRP分类的意义在于，有助于建立一个解决问题的系统性监护流程；有利于建立全国性的药物治疗问题相关数据库；有助于明确和划分药师的专业职责和职业责任；阐明了药学监护成为监测药物不良反应的一个常规工作；促进药师的临床工作术语与其他医疗专业术语保持一致性；促进循证医学的发展和人群问题的研究证据。

分类法。

第1份综述中列出了以下DRP分类要求。

① 分类法应具有清晰的定义，既适用于总体DRP也适用于每类DRP。

② 分类法应具有一份正式发表的有效版本。

③ 分类法应可以在实践中应用（已在发表的研究中使用）。

④ 分类法应该有一个开放的层级分类结构（包括核心类组、次要类组以及可以归类新问题，最好可归类到次要层级的一个开放结构）。

⑤ 分类法应侧重于用药过程和结局，把问题本身与原因分开[30]。

此外，分类类别不应重叠，应该是相互独立的。

然而，正如第2份综述所总结的那样，人们似乎没有对分类系统的偏好或结构达成共识[31]。尽管已经建立了大量的分类方法，但仍然出现了新的分类方法，而且还没有一个公认的分类系统。分类方法之间有很多不同，例如一些是非层级类别，另一些则不是。一些仅对DRP进行了分类，例如Hepler和Strand的初始分类[5]。另一些却对DRP的原因或干预措施也进行了分类。由欧洲药学监护联盟协会（PCNE）构建的分类系统，也有一个接受干预建议的分类法及一个DRP状态（即干预的结局）的分类法[9]。

有些分类方法并没有发表在国际性的科学期刊上，仅在本国中报道。并非所有分类方法都提供了DRP的定义，而且在某些情况下，DRP术语与其他药物安全术语之间存在重叠。有些分类方法给出了自己关于DRP类别定义，有些则没有。DRP类别的数量，包括子类别，6～60个不等。如果系统中包含对DRP的原因分类，则类别数可能高达35个。一些分类法仅用于一项已发表的研究，而其他分类法则应用于多个或最多80个类别，如Hepler和Strand分类❶，包括其改进版[27]。其中一种分类，Wersterlund系统，十多年的时间，在瑞典全国范围内被广泛用于所有药店[32]。

为了证明DRP分类的多样性，以下举例3个。

（1）Hepler/Strand分类[5]

是第一个建立的分类法，包含DRP类别的非层级列表，从未进行过修订❷。

① 未治疗的适应证。

② 选药不当。

③ 未达到治疗剂量。

④ 未接受药物治疗。

---

❶ 译者注解：Strand教授与Cipolle教授在1998年共同出版的《药学监护实践方法》中按照患者的四大药物相关需求进行分类，在四大需求中分出七大药物治疗问题，将药物相互作用的原因归类到药物剂量不足、给药剂量过高以及出现药物不良反应的原因类别中。

❷ 译者注解：译者认为目前Strand教授的分类法具有自己的分类逻辑，关注点在患者的治疗层面问题，而非关注到包括医务人员的差错问题上。

⑤用药过量。

⑥出现不良反应。

⑦存在药物相互作用。

⑧无适应证用药。

（2）Westerlund 分类系统

也属于非层级分类法，并在微小之处上修订过几次，最终到了第五版[32]。包含了 DRP 和药学干预的分类。

● DRP 类别

①用药目的不确定。

②治疗效果不足或无治疗效果（治疗失败）。

③药物用量不足。

④药物过量使用。

⑤重复用药。

⑥出现不良反应/副作用。

⑦存在相互作用。

⑧存在禁忌证。

⑨服药时间不当/给药间隔错误。

⑩实践行为问题。

⑪其他 DRP。

● 药学干预类别

①患者用药指导❶。

②向患者的代理人提供信息。

③给予打印资料。

④实用用药指导说明。

⑤联系处方医师/其他医疗服务者。

⑥更换药物。

⑦转诊给处方医生/其他医疗服务者。

⑧其他干预。

（3）PCNE 分类法

是最全面的一种分类方法❷，与前两种分类方法不同的是，PCNE 分类属于层级分

---

❶ 译者注解：patient counseling 不仅仅是患者咨询服务，更是一种指导患者用药的主动行为，其 counsel 的英文词语是指为某人提供咨询或提供建议，在某种意义上，药师的服务行为不应该是一种被动的干预行为，而应该是一种积极主动指导患者正确用药的干预行为。

❷ 译者注解：译者认为 PCNE 分类法更适合研究，而 Strand 教授 DTP 分类法更适合常规实践的应用。问题的分类方法应用于临床实践应该是易懂、易记、易确认的。

类法，具有主域和子域层次结构。已多次修订，目前版本为8.02[9]。主要领域如下：

- **问题**
  P1 治疗有效性。
  P2 治疗安全性。
  P3 其他。

- **原因**
  C1 药物选择。
  C2 药物剂型。
  C3 药物剂量。
  C4 治疗疗程。
  C5 处方调剂。
  C6 用药过程。
  C7 相关患者。
  C8 其他。

- **计划的干预措施**
  I0 不干预。
  I1 干预处方医生。
  I2 干预患者。
  I3 干预用药。
  I4 其他。

- **干预的接受程度**
  A1 接受干预。
  A2 不接受干预。
  A3 其他。

- **DRP的状态**
  O1 问题状态未知。
  O2 问题已解决。
  O3 问题部分解决。
  O4 问题未解决。

有些分类系统已经做过验证，其他并没有证实。对于 Westerlund、PAS 和 PCNE 分类法，则根据案例描述和问卷调研[30]进行了内部的有效性评估验证。Basger 等列举了一些文献，有关讲解问卷调研评分间的一致性或评分间的信度测量方法[31]。每次调研验证需要考虑几个标准，例如内部和外部的有效性、适宜性、可行性和可接受性。通常的做法是提供一组具有DRP特征的患者病例给一些药师（针对澳大利亚文件分类系统[33]）评判验证，然后指派这些药师在患者病例中查找潜在的或显而易见的DRP，并根据实际分类系统对其分类。

如果药师间的DRP分类法存在差异，则该系统还有改进余地，除非案例描述不够清楚。理想状态下，验证将在几周后重复测试，不仅再次检查评分间可能的差异，还将测试评分间自身的不一致性。重要的是，DRP类别是互斥的，且它们的定义是明确的。DRP的原因、干预和分类系统的其他可能内容也可以用类似的方式进行验证。然而，在验证中很难在药师之间达成100%的共识，80%的一致性是可以接受的。

DRP分类系统在日常药房业务中容易应用才能被认可和执行，这点很重要。因此，应该以逻辑方式来构建分类系统，即使在常态压力情况下，药房执业的药师也很容易找到实际的类别。Hepler/Strand分类法❶和Westerlund分类法在日常实践中已得到了广泛应用，这两种方法都是几乎无类别的非层级分类。过多的不同类别项目可能会带来困难。然而，处理具有许多类别（如PCNE分类）的分级系统的一种方法只能在每天常规业务中使用到主要领域类别，包括在有限的时间段内进行子领域类别分类或在某个时间对一个或几个治疗类别进行分类（如高血压、糖尿病或抑郁症患者）。

很多研究和实践中对DRP的确认率差异很大，每个患者从存在少于一个到几个DRP都有，受到许多因素的影响[31]。一些国家已经尝试了几种提高确认率的方法。在澳大利亚，处方调剂软件中当选定的患者组填写处方时会出现电子提示或"弹出警示"[34]。澳大利亚社区药房也实施了一项以提高临床干预率为目的的计划，包括员工教育和专业服务的报酬[18]。澳大利亚还应用了一项仅用于药房治疗方案的沟通技术[35]。在丹麦，类似的沟通技术已尝试在非处方药消费者上使用[36]。

在瑞典，已经在一系列的研究中应用了用药指导模式（或治疗方案）。这些模式内容包括在药房执业的药师与患者对话中日常遇到的一些关键问题，这些问题也是患者就诊时经常提出的，但都是在选定的治疗组内的所有患者以同样方式提及的。与双盲对照组和开放对照组相比，在药房实施的用药指导模式中发现的DRP数量更多[37]。药房执业的药师对确认、解决和记录DRP的承诺往往决定了确认率，甚至可以克服可能的时间限制[38]。

实施用药评估是促进DRP确认的另一种手段，尤其在可以获得临床患者数据的情况下，用药评估通常比常规药房业务可以确认出多得多的DRP。具体参见第6章。

参考文献

1. Rootman I. Drug-related problems and the physician: the Calgary experience. Can Fam Physician. 1973;19(11):66–8.
2. Dick ML, Winship HW 3rd, Wood GC. A cost effectiveness comparison of a pharmacist using three methods for identifying possible drug related problems. Drug Intell Clin Pharm. 1975;9(5):257–62.

---

❶ 译者注解：Cipolle教授和Strand教授等提出的药物治疗问题分类法，更具有逻辑性，更容易记忆和理解，其分类法是对Hepler教授和Strand教授原来的8类问题进行了修正，变成7大类药物治疗问题，参见《药学监护实践方法》（化学工业出版社，2016）一书。

3. McCormick WC, Neff LE. A method of documenting drug-related problems to improve pharmacy service. Hosp Pharm. 1976;11(3):114–6, 118–9.

4. McKenney JM, Harrison WL. Drug-related hospital admissions. Am J Hosp Pharm. 1976;33 (8):792–5.

5. Hepler CD, Strand LM. Opportunities and responsibilities in pharmaceutical care. Am J Hosp Pharm. 1990;47(3):533–43.

6. Strand LM, Morley PC, Cipolle RJ, Ramsey R, Lamsam GD. Drug-related problems: their structure and function. DICP. 1990;24(11):1093–7.

7. Cipolle RJ, Strand LM, Morley PC. Pharmaceutical care practice. New York: McGraw-Hill; 1998.

8. Segal R. Therapeutic outcomes monitoring: a method for implementing pharmaceutical care. In: Escovitz A, Pathak Ds, editors. Health outcomes and pharmaceutical care: measurement, applications, and initiatives. New York: Pharmaceutical Products Press; 1996. p. 193–8.

9. Pharmaceutical Care Network Europe (PCNE). http://www.pcne.org/working-groups/2/drug-related-problem-classification. Accessed 22 May 2018.

10. Krska J, Jamieson D, Arris F, McGuire A, Abbott S, Hansford D, Cromarty J. A classification system for issues identified in pharmaceutical care practice. Int J Pharm Pract. 2002;10:91–100.

11. Fernandez-Llimos F, Tuneu L, Baena MI, Garcia-Delgado A, Faus MJ. Morbidity and mortality associated with pharmacotherapy. Evolution and current concept of drug-related problems. Curr Pharm Des. 2004;10:3947–67.

12. Johnson JA, Bootman JL. Drug-related morbidity and mortality: a cost-of-illness model. Arch Intern Med. 1995;155:1949–56.

13. Ernst FR, Grizzle AJ. Drug-related morbidity and mortality: updating the cost-of-illness model. J Am Pharm Assoc (Wash). 2001;41:192–9.

14. Pouyanne P, Haramburu F, Imbs JL, Begaud B. Admissions to hospital caused by adverse drug reactions: cross sectional incidence study. BMJ. 2000;320:1036.

15. Winterstein AG, Sauer BC, Hepler CD, Poole C. Preventable drug-related hospital admissions. Ann Pharmacother. 2002;36:1238–48.

16. Beijer HJM, De Blaey CJ. Hospitalisations caused by adverse drug reactions (ADR): a metaanalysis of observational studies. Pharm World Sci. 2002;24:46–54.

17. Fryckstedt J, Asker-Hagelberg C. Läkemedelsrelaterade problem vanliga på medicinakuten [Drug-related problems common at the medical emergency ward]. Swedish. Läkartidningen. 2008;105:894–8.

18. Benrimoj SI, Langford JH, Berry G, Collins D, Lauchlan R, Stewart K, Aristides M, Dobson M. Economic impact of increased clinical intervention rates in community pharmacy. A randomised trial of the effect of education and a professional allowance. Pharmacoeconomics. 2000;18:459–68.

19. Strand LM, Cipolle RJ, Morley PC, Frakes MJ. The impact of pharmaceutical care practice on the practitioner and the patient in the ambulatory practice setting: twenty-five years of experience. Curr Pharm Des. 2004;10:3987–4001.

20. Guerreiro MP, Cantrill JA, Pisco L, Martins AP. Considerations on preventable drug-related morbidity in primary care. Part I—Impact of preventable drug-related morbidity. Rev Port Clin Geral. 2005;21:269–79.

21. Westerlund T, Marklund B. Assessment of the clinical and economic outcomes of pharmacy interventions in drug-related problems. J Clin Pharm Ther. 2009;34:319–27.

22. European Medicines Agency (EMA). Medication errors. http://www.ema.europa.eu/ema/index.jsp?curl=pages/special_topics/general/general_content_000570.jsp. Accessed 4 Aug 2017.

23. Ferner RE, Aronson JK. Clarification of terminology in medication errors: definitions and classification. Drug Saf. 2006;29:1011–22.

24. US Food & Drug Administration (FDA). Medication errors related to drugs. https://www.fda.

gov/drugs/drugsafety/medicationerrors/. Accessed 4 Aug 2017.

25. World Health Organization (WHO). Medication errors. Technical series on safer primary care. http://apps.who.int/iris/bitstream/10665/252274/1/9789241511643-eng.pdf. Accessed 9 Aug 2017.

26. Avery A, Barber N, Ghaleb M, Franklin BD, Armstrong S, Crowe S, et al. Investigating the prevalence and causes of prescribing errors in general practice: the PRACtICe study. London: General Medical Council; 2012. p. 227.

27. Slight SP, Howard R, Ghaleb M, Barber N, Franklin BD, Avery AJ. The causes of prescribing errors in English general practices: a qualitative study. Br J Gen Pract. 2013;63:e713–20.

28. Aronson JK. Medication errors: definitions and classification. Br J Clin Pharmacol. 2009;67:599–604.

29. Reason JT. Human error. New York: Cambridge University Press; 1990. p. 320.

30. van Mil JWF, Westerlund LOT, Hersberger KE, Schaefer MA. Drug-related problem classification systems. Ann Pharmacother. 2004;38:859–67.

31. Basger BJ, Moles RJ, Chen TF. Application of drug-related (DRP) classification systems: a review of the literature. Eur J Clin Pharmacol. 2014;70:799–815.

32. Westerlund T, Gelin U, Pettersson E, Skärlund F, Wågström K, Ringbom C. A retrospective analysis of drug-related problems documented in a national database. Int J Clin Pharm. 2013;35:202–9.

33. Williams M, Peterson GM, Tenni PC, Bindoff IK, Stafford AC. DOCUMENT: a system for classifying drug-related problems in community pharmacy. Int J Clin Pharm. 2012;34:43–52.

34. Reeve JF, Tenni PC, Peterson GM. An electronic prompt in dispensing software to promote clinical interventions by community pharmacists: a randomized controlled trial. Br J Clin Pharmacol. 2008;65(3):377–85.

35. De Almeida Neto AC, Kelly FS. Communication and behavior modification techniques and use of protocols. World Congress of Pharmacy and Pharmaceutical Sciences, International Pharmaceutical Federation FIP, Singapore; 2001.

36. Herborg H, Frokjaer B, Sondergaard B, Vilstrup Tomsen D, Glintborg Bohmann D. Forbedret selvmedicinering og egenomsorg. Et udviklings- og pilotprojekt for en kontrolleret undersogelse [Improved self medication and self care. A development and pilot project for a controlled study]. Danish. Pharmakon, Hillerod, 2001.

37. Ax F, Brånstad JO, Westerlund T. Pharmacy counselling models: a means to improve drug use. J Clin Pharm Ther. 2010;35(4):439–51.

38. Westerlund LOT, Handl WHA, Marklund BRG, Allebeck P. Pharmacy practitioners' views on computerized documentation of drug-related problems. Ann Pharmacother. 2003;37:354–60.

第2部分

药学监护流程的管理与研究

Veerle Foulon

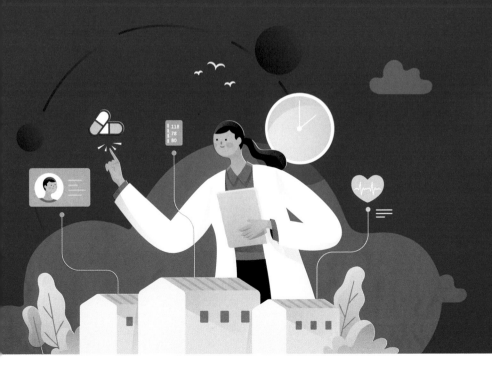

本书的第2部分重点对药学监护的几个关键要点展开讨论，介绍了以患者为中心的思想是药学监护中的重要概念。从第3章起开始谈论患者在医疗机构及在药房的核心需求，表达了如何有效探询患者，以及药师如何根据患者的需求制订个性化的干预措施和服务内容，以提供以患者为中心的治疗监护服务。更为重要的是，已有大量证据表明，由于患者人群存在很大差异，因此提供个性化干预治疗和指导服务，更能改善患者治疗的依从性和生活质量。在第4章中，进一步探讨了药师提供用药指导的作用，并列举了一些促进以患者为中心治疗服务的沟通策略实例。

药物治疗中的一个主要难题是患者缺乏依从性。在第5章中，介绍了依从性方面的详细信息，包括依从性的测量方法、依从性的影响因素，更重要的是，药师如何发现患者依从性差的问题并找到其原因，以及促使干预措施更加有效。该章介绍了循证干预的必要依据，并聚焦药师在日常业务中解决患者的依从性问题。

由于药学监护的当今愿景和理想的医疗实践不仅把以患者为中心作为一个关键理念，而且还整合了医疗服务，因此本书中用完整一章探讨了跨专业沟通的意义（第6章）。这应该能帮助世界各地的药师积极与其他医务人员建立密切的合作。

在过去的十年间，备受关注的一项药房高级服务是**用药评估（medication review）**。目前，认为用药评估是药师提供药学监护的一项关键服务，其可以发现和解决药物相关问题，并优化患者的合理用药。如果与医生合作，用药评估可以进一步促进医师开具合理处方。用药评估和用药重整的章节清晰地概述了用药评估的不同步骤及实施用药评估的实战方法（第7章）。

在第8章，进一步阐述了药学监护服务的文档记录问题，诸如用药评估的记录。这些记录不仅可用于随访患者，而且还可用来证明药师在患者监护中的作用，并加深对药物相关问题和医疗相关问题的理解。

为了提供高质量的治疗干预，临床指南是必不可少的。这不仅使药师能够进行循证干预，而且能够以统一的结构化方式干预所有患者。第9章介绍了如何与医务人员、管理部门和患者合作共同制定循证指南。

评估指标可用于研究临床指南的实施情况。第10章描述了不同类型的评估指标（结构-流程-结局，SPO模型），开发和验证指标的方式以及用于基准研究的方法。

ECHO模型是表述医疗结局的一种重要工具。第11章概述了ECHO模型作为一种研究框架，通过测量临床、人文、经济结局指标，以评价药学监护干预的有效性。

最后，我们证实了制定关键结局指标的重要性，以确保在评价类似的干预措施（或具有类似目标的干预措施）时，评估相同的结局指标（第12章）。后者可以对结局指标的研究进行比较，有助于我们进行系统综述和荟萃分析，并且可加强特定治疗干预的循证支持研究，也有助于提高药师实践的应用能力。

第3章

患者在药学监护中的角色功能

Sophie Liekens，Veerle Foulon

摘要

为了有效执行医疗实践的"金标准"，需要建立以患者为中心的服务理念，强化患者与药师之间充分沟通。由于患者疾病各自所处的阶段、应对策略及健康理念存在差异，患者需求全然不同，所以以准确理解患者自身动机、解决患者问题的优先顺序及其用药偏好至关重要。根据本章讨论的证据说明，我们坚信，如果能根据患者需求调整指导意见，药学监护中给予的用药建议就可以提高患者治疗的依从性和生活质量。因此，患者在药学监护中的作用是表达自己的需求——药师的作用就是挖掘患者的需求并帮助他们清楚地说出自己的病情和用药情况。因此，药师应根据患者的需求提供个性化定制的指导意见。

3.1 以人为本服务理念的定义概述

在过去的几十年里，药师的角色已经发生了很大的变化。除了这些变化之外，鼓励患者自己做出健康决策的概念，被称作"以患者为中心的服务理念"，这个想法也已经进化了，并且基本被认为是现代医疗实践的"金标准"。美国医学研究所（the Institute of Medicine）[1]已将以患者为中心的服务理念描述为"提供尊重和满足患者个人的偏好、需求和价值观的服务，以确保患者价值观指导所有的临床决策"。

最近，美国老年病学会研究以人为本服务的专家组（American Geriatrics Society Expert Panel on Person-Centered Care）[2]指出，使用这一术语也成为一个新的发展趋势。为了满足患者的整体需求和偏好，需要超越临床或医学范畴，才能做到"以人为本"，而不仅仅是"以患者为中心"。

以人为本的服务理念传递出一种变革思想：从传统的医疗模式（诸如药师和全科医生等医务人员充当主要的决策角色）向支持患者个体对医疗决策选择和自我管

理的模式转变。

美国老年病学会研究以人为本服务的专家组[2]指出："以人为本的服务意味着引导患者个体表达出自己的价值观和偏好，一旦他们表达出来，就可以指导患者治疗的方方面面，帮助他们达成实际的健康和生活目标。以人为本的服务理念是通过患者个体对其他重要人员和所有相关服务者之间建立的动态关系实现的。这种相互间的合作可以在个人期望的范围内为临床决策提供信息"。

8个要素被认为是实现这个理念的关键，不仅适用于老年患者，也适用于所有的患者。

- 依据患者治疗偏好，以目标为导向制订个性化治疗计划。
- 持续评估患者的治疗目标和计划。
- 提供跨专业团队支持的医疗服务，其中患者是完整团队的一个重要成员。
- 在医疗团队中有一个主要联系成员。
- 所有医务人员和支持人员之间应积极协作。
- 所有的信息应持续共享和充分沟通。
- 教育和培训医务人员，在适当时，为患者及对患者很重要的成员提供教育和培训。
- 使用患者和看护者的反馈意见进行绩效评估和质量改进。

为了有效地实施以人为本的服务，患者和医务人员之间需要充分沟通。对于药师来说，准确地理解患者的动机、解决问题的优先顺序及治疗偏好是至关重要的。

药师与患者的沟通被认为是药师提供服务的一个重要组成部分。不能低估药师与患者之间沟通的重要性，因为正如De Young[3]等研究人员已经证实的那样，药师与患者的沟通不仅对于改善患者正确用药非常重要，而且对实现患者期望的治疗结局也非常重要。

3.2　患者类型

Herborg和Duggan[6]根据患者获取信息的意愿及其自我效能感知，提出了一种对患者进行分类的工具，如图3.1所示。该工具基于这样一个事实，即获取信息的意愿和自我效能感知都可能低，也可能高。渴望获取信息的患者承认他们需要和/或阅读尽可能多的有关自己所使用药物和罹患疾病的信息。对获取信息意愿较低的患者不需要有关自己所使用药物和罹患疾病的信息；他们通常认为过多的知识是一件坏事。此外，他们倾向于认为（关于药物/疾病）无知无害。自我效能感知高的患者，即便出现副作用、自我感觉非常健康或没有人提醒服药的情况下，也会对自己按照处方医嘱服药充满信心。相反，自我效能感知较低的患者并不相信自己可以自觉地按处方医嘱服药。

对获取信息意愿的高低程度和自我效能感知的高低程度进行不同组合形成4种不同类型的患者人群，如图3.1所示。

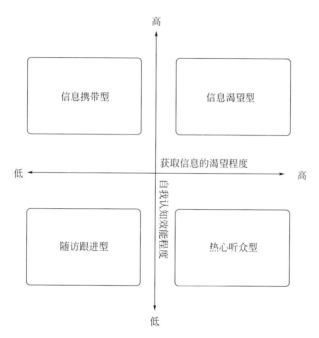

图3.1 患者的不同类型（经Herborg和Duggan授权许可）[6]

这个模型的亮点在于不同类型的患者其沟通方式也不同。因此，药师可以使用这个模型，根据患者的类型个性化指导患者用药。

● "热心听众型"患者的自我效能感知较低，对获取信息的意愿较高。对于这类患者，药师应提供广泛的用药指导。此外，药房应指定一个专门的药师服务这类患者，药师与患者坐在一起，为其提供完整的信息并鼓励患者治疗。

● "信息渴望型"患者具有很高的自我效能感知，表现出对信息的高度渴望。这类患者想知道药物的用途和作用。药师应该向这类患者表达"你可以随时来找我们讨论用药问题！"把他们视为专家型患者。此外，这类患者还可以通过互联网访问专业网站获取更多信息或书面背景信息。

● "信息携带型"患者具有很高的自我效能感知，但却表现出对获取信息的较低意愿。这类患者需要简明扼要的药物使用说明，因为他们不需要广泛的用药指导。作为传单的书面单页可以提供给这类患者。药师提供联系方式给这类患者，以便他们在遇到困难或有疑问时联系使用。

● "随访跟进型"患者的自我效能感知较低，获取信息的意愿较低。药师应该为这类患者提供专业指导和技术性随访。通过循序渐进的方法，这类患者可以获得治疗的信心。需要电话随访或提醒来帮助这类患者。

3.3　患者想从药师那里了解什么？

如今，大多数患者都希望并强烈需要获取药物和非药物治疗建议的有关信息。但是，如上节所述，由于患者疾病所处的阶段不同、应对策略及健康理念也有差异，因此患者的需求就各不相同。可以这么说，针对患者这些需求的有利因素不仅仅是提供用药信息，而是根据患者需要给予个性化治疗建议和患者自主决策的权利，以满足患者需求。

Duggan 和 Bates[4]将提供信息实现患者自主决策的程度与两个概念构想关联起来："信息的内在渴望"和"用药变化的担忧"。即，对用药变化表现出高度担忧且不想获得处方药信息的患者似乎当提供有关这些更改的附加信息时，自主决定的能力会降低。有人可能会说他们"知之甚少而悦"。对于这些患者来说，信息可能是有害的，因为可能会使他们更担心，从而使他们失去对处方药治疗的信心。相反，对用药变化的担忧程度较低、对获取药物信息意愿较高的患者，在获得更多的信息时，似乎不那么担心，也更能自主管理。这一概念也在许多不同的研究中得到了探索。

一项针对患者观点的焦点访谈研究[5]确定了患者希望获得药物治疗相关信息的5个具体问题。

① 药物的副作用和风险是什么？患者需要了解有关药物副作用和风险的信息，包括药物相互作用和禁忌证的信息。患者普遍认为，他们可以根据完全披露的副作用和风险信息做出更明智的治疗决策。

② 还有什么其他的治疗方法可供选择？患者甚至在就诊医务人员之前，就想要获得可用治疗方案范围的信息，包括非药物治疗、替代治疗以及有关应用自我药疗策略的方法信息。患者倾向于使用其他资源来满足这些信息的需求，因为他们认为通常不能从医生或药师那里获得这些信息。

③ 需要服药多久？有些患者希望了解他们应该服用药物的疗程以及在接受药物处方时的常见随访流程。

④ 要花多少钱？许多患者想知道他们服用的药物是否可以获得保险报销。此外，患者对是否还有更具成本效益的替代方案感兴趣。

⑤ 这种药适合我吗？对患者来说，重要的是要知道建议的治疗方案取决于个体的健康状况。也就是说，处方开具的药物是否是最适合患者个人的，而不是原本应开具给罹患同样疾病患者治疗的药物。

基于这一证据，我们坚信，如果用药信息能根据患者的需求进行调整，那么用药信息就会更好地提高患者治疗的依从性和生活质量。因此，患者在药学监护中的作用是表达出自己的需求，药师的作用则是探询这些需求并帮助患者清楚地说出自己的病情问题。

3.4 患者对社区药师的期望 --------------------------------

Sabater-Galindo 等[7]最近总结了相关证据，表明患者对社区药师互动的满意度通常很高。他们进一步表明，这种较高满意度是因为患者对社区药师的期望值较低——患者认为社区药师的工作就是配药。而且，患者似乎仍不知道药师还能为他们提供哪些扩展的专业服务，且对那些扩展的专业服务不感兴趣，抑或他们更喜欢其他专业人员来提供这些服务。Sabater-Galindo 等[7]在研究中，建立并测试了一个概念模型，该模型描述了患者对药师形象的感知是如何影响他们对药师作用的期望，以及反过来药师作用又是如何影响他们对药师形象的感知。

图3.2中的模型显示，药师的职业形象（标记为"药师形象的感知"）越积极，患者对药师的期望值越高（职业期望和礼节期望），反过来，积极反应越大，患者的消极反应越小。

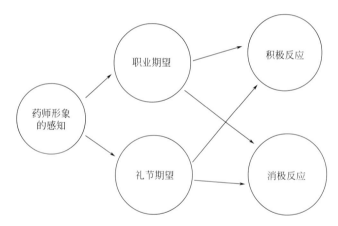

图3.2 预测患者期望和反应的模型（经Sabater-Galindo等授权允许[7]）

● 药师形象的感知意味着患者是否将药师视为与医生一样的医务人员、药物专家以及理应管理患者用药的专业人员。

● 职业期望意味着患者是否希望药师解决他们对治疗产生的任何疑虑，告知他们药物可能产生的不良反应并随访他们的健康问题。

● 礼节期望意味着在患者来药店时，患者是否期待药师与他们打招呼、叫出他们的姓名并询问他们是如何服药的。

Sabater-Galindo 等[7]认为，如果药师的职业形象得到改善，患者将对药师有更大的职业期望，反之，这些期望的结果又将影响患者对社区药师的感知。

当社区药师担任服务提供者的角色时，通过提供高级药学监护在内的专业服务，患者对药师的职业期望将会提高，并且从患者身上产生更多的积极认知。因此，提高药师的职业形象至关重要。所以，社区药师有必要向患者营销推广并解释其拓展专业服务的作用。世界各地的社区药师专业协会都努力推广药师在跨专业团队中的角色作用并引起患者更大的关注（在跨专业团队中，患者是完整团队的成员之一）。此外，这些社区药师专业协会还开发了一些服务项目推广给患者和其他医务人员，并营销和宣传社区药师为患者创造的附加价值以及药学监护为患者带来的益处。

参考文献

1. Institute of Medicine. Crossing the quality chasm: a new health system for the 21st century. Washington, DC: National Academy Press; 2001.
2. AGS Expert Panel on Person-Centered Care. Person-centered care: a definition and essential elements. JAGS. 2016;64:15–8.
3. De Young M. Research on the effects of pharmacist-patient communication in institutions and ambulatory care sites. Am J Health Syst Pharm. 1996;53:1277–91.
4. Duggan C, Bates I. Development and evaluation of a survey tool to explore patients' perceptions of their prescribed drugs and their need for drug information. Int J Pharm Pract. 2000;8:42–52.
5. Nair K, Dolovich L, Cassels A, McCormack J, Levine M, Gray J, Mann K, Burns S. What patients want to know about their medications. Focus group study of patient and clinician perspectives. Can Fam Physician. 2002;48:104–10.
6. Herborg H, Duggan C. Report workshop 3: psychosocial aspects of patient adherence. PCNE Working Conference, Denmark, 2003.
7. Sabater-Galindo M, Ruiz de Maya S, Benrimoj SI, Gastelurrutia MA, Martínez-Martínez F, Sabater-Hernández D. Patients' expectations of the role of the community pharmacist: development and testing of a conceptual model. RSAP. 2017;13:313–20.

第4章

患者用药指导在药学监护中的作用

Afonso Cavaco

摘要

　　患者用药指导（patient counseling）是药师在药学监护中影响患者用药行为和依从性的重要环节。本章中描述的概念是一个在实施药学监护中应用用药指导技巧的建议。除了确保期望的药物治疗效果外，做好用药指导需要充分的沟通和具备建立关系能力作为手段，以提供最佳的患者监护。用药指导的目的在于帮助药师与患者建立一种持久的治疗合作关系，有助于患者自主决策、自我照护、改善用药依从性和健康相关的行为。

4.1　用药指导的定义和范围

　　普遍认为**用药指导**（counseling）是药师角色的一项职能。当然就体现出药师对那些服药患者负有责任，且要给予患者建议，以帮助他们正确使用和管理所用药品。

　　我们可以定义职业指导 ❶（counseling）是受过特别训练的专业人员和顾客之间的一个互动过程，旨在帮助顾客搞清事实，并做出正确的决策；这是一个基于专业人

---

　　❶ 译者注解："counseling"一词，传统药学都翻译为"咨询"。经常用于描述药师在处方调剂后对患者提供的用药咨询服务。用药咨询包括了对患者处方医嘱的用药指导、提醒患者药物潜在的副作用以及注意事项。但是国际上counseling通常是法律上的正式用语，律师给予委托方的建议。在医学上使"counseling"一词的人，往往是指持有行医执照的医师或专家在医疗执业地点给予患者就诊的指导和建议。即使对于社会工作者、心理医师、精神疾病医师等职业使用这一词汇也需要持有临床相关的执照。counseling一词是指专业人员解决个人问题或难于作出的决策给予他人的指导或建议，并非简单的答疑和信息传递，且需要收取费用并承担指导的职业责任。如果中文翻译为咨询（consulting），其动作主体的发出方应该是患者而不是药师，因而counseling词语是指药师动作主体的发出方，药师给予的指导和建议。因此，译者认为counseling不宜翻译为咨询，而应该翻译为"用药指导"更为恰当。

员和顾客相互信任的基础上，积极创建以人为本理念的交流过程。职业指导的理念认为每个人都是有能力做出必要的决策和行动。作为专业人员，需要掌握洞察顾客的能力，才有助于促进顾客掌握正确的知识，并做出恰当的行为[1]。

在药学实践中，药师给予用药指导可能源于患者寻求用药建议，或者源自自身的职业责任，向患者、其他主要人员或其他医务人员提供信息。给予建议通常是因患者对正确的用药行为或知识不确定时寻求帮助产生的，但是药师提供信息的职责通常无法左右患者日后的用药行为。然而，患者对在药物治疗过程中应遵循的指导原则和事实说明却往往理解甚少。实际上用药指导关注的方式是与患者的互动交流，而不是提供单一建议或仅关注提供信息的准确性问题[2]。

国际药学联合会（FIP）[3]将"用药指导"定义为"一种提升患者解决个人问题能力的方法，其目的是关注如何改善或维持患者的健康质量和生活质量"。这一方法期望药师能够在考虑患者个体的身体状况、心理状况、社会文化、情感和智力能力以及健康理念和价值观情况下，向患者提供并与之讨论药物相关的信息。医药专业协会的职责是支持其会员资质的药师习得药物治疗管理的技能并自我承担服务的责任。药师提供这项服务时需要拥有同理心，真诚并有耐心。

为了进一步理解药师提供用药指导的概念，可以遵循另一个定义，该定义是在美国医疗系统药师协会发布的一份关于药师实施患者教育和用药指导的指南中提出的[4]。在这里，除了药物相关内容，如药物名称、预期作用、给药途径和给药剂量外，用药指导的服务情景还有一个需要总体思考的问题。服务情景特征（例如，确保隐私的房间或空间）尤其是流程步骤，例如药师有效进行患者面谈的步骤（例如，自我介绍、评估患者认知、提供用药信息和指导以达成患者决策等）是为患者充分提供用药指导的一些先决条件。这一点稍后将更详细地介绍。

药师指导患者用药对患者和药师来说有几个好处。从患者的角度来看，他们更有能力做出使用处方药和非处方药适宜治疗的知情决定，包括合理处置药物不良事件。药师具备用药指导的能力有助于患者理解药物对维持或促进健康的有益作用，有助于他们参与自我药疗的管理。这对患者功能性的健康认知起到重要的作用，即患者的健康认知越来越"能够理解健康相关的资料，如处方、预约卡、药品标签和家庭保健指导说明"[5]。药师提供这项服务的优点包括履行专业职责使其获得更多的满意度，增加患者对药师服务的信心，以及增加其他医务人员对药师工作的亲近和认可。药师提供的用药指导应该是一种针对患者健康相关需求的干预，这有助于减少药物治疗相关疾病和死亡的发生，同时改善不同专业之间和医疗机构之间的沟通[6]。

4.2　用药指导的人际沟通技巧

为了能帮助患者做出最佳的健康相关决策，并影响诸如用药依从性等行为，用药指导中应该需要清晰和客观地与患者进行沟通和交流[7]。然而，想要从专业上做好患者用药指导，对药师的教育和培训除了掌握有效的沟通原则外，还需要掌握医患关系处理技能。为了解决所有健康的问题，药师需要恰当处理患者的情绪，才能在患者目前的健康状况和治疗中更好地理解其复杂的社交心理问题。

沟通的一些相关特征有必要作为用药指导过程的基本要素。进行用药指导时的一个基本要素，是建立相互信任。这意味着对话的两个人都必须像信任自己一样信任对方。药师必须尊重患者的自主权，通过调整自己的专业知识和行为来满足患者的需求。药师应尊重患者的权利和意愿，并在用药指导过程中确定共同的责任，这是指导患者用药的基石。药师需要意识到患者的信任和对药师作为专业顾问的认可；否则，用药指导将很难有效果，甚至不可能达成治疗共识。

人际沟通的另一个重要技巧是同理心（共情）。目前有几种同理心的定义，包括换位思考的能力。专业人员应该理解并接受而不要想去制止、改变或阻止患者的想法或表露出来的情感[8]。通过患者感受到被认可和安全感，再加深沟通更为细节的问题，才能更好地创造用药指导的机会。有证据显示，药师和患者之间建立的共情关系可以改善药学监护的效果，也可以改善患者的用药依从性[9]。

同理心行为既要以口头表达，也要以非言语方式体现出来。虽然清晰的口头或书面语言形式均可以达到有效的沟通交流，但同理心的表达也需要掌握非言语的沟通方式。达到同理心共鸣的一个主要特征是辅助语言的质量，特别是语音特征，即一个人对另一个人发出的声音。如果药师想被患者感受到是自己一位有同理心的人，就应该降低音调和说话频率。然而，仅仅依靠一种温暖的声音并不能使一位对患者不友好的药师会成为一名具有同理心的药师。药师口头回应患者之前需要积极聆听并以其他方式进行有效沟通，诸如，放松的姿势和专注的眼神。富有同理心的药师应该"用眼睛去聆听"，而不要错失情感的表露。这是一种具有难度的练习，因为提出好的问题并不难，难在总是能感同身受去聆听他人的诉说。同理心的聆听还需要身体距离的亲近感，在相互接受人际交流的距离内，充分注意非言语的表现，不受干扰并表现出尊重。同理心也需要注意自己的肢体语言，以避免厌恶、不赞同或烦恼的情绪信号。

简而言之，一位优秀的用药指导者需要具备良好的人际沟通素养，比如平易近人、热情好客、友好和暖心；做一名优秀和宽容的聆听者；专注和自信、愿意与他人共度时光并保守他人隐私。

4.3 药师实践中的用药指导：基本要素

用药指导是两个或两个以上的人之间的一种互动行为，通常是指药师和患者之间在药房里互动交流。一般都是先从患者主诉自己的健康问题开始，然后药师提出可能的解决方案以及说明其方案的优点和局限性，这样患者就能够自己做出明智的决定。药师帮助顾客确认、澄清和解决潜在或现有的疑问。有关药物治疗的问题，药师应努力确保用药指导后，患者或看护者能够自己展示治疗管理的掌握程度。

用药指导的基本原则和条件如下。

（1）专业人员的硬技能：掌握药品、健康和社会相关的知识

① 药物治疗和健康信息，诸如患病状况、药物、临床实践等。

② 以人口和社会相关的基本信息，诸如普及的健康话题、医疗机构、社区和个体资源（包括文化和经济）等。

（2）专业人员的软技能：互动能力

① 管理个人的障碍，诸如听力障碍、不同母语的问题等。

② 引导患者自主能力，诸如个人具备同理心和适度自信的态度等。

（3）创造优良的环境条件：当地场所和组织机构

① 避免物理空间的障碍，诸如安全和私密的指导服务区等。

② 合理使用教育资源，诸如印刷材料、模拟设备等。

创造良好服务的先决条件有两个主要方面：药师掌握的知识、技能和环境条件。药师不仅要掌握药物治疗知识，还需要了解不同患者的文化和个人背景。药师也应关注患者对医疗体系的态度，以及患者在自我决策和管理治疗方面承担的角色和责任。用药指导依赖于患者的某种自主能力，而不是完全听任专家意见发挥自我作用。当患者存在社会、文化差异，或身体系统的障碍（诸如害羞、其他个性问题、强求隔离沟通、搞不清身体部位），或使用语言和理解能力的生理局限（如听力障碍、视力差、身体欠佳和心理障碍）时，药师应测试其沟通能力。

有效的沟通还要求控制干扰沟通的嘈杂因素，这些嘈杂因素包括从明显的杂音环境（周围的其他声音）到患者主诉的句法（错误的语法）以及语义（不同的解释）干扰。这里所指的物理空间是涉及引导患者参与治疗和学习用药的所有因素，诸如舒适的空间（座位地方）、私密的氛围（足够隐私）和安全的感受（如果需要，可以提供给特别患者的交流环境），包括满足残疾患者的环境条件。在开始用药指导之前，应确保患者期望的私密程度。其他环境配备的要求还包括各种学习辅助设备（例如，3D真实和虚拟模型）、打印资料（诸如宣传单页）、图表和图形资料、给药设备、辅助记忆设备和视听设备[4]。

4.4　药师实践中用药指导的必需流程步骤

有效的用药指导要求一些先决条件以及流程步骤，以建立患者对用药指导服务的信任，营造安全和关爱的服务环境。保护个人隐私是有效咨询辅导的先决条件。然后，第一步是评估患者个人的认知情况。药师绝不应该猜测或假设每个人的认知或不了解正在讨论的问题。这要求耐心地提问和倾听，以清晰理解患者个人说出的问题或要求的期望。具备同理心的药师不要随意判断和支持，表达自己的感受和恐惧：你需要理解一个真正的患者，才能提供一个有效的解决方案。避免直接采用指示性的沟通方式，诸如在多种选择意见的情况下——药师绝不应该引导患者选择自己喜欢的选项。

GATHER[10]指导模型是一种用药指导的结构化方法，容易在药房环境中实施。

● 迎宾（Greet）。药师在患者前来就诊时应总是热情迎接患者，让患者感到亲切和舒适，这样才能开始建立融洽的关系。在开始交流时，诸如在柜台接待患者时，药师应确定主要的口头语言，询问来访的主要原因，以确定患者前来咨询的目的和大致的预期时间。此时，药师应邀请患者和他的同伴到一个更私密的地方，最好是一个专用的空间或咨询室。

● 探询（Ask）。以友好的方式探询问题，使用患者易懂和关注聆听的语言，而不随意表达判断性意见。通过开放式询问有关个人情况、社会关系、家庭情况、健康（疾病状况）和药物治疗等相关问题，确认患者的认知。在下面的章节中提供了用药指导相关的案例。

● 表达（Tell）。药师应提供相关信息，以帮助患者对自己的健康问题（疾病问题）作出决定和明智的选择。在表达方式和提供信息上不要偏袒，客观指出每种选择的优缺点，而不陈述药师个人的偏好，除非患者要求。

● 帮助（Help）。协助患者做出决定，而不为他做出选择。如果需要，提供更多的相关信息，直到没有任何疑问。

● 解释（Explain）。一旦患者做出决定，药师应提供所有必要的信息和明细，鼓励患者自主做出选择，包括确认性的问题，以确保患者了解的程度。

● 回访（Return）。最后一步是建议在一段时间后进行随访。回访沟通确定的时间长短因用药指导初始确定的目标和患者的承诺不同而不同。例如，用于改善饮食的非药物治疗指导不需要特定的回访时间，而首次使用用药设备可能需要患者在配药后不久给药师一些使用情况的反馈。

所有的用药指导都可能具有一定的挑战。如果患者停止说话，可能会出现尴尬的时刻，这可能是因为隐私的顾虑，也可能是因为察觉到药师判断的态度产生的结果。患者的情感表达（如哭泣）同样也考验药师的应对能力。活用一下停顿技巧，允许患者恢复情绪，给予一些可能帮助，如递一张纸巾、倒一杯水或搬一张座椅给患者。如果这次用药指导已变得不适宜或无效时，结束谈话，药师可以表现出对使用电脑或处理其他文件失去兴趣（如站起来）。有时药师会因缺乏了知识或对患者咨询的主题感到尴尬而无法给出答案，尤其对熟悉的患者。在这种情况下，建议将患者转给自己的同事或其他医务人员处理。

4.5　用药指导和用药依从性 ------------------------------

用药指导是一种以患者为中心的干预措施，旨在改善用药依从性和持续治疗的行为。依从性可以定义为患者应对医疗服务者提出建议做出的治疗行为（如服用药物）的坚持程度[11]。通常涉及患者在医患双方认可的行动中做出自愿合作的行为。事实上，从药师给予的切实帮助、患者得到的情感安抚和社会关系的支持（包括家庭是否和谐、单身还是已婚以及作为成人的生活状态）来看，药师的实际帮助对于患者依从性改善，其关系最为密切[12]。围绕依从性的更多思考，请参阅第5章。

在用药指导中，应遵循先前的各项原则、必要条件以及GATHER模型的步骤，用药指导的具体内容应始终根据患者现有的认知进行调整。当患者第一次使用药物时，初始的询问应该考虑患者对其健康状况和用药目的的了解，然后是关于预期的信息。当处方再次调剂时，询问患者是如何使用药物的（如果需要，给予演示），并让患者描述遇到的问题。

尽管之前描述的方法在大多数情况下都足以评估患者对用药的认知程度，但当患者目的是想得到更详细的用药指导时，应关注指导以下内容。

- 药物的名称及其用途。
- 应服用的剂量/数量、服用时间、持续的时间。
- 如何给药，以及如何准备服用（如果需要）。
- 剂量漏服时怎么办。
- 服用药物时的注意事项，诸如肝肾损伤和嗜睡不良反应、禁止驾驶、避光等。
- 主要的副作用，诸如胃肠功能不良（如腹泻、呕吐）、中枢神经系统紊乱（如睡眠障碍、紧张等）。
- 与食品、饮料和其他药物的相互作用。
- 如何在家中存放药物。
- 正确包装和剩余药物的处置（合适时）。
- 如何自我监测不良反应（可能时）。
- 如何再次去调配药物（必要时）。

从事用药指导的药师应该评估他们指导的成功率。这就要求除了进行满意度调查，还应该进行随访调研。这些调研应按照一系列问卷开展，内容涵盖患者是如何用药（需要时，请患者演示）以及在得到建议之前他们遇到的用药问题。为了更好达成有效随访，药师必须制定和实施一项计划以监测患者的病情进展、检测风险以及运用必要的措施，以达成双方共识的结果。另外，患者应该参与到随访评估之中。如果第三方要求，那么要完成指导的角色并证明服务的质量和有效性，记录文件是必须完成的。

很多时候，在常规的时间压力下，药师不能刚开始与患者的对话，就马上确定患者是否需要用药指导。这样，根据患者情况和当地的医疗要求，最好制定一份优先指导清单。例如，服用多种药物的患者、首次服用新药的患者以及那些看似困惑不清或者已患有视力、听力或识字障碍的患者，应优先初步筛选进行面访调研。其他患者也应接受用药指导的调查，诸如服用药物或给药剂量发生重要变化的、需要复杂用药指导的、出现严重副作用的及要求特殊储存药物的那些患者。

应该提及注意的是给予轻微小病患者的指导建议，被看作是非处方药物的用药指导。处理患者的症状，以及确认患者是否可以治疗自愈性疾病，应根据前面提到的原则和规范，运用结构化形式，最好依据自我药疗方案，对患者进行面谈指导。然而，药师处理患者对于服用OTC的具体要求，并直接提供信息，与这里叙述的用药指导，本质上是不同的。

最后，患者的用药指导需要尊重患者的自主权，保持患者信息的保密性，服从患者的利益，始终以尊重和同情的态度对待那些寻求专业帮助的患者。

参考文献

1. Ivey AE, Ivey MB, Zalaquett CP. Intentional interviewing and counselling: Facilitating client development in a multicultural society. Nelson Education; 2013 Feb 25.
2. Pilnick A. "Patient counselling" by pharmacists: advice, information, or instruction? Sociol Q. 1999;40(4):613–22.
3. Yeung S editor. Counselling, concordance and communication—innovative education for pharmacists. 2nd ed. EdFIP/IPSF, 2012. https://fip.org/files/fip/HaMIS/fip_ipsf_pce_2nd_2012.pdf.
4. American Society of Health-System Pharmacists. ASHP guidelines on pharmacist-conducted patient education and counselling. Am J Health-System Pharm. 1997;54(4):431–4.
5. Parker RM, Baker DW, Williams MV, Nurss JR. The test of functional health literacy in adults. J Gen Intern Med. 1995;10(10):537–41.
6. Okumura LM, Rotta I, Correr CJ. Assessment of pharmacist-led patient counselling in randomized controlled trials: a systematic review. Int J Clin Pharm. 2014;36(5):882–91.
7. Hargie OD, Morrow NC, Woodman C. Pharmacists' evaluation of key communication skills in practice. Patient Educ Couns. 2000;39(1):61–70.
8. Halpern J. What is clinical empathy? J Gen Intern Med. 2003;18(8):670–4.
9. Lyra DP, Rocha CE, Abriata JP, Gimenes FR, Gonzalez MM, Pelá IR. Influence of pharmaceutical care intervention and communication skills on the improvement of pharmacotherapeutic outcomes with elderly Brazilian outpatients. Patient Educ Couns. 2007;68(2):186–92.
10. Rinehart W, Rudy S, Drennan M. GATHER guide to counselling. Popul Rep Series J Fam Plann Programs 1998;48:1–31.
11. Sabaté E, editor. Adherence to long-term therapies: evidence for action. World Health Organization; 2003.
12. DiMatteo MR. Social support and patient adherence to medical treatment: a meta-analysis. Health Psychol. 2004;23(2):207–18.

第 5 章

药学监护对改善患者依从性的作用

Parisa Aslani，Rana Ahmed，Filipa Alves da Costa

摘要

最佳的依从性往往是药物治疗有效性和安全性的先决条件。最大限度地提高患者依从性是药师提供药学监护过程中的一项核心工作。本章首先对患者依从性的概念给出了严谨表述，并阐述了"患者-药物关系"的各种不同术语以及不同阶段的情况。接着概述了影响用药依从性的因素、评估患者依从性的方法，还特别给出了执业者在日常实践中监测用药不依从性的方法。本章分门别类列出了一份旨在提高患者依从性的干预措施清单，并对其这些干预措施在日常实践中开发实施的利与弊进行分析说明，并且着重叙述了那些已经取得更多成功经验或证据的干预措施。

5.1 引言

患者对治疗方案的依从性是改善其健康结局的关键环节。确保患者用药依从性是药师的一个重要职能，也是药学监护的一个基本工作。每次遇到患者时，药师都有义务监察患者的依从性，并解决患者可能遇到的服药问题，包括不依从的行为。

不依从医嘱并不是特定疾病表现出来的一种现象。患者对处方用药的依从性差是一个已经在很多的疾病治疗中表现出的问题[1, 2]。根据病情及其治疗，患者在治疗中偏离适宜的治疗方案可能产生一系列临床、人文和经济的负面结局。治疗效果下降、患者预后差和疾病负担增加是造成在临床上不依从适宜治疗方案的原因[3]。据估计，只有50%的慢性病患者按处方服用/使用医嘱处方的药物。这个问题，加上全球慢性病的患病率和经济负担不断增加，更加突显了不依从医嘱对个人和整个社会造成不良后果的严重性。不依从医嘱用药是当今医务人员、政策制定者和研究人员面临的最重要挑战之一。

5.2 依从性相关的重要术语定义

依从性工作的复杂性反映在用于解释患者服用药物不同术语的差异性上。有趣的是，尽管有些术语在文献中可以互换使用，但实际上它们却是在不同情况下使用的独特术语。

5.2.1 顺应性（合规性）

直到最近，"**顺应性（compliance）**"都是描述患者遵从治疗说明最常用的术语。它最早出现在20世纪70年代，被定义为"患者的行为（在服药、遵从健康饮食或改变生活方式方面）与临床处方的一致程度"[4]。尽管这一术语在医学和药学文献中被广泛使用，但对患者服药的概念化一直是许多争议和争论的主题，主要是由于这一术语的负面含义及家长式的潜在含意带有很多争议，其隐含着期望患者应被动遵从医生医嘱接受治疗，医患双方之间存在不平等的权利。

5.2.2 依从性

术语"**依从性（adherence）**"一词的引入反映出一种认识思维的重大转变，即认识到患者在自我医疗中的重要作用。"依从性"强调患者应积极参与治疗决策。WHO将"依从性"定义为"患者个体的行为，诸如服药、饮食控制和改变生活方式等与医务人员推荐的行为相符的程度"[3]。也许这一定义最重要的内容是认识到患者及其医务人员需要达成治疗行为的一致意见。

"依从性"现在已被认为是一个多因素的概念，反映患者对其患病的认知理解，对其治疗方案的效果以及利用这一治疗方案控制其症状能力的信心。依从有3个关键阶段——启动、实施和中止[5]。启动治疗是一种不连续的动作，其描述患者在处方后服用一剂药物的首次情况。相比之下，实施是指患者服药与规定的给药剂量、给药频率和给药时间相匹配的程度，因此被认为是一个持续的动作。中止标志着治疗的结束，并提示患者停止服用下一次处方剂量以及其后的剂量。

5.2.3 坚持性

"**坚持性（persistence）**"是一个衡量治疗连续性的标准，其定义是从治疗开始到完全停止治疗的时间。它与依从性明显不同，因此，坚持遵守其治疗方案的患者可能被认为不一定符合患者依从用药的标准。为了澄清这一概念，认定患者在与处方医师达成的时间内完成一次治疗急病的给药方案应视为坚持用药。但是，如果在整个治疗过程中，患者实施方案与医嘱方案不同（例如，给药剂量或给药时间错误），则视为不依从用药。

5.2.4　一致性

顺应性、依从性和坚持性，这些都是与患者服药相关的可量化参数，但**一致性**（concordance）与之不同，其本质是指临床医师及其患者之间达成治疗决策的关系程度。"一致性（和谐）"最早出现在20世纪90年代末，被誉为"医生和患者作为平等双方共同决策和达成共识"的典范[6]。一致性（和谐）源于这样一种理解，即不依从往往是处方过程的结局，而处方过程忽视了患者的想法和偏好。尽管一致性最初是关注在医师的会诊过程（这里指在会诊过程中，临床医师及其患者只有尊重患者对自己用药情况的想法和愿望后，才能做出治疗决定），之后术语的使用范围逐渐扩大到医生会诊和帮助患者服药等重要的沟通。

5.2.5　以患者为中心的治疗理念

以患者为中心❶（patient–centered care）治疗理念的概念反映了向患者提供医疗服务的质量，并整合了在"一致性"思想理念下共同做出医疗决策的属性。与"一致性"理念一样，以患者为中心的治疗理念改变了传统以疾病为导向对患者监护工作的认知，其定义要求"执业者和患者之间形成的一种伙伴关系"，以确保"各种临床决策尊重患者的要求、需求和偏好，也确保患者获得所需的教育和支持，以帮助他们做出决定及参与自我治疗"[7]。通过这种方式，要求临床医师向患者介绍治疗的选择方案，同时引导他们说出想法和偏好，将他们说出的想法和偏好纳入考虑，以帮助患者确定达成一致的治疗决定。

5.2.6　不依从行为的分类

不依从行为通常可分为两大类[8]。第一类不依从行为（原发不依从行为，primary non-adherence）是指那些患者没有拿医师最初的处方到药房配药，或者没有执行首次就诊与医师达成的干预措施。据估计，约28%的基层医疗专科医师开出的新处方从未去药房调配[9]。因此，执业的药师不太可能遇到这类不依从医嘱的患者。第二类不依从行为（继发不依从行为，secondary non-adherence）是指患者不服用药物或不遵从与执行医务人员达成的具体干预措施。第二类不依从行为还可进一步分为**无意不依从行为**（unintentional non-adherence）和**有意不依从行为**（intentional non-adherence）[8]。在那些有意依从达成的治疗建议但由于一些建议超出自己掌控能力的患者中，会出现无意不依从行为。这些患者多数是健忘或不理解服用药物的方法。

---

❶ 译者注解：以患者为中心的服务是医疗实践中一种理念性的职业行为准则，力求最大限度地提高医疗的安全性、创造临床价值和经济价值，让患者有效得到心理舒缓，给予最大的帮助，包括倾听、友善告知以及鼓励患者参与到自己的治疗之中。以患者为中心的思想尊重个人偏好，响应个人需求和价值观。简单地说，以患者为中心就是什么都是围绕患者，不仅关注问题本身，还要关注患者的内心世界和影响内心世界的各种因素。此外，不管患者的年龄或疾病严重程度如何，只要患者条件允许，最好的情况是患者能参与所有的临床决策。

当患者在考虑到其认知用药的益处和风险后，自己会有意识地停止或调整已达成的治疗方案，这种情况就属于有意不依从行为。在这些情况中，患者往往认为治疗带来的风险（如副作用）大于其带来的益处（如症状缓解）。

5.3　影响依从性的因素

目前影响患者依从治疗给药方案有一些因素，并在文献[10]中已被广泛探讨。这些因素通常被分为5类，符合WHO提出的依从性程度，即：① 治疗相关因素；② 健康状况相关因素；③ 社会经济因素；④ 患者相关因素；⑤ 医疗系统/医疗团队相关因素[3]。

5.3.1　治疗相关因素

治疗方案的具体要求和维持治疗需要患者参与的程度已被证明会影响依从性的程度。涉及使用多种药物治疗一种或多种疾病的复杂方案，由于这些方案对患者的要求增加，因而会造成依从性降低[11]。治疗的复杂性不仅取决于患者服用的药物数量，还取决于给药频率、治疗持续时间、给药剂型和附加说明[10]。

缺失处方治疗有益效果的直观感受可能对患者的依从性产生负面的影响[10]，在治疗无症状疾病（诸如高血压或血脂异常）时尤其明显。患者可能不一定注意到治疗的获益情况[10]。患者对治疗处方产生副作用的担忧或实际的体验也可能对依从性程度产生负面的影响[10]。

患者无法获得适宜的医疗服务和药物也会影响治疗的依从性[12]。依从性的好坏与患者获得周边医疗服务的地理位置和药物的成本都有很大关系[13]。

5.3.2　健康状况相关因素

健康状况相关的因素与患者疾病面临的特定要求有关，且已显示会影响患者治疗的依从性。这些重要因素包括症状的严重程度和患者致残的程度、疾病进展率和严重程度以及是否存在合并症[10]。与大多数的无症状患者相比，因疾病经历严重和损害的有症状患者更有可能依从治疗[10]。此外，心力衰竭或糖尿病等渐进性疾病的性质及其管理不善可能造成的严重后果也已被证明会影响患者治疗的依从性。抑郁等合并症也可能地进一步减弱患者对维持治疗的积极性以及意识到治疗的重要性，最终影响其依从性行为[14]。

5.3.3　社会经济因素

尽管这一领域的研究结果因受调具体人群而异，但目前已确认患者的社会经济地位对预测治疗依从性具有重要意义。对于许多患者来说，特别是那些社会经济条件较差的患者，某些治疗相关的费用可能会成为这些患者沉重的经济负担[15]。治疗的经济负担可能超出了处方药的成本费用，还包括就诊费、医学检验费和就医的交通费用。这一问题对于长期服用多种药物的患者尤其重要，慢性病患者通常也是如此，因为他们都有可能很难维持相关的治疗费用。

5.3.4　患者相关因素

治疗不依从有关的患者因素一直是许多研究的焦点，这与患者的知识、态度、想法、期望和掌控的资源有关。关于这些因素的讨论有很多文献报道。不愿意接受诊断的患者可能会拒绝药物治疗[10]。尤其是那些无症状为主的患者更普遍，如高血压患者或那些难以接受生物医学概念的某些疾病患者，如注意力缺陷多动障碍（ADHD）[16]。还有报道，患者对其疾病性质和药物治疗重要性的误解也会对治疗依从性产生负面的影响[10]。

已有研究显示与受教育程度和健康素养较高的患者相比，受教育程度或健康素养较低的患者对其病情及其治疗的了解甚少，理解较差。这些患者也可能难以获得可以理解的健康和药物信息。因此，这些患者更可能出现较差的治疗依从性，因为他们不能完全理解药物治疗的重要性，并且难以找到适当的信息来源[17]。

5.3.5　医疗系统相关因素

与上述重要因素相比，人们对医疗卫生体系各方面影响依从性的程度知之甚少。一般认为，积极的医患关系可改善患者治疗的依从性[10]。许多医务人员教会患者改善治疗的依从性，并没有从中得到相应的经济补偿。再加上许多医务人员时间有限，这就可能降低了他们主动为患者提供改善依从性的建议和帮助的意愿。事实证明，如与患者会诊的时间太短，医务人员不足以让患者领悟到治疗中依从性的重要性，也无法确定患者服药行为的疗效差异，当然就无从帮助他们解决问题。此外，医务人员专业能力（培训和激励患者）的不足有可能对改善患者依从性的有效沟通存在负面影响。

当患者就诊多个医生时，医生之间沟通的缺失，可能会引发很多问题。患者的信息不能从一个医生传递给另一个医生，可能会妨碍医生发现和管理患者治疗的不依从行为。良好的跨专业合作对于避免信息沟通的缺失是至关重要的。这样的合作，无论是面对面接触、电话联系还是共享患者治疗的记录，都可以更全面地监护患者治疗状况。以这种方式，在必要时就可以优化治疗计划，而且每个医务人员都可以并更有能力去监控和管理患者的依从性。

5.4　改善药物治疗依从的因素

有关依从性研究的结果大多数已聚焦到了那些对依从性产生负面影响的因素。然而，目前越来越多的研究关注那些改善患者依从药物治疗的因素，这对于干预治疗的措施是重要的（见下文）。一些与依从性高的相关因素包括：患者对用药确定相关的感受；患者对医生和/或药物的信任程度；患者对缺失治疗可能造成的健康后果的恐惧；患者治疗其健康问题的积极性和愿望以及患者自我管理健康问题的能力[10]。患者对治疗的认知和理解以及对自己健康问题及其治疗的想法也是提高患者治疗依从性的关键因素[10]。

5.5 改善治疗依从性的干预措施

目前没有一种单一的干预措施能保证解决治疗不依从的问题。尽管已经证明有几种干预措施可显著提高用药依从性，但是当前文献中的共识是改善依从性将取决于干预措施本身的性质、使用的方式以及目标干预的特定人群而有所不同[18, 19]。然而，人们似乎达成共识，多方面的干预措施更加有效[20～22]。

为了制定改善依从性的干预措施，必须考虑几个因素。首先，不依从与特定疾病状态没有关联性。大量的依从性相关文献强调，不依从性问题在很多的疾病中普遍存在，特别是在慢性病的治疗中更为明显。

其次，不依从的患者并不是特定的一类患者。可能有一些与患者不依从性相关的行为特征，但在治疗过程中不依从是无法预测的。不仅不同患者的依从性可能存在很大差异，而且患者自身的依从性也可能存在很大差异，也就是说，同一患者可能会随着时间的推移在经历不同的治疗后，对药物治疗的依从性也不相同。同样重要的是，患者的各种特征和不依从性行为之间的关联程度实际上取决于患者的意愿及对其治疗本质的认知。因此，这些相互关系很难广泛用于所有患者人群。

第三，造成不依从行为的结果有可能存在一种以上的因素。例如，治疗方案的复杂性、明确信息的缺乏以及患者想法的不一致，都可能造成患者不依从行为的发生。因此，干预措施需要考虑哪些因素会导致患者的不依从行为，并改善这些因素，以满足患者个人需求。

5.5.1 教育干预

教育干预的首要目标是以口头或书面形式为患者提供有关其健康状况以及可以理解的药物治疗信息。在这些情况下，可以预测改善患者的理解能力将会提高他们的依从性。然而，应该注意的是，患者对其患病和治疗的理解越深可不一定会产生更好的依从性，因为这可能不是影响患者依从意愿的唯一因素。教育干预通常包括以下一种或多种方式[23, 24]。

● 面对面的讨论。医务人员可以向患者提供针对性的定制信息并解决依从性的障碍。

● 患者教育手册。提供患者的手册信息包含其健康状况（症状/体征、原因、后果）及其治疗（作用方式、副作用）等内容。

● 电子宣传单页或小册子。可从网上下载各种不同疾病的患者宣传单页，并可从医务人员那里得到口头或书面的信息作为补充资料。

● 特定宣传单页。患者还可以从制药公司、药店和医生那里获得他们提供的疾病及具体治疗说明的宣传单页。

● 消费者药品信息单页（CMI）或患者用药指导单页（PIL）。CMI或PIL是分发给患者使用的一种全面的标准化药物宣传页，可能放进药物包装内，也可能打印出来或以电子版形式作为参考资料。

5.5.2 行为干预

行为干预通常需要帮助患者掌握必要的技能，以满足规定治疗方案的要求。这些干预措施不仅通过培养患者用药能力，还通过发送用药提醒信息以及精简治疗方案，其目的是拓宽患者自我管理及治疗疾病的能力。行为干预的一些例子如下[23, 24]。

● 激励式指导（motivational counseling）。这是医务人员初始提供的用药指导形式，也称为动机式面谈（motivational interviewing），采用以患者为中心的方法来帮助患者开始改变诸如服药等习惯行为。该方法基于"行为阶段式改变"模型[25]，此模型提出患者健康行为的5个变化阶段：① 尚无改变意向；② 产生改变意向；③ 准备改变；④ 开始改变；⑤ 保持正确行为。医务人员应利用患者处于不同的行为阶段，指导患者尝试改善自己的依从性行为。

在激励式指导过程中，医务人员很有必要与患者合作，一起找出依从性差的可能原因，并确定双方认可的目标，以解决这些问题。为了实现这一目标，就要根据已经确认影响患者"依从意愿"的障碍，评估患者改变愿意的想法，提出合理建议，这样做很重要。

对于医务人员来说，能够对患者表达出同理心是很有用的，这将有助于理解患者的观点，增加患者舒适感。在激励式指导过程中适当缓解患者的抵触行为也是重要的，医务人员不应参与患者之间的争论，而是应该花时间找到患者的抵触原因，并强调患者在设立目标下改变行为的必要性。这样做的话，医务人员将帮助患者改善其自我效能，这是患者用药依从性的关键驱动力。

● 专用包装。现已证明处方药物的专用包装有助于提高患者的依从性[26]，尤其是在患者健忘造成不依从的情况下。诸如带日历锡板泡包装、药盒或Webster Paks®（将一起服用的几种药物固定混合包装）之类的给药辅助工具，有助于更好地管理患者服用药物。帮助患者服药的其他方法还有用药日历或用药提醒图表，这些图表提示患者每天同一时间服药或帮助他们把服用的处方剂量与其他日常的活动（如主餐）关联起来。

● 依从性提醒辅助工具。这些方法侧重于定期提醒患者服药，还包括设置提醒警报，例如，在手机上、电子设备上[27]。它们还包括提醒患者从医生或药房续方取药的方法，例如电话、邮件或短信提醒。

● 治疗方案精简。这是一种常用的方法，用于帮助改善患者依从性，尤其是在患者治疗方案涉及服用多种药物的情况下，因为服用多种药物可能增加无意不依从的风险。多个研究强调，通过减少用药数量或给药频率来降低处方治疗方案的复杂性，可显著提高患者用药依从的比率[18]。

因此，如果发现患者的不依从性，可能有利于药师评估患者的治疗方案，以检查其用药是否存在以下情况。

● 可能不再需要服用。
● 能用非药物替代治疗。
● 能用缓释或长效制剂替代，以减少给药频率。
● 能用复方制剂（一片/胶囊中含有两种或两种以上药物），以减少药物数量。
● 能同时服用。

5.5.3 干预设计

霍恩[28]提出了不依从性的实用认知模型，对患者用药行为的差异进行了概念性区分。该模型可作为一种实用指南，制定干预措施，以改善患者依从性，其中干预措施应侧重解决患者的认知障碍和实际困难，才可以影响到其用药依从性。

该模型的核心思想是识别患者行为是有意不依从（诸如患者将不会服用药物）还是无意不依从（诸如患者不能服用药物）。该模型强调，有意不依从源于患者故意决定改变用药方式，不管是改变给药频率还是不一起服用药物。这些决定是基于处方治疗方案与患者对其患病和治疗的想法以及对结局的认知期望不吻合。例如，如果患者不理解这种治疗的必要性（例如，患者在无症状时使用吸入性糖皮质激素治疗哮喘），就不可能坚持治疗。这样的话，有意不依从可被认为是患者自身的想法造成了错误认知所致。

相对而言，无意不依从是患者的实际困难造成的一个结果，这些困难阻止了患者按医嘱服药。尽管患者有意遵循规定的治疗方案，但实际上可能是患者的能力或其文化背景造成他们的不依从。这些因素的限制可能包括以下缺陷。

● 记忆能力。例如，患者忘记服药或忘记治疗方案指导说明。
● 敏捷能力。例如，患者身体缺陷难于打开药瓶/药盒，或不会使用吸入器等医用设备。
● 知识能力。例如，患者不理解治疗方案说明或需要续方配药。

然而，有人也认为，对有意不依从和无意不依从可能存在理解的误区，这里可能存在一些明显无意不依从是有意不依从造成的情况，例如患者声称忘记服药，但真正的原因是他/她对潜在疾病的严重性不够重视[29]。

5.6 药师与患者之间的关系

本节的目的是提供给药师一些实用的技巧，可以在与患者面谈时，用于确认和改善患者用药依从性的问题。

5.6.1 医疗问诊中确定不依从行为的方法

有很多因素可能会影响患者合理的处方药物治疗。因此，药师能识别患者不依从行为的可能指征，并能尽可能及时且恰当地解决患者对处方治疗方案产生的顾虑，是很重要的。这些指征与先前探讨的治疗不依从行为相关因素密切关联。

药师经常高估患者的依从性[30]。加上患者通常不愿意透露自己的不依从行为，许多不依从的情况在实践中往往容易被忽视。为避免出现这种情况，熟悉不依从性的指征是必要的，这些指征在表5.1中列出（列表并不详尽）。

表5.1 潜在不依从性的指征

患者相关指征	疾病相关指征	药物相关指征
患者属于 • 当问及处方药时，对其不熟悉 • 报告自己漏服给药剂量 • 老年人 • 视力差 • 错过了就诊预约 • 没有续方调配药物 • 似乎健忘或有点痴呆 • 患有精神疾病，如抑郁症 • 低收入和/或低社保 • 应对策略差，人际沟通能力差和/或自卑 • 没有受过良好教育 • 不沟通或不理解医务人员所说的语言 • 难以接受诊断的合理性或治疗的重要性 • 不信任医务人员 • 工作环境不稳定，如经常换班工作 • 经常出差或即将旅行	**如果疾病** • 按预期治疗没有效果，如症状改善/生物学指标变化低于预期 • 没有出现或只出现轻度症状，如高血压 • 属于认知功能受损 • 属于慢性疾病，需要长期治疗	**如果药物** • 数量较多和/或涉及复杂的给药方案 • 费用昂贵，可能会增加患者的经济负担 • 有严重的副作用 • 被媒体负面报道

5.6.2　如何评估患者的依从性

不管是因为预约随访、验血还是因为简单续方调配，每当患者与药师互动，药师都有机会与其讨论服药行为。定期检查患者的用药情况以及能力，在每次就诊时系统地记录患者治疗依从性，对于药学监护至关重要。除了可能不依从性的指征外，还有各种各样的工具和方法，旨在帮助药师评估患者对其药物治疗的依从行为。这些方法可分为直接评估法和间接评估法[1]，后者又进一步分为客观评估法和主观评估法，如下所述。

5.6.2.1　直接评估法

使用直接评估法评估患者的依从性被认为是评估患者依从性程度最准确的方法。这些方法的一些例子包括：

● 直接治疗观察。包括物理方法观察患者服下处方药物。

● 生物样本分析。通过分析患者唾液、尿液或血液样本或者药物生物标志物来测量药物或代谢物的浓度。

这些方法具有明显的优点，最重要的是在确定患者的依从程度方面，其方法精准。然而，这些方法可能会增加药师监督的负担，可能对许多患者有很大侵入性，因此，很难在日常实践中使用这些方法。

5.6.2.2　间接评估法

虽然间接评估法可能不能做出同样精准的依从性评估，但与直接评估法相比，其更容易实施，几乎没有侵入性。根据调查方法的具体性质，这些方法可分为客观评估法和主观评估法，前者可更直接地评估患者的依从率。

（1）客观评估法

● 数片法。这种方法是需要药师确定患者的药瓶或铝泡片装中余留的未服药片数量。如果未服用的药片数量多于或少于预期余留数量，这可能表明患者不是用药不足就是用药过量。数片法通常快速且容易执行，客观评估患者对其给药方案的依从性。

然而，结果的准确性可能受到患者一些行为的影响，例如在预约药师前丢弃一定量的药片，患者会尽力让服用的药片总量看起来与治疗方案要求的数量相一致。患者也可能将药片放到其他容器中，如药盒，这也会影响药片计数的结果。这种方法的另一个缺点是，虽然可以量化服用的药片总数，但不能观察到患者是否在一天中的正确时间点服用了处方剂量。

● 药房续方调配的记录。使用药房续方调配药物的数据，可以深入了解患者的处方是否已经调配，这种情况是否呈现规律性。从这一信息看，药师可以根据处方的治疗方案和每次续方调配时提供的药片数量，确定患者未服用处方药物的天数。

续方调配的数据很容易获得，通常在社区或医院门诊药房就能查到。药师能够检查患者的电子处方记录，对其依从性进行评估，且在必要时，对患者进行随访。该方法经济、无侵入性，但其主要缺点是不能提供患者服药行为的详尽数据。电子化的患者记录可突出显示续方调配的时间，但并不能明确患者是否真的按照处方医嘱服用了药物，也许患者根本没有服用药物。此外，在确定患者用药行为是否有效之前，必须检查续方调配次数的记录，这也要求患者在同一家药店续方调配。

● 电子监测装置。尽管使用电子用药监测仪也存在一些潜在的缺陷，但其仍被认为是衡量患者用药依从性的金标准。用药事件监测系统（MEMS）是一种常见的电子监测装置，在患者的药瓶盖插入一块芯片，能够记录药瓶打开的日期和确切时间。然后保存下来的信息能下载到计算机上进行分析，以确定患者依从服用处方剂量的准确时间和用药频率。最近，更多带有相同记录功能芯片的给药辅助设备已经开发出来了。

虽然这些设备可以提供患者给药频率的详细准确信息，但它们还需要取决于患者每次打开药瓶是否取出正确数量的药片。而情况未必如此，因为患者可能经常会同时取出一天中他们需要服用的药片总数，而不是在每次服药需要时才打开药瓶。这种方法的另一个缺点是，如同所有间接测量法一样，设备并不记录患者是否真的服用了从药瓶中取出的每次剂量。此外，这些设备价格昂贵，因此在临床实践中不经常使用。重要的是，这些设备会造成患者服药初始行为的人为变化，从而作为引导患者用药的授权策略。

（2）主观评估法

● 面谈。与患者面谈用药问题是评估患者用药依从性的一种简易方法，应经常在实践中使用。这样做的时候，重要的是药师需运用开放式和封闭式的组合提问来引导患者说出用药情况以及对药物治疗的想法。药师应该有同理心，在与患者讨论用药过程中不要随意判断并应谨慎提问，以增加患者的舒适度，获得准确的信息。

● 患者问卷调查。尽管患者自报采集的结果可能不如进行患者访谈采集的结果准确，但应用这些手段（如患者问卷）仍然是衡量患者依从性的另一种实用方法。调查问卷是经济实惠且不引人注目，总的来说有时效性，但如同患者访谈一样，问卷调查采集的信息是否存在偏见或不准确取决于问卷回答的诚实度。大多数调查问卷是为了研究而编制的，但现在许多调查问卷可以供医务人员使用，且仍可提供一些有关患者服药行为的有用见解。药师在使用问卷调查时，应先评价调研的内容，因为有些侧重于患者的想法，而另一些则侧重于实际的依从性评估。

● 患者日记。让患者记录服药日记是另一种评估患者依从性及确定妨碍患者依从性可能因素的简单易用、经济有效的方法。日记形式既可以是格式化的也可以随便一些，这样做不仅有助于了解患者用药依从性情况，或许还能了解患者的想法和偏好。如同其他患者自报方法一样，这种方法容易被错误解读，因为其依赖于患者日记的准确性。

参考文献

1. Osterberg L, Blaschke T. Adherence to medication. NEJM. 2005;353:487–97.

2. World Health Organization. Noncommunicable diseases and mental health: progress report 2002–2003. Geneva; 2003.

3. Sabate, E, editor. Adherence to long-term therapies: evidence for action. Geneva; 2003.

4. Haynes RB. Introduction, in compliance in health care. In: Haynes RB, Sackett DL, Taylor DW, editors. Baltimore, MD: Johns Hopkins University Press; 1979. p. 1–10.

5. Vrijens B, De Geest S, Hughes DA, Przemyslaw K, Demonceau J, Ruppar T, Dobbels F, Fargher E, Morrison V, Lewek P, Matyjaszczyk M, Mshelia C, Clyne W, Aronson JK, Urquhart J, ABC Project Team. A new taxonomy for describing and defining adherence to medications. Br J Clin Pharmacol. 2012;73:691–705.

6. Segal J. "Compliance" to "concordance": a critical view. J Med Humanit. 2007;28:81–96.

7. Institute of Medicine (US). Committee on the national quality report on health care delivery. In: Hurtado MP, Swift EK, Corrigan JM, editors. Envisioning the national health care quality report. 2001. p. 7.

8. Ahmed R, Aslani P. What is patient adherence? A terminology overview. Int J Clin Pharm. 2014;36:4–7.

9. Fischer MA, Stedman MR, Lii J, Vogeli C, Shrank WH, Brookhart MA, Weissman JS. Primary medication non-adherence: analysis of 195,930 electronic prescriptions. J Gen Intern Med. 2010;25:284–90.

10. Kardas P, Lewek P, Matyjaszczyk M. Determinants of patient adherence: a review of systematic reviews. Front Pharmacol. 2013;4:91.

11. Gellad WF, Grenard JL, Marcum ZA. A systematic review of barriers to medication adherence in the elderly: looking beyond cost and regimen complexity. Am J Ger Pharmacother. 2011;9:11–23.

12. Hsu C, Lemon JM, Wong ES, Carson-Cheng E, Perkins M, Nordstrom MS, Liu CF, Sprague C, Bryson CL. Factors affecting medication adherence: patient perspectives from five veterans affairs facilities. BMC Health Serv Res. 2014;14:533.

13. Kennedy J, Tuleu I, Mackay K. Unfilled prescriptions of medicare beneficiaries: prevalence, reasons, and types of medicines prescribed. J Manag Care Pharm. 2008;14:553–60.

14. Grenard JL, Munjas BA, Adams JL, Suttorp M, Maglione M, McGlynn EA, Gellad WF. Depression and medication adherence in the treatment of chronic diseases in the United States: a meta-analysis. J Gen Intern Med. 2011;26:1175–82.

15. Briesacher BA, Gurwitz JH, Soumerai SB. Patients at-risk for cost-related medication nonadherence: a review of the literature. J Gen Intern Med. 2007;22:864–71.

16. Ahmed R, Aslani P. Attention-deficit/hyperactivity disorder (ADHD): an update on medication adherence and persistence in children, adolescents and adults. Expert Rev Pharmacoecon Outcomes Res. 2013;13:791–815.

17. Berkman ND, Sheridan SL, Donahue KE, Halpern DJ, Crotty K. Low health literacy and health outcomes: An updated systematic review. Ann Intern Med. 2011;155:97–107.

18. Nieuwlaat R, Wilczynski N, Navarro T, Hobson N, Jeffery R, Keepanasseril A, Agoritsas T, Mistry N, Iorio A, Jack S, Sivaramalingam B, Iserman E, Mustafa RA, Jedraszewski D, Cotoi C, Haynes RB. Interventions for enhancing medication adherence. Cochrane Database Syst Rev. 2014; Issue 11. Art. No.: CD000011.

19. Viswanathan M, Golin CE, Jones CD, Ashok M, Blalock SJ, Wines RC, Coker-Schwimmer EJ, Rosen DL, Sista P, Lohr KN. Interventions to improve adherence to self-administered medications for chronic diseases in the United States: a systematic review. Ann Intern Med. 2012;157:785–95.

20. Morgado MP, Morgado SR, Mendes LC, Pereira LJ, Castelo-Branco M. Pharmacist interventions to enhance blood pressure control and adherence to antihypertensive therapy: review and meta-analysis. Am J Health-Syst Pharm. 2011;68:241–53.

21. Conn VS, Ruppar TM, Enriquez M, Cooper P. Medication adherence interventions that target subjects with adherence problems: systematic review and meta-analysis. Res Soc Admin Pharm. 2016;12:218–46.

22. Eriksson T. Evidence-based and pragmatic steps for pharmacists to improve patient adherence. Integr Pharm Res Pract. 2015;4:13–9.

23. Sapkota S, Brien JA, Greenfield J, Aslani P. A systematic review of interventions addressing adherence to anti-diabetic medications in patients with type 2 diabetes—components of interventions. PLoS ONE. 2015;10:e0128581.

24. Kripalani S, Yao X, Haynes RB. Interventions to enhance medication adherence in chronic medical conditions—a systematic review. Arch Int Med. 2007;167:540–9.

25. DiClemente CC, Scott W. Stages of change: interaction with treatment compliance and involvement. In: Onken LS, Blaine JD, Boren JJ, editors. Beyond the therapeutic alliance: keeping the drug-dependent individual in treatment. Rockville, MD: National Institute on Drug Abuse; 1997.

26. Hersberger KE, Boeni F, Arnet I. Dose-dispensing service as an intervention to improve adherence to polymedication. Exp Rev Clin Pharmacol. 2013;6:413–21.

27. Dayer L, Heldenbrand S, Anderson P, Gubbins PO, Martin BC. Smartphone medication adherence apps: potential benefits to patients and providers. J Am Pharm Assoc. 2003;2003 (53):172–81.

28. Horne, R, Compliance, adherence and concordance. In: Taylor K, Harding G, editors. Pharmacy practice. London: Taylor and Francis; 2001. p. 148–67.

29. Unni EJ, Farris KB. Unintentional non-adherence and belief in medicines in older adults. Patient Educ Couns. 2011;83:265–8.

30. Miller LG, Liu H, Hays RD, Golin CE, Beck CK, Asch SM, Ma Y, Kaplan AH, Wenger NS. How well do clinicians estimate patients' adherence to combination antiretroviral therapy? J Gen Intern Med. 2002;17:1–11.

第6章

跨专业沟通在药学监护中的作用

Veerle Foulon，Joke Wuyts，Sophie Liekens，Giannoula Tsakitzidis

摘要

药师如果不与其他医务人员合作，就很难提供药学监护。最佳的模式是跨专业合作——需要各专业人员之间达成共识，彼此监护患者的医疗目标、资源分配以及责任担当。为了达成这种合作，各方必须进行跨专业学习。医疗团队之间的合作是一种能力，且可以习得。"医疗合作者"能力的核心要素之一是跨专业沟通。这种能力表现在不同方面，适用于不同的专业需求。

6.1 从单学科经多学科到跨专业医疗合作

欧洲药学监护联盟协会（PCNE）最新发布的药学监护定义为："药师为优化患者个体的合理用药并改善其健康结局提供的监护活动"[1]。虽然药师作为用药专家，在患者用药过程中可以发挥重要的作用，但通常并非独自干预，还有很多医务人员（health care professional，HCP）可能包括医生、护士、心理学家等共同参与。正如世界卫生组织（WHO）1994年建议的那样，药师应该是医疗团队的一员，与医疗团队的其他成员进行沟通和有效合作是至关重要的[2]。在随后的文件中，WHO进一步报告说，跨专业合作也可改善患者健康结局[3]。因此，当前医疗实践的理想愿景不仅应包括将以患者为中心作为一个核心理念（见第3章），还应包括提供整合医疗服务。

6.2 提供整合服务的形式

WHO已制定义了提供整合医疗服务的定义："根据不同时间的顾客需求且跨越不同层次的医疗体系，向顾客提供和管理健康服务，使其持续获得疾病预防和治疗的服务"[4]。

　　对于用户来说，提供整合医疗服务意味着需要协调，尽量减少预约的层级和分开就诊数量。这也意味着医务人员应了解患者的整体健康状况，各种医疗环境的不同医务人员之间需要相互沟通，并使医疗服务顺畅衔接。

　　对于专业人员来说，不同的医务人员（HCP）一起工作并提供服务就产生整合服务。

　　整合医疗服务的最佳形式是在专业人员层面上需要就彼此监护患者的医疗目标、资源分配以及责任担当达成共识。这也被称为**跨专业医疗（interprofessional care）**或**跨专业合作（interprofessional collaboration）**。其与多学科医疗截然不同，在多学科医疗中，同一个患者监护的不同问题是由不同的专业人员独自处置，没有共同的治疗目标。每个医务人员只负责自己的治疗领域。而跨专业合作并非如此。图6.1说明了这两个概念之间的差异。实践中使用的其他术语还有"**跨专业合作实践（interprofessional collaborative practice）**"和"**跨专业团队合作（interprofessional teamwork）**"。

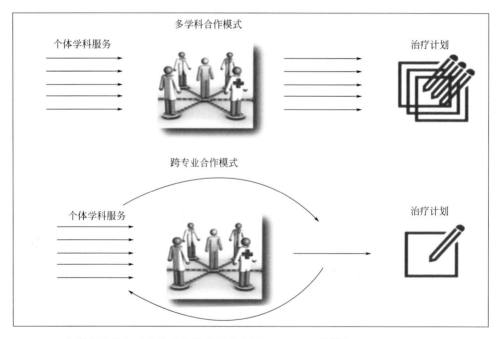

图6.1　多学科合作与跨专业合作的差异（参见Tsakitzidis等[5]）

　　当药物是疾病预防或治疗计划的一部分时，药师必须负责任地确保患者合理用药，这样做，才能保证患者得到最佳的治疗质量[5]。根据国际药学联合会（FIP），因此，我们应该认为合作实践模式是药师在医疗体系中发挥作用的关键[6]。

　　从社区药师的角色来看，显然有多学科合作的趋势，但跨专业合作却较为少见。目前做得最好的国家是澳大利亚、加拿大和美国。加拿大和美国已经启动了推广合作实践模式的国家计划且描述了药师在合作模式中的角色 [6]。2010年，澳大利亚在国家药师能力标准框架中提出了药师在跨专业合作模式中角色的论述 [6]。在欧洲，荷兰是第一个建立药师和医生合作工作组（FTO和FTTO），以改善相互协作和优化合理处方的国家 [7]。跨专业合作的真正实例往往是临床试验的一部分，患者出院也是跨专业合作的实例，最近这两种模式实例已在研究中被指出并得到试验。图6.2中展示说明了这两种实例。相比之下，2014年一份对欧洲的**用药评估**（medication review，MR）服务的综述显示，仅有少量的实施服务（3/11中级MR服务；4/6高级MR服务）病例讨论会议完全与医师服务融合起来 [8]。大约从1990年以来，荷兰的"FTO"（全科医师和社区药师之间对患者药物治疗的协作会诊）就专注于解决处方的合理问题。

案例1：对养老院老人的合理用药承担共同责任

　　在荷兰的养老院，定期会组织跨专业病例讨论会议(ICC)。在此期间，全科住院医生、护士和药师将共同讨论住院患者的药物治疗方案，其目的是预防、发现和解决药物相关问题。合理处方的证据以及住院老人的具体因素，还有住院老人的目标和需求都需要被考虑(方案持续研究[17])。

案例2：对患者药物治疗得到连续监护承担共同责任

　　在医院病房里，临床药师在患者入院后不久，就进行以患者为中心的结构化用药评估。此后与主管医师沟通并提出一些建议性变更意见。患者出院时，临床药师对患者用药进行重整，与患者面谈鼓励治疗，对住院期间的药物治疗变更进行全面总结。在患者出院后将其在住院期间未处理的药物相关问题通过邮件告知患者的全科医生。此外，患者所有的变更用药总结记录也通过邮件告知其全科医师，且电话联系全科医师、看护者和社区药房(方案OPTIMIST试验[18])。

图6.2　跨专业合作模式的实例

6.3　多学科和跨专业合作的先决条件

　　跨专业合作的首要挑战是医疗团队应掌握一些适宜的技能。其二是要确保不同专业的医务人员之间在一起有效合作。实现这一目标的方法之一是设立跨专业培训或**跨专业教育**（interprofessional education，IPE）项目，世界卫生组织（WHO）和国际药学联合会（FIP）已认可这一方案。这就意味着"两个或两个以上专业的成员或学生有机会相互学习、相互交流和相互合作，以提高专业间的协作和医疗服务的质量" [6, 9]。相互学习是指向所有医务人员（护士、全科医生、药师等）提供相同的培训内容，诸如老年人药物治疗。相互学习意味着一个医务人员可以向另一个医务人员学习，例如，一个全科医生可以向药师学习药物相互作用。相互学习是指在接受交互式培训的同时，可以从不同专业学科的医务人员那里学习到不同的知识、技能和态度。总的来说，跨专业教育可以促进各学科专业知识更好地融会贯通；促进个人和专业团体之间更有效地沟通交流；促进各专业人员更加尽职尽责，完成自己的工作；不固守于坚定的专业知识和信息资料；减少相互竞争；改善工作满意度；提高医疗服务质量[10]。至今，药学学生的跨专业教育已有不少实例。Gilligan等根据定性数据研究并指出，虽然普遍认为跨专业教育是一个"好主意"，但仍有很大的改进空间[11]。

6.4　跨专业沟通：合作的核心要素

重要的是要认识到，医疗领域中的相互合作已被视为是一种能力，因此，需要学会与他人合作。这就意味着，如果不了解怎么合作以及合作中什么是重要的，那么合作就是强加于他人的。Tsakitzidis等根据CanMEDS的作用，描述了表现出"医疗合作者"能力的7个角色[12]。这7个角色如图6.3所示。同样，**加拿大跨专业健康合作组织（CIHC）**[13]和美国的**跨专业教育合作组织**[14]也描述了跨专业合作的核心能力。在这些模型中，跨专业沟通能力被认为是跨专业合作的一个核心。

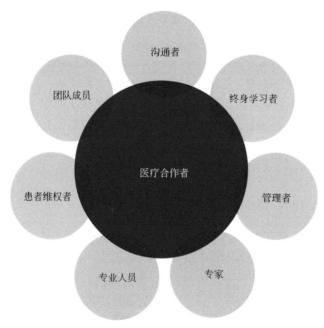

图6.3　医疗合作者的角色（参见 Tsakitzidis 等 [12]）

6.5　药师的跨专业沟通技能

跨专业教育合作专家组已列出了跨专业沟通的8项能力[14]。我们不仅仅要讨论每一项能力，而且要使用以下实例，来说明这些能力被需要的程度，以及如何在药学实践中得到体现。因为药师通常是与全科医师和护士合作，因此实例也限于这一领域。

● 药师应选择有效沟通的工具和技术，包括信息系统和通信技术，有助于团队成员之间的讨论和互动，增强专业团队作用。

为了实现提供整合医疗服务，药师在长期护理院的工作是帮助患者建立一份共享的电子健康档案，负责起草和更新住院患者药物治疗计划（整合电子健康档案）。

● 组织患者、家庭和医疗团队成员一起沟通信息，做到相互理解，尽量避免使用专业术语。

当患者药物治疗方案发生变更时，药师应尽力向护士解释清楚变更原因，应注重解释两种药物合用时可能产生的影响以及出现的症状，而不是解释药物在细胞层面的代谢机制。

● 与患者监护团队其他成员互动沟通时，药师的表达应自信、清晰并尊重对方，在努力确保共同理解患者信息、治疗和治疗决策情况下，表达自己的专业意见。

药师遇到一位3岁儿童使用抗生素，出现处方剂量差错时，应联系其全科医师，并客气地询问医师关于计算给药剂量的问题，而不是指责全科医师缺乏剂量计算的常识。

● 药师应积极聆听，并鼓励其他专业团队成员提出自己的想法和建议。

为了了解住院老人药物治疗的效果，以及其因副作用不能参加社会活动的情况，药师在养老院讨论住院老人用药方案时，应认真聆听护士的陈述和建议，询问是否可以减少给药剂量，来规避不良反应，而不是随意停药。

● 药师对团队中其他成员的表现应给予及时、敏感、有指导性的反馈，作为团队成员应尊重他人的反馈。

为了预约讨论某个患者用药评估的结果，药师发了几封电子邮件给全科医生但未得到答复，药师直接打电话给医生，告知医师他写的这些电子邮件并询问为何没回复，以敏感的方式表现出对合作以来的失望，因为患者还在等待他回答出现的不同药物相关问题。全科医生为延误深表歉意，并要求药师在未来的电子邮件中应清楚地提醒主题以及回复截止日期，以便医师更清楚地知道问题的紧迫性。

● 药师应使用体现尊重的语言，以应对遇到的困难情境、关键对话或跨专业冲突。

药师对于原先出现同样差错的护士，在告知她给药差错时，应客气地询问她可能造成这次差错的原因，以避免将来出现类似的差错。

● 药师应该认识自己如何在医疗团队中扮演独特的角色（经验能力、专业知识、文化背景、影响力以及在团队中的等级），才能促进有效沟通、解决各方冲突和建立积极的跨专业工作关系。

一名刚刚毕业的药师受聘几个月后，就担当了不少临床工作，首席药师赞扬她积极的态度以及她促进与附近养老院合作的方式。

● 药师应持续传递以患者为中心及以社区为中心的医疗团队合作的重要理念。

药师根据患者的一次用药评估，向患者解释干预措施时，应提及为了满足药物治疗方案的要求，自己会预先参考与全科医师讨论的监测要点。

6.6 当前实践中的跨专业沟通

在常规业务中，期望全面采用整合医疗模式和跨专业合作的同时，医务人员应该在一定程度上通过不同的工具彼此相互沟通。

图6.4中的示例与药师的角色特别相关，显示了这些沟通手段的多样性以及可以运用这些工具实现不同目标的方法。

在大多数国家，e-Health网络的发展，推动了患者电子健康共享档案的建立，此外，功能性"日志"成了医务人员之间沟通的桥梁。然而，健康信息交流仍然存在相当多的障碍[15]，目前还不清楚社区药师在多大程度上能获得这些信息。

无论选择哪种方法，都应适用于前面提及的8项能力和做好顺畅的跨专业沟通。此外，还应尊重和保证患者的隐私。对于"新"的工具来说尤其如此，如Web应用、聊天室等。因此，在大多数国家，e-Health基础设施的开发还要考虑建立完整的身份验证和角色识别系统，以及证明与患者之间有治疗关系的工具等。

6.7 患者的角色

如前一章所述，以人为本的方法体现了患者个人、与其相关重要人员以及所有相关服务者之间的动态关系。这种合作在一定程度上满足了个人决策的期望。

跨专业合作和沟通的核心思想是要求患者完全了解医疗团队成员的组成，并作为医疗团队的一部分参与治疗。药师应告知患者，所有医务人员在医疗过程中的角色、作用功能以及他们之间的沟通路径。在可能和需要的情况下，患者应参与团队

- 社区药师打电话与全科医生讨论药物的相互作用
- 为了计划随访评估哮喘患者，社区药师写一封转诊信给全科医生
- 为了搞清楚出院后患者的治疗计划，社区药师通过安全码Web申请给医院的临床药师发送一封电子邮件
- 作为用药评估的一部分，药师与全科医生面对面讨论，一位从未发生过心血管事件的82岁女士停止他汀类药物治疗的可能性
- 为了更有效地进行用药评估，社区药师与全科医生召开视频会议，讨论患者的药物治疗方案
- 社区药师在完成患者的一次用药评估后，给全科医生发了一份患者的药物监护计划和新的治疗计划
- 每两个月一次，某地区的所有全科医师和社区药师将开会讨论一类药物的临床应用问题，达成一份计划共识，以优化合理使用此药

图6.4　多学科合作和使用不同工具的实例

的决策，因此可以参加团队会议。由于患者可以表达自己的治疗体验、偏好和优先决策的想法，因此，会为跨专业交流提供更多的思考维度，而不仅仅是讨论治疗的适宜性和医疗的合作。然而，在大多数国家，情况并不是这样，患者参加跨专业病例讨论会的机会还要继续研究。患者报告至少需要克服两个重要障碍：知识和能力[16]。患者知识不仅指认知病情、治疗方案和健康结局，还指对个人价值观和偏好的洞察能力。能力反映了参与的许可、对自己认知的信心以及参与的必要能力。

参考文献

1. Allemann SS, van Mil JWF, Botermann L, Berger K, Griese N, Hersberger KE. Pharmaceutical care: the PCNE definition 2013. Int J Clin Pharm. 2014;36(3):544–55.
2. World Health Organisation. The role of the pharmacist in the health care system [Internet]. 1994 [cited 2018 Mar 16]. p. 60. Available from: http://apps.who.int/medicinedocs/en/d/Jh2995e/.
3. World Health Organisation. Framework for action on interprofessional education & collaborative practice [Internet]. 2010. p. 1–64. Available from: http://www.who.int/hrh/resources/framework_action/en/.
4. World Health Organisation. Integrated health services-what and why? [Internet]. Technical Brief No. 1. 2008 [cited 2018 Mar 16]. p. 1–10. Available from: http://www.who.int/healthsystems/technical_brief_final.pdf.
5. Tsakitzidis G, Anthierens S, Timmermans O, Truijen S, Meulemans H, Van Royen P. Do not confuse multidisciplinary task management in nursing homes with interprofessional care! Prim Heal Care Res Dev. 2017;18(6):1–12.
6. International Pharmaceutical Federation (FIP). Interprofessional education in a pharmacy context: global report 2015 [Internet]. The Hague: International Pharmaceutical Federation; 2015 [cited 2018 Mar 16]. Available from: https://www.fip.org/files/fip/PharmacyEducation/IPE_report/FIPEd_IPE_report_2015_web_v3.pdf.

7. Cambach W, Essink R. De kwaliteit van het FTO overleg in beeld. [FTO poll 2011]. The quality of the pharmacotherapeutic consultations outlined]. Utrecht: Instituut voor verantwoord Medicijngebruik (IVM); 2012, Dec.

8. Bulajeva A, Labberton L, Leikola S, Pohjanoksa-Mäntylä M, Geurts M, de Gier J, Airaksinen M. Medication review practices in European countries. Res Soc Adm Pharm. 2014;10(5):731–40.

9. Centre for the Advancement of Interprofessional Education (CAIPE). Interprofessional education guidelines [Internet]. 2016 [cited 2018 Mar 16]. p. 26. Available from: https://www.caipe.org/resources/publications/caipe-publications/barr-h-gray-r-helme-m-low-h-reeves-s-2016-interprofessional-education-guidelines.

10. Barr H, Koppel I, Reeves S, Hammick M, Freeth D, editors. Effective interprofessional education: argument, assumption and evidence. Oxford, UK: Blackwell Publishing Ltd; 2008. p. 1–180.

11. Gilligan C, Outram S, Levett-Jones T. Recommendations from recent graduates in medicine, nursing and pharmacy on improving interprofessional education in university programs: a qualitative study. BMC Med Educ. 2014;14(1):52.

12. Tsakitzidis G, Timmermans O, Callewaert N, Truijen S, Meulemans H, Van Royen P. Participant evaluation of an education module on interprofessional collaboration for students in healthcare studies. BMC Med Educ. 2015;15(1):188.

13. Canadian Interprofessional Health Collaborative. A national interprofessional competency framework [Internet]. 2010 [cited 2018 Mar 16]. Available from: http://www.cihc.ca/files/CIHC_IPCompetencies_Feb1210r.pdf.

14. Interprofessional Education Collaborative Expert Panel. Core competencies for interprofessional collaborative practice: report of an expert panel. [Internet]. Washington, D.C.: Interprofessional Education Collaborative; 2011 [cited 2018 Mar 16]. Available from: http://www.pharmacy.arizona.edu/sites/default/files/pdfs/IPECoreCompetenciesMay2011.pdf.

15. Eden KB, Totten AM, Kassakian SZ, Gorman PN, McDonagh MS, Devine B, Pappas M, Daeges M, Woods S, Hersh WR. Barriers and facilitators to exchanging health information: a systematic review. Int J Med Inform. 2016;88:44–51.

16. Joseph-Williams N, Elwyn G, Edwards A. Knowledge is not power for patients: a systematic review and thematic synthesis of patient-reported barriers and facilitators to shared decision making. Patient Educ Couns. 2014;94:291–309.

17. Anrys P, Strauven G, Boland B, Dalleur O, Declercq A, Degryse J-M, De Lepeleire J, Henrard S, Lacour V, Simoens S, Speybroeck N, Vanhaecht K, Spinewine A, Foulon V. Collaborative approach to optimise medication use for older people in nursing homes (COME-ON): study protocol of a cluster controlled trial. Implement Sci. 2016;11:35.

18. Ravn-Nielsen LV, Duckert M-L, Lund ML, Henriksen JP, Nielsen ML, Eriksen CS, Buck TC, Pottegård A, Hansen MR, Hallas J. Effect of an in-hospital multifaceted clinical pharmacist intervention on the risk of readmission. JAMA Intern Med. 2018;178(3):375.

第7章

用药评估和用药重整之间的关系与功能

Nina Griese-Mammen，Martin Schulz，Fabienne Böni，Kurt E. Hersberger

摘要

  用药评估（medication review）和**用药重整**（medication reconciliation）都是成体系的流程，其目的是提高患者用药的安全性和有效性以及不同监护层级的效率。尽管"用药重整"可以解释为规范获得每位患者目前完整用药的准确清单并重新整理的过程，其主要目的是发现和解决患者用药不一致的问题，而"用药评估"是对患者用药状况进行结构化的评估，其目的是发现和解决药物相关问题（DRP）。可用信息决定可以发现哪种药物相关问题。如果必须对一份患者的用药清单或治疗计划进行严谨的评估，那么这份清单首先应该是完整和准确的。这才能使"用药重整"的工作自然地成为进行"用药评估"的先决条件。

7.1 用药评估的概述与实施

  实施药学监护是通过一个监测DRP的系统流程为患者提供统一可靠的用药监护服务。为了确认、解决和预防DRP的发生，需要定期检查患者用药状况，事实证明，大量长期用药的患者每年根本无法得到再次用药评估的机会[1]（图7.1）。

  医院里的药师从20世纪60年代就开始参与了优化患者的药物治疗，然而社区药房的药师从20世纪90年代才开始提供"用药评估"服务，以作为推动药学监护发展的重要基石[2]。澳大利亚、荷兰、英国和美国是最早将用药评估有效纳入社区医疗卫生服务的国家。

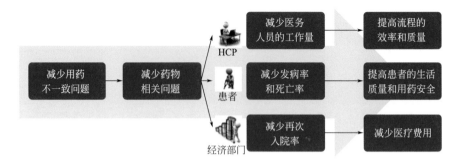

图7.1   不同医疗层级的用药重整和用药评估的目标

与此同时，"用药评估"在世界各地的社区和医院中正变得越来越重要。在这两种医疗实践环境中，患者多重用药的状况在持续增加，因此"用药评估"成了减少多重用药问题的一种监测工具。然而，术语"用药评估"和其他类似表述的用语都广泛应用于各种服务模式[3]。用药评估过程之间的差异可能与采集患者信息的标准、可用信息的来源和类型、评估的地点、患者参与的程度以及多学科合作的程度等方面有关[4]。此外，不同服务模式中调查的DRP类型也五花八门。

目前提供"用药评估服务"的场所包括全科医生诊所、医院门诊、社区药房、养老机构和患者家里。有关养老机构或医院提供药学服务的研究论文很多。在许多国家，社区药房和医院药房之间的一个根本区别在于，前者很难获得患者的临床信息，即便得到也很有限。另一个区别是，到社区药房取药的许多患者是多点就医且有多位医生为其开具处方的情况。

欧洲药学监护联盟协会（PCNE）是欧洲一家研究药学监护的协会，其2009年就开始讨论药师在基层医疗和二级医疗中实施用药评估的定义和分类问题。2016年，大批从事实践研究的国际专家就用药评估术语定义达成了共识。

PCNE的官方定义适用于所有医疗环境中实施的"用药评估"，其内容如下：

> 用药评估是一项结构化评估患者用药状况的工作，旨在优化患者合理用药和改善健康结局，且需要医务人员发现药物相关问题并给予干预措施等建议。

鉴于讨论情况，有人认为有必要提出一份立场说明，以阐明这一定义的不同要点并解释选择的理由。这份立场说明可在PCNE主页（www.pcne.org）上找到。

根据这一定义，所有掌握药物治疗知识的医务人员都可以开展用药评估。然而，由于多重用药的盛行和日益复杂，如果要达到优化合理用药和改善健康结局的目标，每个开展用药评估的专业人员都必须掌握广泛的药物知识并了解患者相关的结局。

7.1.1   用药评估的类型划分

如前所述，用药评估的流程因国家和医疗环境的不同而差异很大。在某些地方，查核全科医生（GP）在计算机系统开具的处方，以识别和确认GP开具的不适宜处方，被界定为是用药评估。而其他地方，则强制性要求进行面对面的用药指导是用药评估的一部分。

PCNE对用药评估的定义对于用药评估的不同操作方法和信息类型依然有很多改进的空间。除了定义之外，PCNE还引入了一种用药评估分类的新方法。PCNE分类考虑了用药评估使用的信息类型和来源（表7.1）。使用这一分类方法，可以更准确地比较有关用药评估的研究成果。

由于使用的信息差异，造成了使用不同类型信息进行用药评估而发现不同的药物相关问题（图7.2）。通常，1型用药评估方法使用了药房理赔数据或药房的患者用药史记录来审查潜在的问题，诸如存在剂量过大、药物相互作用和重复用药。当进行高级"用药评估"时，不仅可以查到患者用药史记录，还可以查到临床数据以及与患者面谈记录的信息。有了这些数据，就可以发现到更多的药物相关问题，诸如无适应证的用药或药物剂型不合适的情况。因此，用药评估服务的目的取决于可用或已用的信息，信息不同则结果不同。总之，主要目的是通过发现和解决DRP来优化患者的合理用药。然而，如果没有与患者面谈，解决患者存在的药物相关问题就很难做到。

表7.1　用药评估的PCNE分类（根据信息来源分类）

用药评估类型	信息来源			涉及
	用药史	患者面谈	临床信息	
1型：简易用药评估	+			👤
2型：中级用药评估				
2a型	+	+		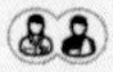 👥👤
2b型	+		+	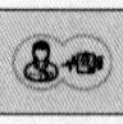 👤🏥
3型：高级用药评估	+	+	+	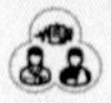 👥👤

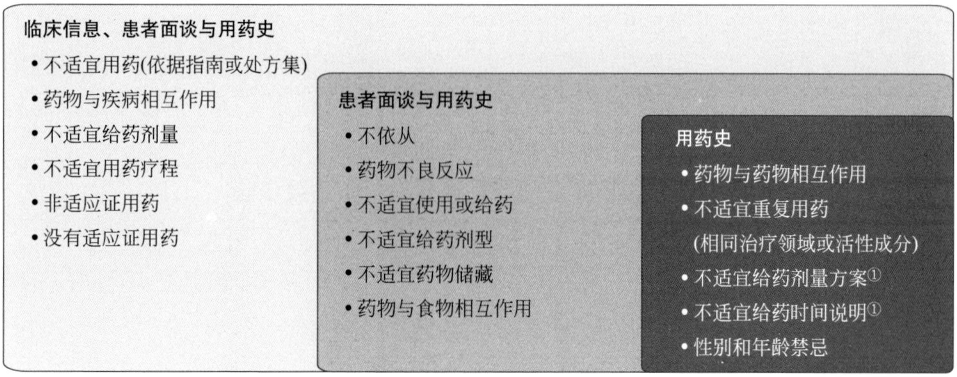

临床信息、患者面谈与用药史
- 不适宜用药(依据指南或处方集)
- 药物与疾病相互作用
- 不适宜给药剂量
- 不适宜用药疗程
- 非适应证用药
- 没有适应证用药

患者面谈与用药史
- 不依从
- 药物不良反应
- 不适宜使用或给药
- 不适宜给药剂型
- 不适宜药物储藏
- 药物与食物相互作用

用药史
- 药物与药物相互作用
- 不适宜重复用药
  (相同治疗领域或活性成分)
- 不适宜给药剂量方案①
- 不适宜给药时间说明①
- 性别和年龄禁忌

图7.2　可以监测到的有用信息和可能的药物相关问题（案例）

① 假如可以提供的给药信息。

7.1.2　患者的选择

用药评估服务的目标群体是有DRP风险的患者。医疗机构希望确定哪些顾客符合具体标准并受益最大。用药评估合同中经常规定的纳入标准是年龄65岁以上及服用药物的最低数量。虽然年龄大小和多重用药与有DRP风险绝对呈正比，但其他风险因素（诸如合并症、肾功能损害和使用高风险药物）也都是发生DRP和/或住院的原因。

有了筛选标准，药师和其他医务人员就能直接监测这些患者，使之从中受益最多。

表7.2显示了纳入用药评估服务的常见标准。入选标准必须与用药评估服务的类型、就医环境和目标相匹配。

表7.2　纳入用药评估服务的标准要求

超过60 ～ 65岁的患者
服用5种以上药物或长期服药的患者
患有3种以上慢性疾病的患者
在过去12个月内调整用药方案4次以上的患者
有用药不依从史
住院的患者
服用需要TDM药物的患者
显示药物不良反应症状的患者
药物治疗不达标的患者
寻求多位医师开具处方的患者
需要居家照护治疗的患者

7.1.3　用药评估的流程

与用药指导或处方审核不同，用药评估是一项结构化的工作或一种监护患者的方法。用药评估作为一项临床判断性服务，需要一个全面的流程来完成，这可能因国家不同而异。对于不同的就医环境和专业人员，其方法也可能不同。术语"结构化"是指采用一种标准化的方法，以确保评估的质量。

尽管方法可能不同，但用药评估的流程通常有以下主要步骤。

- 采集患者信息。
- 评估和发现DRP。
- 达成干预共识和记录药历。

这些也是患者监护过程中的主要步骤：患者评估、制订治疗计划和随访评估。因此，用药评估是药学监护的一项重要工作，涵盖了患者监护过程中的主要步骤但不是所有的步骤。

根据许多保险合同，用药评估服务可能且应该每年进行一次，除非患者的情况发生了较大变化，有理由在此期间进行过一次或多次进一步的会诊。例如，一个重要原因是患者最近已经出院，在住院时对其用药做了变更。

7.1.3.1 患者信息采集

患者信息的采集取决于用药评估的类型以及获得信息的采集过程。尤其是，采集临床信息在不同国家和就医场所之间有很大的差异。

第一步就是确认可用的信息来源及记录信息。根据采集的有用信息，可先采集患者的主观信息和客观信息。信息至少应包括患者的基本信息和用药史。

（1）用药史记录

为了提出合理的干预措施建议，患者的用药史必须是最新的准确信息。理想情况下，用药评估是基于"最可能的用药史"，即一份患者正在服用所有药物的完整准确清单（见用药重整）。

患者用药信息的来源可以是在药房或在医院以及全科医生与患者面谈的用药记录。

表7.3中列出了信息来源，其在全面性（如包括处方药和非处方药）、准确性、清晰度和可及性方面存在差异。即使是不完整的药物信息来源，也仍然具有参照价值。使用不同的信息来源有助于发现信息来源之间的差异，从而能够发现潜在的DRP。

如果用药史或用药清单记录了患者当前服用的处方药和非处方药以及草药、补充保健品、依从性辅助工具和治疗器械等信息，则非常有用。此外，还应记录按需要情况服用的药物（例如硝酸甘油喷雾剂）或周期性服用的药物（例如每月一次）。记录每种药物的名称、剂型、常规剂量、必要时给药剂量和给药途径以及给药频率，是很重要的。

表7.3　用药信息的来源

电子用药记录（国家数据库、医疗保险数据库）
社区药房记录
患者自己用药清单或用药计划
处方医师的转诊记录
之前住院/出院时记录的用药信息

（2）患者面谈

患者面谈可以评估出其他信息来源的完整性和准确性，并且可以跟患者强调一些有关药品的储存、供给、服用和处置的问题。患者评估可能要了解其疫苗接种情况、过敏史和药物不良事件等。患者面谈应遵循一个系统的流程，如果可以的话，药师使用面谈指南也许会有帮助。面谈指南应包括如何完整、准确地采集用药史和发现DRP等需要询问的问题。为了实现这一目标，药师可以使用开放式和封闭式技巧提问。

开放式问题	封闭式问题
你何时服用这种药物？	你是晚上服用这种药物吗？
你知道服用这种药物治疗什么疾病吗？	你服用这个药是治疗糖尿病吗？

　　患者面谈期间确定和记录患者实际服用药物的方式是非常重要的。在此记录的用药史是了解患者实际的用药情况，有可能与其他来源的信息存在差异。患者家里、常去的药房以及居住的养老院可能是检查患者用药和进行患者面谈的适宜地方。在患者家里有机会全面评估患者在自己家中如何管理用药。如果这个地方不行或不合适，**棕色袋方法（brown bag review）** 是另一种更全面获取患者用药信息的常规方法（参见下框）。如果合适的话，可与患者的看护者或亲属面谈，了解患者用药情况，以替代与患者面谈。

> ### 棕色袋方法
>
> 　　"棕色袋方法"是一种了解患者用药情况的常见做法，鼓励患者将所有药物带来面谈。在美国执行的一项研究中首次采用该方法。药师给患者一个棕色纸袋，并要求患者将所有服用的药物放进纸袋里带来面谈。棕色袋方法是一种非常实用的方法。通过棕色袋方法有助于更好地了解患者的用药体验，并有助于以系统的方法让患者谈论自己的用药。这个方法的挑战是让患者带来所有的药物。

　　患者面谈旨在解决以下部分或全部问题。

- 记录患者服用的所有药物（用药史）。
- 通过评估期望的结局和潜在不良事件来评估药物相关需求。
- 通过评估以下方面评估患者相关需求：
  - 患者的用药体验。
  - 患者对药物的理解和接受程度以及药物的用途（根据患者陈述的适应证）。
- 确认对商定的药物治疗方案的依从障碍。
- 检查医用器械和服用辅助设备的使用情况。

（3）临床信息的作用

　　病历或临床信息是2b型和3型用药评估的主要信息组。一类主要的临床信息是患者疾病的诊断。在进行2b型和3型用药评估时，必须确认每种药物的预期适应证。

如果找不到临床信息，根据患者主诉的适应证也可获得重要的提示。临床参数和实验室参数（如电解质水平、HbA1c）或监测药物治疗所需的其他参数（如血压、血糖和呼气峰流速）是用于评估患者药物治疗产生临床结局的最常见参数，是查证DRP的重要信息来源。

7.1.3.2 药品相关问题的发现与评估

药师评估从各种渠道收集的患者信息。在这个评估过程中，患者的主观和客观的信息都被用来评估是否存在DRP。更重要的是，需要使用一种可重复的系统性评估方法。研发用药评估服务的专业机构应尝试标准化工具，进行这一重要步骤的评估工作。对于每次提供用药评估服务，应确定审查哪些DRP，以及是否应使用具体的工具或方法。

评估患者用药应基于自己的专业知识，同时考虑各种临床指南和其他工具，来发现药物相关问题。

药物适宜性评估的工具

目前已经制定了各种检测DRP和评估不恰当处方的标准。既可以使用明确工具，也可以使用认知判定的方法。

① **明确工具的方法**（explicit instrument）。在20世纪90年代初，Beers和他的同事为老年人使用**潜在不适当药物**（potentially inappropriate medication，PIM）制定了**比尔斯标准**（Beers Criteria），这是一份"避免使用的药物清单"，旨在减少在养老院中的患者使用那些高风险的处方药[5]。这份用药清单明确提示普通的老年人和患有某些疾病或综合征的患者最好避免使用PIM，医生处方时，要么减少剂量，要么谨慎处方，要么应仔细监测使用。从那时起，国际上开发了许多标准清晰的筛查工具，用于评估老年人是否存在各种潜在不适当药物的问题。其中大多数工具只关注到老年人最需要避免的药物，而STOPP和START标准认识到不恰当的处方行为存在两种问题，一种是开具了可能不适当的药物（STOPP标准），另一种是医生疏忽了一些疾病情形下本应给予处方药物治疗的问题（START标准）[6, 7]。

明确的标准并不考虑患者偏好、预期寿命或处方医生对患者的了解程度。这些明确的标准做到以药物和疾病为导向，要求针对具体国家定期更新信息。

② **认知判定的方法**（implicit instrument）。临床实践中始终都是采用一种专业认知的判断规则。各种认知的评判方法最好能标准化和格式化这种临床判断。这些认知的评判方法可以制定一些关键问题，以提示需要解决的药物相关问题。尽管应用这些需要更新自己的专业技能，但是个人的临床判断标准是通用且不需要更新的。

药物适宜性指数（medication appropriateness index，MAI）是科学文献中最常见的通识方法之一。它确定了每种药物的适宜性（表7.4）。MAI的目的是，在随机对照试验的框架内，通过临床药师的干预，用作可能改善处方质量的敏感衡量指标。

MAI包含10个问题，每个问题允许评估者对3个评级做出选择（1表示恰当，2表示略微恰当，3表示不恰当）[8]。

表7.4 药物适宜性指数

• 适应证
• 有效性
• 给药剂量
• 用药说明
• 药物与药物相互作用
• 药物与疾病相互作用
• 用药说明的实用性
• 重复用药
• 用药疗程
• 医疗费用

7.1.3.3 达成干预措施的共识

下一步是确定发现的DRP并提出解决方案的干预措施。如有必要，药师需与医生或护士讨论患者相关潜在的和明显的DRP并提出的解决方案。这需要协调合作。在许多国家，医生通常与患者讨论干预治疗的措施，而药师却是与患者讨论自我药疗/非处方药（OTC）相关的药物干预和DRP。由于许多患者希望参与他们自己的用药决策，患者就应该积极参与解决DRP。在适当的情况下，确保患者及其家属或护理人员能够做出明智的选择。应了解患者希望参与决策的程度。

7.1.3.4 文档记录（另见第8章）

用药评估过程的所有步骤都必须准确记录，并作为资料归档留存好。记录的内容是所有经确认的DRP以及所有建议的干预措施，包括已经商定的/开始的日期和具体时间，不管是口头形式还是书面形式，所联系的医务人员姓名和联系日期也要记录下来。参与监护的同事能通过该记录对干预日期、干预措施、谁来进行干预以及是否需要随访等工作做出评估。用药评估服务相关的其他关联信息（例如，完成的一次患者面谈、棕色袋的评估情况）以及更详细的信息（例如，社区药房名称、与患者面谈的药师）也应在标准化文档中记录。

根据用药评估服务，以下数据是记录文档的一部分。

● 患者的基本信息。
● 用药史。
● 病历/临床信息。

- 在与患者面谈中获得的信息。
- 发现的DRP并提出的干预措施、采取的措施以及责任人。

开展用药评估服务的机构应尽力规范记录服务的工具和具体期望的记录归档工作。

7.1.4　实施用药评估

真正开展用药评估服务是很复杂的。先选择可以开始这项服务的一组相关患者（参见7.1.2）。启动初期，服务患者的目标数量不宜过多，但需要合理。初期开展服务投入的精力很多，所以从少数患者开始。只有服务流程完全适应了工作流程、开发了各种工具并得到完善、确认战略并可以成功控制难点之后，服务的规模才能扩大。关于开展服务的更多信息，请参见本书第4部分（第18～21章）。

7.1.5　用药评估带来的影响

在美国、英国和澳大利亚，多数针对社区药房实施用药评估研究的本质都是描述性的。其研究很少进行随机对照试验，因此很难得出用药评估服务对医疗质量有多大影响的结论。关于用药评估主题的各种论文似乎对干预措施能否产生影响这一重要问题得出了相互矛盾的答案[9]，因为使用方法的差异就能得出很多不同点的解释。在评估内容、实施者和评估的对象仍存在差异[9]。在实施对照研究时，每个患者服药的平均数量和成本的变化一直是影响研究的重要评价指标。

有关用药评估现有文献的综述或荟萃分析，特别是相关的随机对照试验，表明目前缺乏明确的临床证据支持，可以在门诊有效实施不同类型的用药评估[3, 10]。

对于药师的干预来说，由于患者个体情况不同，且需要相当长时间才能显示明确效果，这使得获取证据成为一个复杂且高成本的过程。因此，仍然需要足够的动力对用药评估服务进行随机对照试验研究（RCT）才能评价用药评估对发病率（如住院率）和死亡率产生的影响[11]。同时，相关信息的采集和分析是持续开展用药评估服务项目的一部分，这一观点依然很重要，

7.2　用药重整的意义与执行 ------------------------------

用药重整❶（medication reconciliation）是对患者所有的处方药和当前服用药物进行系统性的评估。建议在患者每次的**治疗交接**（transition of care）时都要进行用药重

---

❶ 译者注解：目前国内学述文献都把medication reconciliation翻译为"药物重整"，译者认为从社会学角度看，由于患者在就医过程中医疗环境不同以及患者用药信息的沟通不畅造成了用药风险的产生，需要重新整理患者的整体用药状况，药师更应该关注患者，而不是药物，因此，翻译为"用药重整"更为合适。

整和信息沟通。当患者每次经历治疗环境（基层医疗、二级医疗和三级医疗）的变化（诸如患者在入院和出院、病房调整）或其责任医务人员每次发生变更时（医务人员日夜换班以及在全科医生与社区药师之间转诊）的治疗衔接，都属于治疗交接。

2011年，术语"用药重整"被引入医学主题词（MeSH）术语表，主要用来描述准确获得每个患者当前完整用药清单的正式过程（尤其是在医院）。医务人员和学术界一直在讨论用药重整所包含的实践内容。虽然理论上有一个广泛的共识，即用药重整是评估患者完整准确的用药清单，但在执业实践中，其并不容易与用药评估的工作完全区分开。在本书中，我们认为用药重整和用药评估是不同的实践活动。在社区和医院环境中，用药重整被认为是用药评估的必要步骤。无须进行用药评估中的关键评估步骤就可以进行用药重整。

当前MeSH的各种定义和NICE的指南（表7.5）中也反映了这一观点。

表7.5 "用药重整"的定义

MeSH 2011[12]	准确获取每个患者当前在家完整清单的正式过程，包括姓名、给药剂量、给药频率和给药途径，以及患者入院、转诊和/或出院时的用药医嘱与目前这份用药清单的比较结果。进行用药重整就是要避免用药差错
NICE 指南 2015[13]	按医疗改进研究所提出的定义：用药重整是指确认一位患者当前所有药品的准确清单并与当前正在服用的药品清单进行比较，确认两份清单的不相符问题，记录用药变化，准确沟通后，形成一份完整的药品清单。术语"药品"也包括非处方药或补充辅助药品，任何用药的不一致都应予以解决 用药重整的过程会有所不同，取决于患者刚入住的医疗环境，例如，从基层医疗（初级医疗）转入医院，或从医院到疗养院

长期以来，人们都知道保护患者的用药安全在治疗转诊中非常重要。特别是与药物治疗相关，这意味着用药差错会威胁到患者的安全性。在医疗机构之间或负责患者的医务人员之间，如果患者用药发生变化却没有沟通，用药差错就可能发生。

在实践中，收到3份不同的用药清单很常见，取决于询问的对象是患者、全科医生，还是社区药师。这些药物清单之间的差异被称为用药不一致。

图7.3说明了住院期间可能发生的用药变化。

加拿大安全用药实践协会（ISMP Canada）把**用药不一致**（medication discrepancy）描述为用药变更（剂量、频率、剂型等）、添加药物和疏漏用药。用药不一致是指有意变更处方且做了记录（intentional documented discrepancies）或指有意变更处方却未记录（intentional undocumented discrepancies），以及无意变更处方（unintentional discrepancies）造成的用药不一致等三种情况。有意变更处方造成的用药不一致且未做记录（undocumented intentional discrepancies）就是我们常指的没有用药信息记录，这可能就导致一次用药差错，而无意变更处方造成的用药不一致本身就是用药差错[14]。本章中提到这些定义是为了方便阅读；然而，在国际上，对用

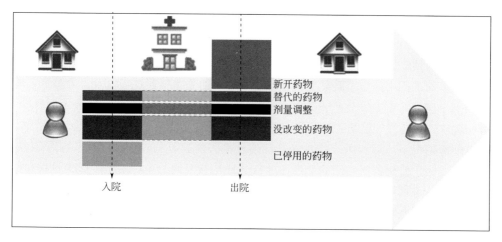

新开药物
替代的药物
剂量调整
没改变的药物
已停用的药物

入院　　　　　　　　　　出院

图7.3　患者医疗路径上入院和出院时的用药变化

药不一致的术语❶没有共识。

　　患者在入院、出院和住院时出现的用药不一致问题已得到广泛的关注和研究。研究发现在入院时，高达67%的患者，其用药清单中至少存在一种不一致的药物，这就存在潜在或实际导致不良结局的风险[15, 16]。长期用药的患者在入院后可能会存在无意停药的风险，特别是在住进重症监护病房时。出院时，高达71%的患者实际或可能存在至少一种无意变更造成的用药不一致问题[17]。社区药房在患者出院的处方中发现的DRP比在患者门诊的处方中发现的还要多[18]。这些DRP可能产生药物不良反应，或许是患者再次入院的原因之一。Coleman等的研究已经能显示，存在用药不一致的患者比没有用药不一致的患者再次住院的次数明显更多[15]。

　　导致用药不一致风险增加的因素可能与系统和患者相关。系统相关的因素主要是不同来源的信息冲突，出院说明不完整、不准确或难以辨认以及重复用药信息。患者相关的因素主要是有意、无意和不依从的问题[15]。

　　在同一医疗环境内医务人员之间进行患者的治疗交接时，可能需要一个信息系统，诸如需要完整信息的电子病历表，所有负责患者的医务人员都可以访问。在这种情况下，通常不需要进行用药重整工作。然而，在综合医疗门诊中，全科医生和社区药师之间的治疗转诊就是看护患者责任人之间的治疗交接。在大多数国家中，社区药师确实可通过患者和处方信息（例如，配药历史）了解一些患者药物治疗的信息，但无法获得完整的个人健康信息。患者从一家医院转到另一家医院同样可能发生在院内获取患者信息时存在的问题。总之，如果无法获得患者完整的健康信息，例如，不同医务人员工作在不同的信息网络里，不同医疗环境和负责患者的医务人

---

❶ 译者注解："有意变更处方造成的用药不一致"是指医师根据患者病情的需要，更改患者原有的治疗计划，变更患者用药或调整给药剂量等。而无意变更处方造成的用药不一致是指医生根据患者病情的需要，但未知患者原有用药的情况，直接下医嘱或开具处方治疗患者，造成患者用药不一致的问题。

员之间的治疗交接就始终需要进行用药重整。如果社区药房有患者的配药历史记录，应通过比较其新开的处方与配药历史的用药情况，对每次新开的处方进行用药重整，如果可行的话，应及时更新患者的药物治疗计划。通过信息系统整合患者在医院或综合门诊的准确用药史，就能更清晰地了解患者的整个用药过程以及出院时处方的药物清单状况，有意变更处方造成的用药不一致清单可以记录相应的原因后存档，并与出院时的处方一起发送到社区药房。

理想情况下，远程医疗信息的基础建设将医生和牙医的执业行为、社区药房、医院以及医疗保险公司之间的信息通过IT系统连接互通共享。因此，形成了基本的信息交换体系，例如电子健康记录和药物治疗计划。在这种情况下，如果各方信息无法通过网络共享，用药重整就必须进行。不时地与患者面谈进行的用药重整仍有助于检查IT系统数据是否准确。

7.2.1 用药重整的影响

大量研究已经显示，用药重整可以减少用药不一致、不良反应、再次住院和成本增加的问题[19, 20]。大多数文献强调，药房药师在跨专业团队中实施用药重整工作的重要性。

从患者的角度看，有人花时间和患者坐下来一起检查他们的用药是否安全，给人一种严肃的感觉。在出院时，患者需要一份准确的药物治疗计划，他们的医务人员需要共享其治疗信息。

在医疗机构和国家层面上，已制订、推荐和引入了具有约束力的用药重整的临床指南[13]。大多数临床指南提供了类似的评估表和患者面谈手册等工具包。

7.2.2 实施用药重整的资质要求

任何接受过用药重整培训并具有指定资质的医护人员都可以实施用药重整。然而，文献表明，社区药房的药学技术人员执行的用药重整是最准确的[21]。创新模式包括在健康领域中运用精益管理策略的跨专业合作方法，诸如接受培训的药房技术人员在临床药师的监督下实施患者的用药重整。

> 实施用药重整资质的建议如下：
> • 了解药物/活性成分的类型和名称。
> • 了解药物相关特征，如剂型、剂量、治疗方案和适应证。
> • 了解在什么地方获得有关患者用药的信息以及获得信息的方法（例如，了解该地区的全科医生和社区药房）。
> • 了解评估患者准确的用药史（例如，处方遗漏、给错剂量和外观类似的用药）时的常见困难和差错。

- 掌握最可能采集到患者用药史的访谈技巧。
- 对患者具有同理心，坦诚面对患者，会鼓励患者坦诚交流。
- 掌握沟通和团队合作技能（对于与其他医疗机构的医务人员沟通也很重要）。
- 掌握评估用药信息完整性的技能。
- 掌握准确记录存档的技能。

7.2.3　最可能采集的患者用药史

最可能采集的患者用药史（best possible medication history，BPMH）是执行一次系统性用药重整的金标准方法。内容包括信息采集的来源、既往病史、药物清单、药物治疗方案和记录文档（图7.4）。其目的是生成患者当前完整用药的一份准确清单。理想情况下，至少应考虑两种信息采集的来源，其中一种是与患者或亲属的面谈。对于非处方药和不同的剂型信息以直接提问形式是非常重要的。此外，应仔细评估药物治疗方案的细节，如规格剂量、疗程时间和治疗的变化。流程建议以下步骤。

① 用可靠的信息来源［书面、患者自己的药箱（棕色袋方法）］汇编患者用药信息。

② 与患者或亲属有条理地进行面谈；在面谈期间对其他信息来源和记录文件进行比较。

③ 解决不确定性和补充记录文件。

④ 在患者当前文件中保存完整的用药清单。

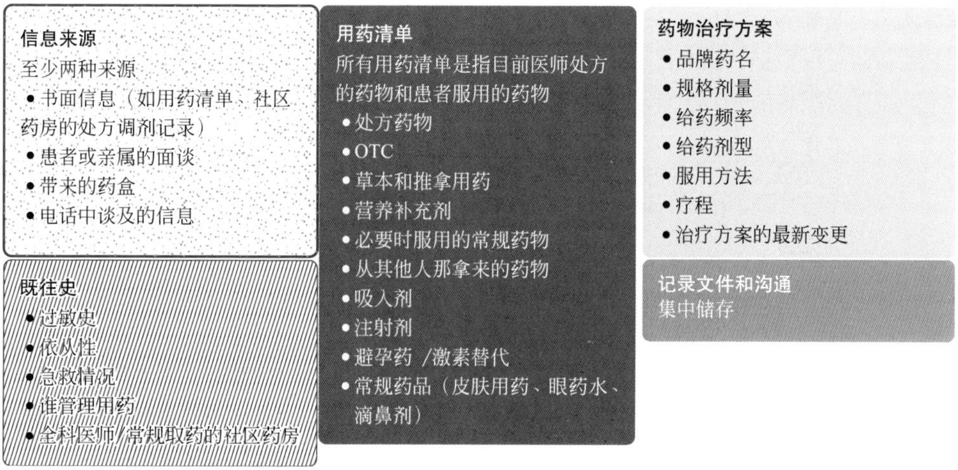

信息来源
至少两种来源
- 书面信息（如用药清单、社区药房的处方调剂记录）
- 患者或亲属的面谈
- 带来的药盒
- 电话中谈及的信息

既往史
- 过敏史
- 依从性
- 急救情况
- 谁管理用药
- 全科医师/常规取药的社区药房

用药清单
所有用药清单是指目前医师处方的药物和患者服用的药物
- 处方药物
- OTC
- 草本和推拿用药
- 营养补充剂
- 必要时服用的常规药物
- 从其他人那来的药物
- 吸入剂
- 注射剂
- 避孕药/激素替代
- 常规药品（皮肤用药、眼药水、滴鼻剂）

药物治疗方案
- 品牌药名
- 规格剂量
- 给药频率
- 给药剂型
- 服用方法
- 疗程
- 治疗方案的最新变更

记录文件和沟通
集中储存

图7.4　最可能采集的患者用药史（BPMH）的基本要点

7.2.4 在社区药房解决患者出院的处方问题

一般来说，患者从医院出院带来的处方并不能完全对应上他在社区药房配药的用药史。这里推荐一种方法，以解决社区药房患者出院后带来的处方。

（1）对比新开具的处方与配药历史记录的差异，并确定用药不一致的问题

在比较患者新开具的处方和配药历史记录时，要想想什么合理，什么不合理。利用你在药物治疗方面的能力，确定你是否可以自己解决患者这次用药不一致的问题，或者是否需要进一步了解新的信息。检查患者的用药，哪些可能不属于处方中的药物，尤其是草药和膳食补充剂等非处方药物。

（2）设置优先处理事项

在进一步获取更多信息之前，比如打电话给医生，想想现在需要搞清楚什么，今天必须搞清楚什么以及什么可以等到明天再说。编制一份优先处理事项的清单。

（3）选择准确的信息来源

在编制这份优先处理事项清单之后，思考一下信息来源的可能性。尽管患者通常能够提供很多信息，但我们也常常忽略他们本身就是一个信息来源。此外，他们可能从医院带来的信息比患者身上携带的处方信息更多，例如药物治疗计划、出院报告或出院后初期几天将要服用的药物。想想谁负责患者的治疗。医院的医生通常在患者离开医院后就无法再照顾他们了。针对他们需要解决的是潜在用药差错的问题，而全科医生或责任专科医生应该解决的是目前患者治疗中存在的问题。

（4）编制更新最可能服用的药物清单

收集完患者配药历史记录和其他来源信息后，应尽可能准确地编制一份新的用药清单。应确保记录下药物变更的原因。将这些信息汇总到患者的药物治疗计划中，并建议他/她将这份新的清单与出院报告一起交给全科医生。在一些情况下，直接将更新最可能服用的药物清单直接发送给全科医生是有意义的。

（5）指导患者用药

指导患者了解用药的变化（比较入院前和出院后的处方用药）及使用新开具的药物。确保患者理解新的药物治疗计划并依从医嘱。向患者提供提问的机会。

（6）随访或检查患者是否需要进行用药评估

理想情况下，出院后几天给患者打电话，以确保他/她能够管理自己的用药并依从医嘱。向患者提供提问的机会。用药重整通常会发现需要在用药评估中解决的潜在DRP。

7.2.5 案例

这是一个在社区药房解决患者出院处方问题的案例。这种情况必须进行用药重整。

Frei先生，79岁，一直在住院，独居，自己管理用药。由于Frei先生是药房的常客，因此可以查看他配药史的记录信息（图7.5）。由于进行一次准确的用药重整需要花点时间，所以首先嘱咐Frei先生稍坐一会儿。通过重整信息进行比较后（图7.5），生成一份更新最可能服用的药物清单。在实践中，进一步的用药评估就要遵循这份重整的用药目录了（表7.6）。

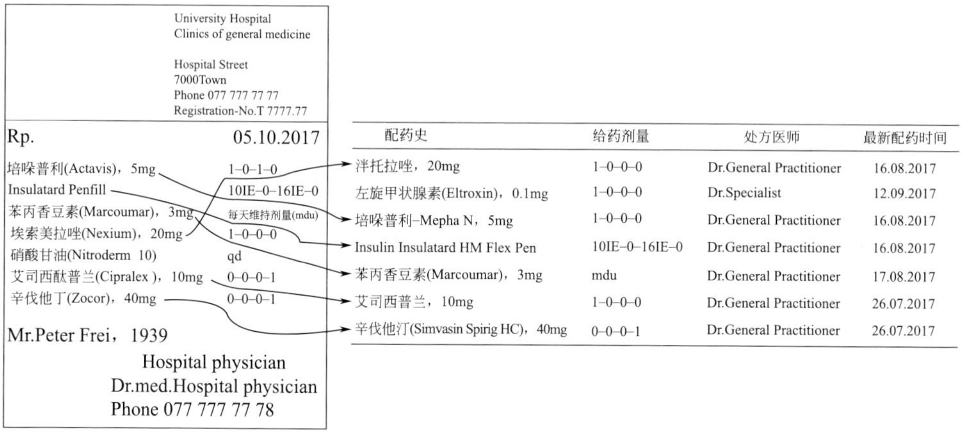

University Hospital Clinics of general medicine Hospital Street 7000Town Phone 077 777 77 77 Registration-No.T 7777.77				
Rp. 05.10.2017		配药史	给药剂量	处方医师	最新配药时间

配药史	给药剂量	处方医师	最新配药时间
培哚普利(Actavis)，5mg　1-0-1-0	泮托拉唑，20mg	1-0-0-0	Dr.General Practitioner	16.08.2017
Insulatard Penfill　10IE-0-16IE-0	左旋甲状腺素(Eltroxin)，0.1mg	1-0-0-0	Dr.Specialist	12.09.2017
苯丙香豆素(Marcoumar)，3mg　每天维持剂量(mdu)	培哚普利-Mepha N，5mg	1-0-1-0	Dr.General Practitioner	16.08.2017
埃索美拉唑(Nexium)，20mg　1-0-0-0	Insulin Insulatard HM Flex Pen	10IE-0-16IE-0	Dr.General Practitioner	16.08.2017
硝酸甘油(Nitroderm 10)　qd	苯丙香豆素(Marcoumar)，3mg	mdu	Dr.General Practitioner	17.08.2017
艾司西酞普兰(Cipralex)，10mg　1-0-0-1	艾司西酞普兰，10mg	1-0-0-0	Dr.General Practitioner	26.07.2017
辛伐他丁(Zocor)，40mg　0-0-0-1	辛伐他汀(Simvasin Spirig HC)，40mg	0-0-0-1	Dr.General Practitioner	26.07.2017

Mr.Peter Frei，1939

Hospital physician
Dr.med.Hospital physician
Phone 077 777 77 78

图7.5 对Frei先生的出院处方与在社区药房配药的历史记录进行用药重整

表7.6 用药重整、更新最可能服用的药物清单以及用药重整后的行动计划

新开具的处方	调配记录史	治疗行动计划	最可能服用的 药物清单	用药重整后的 行动计划
培哚普利 （Actavis） 5mg，1-0-1-0	培哚普利-Mepha N 5mg，1-0-1-0	新剂量暂停现调配仿制药	**培哚普利-Mepha N** **5mg，1-0-1-0**	与全科医师核对信息，或要求患者下次就诊找医师核对信息
Insulatard Penfill 10IE-0-16IE-0	Insulin Insutatard HM Flex Pen 10IE-0-16IE-0	继续现有治疗方案	**Insulin Insulatard HM Flex Pen** **10IE-0-16IE-0**	—
苯丙香豆素 （Marcoumar） 3mg，mdu	苯丙香豆素 （Marcoumar） 3mg，mdu	—	**苯丙香豆素** **（Marcoumar）** **3mg，mdu**	预约全科医师检测INR
埃索美拉唑 （Nexium） 20mg，1-0-0-0	泮托拉唑 20mg，1-0-0-0	审核适应证，继续使用现有品牌药物	**泮托拉唑** **20mg，1-0-0-0**	—
硝酸甘油 （Nitroderm 10）	—	新开具的处方	**硝酸甘油** **（Nitroderm 10）**	指导患者正确使用

续表

新开具的处方	调配记录史	治疗行动计划	最可能服用的药物清单	用药重整后的行动计划
艾司西酞普兰（Cipralex）10mg，0-0-0-1	艾司西酞普兰（Cipralex）10mg，0-0-0-1	现有剂量更有意义	**艾司西酞普兰（Cipralex）10mg，0-0-0-1**	—
辛伐他丁（Zocor）40mg，0-0-0-1	辛伐他丁（Simvasin Spirig HC）40mg，0-0-0-1	继续使用现有仿制药	**辛伐他丁（Simvasin Spirig HC）40mg，0-0-0-1**	如果有可能换成阿托伐他汀（1-0-0-0），可以与全科医师审核一下，简化治疗方案
—	左旋甲状腺素（Eltroxin）0.1mg，1-0-0-0	不用停药，继续治疗	**左旋甲状腺素（Eltroxin）0.1mg，1-0-0-0**	要求患者下次就诊时与全科医师核对

mdu—每日维持剂量。

注：加粗表示已经重整过的用药。

参考文献

1. Zermansky AG. Who controls repeats? Br J Gen Pract. 1996;46:643–7.
2. Hepler CD, Strand LM. Opportunities and responsibilities in pharmaceutical care. Am J Hosp Pharm. 1990;47:533–43.
3. Blenkinsopp A, Bond C, Raynor DK. Medication reviews. Br J Clin Pharmacol. 2012;74:573–80. https://doi.org/10.1111/j.1365-2125.2012.04331.x.
4. Bulajeva A, Labberton L, Leikola S, et al. Medication review practices in European countries. Res Social Adm Pharm. 2014;10:731–40. https://doi.org/10.1016/j.sapharm.2014.02.005.
5. Beers MH. Explicit criteria for determining inappropriate medication use in nursing home residents. Arch Intern Med. 1991;151:1825. https://doi.org/10.1001/archinte.1991.00400090107019.
6. O'Mahony D, O'Sullivan D, Byrne S, O'Connor MN, Ryan C, Gallagher P. STOPP/START criteria for potentially inappropriate prescribing in older people. Version 2. Age Ageing. 2015;44:213–8. https://doi.org/10.1093/ageing/afu145.
7. Hanlon JT, Schmader KE, Samsa GP, et al. A method for assessing drug therapy appropriateness. J Clin Epidemiol. 1992;45:1045–51.
8. Hanlon JT, Schmader KE. The medication appropriateness index at 20. Where it started, where it has been, and where it may be going. Drugs Aging. 2013; 30:893–900. https://doi.org/10.1007/s40266-013-0118-4.
9. Tully MP, Seston EM. Impact of pharmacists providing a prescription review and monitoring service in ambulatory care or community practice. Ann Pharmacother. 2000;34:1320–31. https://doi.org/10.1345/aph.19374.
10. Jokanovic N, Tan EC, Sudhakaran S, et al. Pharmacist-led medication review in community settings. An overview of systematic reviews. Res Social Adm Pharm. 2017;13:661–85. https://doi.org/10.1016/j.sapharm.2016.08.005.
11. Geurts, Marlies M E, Talsma J, Brouwers, Jacobus R B J, de Gier, Johan J. Medication review and reconciliation with cooperation between pharmacist and general practitioner and the benefit for the patient: a systematic review. Br J Clin Pharmacol. 2012;74:16–33. https://doi.org/10.1111/j.1365-2125.2012.04178.x.

12. NCBI. Medical Subheadings: Medication Reconciliation (2011). https://www.ncbi.nlm.nih. gov/mesh/?term=medication+reconciliation. Accessed 04 Dec 2017.
13. NICE. Medicines optimisation: the safe and effective use of medicines to enable the best possible outcomes (2015). https://www.nice.org.uk/guidance/NG5/chapter/1-Recommendations# medicines-reconciliation. Accessed 04 Dec 2017.
14. ISMP Canada. Medication Reconciliation in acute care—getting started kit: safer healthcare now! https://www.ismp-canada.org/download/MedRec/Medrec_AC_English_GSK_V3.pdf. Accessed 04 Dec 2017.
15. Coleman EA, Smith JD, Raha D, Min S-J. Posthospital medication discrepancies. Prevalence and contributing factors. Arch Intern Med. 2005;165:1842–7. https://doi.org/10.1001/ archinte.165.16.1842.
16. Tam VC, Knowles SR, Cornish PL, Fine N, Marchesano R, Etchells EE. Frequency, type and clinical importance of medication history errors at admission to hospital. A systematic review. CMAJ: Can Med Association J = journal de l'Association medicale canadienne. 2005;173:510– 15. https://doi.org/10.1503/cmaj.045311.
17. Wong JD, Bajcar JM, Wong GG, et al. Medication reconciliation at hospital discharge: evaluating discrepancies.
18. Eichenberger PM, Lampert ML, Vogel Kahmann I, Foppe van Mil JW, Hersberger KE. Classification of drug-related problems with new prescriptions using a modified PCNE classification system. Pharm World Sci. 2010;32:362–72.
19. Mekonnen AB, McLachlan AJ, Brien J-AE. Effectiveness of pharmacist-led medication reconciliation programmes on clinical outcomes at hospital transitions. A systematic review and meta-analysis. BMJ open. 2016;6:e010003. https://doi.org/10.1136/bmjopen-2015-010003.
20. Polinski JM, Moore JM, Kyrychenko P, et al. An insurer's care transition program emphasizes medication reconciliation. Reduces Readmissions And Costs. Health Aff. 2016;35:1222–9. https://doi.org/10.1377/hlthaff.2015.0648.
21. Mergenhagen KA, Blum SS, Kugler A, et al. Pharmacist-versus physician-initiated admission medication reconciliation. Impact on adverse drug events. Am J geriatr Pharmacother. 2012;10:242–50. https://doi.org/10.1016/j.amjopharm.2012.06.001.

第8章

药学监护实践的文档记录

Tommy Westerlund

摘要

近30年来，人们一直提倡建立药学监护的**文档记录**（documentation），原因有很多，尤其是为了随访管理和解决患者的**药物相关问题**（drug-related problems，DRP）。药学监护的文档记录首先在美国建立，随后在荷兰和瑞典相继开展，加拿大、澳大利亚和欧洲的其他国家也已跟进建立了文档记录制度。创建DRP分类系统是建立药学监护文档记录系统的必要条件，反过来，开发电子化的文档记录应用工具又促进了药历记录系统的建立。有关DRP的文件数据和自由文本的统计数据可作为职业持续发展的教育材料，旨在进一步提高DRP检测技能。药历记录还可用来深度理解DRP产生的原因和特点，并证明药学监护工作可能节省的社会成本。

8.1 为什么要进行文档记录？

正如第2章所述，对药学监护进行文档记录有几个原因。文档记录是提供医疗服务的基础，因此，对药学监护也是如此。随访必须记录，才能管理或解决患者的药物相关问题。只有那些记录下来药学监护活动才能用于职业和政治利益的讨论，以促进政治对药师增值服务的认可（并在以后的时间及时得到费用补偿）。因此，药学监护的基本信息系统涉及标准化表格来记录已确认的药物相关问题以及解决这些问题的干预措施[1]。在欧洲、北美和澳大利亚，也许还有其他地方，都已建立了DRP和药学监护的文档记录系统。

8.2 建立药学监护的文档记录

早在20世纪80年代末至90年代初，美国就发表过记录药学监护行为的文献[2, 3]，Strand等提出了一个记录工具，旨在标准化记录临床药师服务、患者监护活动和药物治疗计划等信息。创建了一个称为"**药师的药物治疗评估方法**"（pharmacist's workup on drug therapy，PWDT）的流程，包括以下6个步骤：①建立一个全面的患者个体数据库；②确认患者个体的药物相关问题；③陈述期望的治疗结局；④列出可能产生期望结局的所有治疗替代方案；⑤选择最可能产生预期结局的用药建议；⑥制订治疗药物监测的计划，记录预期效果的发生和尽力使不期望效果最小化[2]。

在加拿大，专家提出了药师需要将其在药学监护的工作记录建档[4]。在另一份文献中，研究人员得出结论，药房缺乏一种普遍公认的标准化系统方法来记录患者药物治疗评估的情况[5]。

大约在1996年，荷兰提出了记录药学监护工作的不同意见。一个计算机系统引入**电子患者档案**（electronic patient dossier，EPD），但它只能在自由文本格式下使用[6]。然而，国家药师协会同时引入了一个信息系统，在所有计算机系统安装所谓的"**治疗记录**"（care-record）来记录药学监护工作[7]。这些标准化的记录格式形成了一个用药记录系统，因此成为药品数据库的一个组成部分分发给所有药店使用。药历文档记录系统允许对荷兰药店开展的药学监护活动进行集中分析，且可对其质量进行评估[8]。1997年van Mil和Tromp提出了一个更完整的系统（称为PAS）[9]。这是欧洲药学监护联盟协会（PCNE）建立系统的基础，首次将问题与原因分离开来。几年后，荷兰国家监护记录系统进行了更新和修订[10]。荷兰健康数据基金会为自己的药房软件创建了更详细的信息系统[11]，之后另外三家荷兰药房软件公司也开发了类似的工具。

8.3 使用电子化文档记录生成DRP统计数据

即使可以建立纸质文档记录，但是计算机软件也极大地方便了统计数据的汇编和数据检索。在新西兰的一家三级医院里，我们对其纸质记录和电子用药图表记录患者报告的药物不良反应进行了比较，发现纸质记录（98%）的不同信息源与电子图表记录（90%）的ADR信息存在很大差异[12]。

药学监护文档记录应包括已发现或预防的患者药物相关问题的类别、存疑的用药及其剂量、药学干预的类别、可能的原因、接受干预的程度以及理想的结局。建档工具与患者个人用药记录或电子档案的连接可以提供另外的文档记录，便以随访患者。除了DRP确认和解决外，有时还会进行针对性的药学监护，这就需要患者相关的其他文档记录。

在瑞典的一项评价研究中发现，首先使用电子化DRP文档记录的药师表现出积极的态度和体验[13]。2001年，在瑞典所有药店的处方调配软件中安装嵌入DRP文档记录工具，使每个药房都能进行本店的数据统计。3年后，建立了一个全国性的DRP数据库，所有数据都发送到该数据库，从而在全国范围内进行汇编和分析。图8.1和图8.2显示了2004～2009年瑞典国家DRP数据库中按DRP类别的记录文件[14]。

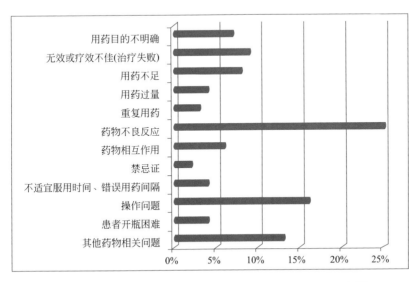

图8.1 2004～2009年处方用药患者药物相关问题的分布（*n*=831902）[14]

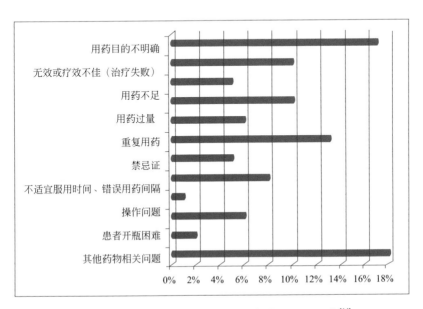

图8.2 2004～2009年OTC患者药物相关问题的分布（*n*=160853）[14]

多亏有了电子化的文档记录，瑞典药房才有可能对确认的DRP生成另一个大量的统计数据，然后按月反馈分发至所有的药房。诸如每个ATC组的DRP类型和数量以及药房干预措施的类型和数量，且这些信息数据可作为药房执业药师职业持续发展的教材，旨在进一步提高DRP检测的能力。随后证实，在不同的疾病治疗领域里占主导地位的DRP类别不同，如使用抗抑郁药（出现口腔干燥）或非甾体抗炎药（出现胃肠道紊乱）的患者主要是ADR、使用滴眼液主要是操作给药问题以及使用止痛药主要是无效或效果不足的问题。药学监护的文档记录，特别在使用自由文本字段描述患者病例的情况下，也可以对DRP的原因和特征得到深度的理解[14]，或显示药学对DRP干预可能节省的社会成本[15]。因此，药学监护文档记录提供了药师执业行为的证据，可用于促进药学监护的进一步发展，并使行政人员和其他政策决策者关注药学实践的附加价值。

8.4 实施药学监护文档记录的其他理由

早在2003年，美国医疗系统药师学会已经在一份出版物中讨论了患者病历（patient medical record，PMR）中药学文档记录指南，包括药师在PMR中应记录的信息类型、获得药师文件授权的方法、培训的作用和文档记录的持续质量改进等内容[16]。瑞士药师认识到药学干预措施文档记录的重要性，并且相信这样可实现信息的追溯性，促进与其他医务人员之间的沟通，并提高医疗质量[17]。瑞典全科医生的调查显示，他们对药师在改善患者用药和解决DRP的作用表现出非常积极的态度。他们还发现当地药房介绍和分析的DRP文档记录很有价值[18]。

如前所述，有效应用患者的用药记录以及在各种医疗环境下进行的不同类型用药评估情况对于发现DRP非常有帮助。参见第7章。

参考文献

1. Schaefer M. Discussing basic principles for a coding system of drug-related problems: the case of PI-Doc®. Pharm World Sci. 2002;24(4):120–7.
2. Strand LM, Cipolle RJ, Morley PC. Documenting the clinical pharmacist's activities: back to the basics. Drug Intell Clin Pharm. 1988;22(1):63–7.
3. Chase PA, Bainbridge J. Care plan for documenting pharmacist activities. Am J Hosp Pharm. 1993;50:1885–8.
4. Brown G. Documentation by pharmacists in the health care record: justification and implementation. Can J Hosp Pharm. 1994;47(1):28–31.
5. Canaday BR, Yarborough PC. Documenting pharmaceutical care: creating a standard. Ann Pharmacother. 1994;28(11):1292–6.
6. de Gier JJ. The Electronic Pharmaceutical Dossier, an effective aid to documenting pharmaceutical care data. Pharm World Sci. 1996;18(6):241–3.
7. van Horsen H, de Smet PAGM, Hermans HWA, van Mil JWF, Sessink FGM, Stutterheim KF. Registratie van farmaceutische patiëntensorg [Registration of pharmaceutical

care] Dutch Pharm Weekbl. 1996;131:1410–90.

8. van Mil JWF, de Smet PGAM. Zorgrecords in de praktijk [Care records in practice]. Dutch Pharm Weekbl. 2001;136:430–1.

9. van Mil JWF, Tromp TFJ. Coding frequently asked questions during the pharmaceutical care process with the PASr system. J Appl Therap. 1997;1:351–5.

10. van Horssen N. Leg zorg vast [Document care]. Dutch Pharm Weekbl. 2001;135:1098–9.

11. de Gier JJ, Leendertse AJ. De, Nieuwe SOEP-codesystematiek [The new SOAP coding systematics]. Dutch Pharm Weekbl. 2002;137:540–4.

12. Shen W, Wong B, Chin JY, Lee M, Coulter C, Braund R. Comparison of documentation of patient reported adverse drug reactions on both paper-based medication charts and electronic medication charts at a New Zealand hospital. N Z Med J. 2016;129(1444):90–6.

13. Westerlund LOT, Handl WHA, Marklund BRG, Allebeck P. Pharmacy practitioners' views on computerized documentation of drug-related problems. Ann Pharmacother. 2003;37:354–60.

14. Westerlund T, Gelin U, Pettersson E, Skärlund F, Wågström K, Ringbom C. A retrospective analysis of drug-related problems documented in a national database. In J Clin Pharm. 2013;35:202–9.

15. Westerlund T, Marklund B. Assessment of the clinical and economic outcomes of pharmacy interventions in drug-related problems. J Clin Pharm Ther. 2009;34:319–27.

16. American Society of Hospital Pharmacists. ASHP guidelines on documenting pharmaceutical care in patient medical records. Am J Health Syst Pharm. 2003;60(7):705–7.

17. Maes K, Bruch S, Hersberger KE, Lampert ML. Documentation of pharmaceutical care: development of an intervention oriented classification system. Int J Clin Pharm. 2017;39(2): 354–63.

18. Westerlund T, Brånstad JO. GPs' views on patient drug use and the pharmacist's role in DRP management. Pharm World Sci. 2010;32(5):562–5.

第9章

药学监护实践的质量控制：临床指南和治疗方案

Martina Teichert

摘要

　　药学实践的各种指南对描述药学监护在现有最佳循证下建立的体系和流程是非常有必要的。指南的制定是一个艰苦的过程，应该通过专业践行的实例借助日常实践中不断修订和持续实施，再精心条理化、格式化成一个步骤流程。在制定指南的过程中，执业的药师应与患者、专题涉及的其他医务人员、医疗督查员以及作为外部利益相关的健康保险公司共同参与。在形成指南建议的过程中，应使用已验证的各种工具对现有的证据进行循证分级（GRADE循证等级）。可以使用具有公认标准（AGREE Ⅱ）的检查表来优化指南制定的流程和评估指南的质量。在日常实践中，除了指南的制定外，还必须不断努力广泛实施指南。可以在试点场所中完成，提出批判性反馈意见，以更新指南的推荐等级。在不久的将来应用e-Health APP。此外，各种指标可用于收集有意义的实施信息，并在实施期间监测进展情况（见第10章）。

9.1　引言

　　药学实践的研究证据表明，药师对患者健康结局和用药安全具有贡献性的价值。此外，药师服务的报酬模式已从支付药师提供药品供给的服务转变到补偿药师实施药学监护的服务。因此，药师的服务必须明确被定义，并保证服务质量达到一致的期望水平。所以，除了制定药典对药物进行质量定义外，还需要制定药学监护实践指南以保证服务的质量。

9.2 术语解释

在临床实践中，术语"**标准（standard）**"和"**指南（guideline）**"经常同时使用。在一些国家，它们根据遵守义务的程度加以区分：例如，在英国，"标准"是强制性的，必须遵守，而"指南"通常描述最佳实践方法，而不是强制性的。

在这里，我们使用术语"指南"是指基于科学证据给予推荐意见的文件。经过认证后，需要遵循这些指南，然后成为"**诊疗标准（standard of care）**"。指南是支持服务提供者、患者和其他利益相关者做出适宜的健康干预决策。因此，指南由（国家）医疗体系内的专业学术机构制定。其通过结构化的协调计划来完成制定，以确保并持续改进医疗质量。

临床指南应该与**治疗方案（protocol）**区分开来。治疗方案是执行指南明确的推荐意见，在后续步骤中提出的具体行为或履行的技术方案。大多数治疗方案是根据地区性医疗的需求制定出来的临床治疗方案以帮助当地的医务人员。

9.3 药学监护实践指南：与其他学科的相比是新兴的准则

药学监护实践指南描述了药师为特定主题实施的流程和体系。请参阅以下药学监护实践指南的示例。

> 在荷兰，药学监护实践指南涵盖3个领域。
> ① 解决具体疾病（如糖尿病、哮喘或慢性阻塞性肺疾病）的分类领域。
> ② 药学监护实践具体形式的普适领域，如处方调剂、集中处方调剂、患者就诊服务或计算机药物警戒标识的应用。
> ③ 描述与多学科团队的医务人员合作的组织结构领域，如姑息治疗、多重用药或在医疗服务链中共享用药信息等。
>
> 在德国，2000年认可在特定情景中提出药学监护建议的首批指南。这些指南提出了药学监护实践的具体形式，如用药信息、血压测量、处方调剂、临方配制和自我药疗[1]。
>
> 在澳大利亚，《职业实践规范（Professional Practice Standards）》明确阐述了药学专业的价值观，并确定了药师的职业行为的预期标准。2017年，澳大利亚药学会重组了原有的16个标准成为四大关键领域：职业实践的基础、提供治疗产品、提供健康信息和提供专业服务。这些标准清楚地阐明了药师必须承担的专业角色和实践活动[2]。

总的来说，在过去十年所有医疗专业制定的指南都在增加。目前，国际指南协作网（guideline international network，GIN）图书馆存放了6400份指南[3]。注册该网的会员有很多会员权益，例如共享系统综述和临床证据图表、获得GIN和Cochrane数据库查阅权限以及网络内在简讯、培训与指导和会议等方面进行合作[3]。

与医疗专业的指南相比，大多数国家最近才开始制定药学监护实践指南。

例如，荷兰全科医生指南已经发展了几十年，目前大约有100个批准的指南。这些指南主要解决特定疾病的诊断、治疗和预防等问题。相反，荷兰皇家药师协会直到2008年才开始制定药学监护实践指南。目前，已批准了5个指南，1个明确性COPD疾病指南和4个普适性指南（"处方调剂""单剂量自动分包系统""临方配制"和"用药评估"）。此外，7个指南正在制定中，其中包括"糖尿病""心血管风险管理""哮喘"等疾病分类指南，还有普适性指南如"药物警戒""药学门诊服务""出院时药学监护"和"患者药历"。

在德国，医学科学学会的工作组为不同医疗领域的专科医师认证了186项指南[4]。相比之下，只有23个可用药学监护的指南[1]。

9.4 如何制定指南

临床指南是确定医疗质量、实施新实践方法和改进医疗服务的重要工具。因此，应在以下情况下制定指南。

① 实际临床实践中存在不确定性，可通过科学证据降低这种风险。

② 应改进实际监护服务[5]。

制定临床指南是从要解决问题的定义开始。为了收集现有证据，提出关键问题，并将其转成搜索标准词语，对现有证据进行系统性的文献综述。该流程是基于坚定的思想：指南推荐的意见应以现有的最佳科学证据为基础，评估治疗选择方案的益处和危害[5]。此外，这些推荐的强度取决于支持证据的质量。

在荷兰的指南制定过程中，人们广泛地讨论了有关指南应叙述的内容：每位药师提供的标准服务或根据现有证据应该提供的最佳监护服务，与日常工作中执行的程度无关。最后，选择了后者，最好现有证据。因此，社区药师在指南授权时有可能只是部分执行推荐的意见，这是有意冒险。另一方面，认证后的指南应作为公认的"诊疗标准"来遵循。因此，它们成为最新知识状态的执行工具。

　　临床指南一旦授权后，就达到了一种"半法定"地位：法律并不强制执行指南，但由于缺乏对其他监护定义的了解，外部利益相关者经常会使用这些指南来监测和判断药师提供药学监护的质量。如果监护质量不符合指南推荐的要求，就可能导致医疗督查机构审查不批准或健康保险公司不予支付服务的费用。因此，专业指南的实施不是自愿的，所以药师往往被迫在日常实践中快速实施这些推荐的建议。为了实现这一点，在制定指南过程中，执业的药师和外部利益相关者以及患者都应尽早期参与，并在指南批准前对指南草案进行广泛讨论。在这一过程中，药师可以指出日常实践中的瓶颈，外部利益相关者才能在随后使用指南监测中意识到这些瓶颈的问题。

　　此外，药师协会机构应负责帮助其会员实施指南。诸如提供实施指南的培训课程。专业学术机构也可以促进整个行业技术和法规的发展。

　　目前，手机APP和其他e-Health APP得到广泛应用。英国药学总会开发了一款APP，为所有药师提供指南快捷查询。该APP被认为是专业标准的传播工具。这是他们深化实施走出的第一步[6]。

　　在荷兰，智能手机的医疗指南摘要可用于理解既往病史[7]。
　　技术和法规支持的一个实例是荷兰皇家药师协会制定统一的临床规则，以支持药房计算机系统中药物监测标识的示意、管理和注册。
　　另一个实例是针对药物监测工作的开展，推进有意义的实验室测量信息的交换。此外，为了提供技术支持，专业学术组织支持这种交流过程，主动联系全科医师的专业学术组织，了解医生对信息交换的意愿和接受程度，以及提供患者知情同意书的方法等法律支持。

9.4.1　现有证据的分级

　　由于期望临床人员能尽职地应用指南的推荐建议，因此这些建议需要以现有的最佳证据为基础，以保证在最低风险下获得最高的效益。然而，科学证据（如果有的话）往往是不一致的。因此，必须根据基础研究的有效性，采用严格的证据质量评价系统对现有的结果进行质量"评级"。

　　由于药学监护实践指南是近期才发布的，因此本文给出了临床指南的例子，以说明由于专业知识的持续进展，在指南推荐的意见中对证据进行分级是非常重要的。

　　在20世纪90年代，指南推荐绝经后妇女接受激素替代疗法（HST），以降低妇女的心血管风险。这些推荐来源于观察性研究。然而，这些研究结果不一致，心血管风险降低的证据质量较差。十年后，随机对照试验表明，HST并没有降低心血管风险，反而可能还增加心血管风险[8]。人们认为对现有的证据进行系统评价可能会做出不那么严谨的指南推荐意见。进一步来说，评价程序可能会暴露出认识的差距，并且更有可能较早引起对HST治疗妇女进行心血管临床效果试验的兴趣。

除此之外，未能发现高质量的证据可能会导致类似问题，即得出"假阴性（false negative）"结果，而不是"假阳性（false positives）"结果。例如，专家对溶栓治疗可降低心肌梗死的死亡率[8]的推荐落后了实施随机对照试验得到的证据整整十年时间。

因此，在制定指南过程中直接寻找证据可能有助于早日根据最新临床证据形成推荐意见，并促进临床实践中接受新的见解。

为制定指南，已建立了**证据推荐、评估、开发与评价分级系统**（Grading of Recommendations, Assessment, Development, and Evaluation, GRADE），并越来越多地得到了世界各国的采纳使用，以一致性评价循证质量和证据推荐的强度[8]。为了做出决策，患者和临床人员必须权衡替代策略的益处和风险。证据的接受也取决于他们对提供结果的可信度。

为了实现评价分级的透明度和简易性，GRADE系统将证据质量分为4个等级：高、中、低和极低[8]。随机对照试验的证据被认为是"高质量的证据"，随后根据对这些证据的可信度，严谨的论证过程可能会使证据降低到一个较低的水平。证据贬值的原因包括研究的局限性、结果的不一致性、证据的间接性、不精确性和报告偏倚[8]。

由于病例报告和专家意见的证据缺乏对照组，且极易产生偏倚，因此这些证据级别属于"极低"的等级。然而，在制定药学监护实践指南时，这往往是唯一可用的证据。制定指南过程中出现的问题揭示了缺乏证据，可以刺激新的研究，为某些监护的过程提供证据。

与证据质量相对应，GRADE评价系统为得出的推荐强度给出了两个等级的意见："强推荐"和"弱推荐"。"强推荐"的意见是基于许多高质量的随机试验，并且进一步的研究不太可能改变这种对效果评估的可信度。

在没有对照组的情况下，病例系列的结果只能提供"弱推荐"的意见。在这里，进一步的研究很可能改变结局。因此，不确定性仍然在理想和不理想的效应之间保持平衡；价值和偏好仍然存在差异，内在资源的效率也存在不确定性[8]。

在荷兰，使用单剂量自动分包调剂已经成为一种支持药学监护的新方法。通过全科医生的评估，那些居住在社区，一天中在多个时间点服用多种不同药物且日常生活难以自理的患者有资格享受这项服务。通常这些服务是由药房外的服务者提供的，因此需要对服务的任务、流程和职责说明清楚。这项服务的报酬和在这一过程中质量保证等诸多问题迫使制定一份"单剂量自动分包调剂"的指南。从成本的角度来看，患者服用的药物应长期在较少的调剂费用下供给。这项服务从调剂一周的用药开始，延长到两周用药。相关的问题包括：应提供患者多长时间的用药（一周或更长的时间），以及如何处理患者的用药变化。随着个性化调剂的单剂量药物包的库存增加，患者用药变更的处理变得更难。出于安全的原因，有些药物的变更可能不会推迟。可能的解决方案是，提供一个个性化更改的单剂量药物包或者替换现有单剂量药物包中存在问题的药物。对于后者切割塑料袋和手工调换药片时，非常容易出现用药差错。因此，一方面提出了应该谁来决定是否更换供给库存以及如何解决患者安全等问题，另一方面提出增高效率的问题。由于这项服务是较新，因此没有可供参考的研究。因而，指南中推荐的意见是由药师、处方医师和患者组成的专家意见共同制定的。根据"GRADE"评价系统，这一证据质量的等级属于"极低"的级别，推荐强度属于"弱推荐"。因此，药师协会支持药学实践研究，为这些推荐提供证据。基于这些未来的结果，随着证据推荐的强度增加，这项新兴药学监护服务的推荐可以达到一个更高的有效性水平。

　　这个实例表明，各种指南的制定从未完结，需要持续地维护改进。这就是为什么制定指南应该以实例为基础，用以管理、制定和维护职业的实践指南。

9.4.2　从初稿到出版版本

　　临床指南通常是由工作组制定完成的。工作组最好邀请药师参与指南制定，入选的药师最好既具备指南专题的专业知识，又具有日常工作临床实践经验，并在指南适用的领域工作。此外，其他医疗专业也应受邀参与该主题指南的制定。最后，由于医疗服务应满足患者的需求和期望，患者应尽早受邀参与。这样扩大的人群参与指南制定有助于今后指南的实施和被认可[5]。

　　在荷兰，适用于社区药师的COPD临床实践指南是由3名在社区药店工作的药师和两名具有指南制定经验的药师组成的工作组制定的。荷兰皇家药师协会（KNMP）先前建立了一个制定指南的程序，并实施了一个科学管理委员会来核查程序是否合规。在制定指南的过程中，需提交一份针对长期疾病的草案给一个特殊利益集团（SIG），SIG成员涉及在社区药房、医院药房或行业工作的药师。最终草案征求律师、全科医生、肺病专科医师、护士、理疗师和肺病患者维权组织等成员的修改意见。草案随后在荷兰皇家药师协会（KNMP）的网站上公布，并公开几个月时间征求KNMP成员的意见。最终版本是根据这些修改意见制定的，并由科学管理委员会批准使用5年。据称，如果慢性阻塞性肺疾病（COPD）药物治疗的实际发展需要，该指南应更早修订出来。在年度研究的呼吁下，经授权，药师被邀请提交药学实践的研究建议，为"弱推荐"的意见贡献新的证据。届时新证据的见解将被纳入指南。

指南应具有逻辑统一和清晰易读的结构布局，使用易懂语言。通常会用卡片来概括特定主题的监护服务。当指南格式适合读者时，实施更易成功。因此，除了专业版本外，还需要制订通俗语言的患者版本，从患者的角度表述提供的治疗监护，以解决患者对药学监护的期望。如今，网站可以在线查阅指南，智能手机也可越来越多地查阅指南了。

荷兰药学监护实践指南分为7章。

① 首先介绍了指南的适用范围，描述了接受监护的患者类型（如慢性阻塞性肺疾病患者）和提供服务的药师类型（如社区药师）。还提到了参与药学监护相关的其他医务人员的相关指南。提供了一些临床事实和数据（诸如指南中明确的疾病发病率和患病率或"处方调剂"通用指南中每年调剂的药物数量）。对指南主题进行了定义和规定（诸如在相应的指南中对"处方调剂"的定义，调剂的药物范围仅为处方药、非处方药等）。

② 第2章介绍了药学监护流程，并对关键流程步骤提出了具体的建议。

对于慢性阻塞性肺疾病的临床指南，是从患者和药师之间的协议开始，包括患者药历记录。然后描述了具体的监护工作，包括用于慢性阻塞性肺疾病在不同阶段和恶化期使用的药物。强调了慢性阻塞性肺疾病患者的药物监测相关问题（否则，指南指的是"药物监测"的普适性指南），并提到了吸入药物配药的具体内容（否则，指南指的是"处方调剂"普适性指南）。

③ 第3章介绍了内部和外部的组织结构。在指南的"处方调剂"中，内部组织结构明确药学技术人员在药师负责监督下可以进行调剂工作，但调剂处方期间最好是药师在场或至少可以得到药师的指导。

④ 第4章介绍了在制定这些指南的过程中涉及的人员和组织结构。

⑤ 所有使用的缩写单独在第5章里注释。

⑥ 第6章通过对引用文献的总结，阐述第2章推荐的意见。在这里，可以显示和讨论相关研究的不同结果。

⑦ 第7章提示该指南中引用的文献。

这些指南可在KNMP网站上公开查阅。但目前还没有智能手机版本或患者版本，这是未来的目标。

9.4.3　有效的AGREE指南

　　随着世界范围内临床指南数量的迅速增加，医生们会面对同一主题的多个指南。因此，需要一个工具来评估指南的质量并对其质量差异区分高低。2001年发布的AGREE工具（指南、研究和评价的评估工具）并被翻译成20多种语言[9]。

　　目前，药师根本不必去纠结药学监护指南过多的问题，AGREE的工具对于药师可能用处还不大。然而，除了指南评价之外，指南制定者已经使用该工具来提高指南的质量，并且AGREE工具已显示是有效的[5]。因此，制定指南过程中，建议将AGREE II 标准作为检查表（表9.1）。

表9.1　AGREE II 标准[10]

范围和目的
　　1. 具体描述指南的总体目标
　　2. 具体描述指南所涵盖的健康问题
　　3. 具体描述指南适用的人群（患者、公众等）

参与制定的利益相关者
　　4. 指南制定小组包括所有来自相关专业小组的人
　　5. 已探索目标人群（患者、公众等）的观点和偏好
　　6. 明确定义指南的目标用户

指南制定的严谨性
　　7. 采用系统的方法寻找证据
　　8. 明确描述选择证据的标准
　　9. 清楚描述各种证据的强度和局限性
　　10. 明确描述形成推荐意见的方法
　　11. 在制定推荐意见时，考虑了健康效益、副作用和风险
　　12. 这些推荐意见与支持性证据之间存在明确的关联
　　13. 指南出版前已由专家进行了外部审查
　　14. 提供了更新指南的程序

澄清和陈述
　　15. 指南推荐的意见是具体而明确的
　　16. 清楚地提出管理疾病或健康问题不同的选择方法
　　17. 关键推荐的意见要容易确认

适用性
　　18. 描述了指南应用的促进因素和障碍因素
　　19. 指南就推荐意见的实施方法提供了建议和工具
　　20. 思考应用推荐意见可能存在的资源
　　21. 指南提出了质量监测和审计标准

编辑的独立性
　　22. 筹资机构的观点不会影响到指南的内容
　　23. 记录并解决了指南制定小组成员之间利益的相互冲突

9.5 利益相关者

药师是药学监护指南的目标使用者。他们可以使用这些指南来组织和提供药学监护服务，并确保服务的质量以及强调需要改进的地方。药师为临床实践推荐自己的意见时，指南也被用作临床决策和教育的一种专业辅助手段。

对于外部利益相关者（stakeholder）来说，从指南可以看出预期的服务。首先关系到患者的利益问题。由于药师提供的药学监护服务相对于传统工作来说，对很多人较为陌生，因此，仍需要让患者、其他医务人员、健康保险公司以及公众对此有更好的认知。指南是一种很好的向所有利益相关者宣传药学监护的手段。应该制定指南的患者版本，以说明提供的具体服务。这样患者才能知道他们能期待从药师那里得到什么。他们可以应用指南，以请求得到具体的药学监护，根据指南的实施质量对比药房之间的服务，并主动选择药房的差异化服务。这些活动与患者授权和自我管理有关，也都需要建立匹配的现代医疗政策。

其次，政府和医疗督查机构以及健康保险公司都是外部利益相关者。政府使用指南制定政策，主要目的是防止不必要的医疗服务、费用以及不期望的服务差异（评估指标显示服务的差异，见第10章）。医疗督查机构使用指南来管理医疗质量和发现安全问题。健康保险公司在签订医疗服务合同后，使用临床指南，描述期望医务人员提供的医疗服务。

9.6 指南实施

之前已经讨论过，指南是实施创新的一个工具，其方法是总结现有的证据推荐给医务人员[5]。为此，执业药师必须接受并支持指南的推荐意见。为这，可以邀请药师参与指南的制定和评价，以促进指南的完善（见上文）。某些特点支持指南的实施（表9.2）。

表9.2 有效指南的特点[5]

• 相关性（relevance）：推荐的意见回答了日常实践中相关问题
• 可信性（credibility）：指南是专业机构在透明程序下，邀请公认的专家和有关利益相关者共同参与制定的
• 证据（evidences）：尽力收集最新研究和临床专家的信息
• 适用性（applicability）：执业的药师参与并试点测试了推荐意见的可行性
• 可及性（accessibility）：整洁清晰并引人瞩目的格式适用于电子版本和网上查阅
• 指南维护（maintenance）：一家专业机构负责修订指南，支持本专业和外部利益相关者的指南发布，并促进药学实践研究以获取所需证据

尽管荷兰制定了社区药房使用糖尿病监护的指南，因此也组织了实践的测试。为此，组织了对糖尿病监护感兴趣并具有经验的社区药师，并邀请他们在日常实践中对具体推荐意见的实施程度进行打分。其小组在培训师的协助下，制订实施计划并确定个人的实施目标后，进一步在药房更好地实施推荐意见。在实施过程中，兴趣小组已注意并讨论了推荐的关键成功因素、障碍因素以及克服障碍的手段。药师协会利用试点小组提供的信息来修订指南的推荐意见或制定一些执行工具。

本例提示，衡量指南推荐的意义"指标"可以提供如何测量指南推荐是否实施成功的证据（见第10章）。因此，在制定指南中应考虑评估指标建立的问题。

参考文献

1. Bundesvereinigung Deutscher Apothekerverbaende. Leitlinien und Arbeitshilfen. https://www.abdade/themen/apotheke/qualitaetssicherung0/leitlinien/leitlinien0/. Accessed on 27 Nov 2017.
2. Pharmaceutical Society of Australia. PSA Professional practice standards. http://www.psaorgau/practice-support-and-tools/psa-professional-practice-standards. Accessed on 27 Nov 2017.
3. Guidelines International Network G. GIN website. http://www.g-i-nnet/membership. Accessed on 6 Sept 2017.
4. Fachgesellschaften AdWM. Angemeldete Leitlinien,. http://www.awmforg/leitlinien/angemeldete-leitlinienhtml. Accessed on 27 Nov 2017.
5. Grol R, Wensing M, Eccles M, Davis D. Improving patient care. ISBN: 9780470673386 (2014).
6. Council GP. Standards for pharmacy professionals. https://www.pharmacyregulationorg/spp. Accessed on 27 Nov 2017.
7. Mobile Doctors. App-review NHG standaarden. https://www.mobiledoctorsnl/2013/09/app-review-nhg-standaarden/. Accessed on 27 Nov 2017.
8. Guyatt G, Oxman A, Schünemann H, Tugwell P, Knottnerus A. GRADE guidelines: a new series of articles in the Journal of clinical epidemiology. J Clin Epidemiol. 2011;64(4):380–2.
9. AGREE Collaboration. Development and validation of an international appraisal instrument for assessing the quality of clinical practice guidelines: the AGREE project. Qual Saf Health Care 2003;12(1):18–23.
10. Brouwers M, Kho M, Browman G, Burgers J, Cluzeau F, Feder G, et al. AGREE II: Advancing guideline development, reporting and evaluation in healthcare. Can Med Assoc J 2010; http://www.agreetrust.org/agree-ii/ (Accessed on 8 Sept 2017).

第10章

药学监护实践的SPO模型研究

Martina Teichert

摘要

　　质量指标（quality indicator）的设定是用于机构的内部监测、国家层面的标杆（benchmarking）分值对比以及质量持续改进。此外，质量指标也用于对外宣传的公共报告，如促进患者根据自己的意愿选择医务人员、用于监察机构对风险的检测，如健康保险公司制定**按绩效付费**（pay-for-performance）的政策。目前，药学监护的质量指标主要是解决药房工作中的组织结构、流程要求和绩效结果的问题。对此，药师在现有的组织结构和工作分类下为遵从流程要求应该报告指标分值情况。常规收集的处方调剂信息数据有助于持续评估处方调剂过程的相关结局。有关患者个人指标分值在标杆分值中显示的反馈报告信息会逐步提高医务人员的指标分值。当外部利益相关者根据绩效要求使用指标分值来区分药店的服务质量时，指标的设定就必须满足**接受度**（acceptance）、**有效性**（validity）、**无偏倚**（absence of bias）和**判别能力**（discriminative ability）的标准。今后，应评估患者的结果指标。这些指标可能包括临床结局、实验室检查结果、**患者自报结局❶**（patient-reported）或**患者体验**（patient experience）。为了达到这一目的并进一步提高药物安全性，药师需要得到患者的诊断和实验室检查等更多信息。最后，指标是用于促进服务的质量提高或服务的质量保证，也应适应大多数医务人员达到的绩效指标。

---

❶ 译者注解：直接来源于患者的，关于患者自身健康状况的任何报告，而未经过医生或其他人对患者的反应进行解释。患者报告结局可以是绝对价值（例如症状、体征的严重程度、或疾病的状态），也可以是相对于之前测量值的变化。

10.1 Donabedian 的三维评估概念

Donabedian提出了评估医疗质量的3个维度指标："**结构（structure）**""**流程（process）**"和"**结局（outcome）**"[1]。在他提出的概念中，其结构是指提供医疗服务的环境，包括场所、设施设备和医务人员的资质以及需要合作的模式。流程是实现特定目标所需的必要专业行为。指南主要侧重于组织结构，就像指南建议所述实施流程的前提条件一样的结构（见第9章）。

按Donabedian定义的结局指标阐述治疗的**客观终点**（objective endpoints of care），主要指**临床结局**（clinical outcome），如死亡或存活、心肌梗死。此外，实验室检查结果也被用作为这些"硬"结局的代表，如血压值或肾功能化验值[1, 2]。最近，ECHO模型中讨论有关临床结局、人文结局和经济结局的指标，在临床研究和质量管理方面不断演变发展[2]。ECHO定义的结局指标还包括患者自报结局指标（PROM）[2]以及患者对医疗服务的体验（PREM）。此外，医疗服务的经济结局也作为服务流程中连续监测的一部分指标，以便为患者个体确定和提供最有效的医疗资源组合[3]。

为了有效评估**医疗质量**❶（quality of care），必须从3个维度对值得评估的工作内容进行定义并作为评估质量的质量指标。

10.2 质量指标

结构指标（structure indicator）是提示实施药学监护流程（pharmaceutical care process）并达到期望结局状态下组织结构应具备的先决条件。

> 荷兰的第一组质量指标包括10个主项的66个指标。在这组指标中，29个指标用于评估结构问题。结构指标中的示例是指其组织结构"持有有效的质量管理证书""持有禁忌证提示的治疗方案"或"可以为患者提供单剂量自动调剂包装服务"[4]。

流程指标（process indicator）可提供药学监护流程中执业行为的信息，以保证在现有结构内达到所需质量水平的结局。可评估执业行为是否执行（通过"是"或"否"表示流程执行与否的二种分类结果）。理想情况下，这些指标应在工作流程中以百分比形式自动记录所有可能的正确行为，对此进行评估。然而，目前，统一对于药学监护服务行为进行自动记录的系统还很稀缺。因此，流程指标通常需要药师追溯自身执行行为分类进行评估。

---

❶ 译者注解：医疗质量是指健康照护符合最优的技术和人道标准的程度。

在荷兰的这组质量指标中，有24个指标侧重于流程控制。比如这类指标："对6岁以下儿童的临方配制制剂中，药师对至少80%的配制制剂需要查核其给药剂量"，还有"至少对80%服用硝酸盐的患者，药师需要干预，增加抗血栓药物，因为这类患者缺失联合服用此药"[4]。

实际上药师报告的内容作为患者治疗的"结局"，并不反映患者的临床结局，只是反映了"配药过程的结果"。这些内容主要是把指南的推荐意见变成配药模式的结果，如果没有更好的方法，只能被当作为"结局"评估的指标。由于药物调剂的信息数据是药房常规统一收集的，因此这些信息比较容易收集。除了没发现药物相互作用或存在预防性治疗的联合用药外，这些数据还可用于治疗某些疾病时评估期望或不期望的用药情况。尽管药房数据通常缺乏患者的诊断信息，但患者的联合用药通常是非常明确针对某些疾病的治疗。例如，调配降糖药就预示患有糖尿病；同时服用肾素-血管紧张素-醛固酮抑制剂和利尿剂则表明患有心力衰竭，调配抗血栓药物可能就与患有缺血性心血管疾病有关。

处方调剂结局指标的示例如"70岁以上且需要保护胃的患者服用非甾体抗炎药（NSAID）的百分比"或"指在所有服用环氧化酶-2抑制剂（COXib）的患者中没有联合服用预防缺血性心血管疾病相关药物的患者占全部服用COXib患者的百分比"。

患者实际的临床结局，通常是指死亡、心脏病发作或住院。药学监护主要解决药物相关的风险、更好地控制症状、更高水平地疾病预防以及预防可能的药物不良反应。尽管这些指标很重要，且是患者个体的临床相关结局，但它们不那么"硬"，不那么客观，所以也不容易评估[5]。**"患者自报结局评估指标（patient-reported outcome measure，PROM）"**作为新的结局评估指标，可以阐述患者健康状况或健康相关生活质量（health-related quality of life）[6]。这些主要用于评估医疗监护质量，例如治疗后的疼痛减轻[7]。药学监护针对相关患者结局的PROM指标尚未开发出来，药师的干预也很难发现患者判断有什么变化。这是由于这样一个事实，即许多因素能影响到自身利益，而这些因素是药师无法控制的[5]。然而，药学监护产生的增值和益处仍然需要向外部利益相关者证明[5]。除此之外，PROM指标还可以促进药学监护满足患者的个体需求。

最近，设计了一份调查问卷用来评估患者在临床用药评估期间自报可能发生的药物相关常见症状[8]。这份患者自报结局评估信息系统（PROMISE）问卷的目的是想说明药师执行的用药评估与常规护理相比，可以减少患者自报的症状。干预组和对照组之间比较并没有显著减轻症状，可能是因为受试者缺乏授权要求。然而，药师和患者都认为这份问卷调查有助于阐明患者自报的症状，可以用来确定用药变更的优先次序。

患者对过敏性鼻炎和哮喘治疗测试 CARAT 问卷调查的自报评分可以用来评估患者是否需要增加药学监护服务[9]。然而，在哮喘自我管理和合理用药研究（SMARAGD）中，该 PROM 得分并未显示提供个体化药学监护为哮喘疾病控制带来更多的价值。

10.3　药学监护质量的延展模型

建立模型有助于规划出具有价值的药学监护质量的评估指标和范围。在20世纪90年代，欧洲质量管理基金会（EFQM）研究出了一种质量管理模型，适用于任何规模、部门或制度完善的组织[10]。这个模型针对员工、客户、社会和业务，提供了9个领域描述其领导能力、员工、战略和资源、流程、产品和服务以及结果等评估指标。EFQM 模型应用于药学监护研究已从原来的9个领域延展到了10个领域。这个延展模型还按结构、流程（原始 EFQM 模型的"助能指标"）和结局（原始 EFQM 模型中的"结果指标"）划分为3个领域。最后，可以应用戴明循环"计划、执行、检查、行动"（图10.1）。因此，模型分析从结构要素"领导力""员工""战略"和"资源"开始，到规划流程与结局的所有结构先决条件。"领导力"涉及责任药师的愿景，以确定他希望开展的药学监护形式以及配套的员工和资源。这一愿景应符合药房的地理位置和实际发展。

"领导力（leadership）"是指个人引导他人的能力，且已成为药师培训计划的一项重要能力。社区药师应当以实际的安全标准和越来越高的效率履行对患者药品供给的法律责任。履行这样的责任，他依赖于与全科医生（GP）、患者以及其看护者之间的相互合作。这需要对其团队的全体身份和专业知识水平、现有资源有一个清晰的认识，同时制定维护和改进合作的战略。

模型的中心部分是流程，位于戴明质量循环的"执行"环节。在社区药房，这些流程可以分为"药学监护流程"和"后勤服务流程"。这样区分很有意义，因为需要不同的专业知识才能执行这些流程。原则上，尽管3个模块的工作往往是整合在一起的，但是药学监护不应依赖后勤服务（见本书6.1节）。新型的服务，诸如用药评估，明确与处方调剂业务分开，才能全面了解患者的需要和总体的用药状况。因此，提供药学监护也可以与后勤服务分开，例如，临床药师已经在全科医师诊所业务中或在养老院里持续提供药学监护，但不负责提供药物供给的服务[11]。

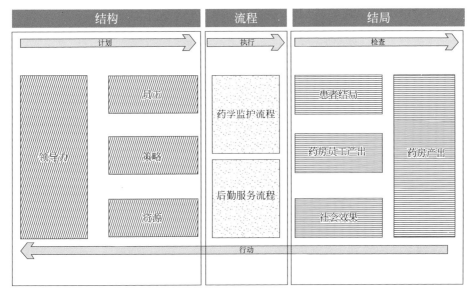

图 10.1 药学监护质量评估的EFQM延展模型[24]

"结局"部分的4个子指标是把患者、药房人员和社会成效三个子指标称为药房业务总体绩效的部分结局指标。在戴明质量管理思维中，这些结局指标用来"检查"流程和结构的有效性。按照"专家"的想法，将会对战略目标中的"目标"情况进行比较。采取"行动"步骤后，这些见解从"领导力"和可能修订的愿景开始，将融入戴明质量管理思维中，得到进一步提升。

在荷兰的一份质量指标综合调查问卷中涉及了10个项目类别[4]。责任药师提供每个类别的信息。这些类别涵盖了药学监护质量模型的结构和流程模块的指标项目：质量管理（指领导的驾驭能力）、药学人员培训（指工作人员的训练）、监护的连续性（医疗资源的利用情况）、与患者的沟通、临床风险管理、临方配制、处方调配和OTC用药指导（涉及整个药学监护的服务过程）以及药学监护的结果与药物治疗指南推荐的一致性。显然，这套指标没有涵盖"结局"类别的指标项目。"与药物治疗指南推荐相一致"这类的指标被视为"结局"指标，但是，严格来说，这些指标是解决"处方调配的结果"，而不是患者的临床结局。

10.4 质量指标的评估与验证

想要评估指标，就必须收集有效和可靠的信息。结构指标主要以存在或不存在的问题来衡量，其结果分为"是"或"否"。这些问题简单易答，无需记录额外的信息数据，而且外部利益相关者相对容易检查其结果是否达标。

最好使用常规收集的信息数据来评估流程指标和结局指标的状况。由于大多数这些数据是出于不同的目的收集的，因此数据收集应该是公正的，不需要增加工作量来收集数据。然而，在社区药店中，常常仅收集常规配药结果的数据，而药学监护过程的记录却很差。

这一流程不同于医生的诊疗流程，医生通常在智能的信息系统中采集他们治疗活动相关的信息，例如可以了解到某些疾病诊断的治疗情况，即治疗计划以及临床评估的结果。

> 英国在家庭医疗制度中实施了一种按绩效付费的服务项目，他们制定了146项配套的质量指标，涵盖10种慢性疾病的临床医疗服务、医疗组织和患者体验等考核指标[12]。比如，其中一个流程指标，要求"在过去几个月内评估长期患有严重精神健康问题患者的百分比，包括检查处方药物的准确性、评估患者的身体健康状况以及评估二级护理协调的状况"；而其中的一个结果指标，则是要求"最近一次测量糖尿病患者血压，其血压值为145/85mmHg或更低的患者数量百分比"[4]。
>
> 在药师工作流程中，如果可用数据的采集不是常规化的，可采用那些答案只有"是"和"否"的问题提问或者使用频率区分更细的（"大多数""经常""很少"和"从不"）问题提问。然而，具体如何回答，则要取决于医务人员的个人评估习惯，各专业人员之间可能也会有差异。这使得回答容易产生偏差，并且减少对各医务人员有效比较结果的利用率。

药房常规收集的数据主要是处方调配的数据。收集这些数据都是出于经济报酬的目的，因此数据应该是可靠的。例如，根据指南推荐的意见，也可以使用数据，检查服用预防性药物与服用某些高警示药物的重叠时间，来计算同时调配预防性药物的频度。

> 例如，服用阿片类药物的患者联合服用通便药的程度或服用非甾体抗炎药老年患者联合使用保护胃黏膜药物的程度[4]。
>
> 在处方调配数据的帮助下，可以找到患者的一些适应证，如从降糖药的调剂数据了解到患有糖尿病。对于这组患者来说，可以评估他们服用他汀类药物的程度。然而，他汀类药物的服用只对胆固醇水平升高的患者是必要的，因此只有获得实验室检查结果的同时，采用这个指标才完全有效的。

与指南质量的评估相类似，应该判断优质指标的有效性，尤其当外部利益相关者使用这些指标来比较各个药房的服务质量时。

> 在荷兰，所有的社区药师曾反复填写的一套流程的质量指标，对其验证表明，只有13个指标（25%）完全符合所有的质量标准。在此流程中，应用的4个有效性标准具有重要价值。一些指标可以针对发现的缺陷加以改进，而其他指标可以放弃并在未来的指标群中用更有效的指标替代[13]。验证用于评估指标是否适合外部利益相关者的期望。只有这些指标是健康保险公司用以作为服务报酬的依据，这些指标至少要部分符合所有的有效性标准。

就外部利益相关者对药店服务进行比较而言，质量指标需要符合某些标准，以便进行有效的对比[13, 14]。

- **接受度**（acceptability）。评估者和接受评估者都可以接受调查结果。
- **可行性**（feasibility）。常规可用、易于查阅和使用的数据。
- **内容效度**（content validity）。定义为指标直接反映社区药师或药房团队绩效表现的程度。理想情况下，这种关系的证据来自随机对照试验。在没有此类证据的情况下，专家意见可替代这种关系的证据。
- 这一特征对于绩效变化指标的敏感度很重要，例如，更好的绩效表现可以提高指标的分值。
- 通过可比较和统一的测量方法获得**可靠性**（reliability）：
  - 没有**选择偏倚**（selection bia），因为各种药房人群有关年龄、用药、发病率或社会经济状况的差异程度可能会影响指标分值并淡化提供服务的结果。
  - 没有**测量偏倚**（measurement bia），评估为各个药房数据采集的差异可能影响指标分值。
  - 数字指标的统计可靠性取决于统计测试是否有足够的能力区分具有统计显著性差异的指标分值。
- 判别各种执业行为有利于促进流程标准化、选择决策、发现风险以及获得更好绩效的报酬。

10.5 指标分值在日常实践中的应用

指标分值（indicator score）有助于突出临床表现中的潜在问题，促进工作质量改进，启动临床实践的反馈意见并确定未来研究的方向。除了这些应用之外，由于越来越多的成本限制、消费者需求以及更多关注责任问题，因此，越来越多地使用各种指标来比较医疗服务者的绩效表现。为此，建立指标具有广泛的潜在用途并得到更为广泛的利益相关者的关注，如医疗服务者本身、管理者、服务购买者、政策决策者、患者和研究人员[4]。

根据指南要求，各种指标的制定、评估和验证以及其维护和报告需要药师专业团体的支持。理想情况下，指标的制定是作为指南制定的一部分。此外，各种指标还可用于监控和改进指南的实施。针对个体药师取得的具体指标数值与国家分值进行对照，其基准报告有助于发现质量改进的问题。报告中的审计和反馈意见对专业实践的改进至少具有中小程度的影响[15]。然而，当指标分值用于经济报酬用途时，这些分值就显示出快速而显著的增长。

药学监护作为药师对患者个人用药监护的贡献，以优化合理用药和改善健康结局[16]，主要解决药物相关的风险[5]，旨在提高药物治疗的安全性。例如，对于用药安全的社会效果，可以评估药物相关问题导致的住院情况。美国医学研究所（IOM）1999年首次在报告《差错人皆有之：建立一个更安全的医疗系统》提出上述内容。其报告显示，在入院的患者中有2.9%～3.7%属于药物相关的不良事件，其中一半似乎是可以避免的[17]。本报告还指出，最常见的差错原因是系统、流程和条件存在缺陷，造成人员犯错或无法预防差错的发生。在IOM的第二份报告《跨越质量鸿沟：构建21世纪的医疗新体系》中，描述了美国存在广泛遭受医疗伤害的患者人群[18]。这些问题在其他国家也进行了研究，这些国家中，因药物相关问题而住院的患者人数比例为2%～12%[19, 20]，而这些药物相关问题都是可以预防的。

在荷兰，直至2013年，在取得相关信息五年后，才再次对因药物相关问题入院的患者情况进行了评估。与预期的结果正好相反，65岁以上因潜在药物相关问题导致住院的患者由2008年的39000人增加到了2013年的49000人[21]。患者分析显示，这是由于老年人人数的增加、药物使用频度增加以及总住院人数的增加等原因，总之，可能是因为更容易获得医院服务而造成的。

有效地改善用药安全和改善患者结局，诸如减少因药物相关问题导致住院的事件、缩小当前医疗系统与患者需求之间的差距，是一项艰巨的任务。这需要包括药学在内的所有健康学科之间的密切合作。对于选择合适的药物治疗和调剂正确的药物，应该给予更多重视。但是，经过监管处方调配后的药物治疗，发现仍有很大的空间，需要改善治疗结局[22]。药学监护的具体工作如下。

> 研究表明，如果要确认超过四分之一的药物相关问题（DRP）就需要与患者面谈[23]。患者面谈确认的这些DRP比从病历记录中确认的DRP，其临床相关性更高。此外，常见的非警示药物相关问题引起的症状可能对患者个体产生重大的影响。然而，医疗服务者往往不承认这一点[8]。

所以，药师及其工作人员应管理患者的用药问题，并确保合适的药物治疗结局。药物治疗管理应该是长期而有效的，对那些需要特别监护的患者，根据他们的不同需求和期望，专门定制药学监护计划，以满足患者个体的需要。监测指标可以与指南推荐意见有一定的合理偏差。可以采用经过慎重选择得到的数据进行评估。

> 在荷兰，临床规则是统一定义制定的。这些规则在电子化的药房软件系统中已经实施，以提示不适当的用药（例如相互作用、禁忌证、重复用药）。此外，这些规则有助于决策树遵循监控信号的处理，并记录推荐意见出现的偏倚。这些记录信息，除了处方调配数据外，可以在全国范围采集时，这些记录的信息将作为质量评估的依据。

最后，必须关注指标分值的可持续性。由于长期关注一些指标，特别是在纳入按绩效付费的项目计划后，指标分值可能在临床实践中达到的最高分值。在指标分值变化很小的范围内持续地区分质量差异，会造成对药房的人为歧视，与实际的质量差异不一致。这会让医疗服务者感到沮丧，并不会促进他们进行持续质量改进。一种解决方案可以使用那些维护质量的指标，而不是改进质量的指标，因为大多数医疗服务者都达到了合理的分值。

> 在荷兰，药房对糖尿病患者同时服用降脂药物进行管理，80%药房的指标分值在67%～84%。由于患者特点（如血脂有效控制）和评估误差（如在不同药房配药），这些分值似乎不能再提高了。因此，这一指标分值不再用于区分分值高于或低于平均值的药房，而是用于评估达到最低分值的药房（得分高于10%）。

参考文献

1. Donabedian A. Valuating the quality of medical care. The Millbank Quarterly. 2005;83 (4):691–729.
2. Gunter M. The role of the ECHO model in outcomes research and clinical practice improvement. Am J Manag Care. 1999;5(4 Suppl):S217–24.
3. Kozma C. Pharmacoeconomics: where does it fit into disease management? Dis Manag Health Outcomes. 1997;2(2):55–64.
4. Teichert M, Schoenmakers T, Kijlstra N, Mosk B, Bouvy M, Van de Vaart F, et al. Quality of community pharmacy care: five years of performance measurement in the Netherlands. Int J Clin Pharm. 2016; accepted.
5. Krska J, Rowe P. Outcome measures: a sensitive approach. Int J Pharm Pract. 2010;18 (2):125–7.
6. Sakthong P, Suksanga P, Sakulbumrungsil R, Winit-Watjana W. Development of patient-reported outcomes measure of pharmaceutical therapy for quality of life (PROMPT-QoL): a novel instrument for medication management. Res Social Adm Pharm. 2015;11(3):315–38.
7. Schifferdecker K, Yount S, Kaiser K, Adachi-Mejia A, Cella D, Carluzzo K, et al. A method to create a standardized generic and condition-specific patient-reported outcome measure for patient care and healthcare improvement. Qual Life ReQual Life Res. 2018;27(2):367–78.
8. Schoenmakers T, Teichert M, Wensing M, De Smet P. Evaluation of potentially drug-related patient-reported common symptoms assessed during clinical medication reviews: a cross-sectional observational study. Drug Saf. 2017;40:419–30.

9. Kuipers E, Wensing M, De Smet P, Teichert M. Self-management research of asthma and good drug use (SMARAGD study): a pilot trial. Int J Clin Pharm. 2017;39(4):888–96.

10. European Foundation of Quality Management. EFQM model. http://www.efqmorg/efqm-model/efqm-model-in-action-0 (2012). Accessed on 9 Sept 2017.

11. Hazen A SV, Zwart D, de Bont A, Bouvy M, de Gier J, et al. Design of the POINT study: pharmacotherapy optimisation through integration of a non-dispensing pharmacist in a primary care Team (POINT). BMC Fam Pract. 2015;16(76). https://doi.org/10.1186/s12875-015-0296-8.

12. Doran T, Fullwood C, Gravelle H, Reeves D, Kontopantelis E, Hiroeh U, et al. Pay-for-performance programs in family practices in the United Kingdom. N Engl J Med. 2006;355(4):375–84.

13. Schoenmakers T, Teichert M, Braspenning J, Vunderink L, de Smet P, Wensing M. Evaluation of quality indicators for Dutch community pharmacies using a comprehensive assessment framework. J Manag Care Pharm. 2015;21(2):144–52.

14. Grol R, Wensing M. Improving patient care: the implementation of change in health care. Wiley Blackwell. 2013. ISBN: 2012044641 126.

15. Jamtvedt G, Young J, Kristoffersen D, O'Brian M, Oxman A. Does telling people what they have been doing change what they do? A systematic review of the effects of audit and feedback. Qual Saf Health Care. 2006;15:433–6.

16. Allemann S, van Mil J, Botermann L, Berger K, Griese N, Hersberger K. Pharmaceutical care: the PCNE definition. Int J Clin Pharm. 2013;2014:1–12.

17. Institute of Medicine. To err is human: building a safer health system. http://www.nationalacademiesorg/hmd/~/media/Files/Report%20Files/1999/To-Err-is-Human/To%20Err%20is%20Human%201999%20%20report%20briefpdf. 1998. Accessed 3 Sept 2017.

18. Institute of Medicine Institute of Medicine (US), Committee on Quality of Health Care in America (US), Committee on Quality of Health Care in America. Crossing the quality chasm: a new health system for the 21st century. Washington (DC Washington (DC): National Academies Press (US); 2001.

19. van der Hooft CS, Sturkenboom MCJM, van Grootheest K, Kingma HJ, H.Ch. Stricker B. Adverse Drug reaction-related hospitalisations: a nationwide study in The Netherlands. Drug Safety. 2006;29(2):161–8.

20. Leendertse A, Egberts A, Stoker L, Bemt P. Frequency of and risk factors for preventable medication-related hospital admissions in the Netherlands. Arch Intern Med. 2008;17:1890–6.

21. Sturkenboom M, ., Hek K, De Smet P, Van den Bemt P. Vervolgonderzoek Medicatieveiligheid. https://www.rijksoverheidnl/ministeries/ministerie-van-volksgezondheid-welzijn-en-sport/documenten/rapporten/2017/01/31/eindrapport-vervolgonderzoek-medicatieveiligheid. 2017. Accessed on 3 Sept 2017.

22. Curtiss F, Fry R, Avey S. Framework for pharmacy services quality improvement–a bridge to cross the quality chasm. Part I. The opportunity and the tool. J Manag Care Pharm. 2004;10 (1):60–78.

23. Kwint H, Faber A, Gussekloo J, Bouvy M. The contribution of patient interviews to the identification of drug-related problems in home medication review. J Clin Pharm Ther. 2012;37(6):674–80.

24. European Foundation of Quality Management E. EFQM model. http://www.efqmorg/efqm-model/efqm-model-in-action-0. 2012. Accessed on 9 Sept 2017.

第11章

药学监护实践的ECHO模型研究

Heather E. Barry，Carmel M. Hughes

摘要

　　本章概述了有关临床人文经济结局（ECHO）模型作为**多维结局分类框架理论**（framework for the multidimensional classification of outcome）的研究。从传统以疾病为导向的研究转向ECHO模型的研究，其模型研究不仅确保了对临床结局变量进行评价，而且也要考虑对人文和经济结局进行评价。当通过精心的设计和严格的试验对药学监护干预措施进行评价时，思考药学干预对这3种结局产生的影响是非常重要的。

11.1　引言

　　近年来，随着患者已经从"被动接受医疗服务"转变为"主动消费医疗服务"，评估医疗服务质量的方法，包括药学监护质量的评估，也已更加丰富[1]。尽管临床结局对于研究者和包括药师在内的医务人员来说很重要，但更需要关注以患者为中心的人文结局以及那些体现出更高成本效益的经济成果。研讨临床人文经济结局（ECHO）模型可以为医疗服务和药学监护的临床决策提供一个全面的评价方法。

11.2　建立研究模型的理由

　　过去，医学决策只单纯关注疾病的临床指标（依据患者体格和生物医学状态指标的测量，用于推断疾病的严重程度而定的，如血压、血清胆固醇水平）和临床结局（依据疾病或治疗结局发生的事件而定的，如住院、死亡），以评估"备选治疗方案（treatment alternative）"的价值（即正在考虑的不同治疗方案；图11.1）。尽管这些参数完全不同且独立存在，但由于可量化且其测量意义为人熟知，所以临床指标和临床结局已被临床医师和其他医疗服务方充分理解和接受。因此，过去患者咨询医务人员疾病预防或治疗时，**临床指标（clinical indicator）**通常用于评估患者的健康状况，并作为选择治疗方案的基本依据。

但是，由于人口特征发生的改变，慢性疾病患者的寿命延长，同时人们对以消费者为中心的服务（如提高生活质量和患者满意度以及降低医疗成本）的兴趣日益增加，这意味着临床医生和医疗服务方在考虑医疗价值、进行医疗决策时，需要采用更多的方法。由Kozma等提出的ECHO模型，旨在通过系统性地评估临床疗效以及人文和经济成效，建立和扩展传统的医疗实践模式，关注各方结局[2]。

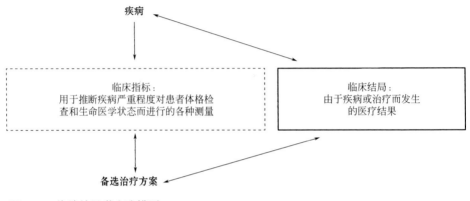

图11.1　传统的医学实践模型

11.3　ECHO模型的分析原理

ECHO模型提出了疾病、健康结局和医疗干预决策之间的因果关系[2, 3]。ECHO模型认识到了传统医学模型的重要性，即决策的重点是疾病的检测、治疗、治愈和预防。然而，ECHO模型强调，必须对替代治疗方案的价值进行多维度评估并同时权衡优劣选择方案。因此，ECHO产出模型（图11.2）假定医疗的结局指标可以按3个维度结局（临床结局、人文结局和经济结局）进行分类，更为详尽的具体定义和解释如下。

11.3.1　临床结局

临床结局是由于疾病或治疗而引发的结果。因此，在一项研究新型抗高血压药物效果的随机对照试验（RCT）中，临床结局会是指心肌梗死的发生率、住院患者的住院率和死亡。

11.3.2　经济结局

经济结局是指直接、间接以及隐形成本与治疗效果之比的分值。比如经济结局指成本效果和成本效益分析得出的结果，诸如每个生命年节省的成本、每个质量调整生命年的成本和每个病例治疗的成本。

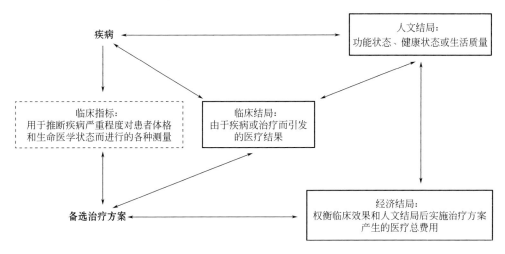

图 11.2 ECHO 模型

11.3.3 人文结局

人文结局是疾病或治疗对患者功能状态或生活质量（QoL）的影响结果。人文结局包括身体功能、社会功能、总体健康、幸福和生活满意度。人文结局还包括患者对医疗服务和治疗结果的满意度。

11.4 理论模型的阐述

以慢性哮喘为例，临床结局、经济结局和人文结局之间的理论关系如图11.3所示。图中的每种结局下都提示了一些可能的示例。

临床医师和医务人员通过询问患者或进行医学检查（如肺活量测定），以评估哮喘的临床指标，并就治疗方案做出决定。临床指标是选择治疗方案的基础，是临床结局的替代指标。用于评估哮喘的临床指标包括用力呼气量、喘息和呼吸困难。

临床结局包括哮喘发作率、住院率和死亡率等。该模型考虑了两种治疗方案：β受体激动剂和茶碱治疗。外部管理属于非临床因素，会影响治疗方案的选用或使用，如处方集或治疗指南。临床结局和临床指标也可能受到**"治疗变化因素（treatment modifier）"**的影响，这些因素会改变治疗方案相关的结局。如因副作用会影响处方药的依从性，以及茶碱给药剂量问题也被视为治疗变化因素。还必须考虑一些特定产品的特性，例如治疗的给药剂型和给药间隔。

人文调节因素，即疾病或治疗对人文结局的影响，包括药物副作用以及患者对治疗和药房服务的满意度。关注的人文结局包括健康生活质量和功能状态等评估指标。

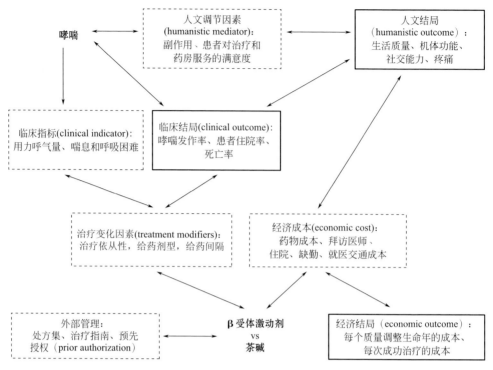

图 11.3　慢性哮喘的 ECHO 模型[2, 3]

　　ECHO 模型的经济结局分为临床和人文两方面的调节指标。临床成本包括所有与治疗相关的成本以及药品的直接成本。因此，实验室和住院费用以及治疗失败后的再治疗费用应纳入临床成本。人文成本包括间接与工作时间损失相关的或生产力的成本。还需要包括直接的非医疗费用，如去医院或找医生就诊的差旅费。直接成本与间接成本的总和权衡临床结局或人文结局后可形成的一个经济结局。这些测量指标包括成本效益比、成本效果比（例如，哮喘发作减少的次数）或成本效用比（例如，质量调整生命年）。

11.5　ECHO模型的优点

　　ECHO 模型采用"结局平衡"方法，最终确保每个结局指标都很重要[4]。随着对以患者为中心服务的兴趣增加，人们越来越认识到各类结局是相互依赖，一种期望的结局变化可能会伴有另一种不期望的结局改变[称为**"气球效应"（balloon effect）**]。例如，对气球的一个地方施加压力（例如降低药物成本），就会造成气球的其他地方膨胀（例如住院人数就会增加）[4]。因此，在本例中对两组结局都进行测量可以防止意外对体系产生负面的影响。Gunter指出，以"平衡结局"这种方式进行评价具有以下优势。

● 减少实施和管理那些或因考虑不周而会意外产生负面影响的干预措施。

● 评估和报告各利益相关者感兴趣的关键结局。

● 这个模型鼓励研究人员和临床医师了解干预措施之间相互关联的作用，确保选择相应的指标来监测其产生的影响，而不是孤立地考虑单种干预的措施。

● 采用全面和多维分析的方法来测量医疗价值[4]。

11.6 结局指标的选择与测量办法

选择、测量和报告"现实世界的临床环境"中与患者相关、适宜和重要的结局，其关键是要确保这些结局对患者治疗产生重大的影响[5]。由于用于数据收集和医疗服务的可用资源有限，选择在这样的医疗系统中测量的结局需要深思熟虑[4]。利益相关群体的兴趣和医疗系统的激励计划，所各自感兴趣的结局指标往往会有所不同。例如，临床医师通常对客观的临床结局感兴趣，如降低卒中发生率或住院治疗的次数；医疗服务提供方通常对经济结局感兴趣，如医疗成本；患者则关心人文结局，如生活质量和对医疗服务的满意度，也可能会想尽办法去理解临床结局[3, 6]。因此，谨慎地选择每个类别中一些结局指标，以证明医疗或药物替代方案的价值。结局指标的选择也应基于对医疗服务体系的结构和激励机制的了解，尤其其主要目标是想促进最相关领域的质量改进[2, 4]。近年来，人们更加关注了结局指标的选择，并在特定临床领域的干预试验中通过开发和应用标准化核心结局指标集得到验证（见第12章）。

还尤其必须考虑临床结局的测量时机；这将取决于正在研究的疾病性质、研究结果应用的目标人群以及在临床上能够捕捉到明显效果的判断点[7]。中间效果指标即替代效果指标，可以用来作为关注的"**生物标志物（biological marker）**"，其主要优点是对于只关注的临床结局，可以缩短其观察治疗产生疗效所需的随访时间。然而，在使用**治疗间终点（intermediate endpoint）**或**替代终点（surrogate endpoint）**时，研究人员可能无法得知利益或风险评估的完整概貌[8]。Siaw等最近进行的一项对照研究评价了多学科协作医疗与以医生为中心治疗糖尿病所产生的临床、人文和经济结局[9]。主要结局指标包括替代终点指标，如糖化血红蛋白（HbA1c）、收缩压值和低密度脂蛋白值等，分别在基线时间、三个月和六个月测量这些指标值。测量人文和经济结局作为次要结局。作者承认，由于研究持续时间较短（6个月），他们无法评价长期结局状况[9]。

监测和测量不仅应关注结局指标，还应关注流程指标（见第10章）[4]。这将有助于用两种指标确定哪种方法最有效，并将流程和结局的变化联系起来。因此，谨慎的做法是，花时间考虑一项严格的研究设计，以确保结局指标的变化是由于干预措施本身引起的，而不是其他外来因素。

11.7　ECHO模型在药学监护干预中的应用 - - - - - - - - - - - - - - -

在选择药品、提供服务和干预患者时，应同时考虑和权衡临床、人文和经济这3种结局再做出决策[3]。此外，考虑到选择药品和提供服务只是医疗体系的一部分而已，应从广泛的社会角度来检查结局状况[3]。结局数据在药学实践领域有许多应用，例如，在制定**处方集**（formularies）和**治疗指南**（treatment guidelines）以及提供药学监护中的应用[3]。利用ECHO模型的研究确保了向社会推广以患者为中心的药学监护理念的效果。

许多研究评价了药学监护干预在许多临床领域对结局指标的影响[10～14]。Bernsten等在欧洲7个国家进行了一项研究，评估了社区药师向老年人（即65岁及以上的患者）提供一项结构化的药学监护服务得到的临床、人文和经济结局[10]。其评估的临床结局指标包括患者住院次数、患者疾病体征和症状控制程度，而人文结局则包括健康生活质量（health-related quality of life）。还进行了成本分析评估，其中包括参与干预的药师所花费的额外时间成本，以及住院费用和药物花费的成本。由于此前的研究只调研了有限数量的结局指标，这项研究明显丰富了信息资料，并且表明药学监护干预对人文和经济结局有特别积极的影响[10]。Cordina等的另一项研究评估了在社区提供的哮喘药学监护服务，并测量了许多不同的临床和人文结局指标[11]。这项研究表明，药师的干预对人文结局（如生活质量）和人文调节因素（如患者满意度）的影响虽然有限但起到了积极的作用，药师也因此被认为更容易接近且更可能被接受为医务人员[11]。同样，Sadik等调查了药学监护对心力衰竭患者各种健康状况的临床和人文结局产生的影响，并发现对患者的干预可改善这些结局状况，尤其在生活质量和住院率方面观察到了这样的结果[12]。虽然没有评价经济结局本身，但报告了一些关于成本的初步信息。上述研究的作者为那些考虑评价药学监护干预对结局指标产生影响的学者提供了有用的建议。他们建议在评估药学监护时选择一组最少的结局指标，因为指标选择太多可能会导致参与者和实施干预的药师出现"研究疲劳（research fatigue）"[13]。在评价药学监护干预措施的研究中可以使用混合的方法；在调查满意度方面以及患者或医务人员对服务提供的看法时，定性技术可能特别有用[10]。

两篇综述文章使用ECHO框架模型评价了药学监护服务对结局指标产生的影响：一篇讨论在社区和门诊医疗环境中产生的影响[15]；另一篇讨论对种族/少数民族患者提供服务产生的影响[16]。两篇综述都发现，研究倾向于只报告一种结局类型或两种结局类型组合的状况；只有极少数的研究曾经评价并随后发表了这三种结局组合的变化状况。另有一份综述，审查了提示处方质量的STOPP工具（老年人潜在不适当处方的筛选工具）和START工具（提醒医生正确治疗的筛选工具）产生影响的证据，综述报道，这两个工具对临床、人文和经济结局指标产生的影响尚未得到充分探讨[17]。Ganguli等新近的一篇综述，评价了患者支持计划（包括药物治疗管理和用药指导服务）对临床、人文和经济结局产生的影响，综述称在此类研究中，经济结局的测量较少[18]。LOH等的建议仔细考虑获取一些相关结局，以反映药师提供药物治疗管理干预产生的益处；专家认为这个建议应该可用于所有类型药学监护干预措施的评价[19]。这些结果证实了测量所有3个结局变量的必要性，以获得全面反映药学监护对患者治疗获益影响的公正评价[18, 20]。

参考文献

1. Rademakers J, Delnoij D, de Boer D. Structure, process or outcome: which contributes most to patients" overall assessment of healthcare quality? BMJ Qual Saf. 2011;20(4):326–31.
2. Kozma CM, Reeder CE, Schulz RM. Economic, clinical, and humanistic outcomes: a planning model for pharmacoeconomic research. Clin Ther. 1993;15(6):1121–32.
3. Kozma CM. Outcomes research and pharmacy practice. Am Pharm. 1995;NS35(7):35–41.
4. Gunter MJ. The role of the ECHO model in outcomes research and clinical practice improvement. Am J Manage Care. 1999;5(4):S217–24.
5. Heneghan C, Goldacre B, Mahtani KR. Why clinical trial outcomes fail to translate into benefits for patients. Trials. 2017;18:122.
6. Epstein RS, Sherwood LM. From outcomes research to disease management: a guide for the perplexed. Ann Intern Med. 1996;124(9):832–7.
7. Kattan MW. ed. 2009. The Encyclopedia of medical decision making, Vol. 1. Washington, DC: SAGE Publications.
8. Velentegas P, Dreyer NA, Wu AW. 2013. Outcome definition and measurement. In: Velentegas P, Dreyer NA, Nourjah P, Smith SR, Torchia MM, editors. Developing a protocol for observational comparative effectiveness research: a user"s guide. Rockville, MD: Agency for Healthcare Research and Quality.
9. Siaw MYL, Ko Y, Malone DC, Tsou KYK, Lew YJ, Foo D, Tan E, Chan SC, Chia A, Sinaram SS, Goh KC, Lee JYC. Impact of pharmacist-involved collaborative care on the clinical, humanistic and cost outcomes of high-risk patients with type 2 diabetes (IMPACT): a randomized controlled trial. J Clin Pharm Ther. 2017;42(4):475–82.
10. Bernsten C, Björkman I, Caramona M, Crealey G, Frøkjær F, Grundberger E, Gustafsson T, Henman M, Herborg H, Hughes C, McElnay J, Magner M, van Mil F, Schaeffer M, Silva S, Søndergaard B, Sturgess I, Tromp D, Vivero L, Winterstein A. Pharmaceutical care of the Elderly in Europe Research (PEER) Group. Improving the well-being of elderly patients via community pharmacy-based provision of pharmaceutical care. Drugs Aging. 2001;18(1): 63–77.
11. Cordina M, McElnay JC, Hughes CM. Assessment of a community pharmacy-based program for patients with asthma. Pharmacotherapy. 2001;21(10):1196–203.
12. Sadik A, Yousif M, McElnay JC. Pharmaceutical care of patients with heart failure. Br J Clin Pharmacol. 2005;60(2):183–93.
13. Sturgess IK, McElnay JC, Hughes CM, Crealey G. Community pharmacy based provision of pharmaceutical care to older patients. Pharm World Sci. 2003;25(5):218–26.
14. Ramalho de Oliveira D, Brummel AR, Miller DB. Medication therapy management: 10 years of experience in a large integrated healthcare system. J Manage Care Pharm. 2010;16(3):185–95.
15. Singhal PK, Raisch DW, Gupchup GV. The impact of in community and ambulatory care settings: evidence and recommendations for future research. Ann Pharmacother. 1999; 33(12):1336–55.
16. Cheng Y, Raisch DW, Borrego ME, Gupchup GV. Economic, clinical, and humanistic outcomes (ECHOs) of pharmaceutical care services for minority patients: a literature review. Res Social Adm Pharm. 2013;9(3):311–29.

17. Hill-Taylor B, Sketris I, Hayden J, O''Sullivan D, Christie R. Application of the STOPP/START criteria: a systematic review of the prevalence of potentially inappropriate prescribing in older adults, and evidence of clinical, humanistic and economic impact. J Clin Pharm Ther. 2013;38(5):360–72.

18. Ganguli A, Clewell J, Shillington AC. The impact of patient support programs on adherence, clinical, humanistic, and economic patient outcomes: a targeted systematic review. Patient Prefer Adherence. 2016;10:711–25.

19. Loh ZWR, Cheen MHH, Wee HL. Humanistic and economic outcomes of pharmacist-provided medication review in the community-dwelling elderly: a systematic review and meta-analysis. J Clin Pharm Ther. 2016;41(6):621–33.

20. Meid AD, Lampbert A, Burnett A, Seidling HM, Haefeli WE. The impact of pharmaceutical care interventions for medication underuse in older people: a systematic review and meta-analysis. Br J Clin Pharmacol. 2015;80(4):768–76.

第12章

药学监护实践的COS指标集研究

Anna Millar，Audrey Rankin，Mairead McGrattan，Maureen Spargo，Carmel M. Hughes

摘要

开发和实施**核心结局指标集**（core outcome set，COS，简称**核心指标集**）研究能有助于药学监护的研究产生高质量的证据，反过来又有助于改善患者的各种结局状况。核心指标集的概念相对较新，尚未完全建立一种基于证据开发及实施核心指标集的稳健方法。COMET手册（1.0版）中描述的流程代表了发表文献时公认的最佳实践。然而，在COS指标开发过程中做出的不同方法决策的影响，仍然存在一些不确定性。例如，如何选择最佳共识技术，或者如何排列各项结局指标的优先次序以纳入核心指标集。此外，还需要指导如何将核心指标集中明确规定的结局指标数量减少至可在随机对照试验（RCT）中实际测到和报告的数量。随着更多研究的开展，手册可能需要定期更新[4]。对于COS开发者来说，在COS开发研究中使用的方法，其关键信息应该是透明的。准确描述构建COS过程中做出关键决策的方法和原因以及了解这些决策的最终结局不仅会促进人们接受已开发的COS，而且将有助于指导COS开发方法的完善。

12.1 核心结局指标

临床试验中测量的结局指标对于确定药学监护干预的有效性是很有必要的。这些结局指标可用于临床试验结果的比较，并随后形成**系统综述**❶（systematic review）和**荟萃分析**❷（Meta-analysis）的基础[1]。然而，当检查类似干预措施的临床试验

---

❶ 译者注解：系统综述是指用减少发生偏倚的方法，发现、筛选、评价和总结那些针对某一具体临床问题的原始研究。

❷ 译者注解：荟萃分析是指将多个研究相同结局数据进行定量合并或概括估计的统计学技术。

使用不同的评估结局方法时，会出现很多困难。这一点在文献中已经强调过，其中一篇系统综述确定了涉及老年人用药评估的整个47项**随机对照试验**（randomized controlled trial，RCT）使用了327种不同的结局指标[2]。这使得不可能直接对干预措施进行比较，给政策制定者和参与资助干预决策的其他利益相关者带来了很多的困扰。

尽管RCT在实验设计方面具有优势，但在实施和报告阶段仍有可能出现偏倚。一项研究中可以带来多种类型的偏倚，称为**选择性报告偏倚❶**（selective reporting bias）[3]。与结局特别相关的一个选择性报告偏倚子集是指结局报告偏倚，尽管作者声明其他结果是在方法论或研究方案中测量的[3]，但当最终结果中只报告具有显著统计学意义的结局时，就会发生结局报告偏倚。这将对干预措施产生重要的影响，通过影响系统综述和荟萃分析的真实性，影响干预措施有效性的确定，从而阻碍选择医疗干预措施的循证方法[3]。

克服这些挑战的一种方法是要借助**"核心结局指标集"**（core outcome set，COS，简称核心指标集）的开发和实施。核心结局指标集是指在特定健康领域所有临床研究应当报告的最小指标集合[1]。虽然有些指标并没有计划成为最佳的测量指标，但应在此类临床试验中报告，形成一份最小结局指标集的标准列表，这将反过来有助于各项研究之间进行比较并最终减少偏倚。

核心指标集的开发已经得到了**"有效性试验核心结局测量指标"**（core outcome measure in effectiveness trial，COMET）行动倡议的认可背书。本章将介绍COMET行动倡议，详细介绍用于开发核心指标集的方法，并描述支持核心指标集开发的其他COS指标研究计划。在本章的最后，还将介绍最近在药学监护领域制定核心指标集的案例研究。

12.2　COMET行动倡议

COMET行动倡议为核心指标集开发者提供资源、建立网络交流和给予培训支持。COMET行动倡议的具体目标是提高对临床试验中结局指标选择当前存在问题的认识，鼓励循证核心指标集开发和学习，促进**患者和公众参与**（patient and public involvement，PPI），并防止COS开发研究的重复投入[4]。为了促进达成这些目标，COMET行动倡议为COS开发者提供了一系列应用资源。例如向患者和公众描述核心指标集开发过程的简明文摘、核心指标集的实施指南以及COS样本的开发方案。

COMET行动倡议对所有正在研究和已发布的核心指标集研究成果进行了网上的

---

❶ 译者注解：选择性报告偏倚是指作者按照结果效应大小、方向或统计学显著性而有选择地报告研究结果的倾向。

数据库维护（可从www.comet-initiative.org获得），以分享优秀实践的案例、避免重复工作。2011年8月启动了数据库检索功能，数据库收纳了897份已规划完成的、还在研究的和已完成的核心指标集开发的参考研究资料（截至2017年7月）。最近增加的研究报告文献包括为妊娠期妇女进行免疫调节研究开发的核心指标集和一项调研儿童股骨头缺血性坏死疾病的有效性试验。对即将研究核心指标集的开发者可以使用数据库来确定在特定临床领域是否已经开展了相关的研究工作。同样，对于正计划研究干预影响试验的研究者可以搜索数据库中是否有现成的核心指标集可用于临床领域的研究。一些资助团体机构，如英国国家卫生研究所（NIHR），目前建议研究者在准备申请资助时，应使用COMET数据库来确认是否已经开展相关的核心指标集研究。

COMET手册内容包含开发、实施、评估和更新核心指标集的信息和指南[4]。第一版的手册于2017年6月出版。

12.3 方法论

COMET手册[4]详细介绍了开发核心指标集的推荐流程，其步骤如图12.1所示。核心指标集开发方法的关键内容包括确定核心指标集的适用范围、确认现有的知识储备、涉及的核心利益相关者以及在最终核心指标集中即将选定的结局指标达成的共识意见。

12.3.1 确定核心指标集的适用范围

COS的适用范围是核心指标集将要应用到的具体研究领域。就特异性而言，COS指标的适用范围应与相关研究领域的相对"规模"一起考虑。因此，应根据目标人群、适用环境和COS指标涉及的相关干预研究来描述适用范围（图12.2）。

如12.1节所述，有很多已知的挑战，比如结局测量的不均匀性以及在特定领域各种试验得到结局的报告，都需要解释开发相关核心指标集的必要性。一旦确定了开发COS的需求并提出其适用范围后，确认这些研究是否已经开始或者目前正在开发同类或类似适用范围的核心指标集是至关重要的。

COMET行动倡议的在线查询数据库（见12.2节）可用于在即将开展新的COS研究之前，确认现有或正在进行研究的COS情况。

因此，COS指标开发者应该尽早与COMET联系，注册他们正在开发的COS项目。COMET也会鼓励研究者通过COMET数据库条目或在开放存取期刊上发表文章，来开发和公布研究方案。

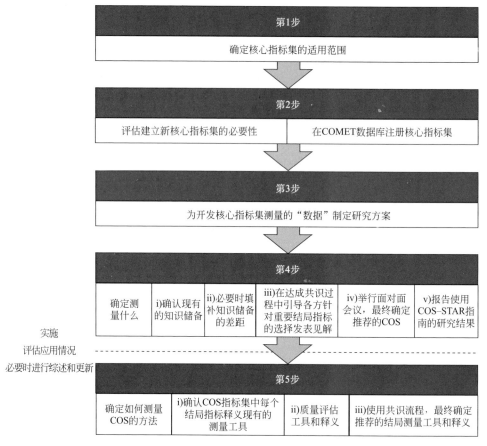

图12.1　COS指标集的开发流程

人群

可以开发COS指标，应考虑到各年龄段的患者，如65岁以上的患者、2型糖尿病患者或多重用药的患者

医疗场所

COS可能与所有医疗场所有关，也可能与专门医疗场所，如基层医疗、医院、疗养院或社区药房有关

干预手段

无论干预的性质怎样，开发COS指标可用于具有相同目标的有效性试验；或COS仅与具体干预的类型有关，例如药师的用药评估、行为改变技术或开具电子处方

图12.2　核心结局指标集适用范围的考虑因素

12.3.2　确认纳入COS的各种可能结局指标

对以前各种研究试验的评价，即系统综述（与拟定的应用范围相关），是确定考虑纳入COS指标结局清单的主要方法。如果需要，对那些不一定属于有效性试验的相关研究（如观察性研究和定性研究）的综述也有助于确认潜在的结局指标。

目前综述已发表文献并没有建议的时间段要求。因此，综述的方法应该要注重实效，且能得到COS的应用范围和一定数量的相关文献的引用。由于各种大型综述文章都使用大量的文献，因此可能使用的一种策略是分阶段进行文献评价，从最新发表的研究文献开始，直到实现"**结局饱和（outcome saturation）**"的状况，即没更多的结局指标可以确认[4]。

12.3.3　确认结局指标的分类

尽管在不同的研究中使用了一系列结局术语，但许多已确定的结局指标却可能被认为是彼此同等类似的。因此，这种"结局指标"可归为一类描述性术语。COS开发者也可以选择将相关的结局指标分组到结局指标"域"里，即可以用来分类成几种结局指标的构想。理想情况下，至少应由两名研究者单独对结局指标进行这样的分类。

12.3.4　利益相关者的参与

COS指标不仅需要包含研究者还需要包含利益相关者（包括患者和护理人员）认为重要的结局指标。其他主要利益相关者人群可能包括医务人员、监管机构和患者慈善机构或支持团体。利益相关者可能参与COS指标开发的一个或多个阶段，诸如可能要得到利益相关者的意见来确认开发初期的重要结局指标，从而填补因只使用已发表的研究文献来确定结局指标可能存在的认识差距。利益相关者也可以参与共识会议，以确定最终的COS指标（见下文）。关于决策利益相关者参与的程度、利益相关者的参与人群以及每个人群的数量和比例都将取决于COS指标的适用范围以及可行性的影响因素。理想情况下，COS开发者应努力邀请不同国家的利益相关者参与进来，以帮助确保COS指标的广泛采纳性和实用性[4]。

此外，鼓励"**公共研究伙伴（public research partner）**"参与COS开发研究的设计和监管工作，可能有助于了解特定患者人群，并促进设计出更合适患者的学习信息（例如，患者信息宣传传单）。例如，可以借助诊所、慈善组织、患者权益团体和护理支持团体确定和招募患者及看护者利益相关者[5]。

定性研究方法，如焦点访谈，可用于确定对患者和看护者重要的结局指标。由于患者和看护者都有机会用自己的语言解释其体验的重要内容，无需使用涉及"结局指标"和"核心结局指标集"的研究语言，因此，各种定性研究方法都是他们参与COS开发的可行方法[6]。

12.3.5　共识活动（consensus exercise）

在确定一份可能使用的结局指标长清单后，达成重要核心结局指标的共识是COS开发过程中最后的关键一步。虽然存在多种方法可以引导达成共识，但COS开发中最常用的技术是Delphi技术，它包括连续性轮次的问卷调查，通过问卷调查，参与者对所列结局指标的重要性（按分数表示）提出自己的匿名意见。

每轮问卷调研结束后，整理后的小组得分反馈给参与者。由于参与者之间不直接互动，个人在团队共识过程中的过度影响或主导意见的风险被降低。此外，COS研究通常使用"修正"Delphi技术而不是传统Delphi技术。在"传统"Delphi调研中，参与者将通过使用开放式文本问题在Delphi调研的第一轮中确定具有潜在重要性的结局指标。而在修正Delphi调研中，参与者会得到一份如前所述确认的结局指标长清单。然而，COMET建议在调研中应给予Delphi调研参与者机会提出文献中或利益相关者参与未确定的其他结局指标。

虽然没有对Delphi专家小组参与者的理想人数提出建议，但必须承认，患者、医务人员和研究者可能对他们认为最重要的结局指标有不同的看法[7]。因此，必须事先仔细考虑在Delphi专家小组内利益相关者人群的组成。

12.3.6　共识标准（criteria for consensus）

在COS开发研究中，通常要求Delphi调查参与者使用建议评估、开发与评价分级（GRADE）群组评分系统对列出的每个结局指标进行打分，其中1～3分表示"重要性有限"、4～6分表示"重要但非关键"和7～9分表示"关键"。关于是否将一个结局指标纳入核心指标集（COS），通常被界定为70%或更多的受访者对结局指标打分为7～9分，低于15%的受访者对结局指标打分为1～3。相反，对于一个结局指标不应纳入COS的共识通常被界定为70%或更多的打分为1～3分，低于15%的为7～9分[8]。而其他得分的结局指标通常被归类为"无共识"之中，因此，这类结局指标不被纳入COS。

12.3.7　面对面会议

COMET建议，在Delphi调研之后，COS开发者与利益相关者举行面对面会议，目的是通过讨论Delphi调研的结果和投票情况（如有必要），将选出的结局指标纳入COS，达成最终的共识。这类的会议可能涉及包括患者在内的不同利益相关群组，或者也可以单独召开医务人员和患者的会议。也必须考虑每个利益相关者群组的人数和比例。面对面会议需要考虑的其他问题以及COS开发总体方法的其他内容，在COMET手册中有更详细的讨论。

12.4　其他COS行动倡议

以上章节描述了COMET行动倡议，并概述了最新出版的COMET手册（1.0

版）中陈述的推荐方法[4]。这本手册推荐了两项附加的行动倡议给COS开发者，即《核心结局指标集报告指南（COS-STAR）》和《基于共识标准选择健康测量工具》（COSMIN），以指导他们报告COS研究状况和选择结局指标的测量工具。

12.4.1 COS-STAR

即使在COS的开发过程中遵循了稳健的方法（如上所述），不一致的报告质量也可能导致相关COS的执行不力。2012年，COMET行动倡议首次强调了在COS开发过程中介绍使用的方法必须清晰和透明[1]。事实上，最近一项涉及COS开发者的定性研究得出结论，报告指南对未来的COS开发者是有帮助的[9]。为了促进COS开发者提高已发布COS的质量，已制定了《核心结局指标集报告指南（COS-STAR）》[10]。此外，在COMET手册（1.0版）中规定的COS四步开发过程中，最后一步建议COS开发者使用COS-STAR报告他们的工作（图12.1）[4]。COS-STAR声明是由包括COS开发者和潜在COS用户在内的一个国际小组编写的，涵盖了一份18项检查表，强调了在所有COS研究中，应报告COS开发的重要方法学内容（如适用范围、参与者和结局指标评分），但没有涉及基本方法或参与者的限制[4]。此外，该检查表还附有一份解释和详细说明文件，概述了每个检查项目的需求，以及在发表研究时每个项目正确报告的示例[4]。然而，重要的是，要注意COS-STAR检查表的使用并不代表方法学质量，也不应该被作为质量评估工具[9]。COS开发者应努力遵循COMET行动倡议中制定的方法指南，并在报告其研究工作时参考所有相关的检查表项目。

12.4.2 COSMIN

COMET行动倡议提出的方法旨在确定应该测量什么指标，而不是应该如何测量。为了解决这一问题，COMET和COSMIN联合发起了一项行动倡议，制定了一份指南，指导如何为结局指标纳入COS中选择结局测量工具[11]。此外，在COMET手册中规定的4步COS开发过程中，增加第5步建议——COS开发者确定如何测量COS，包括确认现有的测量工具和质量评估（图12.1）[4]。检查表的重点是评估患者自报健康相关结局指标（HR-PRO）的测量性能和方法质量。然而，评价测量性能可能会关注到其他非患者自报结局的测量工具，目前这些工具正在建立一份清单（检查表）。4步流程包括：① 概念的思考[即考虑的要点包括测量的结构（即结局或测量域）和目标人群（如年龄、性别、疾病特征）]；② 寻找现有的结局指标测量工具；③ 结局指标测量工具的质量评估；④ 选择COS的结局指标测量工具的通用推荐意见。COSMIN网站还包含一个结局指标测量工具的系统综述数据库，测量工具应在步骤②中进行审查，确定当前可以使用的工具，以测量COS中的每个结局指标。

步骤③使用COSMIN清单（检查表），评价结局指标测量工具的质量，根据使用的统计方法和基于COSMIN分类法的方法特征[例如，内部一致性、可靠性❶（reliability）、测量偏倚、内容效度❷（content validity）[包括表面效度❸（face validity）]、结构效度❹（construct validity）（包括结构效度、假设检验和跨文化效度）、标准效度、反应度和可解释性]，针对某些质量标准进行评估，并以4分制进行评分（1 差；2 公平；3 好；4 优秀）。最终为COS中的每个结局指标选择一个最佳的测量工具。

12.5 药学监护中已开发/正在开发的COS：案例研究

12.5.1 养老院处方优化有效性试验COS的开发

这项COS的开发是"药师在养老院独立开具处方的研究"（Care Homes Independent Prescribing❺ Pharmacist Study，CHIPPS）的一部分。这项研究既对该研究领域已发表文献进行综述，又对全科医师、药师、养老院工作人员、住院老人和亲属等利益相关者进行焦点组访谈，最终确定了一份结局指标的长清单。在进行两轮线上Delphi调研之前，先对结局指标进行了评估和完善，然后通过一个Delphi专家小组的网站链接分发问卷，Delphi专家小组是一支多学科团队，包括药师、医生以及患者和公众参与（PPI）的代表。在两轮Delphi调研后，13个结局指标[分为7个主要领域：用药适宜性、药品不良事件、处方差错、跌倒、生活质量、全因死亡和入院（及相关费用）]符合纳入最终COS的标准[12]。

12.5.2 老年人用药评估COS的开发

这项是一项正在进行的研究，其目的是为老年人用药评估开发一组COS指标。目前已经做了系统综述，确认了随机对照试验和前瞻性研究中使用的结局指标，确定了所有发表的47个随机对照试验的327个不同结局指标以及32个治疗方案的248个结局指标。这一系统综述所确认的大量结局指标证实了这一研究领域开发COS指标的必要性。进一步开发COS的研究工作还需要采访一些65岁以上服用5种或更多

---

❶ 译者注解：可靠性，统计学术语，指测量工具可以区分受试者、患者或参与者某一方面潜在特征的能力。

❷ 译者注解：内容效度，所采用的测量工具在测试内容上能代表特定社会建构的所有方面。

❸ 译者注解：表面效度，一个测评量表符合测评目的的程度。

❹ 译者注解：结构效度，在测评理论里，结构指理论上我们希望的测量域。如果结构有效，对它的理解将决定一个测评工具的预期表现。因此，结构效度包含了对所评价的测量工具和其他工具的结果比较，以及它们之间应该具有的逻辑关联。

❺ 译者注解：独立开具处方（independent prescribing）[也称为"处方授权（prescriptive authority）"]是高级执业注册护士（APRN）、药师能够不受限制，开具处方药和限制性药品，医疗器械，辅助健康/医疗服务，耐用医疗物品以及其他设备和用品。

药物的患者以及他们的看护者。最后阶段将通过三轮Delphi问卷调研将结局指标缩减成最终的COS，这些调研问卷是发放到4个欧洲国家（比利时、爱尔兰、荷兰和瑞士）的患者、看护者、医务人员和研究者手里[12]。

12.5.3　用于改善老年人在基层医疗的多重用药适宜性干预研究COS的开发

本研究的目的是开发一组COS指标，可用于研究老年人在基层医疗的多重用药有效性的干预试验。第1阶段包括3个步骤：① 通过更新对干预措施的Cochrane系统综述来确定先前研究使用的结局指标，以改善老年人多重用药适宜性；② 通过先前收集的定性数据来确定结局指标；③ 由项目指导小组对步骤①和步骤②的结局指标进行初步筛选。第2阶段涉及与主要利益相关者进行Delphi调研，对那些应该纳入COS的结局指标达成共识。共识调研包括主要利益相关者（由160个利益相关者组成的国际小组，其中120名专家和由40名老年人组成的公众参与者组进行3轮在线Delphi问卷调查）。由Cochrane综述确定的29个结局指标和现有的定性数据均纳入Delphi问卷调研。经过3轮问卷调查，最终确定的COS包括16个结局指标，涉及6个主要主题。7个排名最高的结局指标是"严重药物不良反应""用药适宜性""跌倒""药物治疗方案复杂性""生活质量""死亡"和"药物副作用"。

12.5.4　基层医疗中对痴呆症患者进行用药管理干预应用COS的开发

本研究的目的是为基层医疗中痴呆患者进行用药管理干预研究开发一组COS。本项目的第1阶段是对相关文献进行系统综述，以确定在这一领域随机对照试验中目前使用的结局指标。第2阶段是对痴呆症患者、他们的看护者、全科医生和社区药师进行半结构化访谈，以确定他们认为重要的结局指标。最后一个阶段是将系统综述和半结构化访谈确定的结局指标，再通过3轮Delphi问卷调查，缩减成最终的COS。问卷是分发给一些国家的医务人员和研究者回答。在提交的33个结局指标中，最后达成共识21个结局指标纳入COS。

12.5.5　支气管炎长期治疗管理研究试验COS的开发

一项为支气管炎长期治疗管理干预的试验而开发COS的研究已经完成。该研究利用选择结局指标的现有研究编制了一份结局指标清单，供Delphi调研小组参考。Cochrane系统综述列出了其他研究者在调查支气管炎干预措施时认定的一份重要结局指标清单。然后再与参与患者支气管炎治疗管理的利益相关者（患者、医务人员和学者）研讨后（作为还在研究的一部分，以制定对该疾病依从性的干预措施），要求专家组成员提出建议并讨论他们认为可作为评价干预措施时监测的结局指标。

对这些研究评价后，确定了20个结局指标，用于Delphi小组的共识研讨。Delphi小组共招募了来自22个欧洲国家的86名参与者。这次成功的招募工作主要归功于欧洲肺病基金会协调合作的欧洲支气管炎医疗网和支气管炎患者顾问组给予的帮助。

　　Delphi小组根据GRADE标准连续进行3轮在线问卷调查对结局的重要性从1至9分进行评分（见12.3.6节）。在第1轮调查问卷中，要求参与者在随后的调查问卷中提出自己认可的结局指标。70% Delphi小组评定为"关键"（以及<15%的"有限重要性"结果）的结局指标被添加到COS指标集。82名参与者回答了第1轮问卷（42名医生、8名护士、10名理疗师和22名患者；回答率为95%）。每个问卷的回答脱落率为5%。第1轮问卷对20个结局指标进行评分，第2轮为32个结局指标，第3轮为17个结局指标。18个结局超过了预先确定的共识阈值，并被纳入COS指标集。

参考文献

1. Williamson PR, Altman DG, Blazeby JM, Clarke M, Devane D, Gargon E, et al. Developing core outcome sets for clinical trials: issues to consider. Trials. 2012;13(1):132.
2. Beuscart JB, Pont LG, Thevelin S, Boland B, Dalleur O, Rutjes A, et al. A systematic review of the outcomes reported in trials of medication review in older patients: the need for a core outcome set. Br J Clin Pharmacol. 2017;83:942–52.
3. Dwan K, Altman DG, Arnaiz JA, Bloom J, Chan AW, Cronin E, et al. Systematic review of the empirical evidence of study publication bias and outcome reporting bias. PLoS ONE. 2008;3(8):e3081.
4. Williamson PR, Altman DG, Bagley H, Barnes KL, Blazeby JM, Brookes ST, et al. The COMET Handbook: version 1.0. Trials. 2017;18(3):280.
5. Young B, Bagley H. Including patients in core outcome set development: issues to consider based on three workshops with around 100 international delegates. Res Involvement Engagem. 2016;2(1):25.
6. Jones JE, Jones LL, Keeley TJ, Calvert MJ, Mathers J. A review of patient and carer participation and the use of qualitative research in the development of core outcome sets. PLoS ONE. 2017;12(3):e0172937.
7. Keeley T, Williamson P, Callery P, Jones LL, Mathers J, Jones J, et al. The use of qualitative methods to inform Delphi surveys in core outcome set development. Trials. 2016;17(1):230.
8. Sinha IP, Smyth RL, Williamson PR. Using the Delphi technique to determine which outcomes to measure in clinical trials: recommendations for the future based on a systematic review of existing studies. PLoS Med. 2011;8(1):e1000393.
9. Gargon E, Williamson PR, Young B. Improving core outcome set development: qualitative interviews with developers provided pointers to inform guidance. J Clin Epidemiol. 2017;86:140–52.
10. Kirkham JJ, Gorst S, Altman DG, Blazeby JM, Clarke M, Devane D, et al. Core outcome set–STAndards for reporting: the COS-STAR statement. PLoS Med. 2016;13(10):e1002148.
11. Mokkink LB, Terwee CB, Patrick DL, Alonso J, Stratford PW, Knol DL, et al. The COSMIN checklist for assessing the methodological quality of studies on measurement properties of health status measurement instruments: an international Delphi study. Qual Life Res. 2010; 19(4):539–49.
12. Millar AN, Daffu-O'Reilly A, Hughes CM, Alldred DP, Barton G, Bond CM, et al. Development of a core outcome set for effectiveness trials aimed at optimising prescribing in older adults in care homes. Trials. 2017;18(1):175.

第3部分

世界各地开展药学监护的状况

J. W. Foppe van Mil

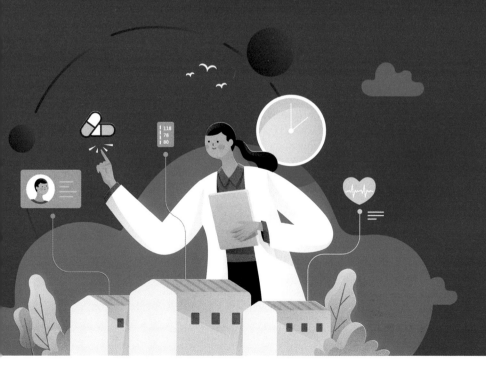

导言 -

尽管药学监护这个术语已经存在许多年，但在世界各地仍处于发展状态。许多国家已经叙述了很多他们取得的成就以及提供的服务。本书主编 Aldo Alvarez-Risco 和 Filipa Alves da Costa 合编的国际文献也反映了这一点。

这部分中，我们将进一步详述世界各地提供监护服务的各种类型和开展程度。为了更好地供学者参考和学习，了解各国的发展现状是很有帮助的。

关于药学监护的开展现状，文献为我们提供了世界许多国家的资料，如北美（加拿大[1]和美国[2]）、欧洲[3~6]（奥地利[7]、保加利亚[8]、丹麦[9]、爱沙尼亚[10]、芬兰[11]、法国[12]、德国[13]、希腊[14]、立陶宛[15]、荷兰[16]、波兰[17]、葡萄牙[18]、西班牙[19]、瑞典[20]、瑞士[21]、乌克兰[22]）、大洋洲（澳大利亚[23]、新西兰[24]）、亚洲（中国[25]、印度[26]、伊朗[27]、日本[28]、约旦[29]、科威特[30]、新加坡[31]、韩国[32]）、非洲（尼日利亚[34]、南非[35]）和拉丁美洲（阿根廷[36]、巴西[37]、哥伦比亚[38]、古巴[39]、秘鲁[40]、乌拉圭[41]）。但是，正如我们在文献中看到的那样，在提及的国家中大多数的开展还不健全，甚至还有一些国家，对药学监护的开展没有取得共鸣。请注意，这份列表于2018年起草，因此可能还有新的文献报道。

参考文献

1. Jones EJ, Mackinnon NJ, Tsuyuki RT. Pharmaceutical care in community pharmacies: practice and research in Canada. Ann Pharmacother. 2005;39(9):1527–33.
2. Christensen DB, Farris KB. Pharmaceutical care in community pharmacies: practice and research in the US. Ann Pharmacother. 2006;40(7–8):1400–6.
3. van Mil, JWF, Schulz, M. A review of pharmaceutical care in community pharmacy in Europe. Harvard Health Policy Rev. 2006;7(1):155–68.
4. Martins S, van Mil JWF, Costa FA. The organizational framework of community pharmacies in Europe. Int J Clin Pharm. 2015;37(5):896–905.
5. Hughes CM, Hawwa AF, Scullin C, Anderson C, Bernsten CB, Bjornsdóttir I, Cordina MA, Costa FA et al. Provision of pharmaceutical care by community pharmacists: a comparison across Europe. Pharm World Sci. 2010 Aug;32(4):472–87.
6. Costa F, Scullin C, Al-Taani G et al. Provision of pharmaceutical care by community pharmacists across Europe: is it developing and spreading?. J Eval Clin Pract. 2017 Aug 1; https://doi.org/10.1111/jep.12783
7. Morak S, Vogler S, Walser S, Kijlstra N. Understanding the pharmaceutical care concept and applying it in practice. ÖBIG report 2010. Austrian Federal Ministry of Health. Vienna.
8. Petkova V, Dimitrova ZL, Radivoeva M. Implementation of pharmaceutical care knowledge in Bulgarian community pharmacies. Phar Edu. 2006;6:107–10.
9. Herborg H, Sørensen EW, Frøkjaer B. Pharmaceutical care in community pharmacies: practice and research in Denmark. Ann Pharmacother. 2007;41(4):681–9.
10. Volmer D, Vendla K, Vetka A, Bell JS, Hamilton D. Pharmaceutical care in community pharmacies: practice and research in Estonia. Ann Pharmacother. 2008;42(7):1104–11.
11. Bell JS, Väänänen M, Ovaskainen H, Närhi U, Airaksinen MS. Providing patient care in community pharmacies: practice and research in Finland. Ann Pharmacother. 2007;41 (6):1039–46.

12. Perraudin C, Brion F, Bourdon O, Pelletier-Fleury N. The future of pharmaceutical care in France: a survey of final-year pharmacy students' opinions. BMC Clin Pharm. 2011;11:6.

13. Eickhoff C, Schulz M. Pharmaceutical care in community pharmacies: practice and research in Germany. Ann Pharmacother. 200; 40(4):729–35.

14. Kyriopoulos I, Petropoulou A, Naoum V, Oikonomou N, Athanasakis K, Kyriopoulos J. Cost-sharing in healthcare: an approach for pharmaceutical care in Greece. Value in Health. 2016;19(7):A458.

15. Skyrius V, Radziūnas R, Barsteigiene Z, Baranauskas A, Grincevicius J. Analysis of possibilities of pharmaceutical care elements implementation in Lithuanian community pharmacies. Medicina (Kaunas). 2003;39(Suppl 2):143–7.

16. van Mil JW. Pharmaceutical care in community pharmacy: practice and research in The Netherlands. Ann Pharmacother. 2005;39(10):1720–5.

17. Waszyk-Nowaczyk M, Nowaczyk P, Simon M. Physicians' and patients' valuation of pharmaceutical care implementation in Poznan (Poland) community pharmacies. Saudi Pharm J. 2014;22(6):537–44.

18. Costa S, Santos C, Silveira J. Community pharmacy services in Portugal. Ann Pharmacother. 2006;40(12):2228–34.

19. Gastelurrutia MA, Benrimoj SI, Castrillon CC, de Amezua MJ, Fernandez-Llimos F, Faus MJ. Facilitators for practice change in Spanish community pharmacy. Pharm World Sci. 2009;31(1):32–9.

20. Westerlund LT, Björk HT. Pharmaceutical care in community pharmacies: practice and research in Sweden. Ann Pharmacother. 2006;40(6):1162–9.

21. Guignard E, Bugnon O. Pharmaceutical care in community pharmacies: practice and research in Switzerland. Ann Pharmacother. 2006;40(3):512–7.

22. Boyko A, Parnovskiy B. Using modern information technology for medical and pharmaceutical care of patients with diabetes mellitus in Ukraine. Value in Health, 2014;17(7): A361.

23. Benrimoj SI, Roberts AS. Providing patient care in community pharmacies in Australia. Ann Pharmacother. 2005;39(11):1911–7.

24. Dunlop JA, Shaw JP. Community pharmacists' perspectives on pharmaceutical care implementation in New Zealand. Pharm World Sci. 2002;24(6):224–30.

25. Xie XH, Cao M, Wang XC. Analysis on literature of pharmaceutical care in China. Chin Pharm J. 2012;47(20):1676–79.

26. Basak SC, van Mil JW, Sathyanarayana D. The changing roles of pharmacists in community pharmacies: perception of reality in India. Pharm World Sci. 2009;31(6):612–8.

27. Mehralian G, Rangchian M, Javadi A, Peiravian F. Investigation on barriers to Pharmaceutical care in community pharmacies: a structural equation model. Int J Clin Pharm. 2014;36 (5):1087–94.

28. Yamamura S, Yamamoto N, Oide S, Kitazawa S. Current state of community pharmacy in Japan: practice, research, and future opportunities or challenges. Ann Pharmacother. 2006;40 (11):2008–14.

29. Aburuz S, Al-Ghazawi M, Snyder A. Pharmaceutical care in a community-based practice setting in Jordan: where are we now with our attitudes and perceived barriers? Int J Pharm Pract. 2012;20(2):71–9.

30. Awad A, Al-Ebrahim S, Abahussain E. Pharmaceutical care services in hospitals of Kuwait. J Pharm Pharm Sci. 2006;9(2):149–57.

31. Li SC, Chan SY, How PPC. PWP6: a preliminary study of provision of pharmaceutical care in community pharmacy in Singapore: cost analysis & patient willingness to pay. Value in Health, 2000;3(2):116–17.

32. Kang J, Rhew K, Oh JM, Han N, Lee IH, Je NK et al. Satisfaction and expressed needs of pharmaceutical care services and challenges recognized by patients in South Korea. Patient Prefer Adherence. 2017;11:1381–88.

33. Alvarez-Risco A, Lu YF, Del-Aguila-Arcentales S, Yu PW. Barriers to pharmaceutical care practice in pharmacies in Taiwan [Barreras para la provisión de Atención Farmacéutica en farmacias de Tainan, Taiwán]. Pharm Care Esp. 2017;19(2):58–68.
34. Oparah AC, Eferakeya AE. Attitudes of Nigerian pharmacists towards pharmaceutical care. Pharm World Sci. 2005;27(3):208–14.
35. Cassim L, Dludlu D. Impact of a performance management system in a South African retail pharmacy on the provision of pharmaceutical care to patients. SA Pharm J, 2012;79(4):51–8.
36. Uema SA, Vega EM, Armando PD, Fontana D. Barriers to pharmaceutical care in Argentina. Pharm World Sci. 2008;30(3):211–5.
37. de Castro MS, Correr CJ. Pharmaceutical care in community pharmacies: practice and research in Brazil. Ann Pharmacother. 2007;41(9):1486–93.
38. Salazar-Ospina A, Carrascal V, Benjumea D, Amariles P. Clinical pharmacy, pharmaceutical care: concepts, philosophy, professional practice and its application to the colombian context [Farmacia Clínica, Atención Farmacéutica: Conceptos, Filosofía, Práctica Profesional y Su Aplicación En el Contexto Colombiano]. Vitae. 2012;19(1):109–29.
39. Reyes Hernández I, Bermúdez Camps IB, Castro Pastrana LI, Brice MA, Morán JM. Caracterización de la práctica de la atención farmacéutica en instituciones hospitalarias de Santiago de Cuba. Rev Cubana de Farmacia 2013;47(2):225–38.
40. Alvarez-Risco A, van Mil JW. Pharmaceutical care in community pharmacies: practice and research in Peru. Ann Pharmacother. 2007;41(12):2032–7.
41. Vázquez et al. Experiencia Uruguaya en Atención Farmacéutica activa en la comunidad. Rev Cubana de Farmacia, 2014;48(1):63–72.

第13章

北美洲开展药学监护的状况

Lawrence Brown，Enrique Seoane-Vazquez

摘要

在美国和加拿大药师提供的药学监护是由各州/省政府一级监管的，因此两个国家全国范围内药房的业务是不同的。患者到社区药房调剂处方时，通常药师要为他们提供用药指导和用药评估服务。目前社区药房提供药学监护服务是一种发展趋势，药师融入医疗团队并实施医疗合作协议，在患者监护中扩展了药师的临床作用。本章分为两节，一节叙述美国情况，另一节叙述加拿大情况。

13.1 美国

13.1.1 美国的社区药师

2015年，美国共有65280家社区药房[1]，平均每4915人拥有一家药房。社区药房调剂了40.65亿张处方，平均每位居民12.6张，同年药品总费用为3792.47亿美元[2]。在社区药房调剂的药品支出占美国医疗总支出的10%以上[3]。其中联邦老人医疗保险（Medicare）和医疗援助保险（Medicaid）以及其他联邦和州政府项目在内的公共项目费用占了美国药品费用支出的50%以上。

2015年，社区药房调配了美国总处方量的83.3%，占处方药总开支的68%，而邮寄业务药房调配的处方量占了16.7%，占处方药总支出的31.9%。连锁药店占总门店数的41.2%，调配的处方量占总处方量的62.7%，处方药开支占社区药房总开支的71.6%；而单体药房占总门店数的36.1%，调配的处方量占总处方量的22.9%，其开支占社区药房处方药总开支的14.9%；进驻大型商超店的药房占总门店数的9.8%，调配的处方量占了14.4%，占总处方药开支的13.4%[4]。

截至2016年5月，美国境内共有305510名药师；其中184550名（占60.4%）在社区药房工作，71390名（占23.4%）在普通和外科医院工作，3870名（1.3%）在电商和邮寄业务药房工作，8810名（占2.9%）在医生诊室和社区护理中心工作，36890名（占12.1%）在其他执业领域工作[5]。

　　药师必须持有药学学士学位，2000年后必须持有美国药学教育认证委员会（Accreditation Council for Pharmacy Education，ACPE）认证的药学博士学位（Doctorate of Pharmacy，PharmD），ACPE认证机构是美国教育部认可的一个国家机构，负责药学专业学位课程的认证和药学继续教育机构的认证[6]。PharmD项目通常需要2～4年的药学预科学习和4年的药学专业学习。快速课程的学习是通过每年3个学期而不是仅仅两个学期，将药学专业的持续学习时间缩短到3年。PharmD学习的最后一年是学生在不同药房和临床环境中进行实习轮转。

　　药师想获得某一州政府发放的执照，还必须通过美国国家药房理事会协会（National Association of Boards of Pharmacy，NABP）（包括美国50个州、哥伦比亚特区、关岛、波多黎各、维尔京群岛、澳大利亚、巴哈马、加拿大10个省以及新西兰等国和地区的药房理事会）组织举办的北美药师执照考试（North American Pharmacist Licensure Examination，NAPLEX）[7]，以及各州立药房理事会组织的州立执业规范（state's practice standards）与法规考试（legislation examination）。药师可以持有多个州立发放的许可执照，并且可以在条件许可下，将其许可执照转州使用，但他们必须始终携带最初获得的州立许可执照。药师每年还必须完成几个小时的继续教育学习，以保持其专业的胜任能力，并满足州立药房理事会规定为维持药师执照资质的要求[8]。

13.1.2　美国药学监护的相关法规

　　药师的职业角色是受到联邦政府和州政府的监管。联邦政府负责药品和生物制品的批准、监管和州际贸易事项，执行有关限制性药品的联邦法规并管理药师实施联邦医疗计划（如老年人医疗保险和医疗援助保险）工作的执业行为。1990年发布了《综合预算协调法》（Omnibus Budget Reconciliation Act of 1990，OBRA-90）和2003年发布《医疗保险现代化法案》（Medicare Prescription Drug，Improvement，and Modernization Act，MMA），这两部美国联邦法规扩大了药师的职业角色。

　　OBRA-90法案要求各州处方药分销点（社区药房）的药师调配Medicaid患者的门诊处方之前，应该进行处方前置审核，并强制要求各州针对Medicaid患者的咨询建立社区药房药师的用药指导规范。OBRA-90体现出联邦政府认可了药师在患者监护中发挥的作用，并且扩大了药房的业务范围。

　　OBRA-90法案建立的处方前置审核制度必须包括筛查因重复用药（therapeutic duplication）、药物-疾病禁忌证、药物-药物相互作用（包括与非处方药的严重相互作用）、不正确的药物剂量或不正确的用药疗程、药物过敏反应以及临床滥用/误用等引起的潜在药物治疗问题[9]。根据OBRA-90对药师提供用药指导的要求，药师必须与提交处方的每位Medicaid患者或看护者进行以下内容的讨论：药物的名称和描述；药物治疗路径、药物剂型、给药剂量、给药途径和治疗持续时间；给药制剂以及患者服药和使用的特别指导与注意事项；可能遇到的常见副作用、不良反应或相互作用以及治疗禁忌证，包括应避免的事项和发生不良反应时需要采取的措施；自我监测药物治疗的技术；适当的药品储存条件；再次调配处方的信息；以及漏服剂量时采取的措施。OBRA-90还提示，当患者或看护者拒绝时，并不要求药师必须提供指导服务。

OBRA-90还强制要求各州确保药师花一定的精力，记录患者的基本信息、疾病信息、过敏史、出现的药物不良反应、完整的服药及相关器械的清单以及药师给患者药物治疗提出的相关意见。

《医疗保险现代化法案》（MMA）为Medicare患者建立了一份自愿性参保的处方药福利保险，即所谓的联邦老人医疗保险（Medicare）D计划项目，于2006年1月生效。在美国联邦医疗保险和医疗援助服务中心（CMS）的监管下，联邦老人医疗保险D计划项目是由私营商业保险药物福利计划管理的。MMA要求药品福利计划，必须配套提供一份具有成本效益的用药管理计划和一份**药物治疗管理**（medication therapy management，MTM）服务项目。

根据CMS的说明，MTM是一种以患者为中心的全面服务方式，旨在邀请患者和处方医生共同参与，促进开展协作式的医疗服务，提供全面的患者用药评估和药物治疗监测服务。MTM计划项目旨在通过改善患者用药状况，确保患者达到最佳治疗结局并降低患者不良事件的风险。MTM计划项目要求必须建立持有执照的执业药师和医师之间的合作关系，由药师或其他具备资质的医务人员提供服务并协调慢病治疗管理计划。商业保险提供的药品福利计划必须说明实施MTM项目所需的资源和时间，并确定支付药师或其他医务人员服务的费用。

MTM项目计划要求为符合以下标准的患者提供MTM服务：①患有3种或更多的慢性疾病；②服用8种或更多的药物；③患者花费Medicare D计划的年度费用可能不小于药品规定的报销门槛（2017年为3919美元）。Medicare的患者有可能会拒绝参加MTM项目。

MTM项目要求对符合标准的患者每年进行一次年度**整体性（或全面性）药物治疗评估**（comprehensive medication review，CMR）以及每季度至少一次**目标性药物治疗评估**（targeted medication review，TMR）和必要时**随访干预**（follow-up intervention）。CMR是一个系统的流程，从收集患者的具体信息、评估药物治疗，到确认药物相关问题、按轻重缓急、孰先孰后原则，制定药物相关问题的优先解决清单（prioritized list），再到与患者、看护者或处方医生一起制订解决这些问题的治疗计划。CMR必须是一种由药师或具有资质的其他医务人员进行面对面互动或远程实时的全面性用药评估，对患者进行用药指导［包括处方、非处方药（OTC）、草药治疗和膳食补充剂］，并且提供一份评估结果的摘要和一份建议的用药行动计划[10]。

各州政府在联邦政府规定的框架内负责监管药房、药师、药房技术人员和药房业务。每个州政府的药房理事会负责本州药房执业药师的继续教育、许可执照发放、法规管理和执行的工作。因此，药房业务和药师在患者监护中的角色界定各州有所不同。

在美国，社区药房的所有权和开店位置不受管制。但是要求每家药房必须拥有一名责任药师（pharmacist-in-charge），并且药房营业时间内必须配有持照执业的药师在岗服务。

所有州都强制要求药师在为患者或看护者调配处方时必须进行**用药评估**（drug utilization review）并提供**用药指导**（counseling）服务，以改善患者的用药并使患者治疗结局利益最大化；然而，各州对药师的用药指导语言和要求不同。但一般来说，用药指导是向患者介绍用药的目的；指导患者服药；教会患者在服药过程中出现不良反应或者发现潜在的相互作用与治疗禁忌证时，如何确认这些问题并如何继续服药；教会患者自我监测药物治疗的技术、正确储存药品的方法、提供续方调配的信息以及教会患者漏服剂量时如何合理用药。

目前已有12个州（科罗拉多州、爱达荷州、印第安纳州、爱荷华州、内布拉斯加州、新泽西州、北卡罗来纳州、北达科他州、田纳西州、得克萨斯州、犹他州、佛蒙特州）将药学监护理念作为药师角色监管的一部分。各州采纳美国药师协会（American Pharmacist Association）提出的"以患者为中心，以结局为导向的药学实践"的药学监护理念，要求药师与患者和其他医务人员合作，促进健康，预防疾病，并且对患者的用药进行评估、监测、调整用药或启动新治疗方案，以确保患者的药物治疗方案安全和有效[11]。

爱达荷州、伊利诺伊州、新罕布什尔州、俄勒冈州、西弗吉尼亚州和怀俄明州都将MTM纳入监管范围。总的来说，各州均使用2004年7月27日由各药房机构和协会批准的MTM定义，将MTM视为"一项独特的或一组优化个体患者治疗效果的服务"，其中包括了"执业药师或具备资格的其他医务人员在其执业范围内实施一系列专业活动并承担相应的责任"[12]。各州描述的MTM服务范围与Medicare D计划对MTM要求的服务类似。

截至2017年10月1日，除亚拉巴马州外的美国各州均实施了**医疗合作协议**（collaborative practice agreement，CPA）。CPA是药师和处方医师之间正式合作的执业关系，这种合作关系明确规定了医生授权药师一些职能或者在某些情况下授权护士或其他医务人员行使相应职能[13]。CPA授权的功能各州不同，通常包括授权药师启动、调整和中止患者的药物治疗以及授权开具化验医嘱和解释化验结果。

13.1.3　美国的药师属于医务人员

在美国，提供患者监护服务一直是药师的一个重要作用。临床药学是在20世纪60年代的医院药房演变发展起来的[14~18]，后来扩展到药学门诊[19~21]。社区药师的传统角色包括处方调配及向医生和患者提供用药咨询与健康教育服务[22～24]。有些人可能会说，在过去药师被称为"**药剂师（apothecary）**"的日子里，药师就一直从事自我药疗问题的诊断和提供治疗建议，也可以被看作是提供患者监护服务。

药师与同为医务人员的医生助理不同，医生助理需要在医生的直接监督和处方授权下工作，而药师则是与医生通过医疗合作协议共同服务患者。医疗合作协议是一位医师与一位药师或多名医生与多名药师之间签署的协议，该协议允许药师评估患者的药物治疗，且在特定疾病状态和/或用药情况等限制条件下调整治疗方案。

作为系统性医疗服务的一部分，2014年，美国药师协会（American Pharmacists Association）和药房执业者联合委员会（Joint Commission of Pharmacy Practitioners）的其他利益相关者创建了**药师监护患者用药流程（Pharmacists' Patient Care Process）**[25]。尽管这个患者监护流程是在药物治疗管理思维下创建的，但其可用于药师介入的患者治疗过程。总的来说，本流程建立以患者为中心的服务模式，由收集患者信息、评估患者用药、创建和实施治疗计划以及随访监测患者和再评估治疗计划等系列工作组成（图13.1）。

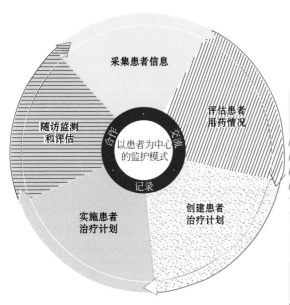

药师监护患者用药流程 (Pharmacists' Patient Care Process)
药师以患者为中心的服务方式与医疗团队的其他服务者合作，优化患者健康结局和药物治疗结局。
遵守循证实践原则，药师：

●**采集患者信息**
药师确保采集到患者必要的主客观信息，以了解患者的相关医疗史/用药史和临床状况。

●**评估患者用药情况**
药师根据患者的总体健康目标评估收集的信息，并分析患者治疗的临床效果，以确定问题并确定优先顺序，实现最佳医疗质量。

●**创建患者治疗计划**
药师与其他医务人员以及患者或看护者合作，制订一个以患者为中心并满足循证和经济有效原则的个性化治疗计划(care plan)。

●**实施患者治疗计划**
药师与其他医务人员以及患者或看护者合作实施治疗计划。

●**随访监测和评估**
药师实施随访，监测和评估患者药物治疗的有效性，根据需要与其他医务人员及患者或看护者合作调整治疗计划。

图13.1 药师监护患者用药流程（来源JCPP，2014）

目前，已有38个州的药房法规或Medicaid条款指派药师作为医务人员[26]。由于药师尚没有得到全国性认可，美国药师协会和40多个利益相关者团体一直致力于通过立法，将药师列入《美国社会保障法》授权的医务人员名单。虽然在《美国社会保障法》中列出医务人员主要是为了确定谁可以得到由Medicare 和 Medicaid支付的监护患者服务的费用，以提供患者监护服务，但其愿景是私营健康保险公司可能也会效仿这种做法，并广泛允许药师因其提供患者监护服务而得到经济报酬。

加利福尼亚州制定一项法规，授予药师一个新的服务身份，称为高级执业药师（advanced practice pharmacist，APh）[27]。截至2016年8月10日，除了传统的RPh（注册药师，Registered Pharmacist）名称外，药师还可以获批一张APh执照[28]。具有APh资质的药师被允许可以提供患者用药评估服务，转诊患者给其他医务人员，作为一名药物治疗管理药师与医生合作。此外，拥有APh资质的作用包括具备启动、调整和终止患者用药的能力。

13.1.4　美国药学监护示范项目回顾

在美国进行过几个大型药学监护研究项目，以评估药学监护对患者治疗和患者结局产生的影响。阿什维尔项目（Asheville Project）是阿什维尔市（北卡罗来纳州）于1997年启动的一个由支付方驱动建立的以患者为中心药学监护项目，旨在为城镇职工、退休人员以及患有糖尿病、哮喘、高血压和高胆固醇血症等慢性疾病问题的患者提供教育辅导和监护管理药物治疗[29]。

阿什维尔项目（Asheville Project）被公认是慢性病管理的一种医疗模式。在数据管理专家和行政管理者的支持下，由基层医师、内分泌专家和其他专科医师、药师、教育学者和病例管理者组成的团队共同参与患者的治疗监护。药师在社区药房提供药学监护服务。药师从基层医师那里获取患者的健康档案，并将自己与患者沟通的记录信息反馈给医师。阿什维尔项目提供的药学监护服务改善了患者的治疗结局，降低了医疗成本，缩短了患者的病假时间，提高了各方对药师服务的满意度[30～32]。

IMPACT项目将社区药师、卫生诊所和一个移动医疗小组联合组队到弗吉尼亚州西南部阿巴拉契亚地区的农村[33]，药师向没有保险的人群免费提供有关糖尿病、用药和自我管理的患者教育。药师招募患者参与这个教育项目，对糖尿病患者进行评估，确定患者的认识差距。药师每两个月进行一次面谈沟通，对患者进行教育并记录生命体征以及处方化验医嘱。药师与医疗团队的其他成员协作和沟通。IMPACT项目大大改善了患者结局[34]。

此外，有关IMPACT项目的研究还做了一些系统综述，其中大多数综述来自美国。这些综述的结果发现，药师的治疗干预提高了患者健康相关的生活质量[35]、减少了老年人用药不足问题[36]、改善了种族/少数民族患者的临床和人文结局[37]以及改善了高血压、心力衰竭或糖尿病等疾病的治疗[38～41]。然而，这些系统综述也发现，在评估药学监护的研究中存在一定的局限性，可能会限制研究结果的适用性[42]。

综述从评价美国药师治疗干预的经济效果中发现，治疗干预对控制医疗成本具有积极的影响，然而，综述也发现，研究设计和分析仍存在巨大的局限性[43～45]。

13.2 加拿大 --

13.2.1 加拿大的社区药师

2015年，加拿大共有9667家社区药房[46]，平均每3745人就拥有一家药房。2015年，加拿大共有37265名药师，平均每962人拥有一名药师。

2015年加拿大❶社区药房共调配了3.67亿张处方[47]，平均每位居民17.6张处方，2015年处方药总成本为307.82亿美元。社区药房药品费用支出占加拿大医疗总支出的13.65%[48]。包括联邦和省级项目在内的公共项目占了加拿大药品费用支出的42.7%以上。各省和地区提供药品、服务及其他产品的补充保险对某些人群（如老年人、儿童和社会援助受益者）来说通常并不属于公费医疗系统的报销范围[49]。那些没有资格享受政府计划给予补充福利的患者，需要自行支付和购买商业健康保险来支付药品费用。

药师必须持有加拿大药学专业认证委员会（CCAPP）或美国ACPE认证的药学学士学位。药学专业课程通常需要2年的药学预科学习和4年的药学专业学习。药师必须通过加拿大药学考试委员会（PEBC）资格考试，并通过省级药师协会组织的基于实践的能力评估和法规考试，才能获得省级颁发的药师执照。药师每年还必须完成几个小时的继续教育。

13.2.2 加拿大有关药学监护的管理条例

联邦政府负责药品、医用器械和其他健康相关消费品的调控。联邦政府监管药品以及限制性药品和其他产品的使用[50]。

药房业务的管控归属各省政府。各省政府对药师执业的范围、法规、培训要求和限制各不相同[51]。药师协会是省级药学专业注册管理的机构。各协会执行法律规范、执业规范、道德准则以及药房业务相关的政策和指南。协会还要确保省内药房达到一定的经营规范，并获得协会的认证。药房所有权不限于药师本人，对于开设药房也没有限制。

除了限制性药物（controlled drug）外（图13.2），有几个省份已授权药师在处方医生（一类处方药物）诊断和治疗干预后，可以行使处方权力和管理销售的处方药物。药师可独立开具处方（Alberta）或通过医疗合作协议（collaborative agreement）（Alberta、Manitoba、New Brunswick、Nova Scotia、Saskatchewan）开具一类药物处方；对于轻微小病可以开具处方（Alberta、Labrador、Manitoba、New Brunswick、

---

❶ 译者勘误：原文为美国，应该为加拿大社区药房，否则与美国2015年数据不相符。

Newfoundland、Nova Scotia、Prince Edward Island、Quebec、Saskatchewan）；针对戒烟进行治疗（Alberta、Manitoba、New Brunswick、Labrador、Nova Scotia、Prince Edward Island、Quebec）；在紧急情况下开具处方（Alberta、Manitoba、New Brunswick、Nova Scotia、Prince Edward Island、Saskatchewan）。允许药师进行药物替代（Alberta，British Columbia、Labrador、New Brunswick、Nova Scotia、Prince Edward Island，Saskatchewan）；在其他地区（除 Northwest 和 Nunavut Yukon）允许药师变更药物治疗，包括调整剂量、更换剂型、调整治疗方案；更新或延长患者处方，以确保患者的治疗连续性（continuity of care）（除了 Nunavut 和 Yukon）。在一些省份，药师也能开具化验医嘱（Manitoba）或开具化验医嘱并解读化验单（Alberta 和 Quebec）。尽管 Nunavut 和 Yukon 地区不允许药师提供上述服务，但应该注意到这些省份的人口只占加拿大人口的0.1%或仅有36000人而已。

加拿大药师执业范围

执业范围		省/地区												
		BC	AB	SK	MB	ON	QC	NB	NS	PEI	NL	NWT	YT	NU
处方授权(Prescriptive Authority)(1类处方药)② 启动药物治疗②	单独处方1类管制处方药(Schedule 1 Drugs)	X	√⑤	X	X	X	X	X	X	X	X	X	X	X
	合作医疗机构和协议	X	√⑤	√⑤	√⑤	X	X	X	√	X	X	X	X	X
	小病/小病	X	√	√	√	√⑤	X	√	√	√⑤	√	X	X	X
	用于戒烟	X	√	P	√	√⑤	√	√	√	X	X	X	X	X
	在紧急情况下	X	√	√	X	√	X	√	√	√	√	X	X	X
采纳③/管理	单独处方1类管制处方药④	X	√⑤	X	X	X	X	X	X	X	X	X	X	X
	单独处方,合作医疗实践(collaborative practice)④	X	√⑤	√⑤	X	X	X	X	X	X	X	X	X	X
	治疗药物替代(therapeutic substitution)	√	√	X	X	X	X	√	√	√	√	X	X	X
	调整药物剂量、变更剂型、调整疗程等	√	√	√	√	√	√	√	√	√	√	√	√	X
	更新/延长处方持续治疗	√	√	√	√	√	√	√	√	√	√	√	X	X
开具注射剂权限(SC或IM)①⑤	药物与疫苗	X	√	√	√	X	√⑦	√⑦	√	X	X	X	X	X
	疫苗⑥	√	√	√	√	√	√	√	√	√	√	X	X	X
	旅行疫苗⑥	√	√	√	√	√	X	√	√	√	√	X	X	X
	流感疫苗	√	√	√	√	√	√	√	√	√	√	X	X	X
化验	开具化验医嘱和解读化验结果	X	P⑧	√⑨	X	√	P⑧	P⑧	P	X	X	X	X	X
技术人员	药房技术人员的管理	√	√	√	√	√⑩	X	X	X	√	X	X	X	X

①各管辖区的执业范围、法规、培训要求和/或限制各不相同。详情请咨询药房监管部门。
②开具新处方药物治疗，不包括《限制性药品管理法》报销的药物。
③更改另一个处方医生的原始/现有/当前药物治疗的处方。
④药师在拥有权限下独立管理1类管制药物的治疗，不受现有/初始处方、药物类型和疾病等限制。
⑤仅适用于接受过监管机构的专门培训、认证或授权的药师。
⑥注射授权可能不囊括该类的所有疫苗。请参阅管辖条例。
⑦仅用于教育/演示目的。
⑧社区药师开具化验医嘱，需要按医疗卫生体系规范申请化验。
⑨授权仅限于开具化验医嘱。
⑩药房技术人员可在监管机构注册(无需官方许可)。

√　在管辖范围内实施
P　有待实施的法律、法规或政策
X　尚未实施

图13.2　加拿大药师的执业范围

资料来源：加拿大药师协会，2016年12月。

13.2.3 加拿大的药师属于医务人员

20世纪90年代后期以来，加拿大的药师一直在提供疾病管理和药学监护服务，并从那时起持续扩展药师的角色功能。尽管目前还没有实施什么正式计划，把药师身份归类到医务人员，但调查研究明确显示，消费者已经把药师当作医务人员。来自Newfoundland和Labrador的380名受访者参与了2014年的调研，调研发现，90%的受访者认为药师就是医务人员，就像是护士和医生一样，只有10%的受访者认为药师的主要作用是数药片[38]。

2009年，加拿大医院药师协会批准了"CSHP支持药师在以患者为中心的服务理念下，为患者便捷用药开具安全和有效的处方"[52]。

安大略省（Ontario）的MedsCheck项目是一个政府项目，类似于美国Medicare D计划中的MTM项目。MedsCheck的定义是："一种药师与患者一对一的面谈用药评估，审核患者的处方和非处方用药。MedsCheck用药评估是鼓励患者更好地了解自己的药物治疗，帮助其按处方医嘱服药，并使之从中获得最大的用药效益。"MedsCheck是居住安大略省且拥有安大略省有效健康卡的患者，自愿参保的一个项目，参与者患有一种慢性疾病且正服用3种或3种以上处方药。这些患者有资格每年接受一次年度用药评估，并且根据医生或执业护士的转诊，如果他们有住院计划或最近刚出院，或者药师认为由于其用药发生变化需要进行随访，或者有证据表明他们存在用药不依从，或者他们因变更居住地而将处方转移到其他药房，那么这些患者还可在年度内进行一次随访评估。

13.2.4 加拿大药学监护项目回顾

各省在社区药房已实施了药学监护计划。2007年，安大略省针对服用3种或3种以上慢病处方药的患者启动了一个MedsCheck项目，这是由政府资助，社区药房主导提供的一个用药评估项目。其目的是改善患者对其药物和合理用药的理解[54]。2016年，Scotia实施了一项社区药房实施用药评估的计划，由公共保险的老年人药品福利计划支付该项服务费用[55]。自2007年以来，药师一直与家庭医生和其他医务人员合作，作为North York家庭健康团队的一部分，为Ontario的患者提供药学监护[56]。

加拿大的药师对患者的治疗干预已经扩展到疫苗接种[57]，并在改善慢性病患者用药依从性、患者治疗结局以及减低医疗成本方面取得成功[58～63]。

参考文献

1. Qato DM, Zenk S, Wilder J, Harrington R, Gaskin D, Alexander GC. The availability of pharmacies in the United States: 2007–2015. PLoS ONE. 2017;12(8):e0183172.
2. Kaiser Family Foundation. State Health Facts. Available at: https://www.kff.org/state-category/health-costs-budgets/prescription-drugs. Accessed 10 Oct 2017.
3. Martin AB, Hartman M, Washington B, Catlin A. National Health Expenditure Accounts

Team. National Health Spending: Faster Growth In 2015 As Coverage Expands and Utilization Increases. Health Aff (Millwood). 2017;1;36(1):166–176.

4. QuintilesIMS Institute. Medicines use and spending in the U.S. May 2017. Parsippany, NJ: QuintilesIMS Institute.

5. U.S. Bureau of Labor Statistics, Division of Occupational Employment Statistics. Occupational Employment and Wages, May 2016. 29-1051 Pharmacists. Available at: https://www.bls.gov/oes/current/oes291051.htm. Accessed 10 Oct 2017.

6. Accreditation Council for Pharmacy Education. About. Available at: https://www.acpe-accredit.org/about. Accessed 10 Oct 2017.

7. National Association of Boards of Pharmacy. About. Available at: https://nabp.pharmacy/about. Accessed 10 Oct 2017.

8. Marcoux RM, Vogenberg FR. Professional roles evolve with changing landscape of legal risk. P T. 2015;40(9):579–82.

9. The Omnibus Budget Reconciliation Act of 1990 (OBRA-90)104 Stat. 1388-152 Public Law 101-508-November 5, 1990. Available at: https://www.gpo.gov/fdsys/pkg/STATUTE-104/pdf/STATUTE-104-Pg1388.pdf. Accessed 10 Oct 2017.

10. Department of Health & Human Services. Centers for Medicare & Medicaid Services. CY 2018 Medication Therapy Management Program Guidance and Submission Instructions. April 7, 2017. Available at: www.cms.gov/Medicare/Prescription-Drug-Coverage/PrescriptionDrugCovContra/Downloads/Memo-Contract-Year-2018-Medication-Therapy-Management-MTM-Program-Submission-v-041817.pdf. Accessed 10 Oct 2017.

11. American Pharmacist Association, Principles of Practice for Pharmaceutical Care. Available at: www.pharmacist.com/principles-practice-pharmaceutical-care. Accessed 10 Oct 2017.

12. Academy of Managed Care Pharmacy, the American Association of Colleges of Pharmacy, the American College of Apothecaries, the American College of Clinical Pharmacy, the American Society of Consultant Pharmacists, the American Pharmacists Association, the American Society of Health-System Pharmacists, the National Association of Boards of Pharmacy, the National Association of Chain Drug Stores, the National Community Pharmacists Association and the National Council of State Pharmacy Association Executives. Medication Therapy Management Services. Definition and Program Criteria. Approved July 27, 2004. Available at: www.pharmacist.com/sites/default/files/files/mtm_services_2004.pdf. Accessed 10 Oct 2017.

13. Centers for Disease Control and Prevention. Advancing Team-Based Care Through Collaborative Practice Agreements. A Resource and Implementation Guide for Adding Pharmacists to the Care Team. Available at: www.cdc.gov/dhdsp/pubs/docs/CPA-Team-Based-Care.pdf. Accessed 10 Oct 2017.

14. Carter BL. Evolution of clinical pharmacy in the USA and future directions for patient care. Drugs Aging. 2016;33(3):169–77.

15. Mehl B, Stevens J, Cohl J, et al. An experiment in clinical pharmacy in a large hospital. Am J Hosp Pharm. 1968;25(11):631–3.

16. Nona DA, Carlin HS. A change from dispensing pharmacy to clinical pharmacy at University of Illinois. Am J Pharm Educ. 1968; 32(2):253.

17. Francke GN. Evolvement of clinical-pharmacy. Drug Intell Clin Pharm. 1969;3(12):348.

18. Mcleod DC. Contribution of clinical pharmacists to patient-care American. J Hosp Pharm. 1976;33(9):904–11.

19. Ivey MF. Pharmacist in care of ambulatory mental-health patients. Am J Hosp Pharm. 1973;30(7):599–602.

20. Reinders TP, Rush DR, Baumgartner RP, et al. Pharmacists role in management of hypertensive patients in an ambulatory care clinic. Am J Hosp Pharm. 1975;32(6):590–4.

21. Mcleod DC. Clinical pharmacy practice in a community health center. J Am Pharm Assoc. 1971;NS11(2):56.

22. Patrick TW. The pharmacist in his relation to the physician and the public. J Natl Med Assoc. 1909;1(4):210–6.
23. Carroll NV, Gagnon JP. The relationship between patient variables and frequency of pharmacist counseling. Drug Intell Clin Pharm. 1983;17(9):648–52.
24. Dickson WM, Rodowskas CA Jr. Verbal communications of community pharmacists. Med Care. 1975;13(6):486–98.
25. Joint Commission of Pharmacy Practitioners. Pharmacists' Patient Care Process, May 29, 2014. Available at: www.pharmacist.com/sites/default/files/files/PatientCareProcess.pdf. Accessed 10 Oct 2017.
26. American Pharmacist Association. More states address pharmacists' provider status recognition. April 01, 2015. Available at: www.pharmacist.com/more-states-address-pharmacists-provider-status-recognition. Accessed 10 Oct 2017.
27. California State Board of Pharmacy. Board set Tt issue licenses for advanced practice pharmacists. Available at: http://www.pharmacy.ca.gov/about/news_release/app_licensure.pdf. Accessed 10 Oct 2017.
28. California State Board of Pharmacy. Advanced practice pharmacist. Available at: http://www.pharmacy.ca.gov/forms/app_app_pkt.pdf. Accessed 10 Oct 2017.
29. Bunting B, Horton R. The Asheville Project: taking a fresh look at the pharmacy practice model. Pharmacy Times, Supplement, 11 Oct 1998.
30. Cranor CW, Bunting BA, Christensen DB. The Asheville Project: long-term clinical and economic outcomes of a community pharmacy diabetes care program. J Am Pharm Assoc (Wash). 2003;43(2):173–84.
31. Bunting BA, Cranor CW. The Asheville Project: long-term clinical, humanistic, and economic outcomes of a community-based medication therapy management program for asthma. J Am Pharm Assoc (2003). 2006;46(2):133–47.
32. Bunting BA, Smith BH, Sutherland SE. The Asheville Project: clinical and economic outcomes of a community-based long-term medication therapy management program for hypertension and dyslipidemia. J Am Pharm Assoc (2003). 2008;48(1):23–31.
33. Watson LL, Bluml BM. Integrating pharmacists into diverse diabetes care teams: implementation tactics from Project IMPACT: Diabetes. J Am Pharm Assoc (2003). 2014;54(5):538–41.
34. Bluml BM, McKenney JM, Cziraky MJ. Pharmaceutical care services and results in project ImPACT: hyperlipidemia. J Am Pharm Assoc (Wash). 2000;40(2):157–65.
35. Mohammed MA, Moles RJ, Chen TF. Impact of pharmaceutical care interventions on health-related quality-of-life outcomes: a systematic review and meta-analysis. Ann Pharmacother. 2016;50(10):862–81.
36. Meid AD, Lampert A, Burnett A, Seidling HM, Haefeli WE. The impact of pharmaceutical care interventions for medication underuse in older people: a systematic review and meta-analysis. Br J Clin Pharmacol. 2015;80(4):768–76.
37. Cheng Y, Raisch DW, Borrego ME, Gupchup GV. Economic, clinical, and humanistic outcomes (ECHOs) of pharmaceutical care services for minority patients: a literature review. Res Social Adm Pharm. 2013;9(3):311–29.
38. Carter BL, Bosworth HB, Green BB. The hypertension team: the role of the pharmacist, nurse, and teamwork in hypertension therapy. J Clin Hypertens (Greenwich). 2012;14(1):51–65.
39. Carter BL, Rogers M, Daly J, Zheng S, James PA. The potency of team-based care interventions for hypertension: a meta-analysis. Arch Intern Med. 2009;26;169(19):1748–55.
40. Koshman SL, Charrois TL, Simpson SH, McAlister FA, Tsuyuki RT. Pharmacist care of patients with heart failure: a systematic review of randomized trials. Arch Intern Med. 2008;168(7):687–94.
41. Aguiar PM, Balisa-Rocha BJ, Brito Gde C, da Silva WB, Machado M, Lyra DP Jr.

Pharmaceutical care in hypertensive patients: a systematic literature review. Res Social Adm Pharm. 2012;8(5):383–96.

42. Nkansah N, Mostovetsky O, Yu C, Chheng T, Beney J, Bond CM, Bero L. Effect of outpatient pharmacists' non-dispensing roles on patient outcomes and prescribing patterns. Cochrane Database Syst Rev. 2010;(7):CD000336.

43. Chisholm-Burns MA, Graff Zivin JS, Lee JK, Spivey CA, Slack M, Herrier RN, Hall-Lipsy E, Abraham I, Palmer J. Economic effects of pharmacists on health outcomes in the United States: a systematic review. Am J Health Syst Pharm. 2010,1;67(19):1624–34.

44. Viswanathan M, Kahwati LC, Golin CE, Blalock SJ, Coker-Schwimmer E, Posey R, Lohr KN. Medication therapy management interventions in outpatient settings: a systematic review and meta-analysis. JAMA Intern Med. 2015;175(1):76–87.

45. Malet-Larrea A, García-Cárdenas V, Sáez-Benito L, Benrimoj SI, Calvo B, Goyenechea E. Cost-effectiveness of professional pharmacy services in community pharmacy: a systematic review. Expert Rev Pharmacoecon Outcomes Res. 2016;16(6):747–58.

46. Organisation for Economic Co-operation and Development (OECD). Health at a Glance 2017. Available at: dx.doi.org/https://doi.org/10.1787/health_glance-2017-en. Accessed 10 Oct 2017.

47. Neighbourhood Pharmacy Association of Canada. Pharmacy 360. Available at: The Retail Pharmacy Business in Canada. http://www.myneighbourhoodpharmacy.ca/?articleattachment= 509. Accessed 10 Oct 2017.

48. Canadian Institute for Health Information. National Health Expenditures Trends. Available at: www.cihi.ca/en/national-health-expenditure-trends. Accessed 10 Oct 2017.

49. Access to Insurance Coverage for Prescription Medicines. Available at: www.canada.ca/en/health-canada/services/health-care-system/pharmaceuticals/access-insurance-coverage-prescription-medicines.html. Last modified: 22 Aug 2016.

50. Canadian Pharmacists Association. Pharmacists' Scope of Practice in Canada. Available at: www.pharmacists.ca/cpha-ca/assets/File/cpha-on-the-issues/ScopeofPracticeinCanada_DEC2016.pdf. Accessed 10 Oct 2017.

51. Kelly DV, Young S, Phillips L, Clark D. Patient attitudes regarding the role of the pharmacist and interest in expanded pharmacist services. Can Pharmacists J CPJ. 2014;147(4):239–47.

52. Canadian Society of Hospital Pharmacists. Prescribing by pharmacists. Available at: https://www.cshp.ca/prescribing-pharmacists. Accessed 28 Mar 18.

53. Ontario Ministry of health. MedsCheck. Available at http://www.health.gov.on.ca/en/pro/programs/drugs/medscheck/medscheck_original.aspx. Last accessed 28 Mar 2018.

54. Pechlivanoglou P, Abrahamyan L, MacKeigan L, Consiglio GP, Dolovich L, Li P, Cadarette SM, Rac VE, Shin J, Krahn M. Factors affecting the delivery of community pharmacist-led medication reviews: evidence from the MedsCheck annual service in Ontario. BMC Health Serv Res. 2016;16(1):666.

55. Deal HJ, Cooke CA, Ingram EM, Sketris IS. Adoption of the Nova Scotia (Canada) community pharmacy medication management program, 1-year post-initiation. J Popul Ther Clin Pharmacol. 2017;24(1):e46–55.

56. Liu E, Ha R, Truong C. Applying the pharmaceutical care model to assess pharmacist services in a primary care setting. CPJ/RPC. 2017;150(2):90–3.

57. Isenor JE, Edwards NT, Alia TA, Slayter KL, MacDougall DM, McNeil SA, Bowles SK. Impact of pharmacists as immunizers on vaccination rates: a systematic review and meta-analysis. Vaccine. 2016;34(47):5708–23.

58. Marra C, Johnston K, Santschi V, Tsuyuki RT. Cost-effectiveness of pharmacist care for managing hypertension in Canada. Can Pharm J (Ott). 2017;150(3):184–97.

59. Simpson SH, Lin M, Eurich DT. Community pharmacy-based inducement programs associated with better medication adherence: a Cohort study. Ann Pharmacother. 2017;51 (8):630–9.

60. Evans CD, Eurich DT, Taylor JG, Remillard AJ, Shevchuk YM, Blackburn DF. A pragmatic cluster randomized trial evaluating the impact of a community pharmacy intervention on statin adherence: rationale and design of the Community Pharmacy Assisting in Total Cardiovascular Health (CPATCH) study. Trials. 2010;11:76.

61. Houle SK, Chuck AW, McAlister FA, Tsuyuki RT. Effect of a pharmacist-managed hypertension program on health system costs: an evaluation of the Study of Cardiovascular Risk Intervention by Pharmacists-Hypertension (SCRIP-HTN). Pharmacotherapy. 2012;32 (6):527–37.

62. Harris SB, Gerstein HC, Yale JF, Berard L, Stewart J, Webster-Bogaert S, Tompkins JW. Can community retail pharmacist and diabetes expert support facilitate insulin initiation by family physicians? Results of the AIM@GP randomized controlled trial. BMC Health Serv Res. 2013;13:71.

63. Tsuyuki RT, Al Hamarneh YN, Jones CA, Hemmelgarn BR. The effectiveness of pharmacist interventions on cardiovascular risk: the multicenter randomized controlled RxEACH trial. J Am Coll Cardiol. 2016;67(24):2846–54.

第14章

欧洲开展药学监护的状况

Filipa Alves da Costa

摘要

　　本章重点介绍欧洲开展药学监护的状况。本章叙述了欧洲的药房体系、药师队伍和药学实践研究方面的情况，同时重点详述了几个国家的情况。探讨了药房服务的多样性、复杂性以及对多种结构化服务演变产生的影响。越来越多的人倾向于接受像用药评估（Ⅰ型）这样简单的服务，而接受要求跨专业合作的长期护理业务则难度较大。由于这些变化对服务计划产生的影响，所以本章提供一些具有里程碑意义的研究实例。还简要介绍了药学监护思想逐渐从中欧、北欧向南欧以及最近向东欧国家的传播进展。如图14.1所示，已从上下文中提到了激励措施，诸如法律认可、专业合作以及服务报酬，对服务发展产生的影响。然而，应当注意的是，本章未探讨民众的作用才是决定能否成功实施评估的驱动力（第3章）。同样，本章没有详细说明图示框中的理论影响（第18章）。

14.1 欧洲的药房业务

　　药房业务（pharmacy practice，或药学实践）可以被定义为药房的员工提供产品和服务的行为。**优良药房工作规范**（good pharmacy practice，GPP）的定义是指"药房的业务是满足患者对药师提供最佳循证专业服务的需求。为支持业务的开展，**必须建立国家服务质量的标准和指南框架**"[1]。

　　目前，在欧洲的药房，我们可能发现其传统的服务更关注产品，药师在确保处方正确，给药剂量和给药途径适宜治疗患者适应证的情况下，其作用主要是临方配制或最终销售药品。此外，我们发现药房的服务越来越多以患者为中心，其涵盖范围较广，这不仅取决于立法的支持，还取决于开展服务的激励措施。这些服务可以按不同的定义进行分类。

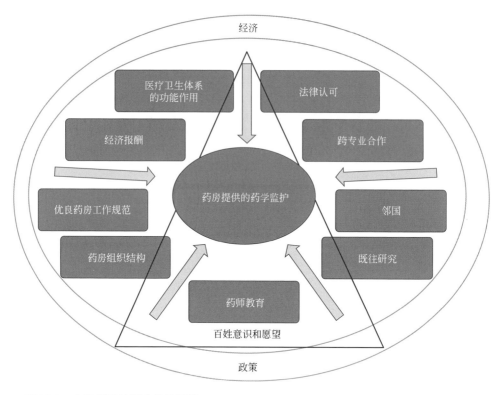

图14.1　本章叙述的概念总结图解

欧盟社区药师联盟协会（Pharmaceutical Group of the European Union，PGEU）是一家拥有33个欧洲国家社区药师的国家级协会会员和职业社团会员的国际性协会。PGEU旨在通过立法和政策举措，促进社区药师在医疗体系中发挥作用。2010年，PGEU提出了药房服务的三级分类[2]。

● 核心服务（core service）。所有获得正式许可的药房在其营业时间内提供的基本服务。

● 基本服务（basic service）。要求药房设置单独的咨询区和药房员工得到专门培训；需要营业时间之外也能提供服务。

● 高级服务（advanced service）。需要药房设置单独的咨询区以及配备具备认证资格的药师提供服务。

通过对PGEU发布的年度报告依次分析，很明显核心服务更容易实施和传播。当然，在欧洲各国的每家药房都可调剂处方。在大多数国家，还提供夜间服务和过期药物的处置服务。生物标志物检测也是一项在欧洲大多数国家被报道实施的服务，尽管根据具体参数（如体重、血压、血糖等）不同[2~6]，执行的数量也有很大差异。戒烟服务一直是一项在欧洲逐渐开展的药房服务[6]。

14.2 社区药房体系

整个欧洲各种药房看起来都不一样，甚至在同一个国家里也有差异。建立国家的药房法律体系可能对药房所有权、地理位置、单家药房服务的居民人数、药房设置的最低面积、允许提供的服务、药品品种和产品数量，甚至在药房内允许工作的职业人员实行管制。虽然欧洲面积不大，但差距是巨大的，这在PGEU的报告中详尽叙述。在整个欧洲可以在药房见到处方药品、非处方药品、医用器械和化妆品[7]，且绝大多数产品是仅限于药房销售的。尽管药房必须强制配备一名主管责任的药师，但药房所有权在极少数国家（如西班牙）仅限于药师拥有。该药师的职责是监督所有人员的工作，确保他们得到足够的培训，为公众提供优质的服务并监督场所以及遵守法律法规。尽管一些国家允许药房配有其他医务人员，但在大多数国家，药房员工仅限于配备药师和药房技术人员。

"社区药房（community pharmacy）"一词在过去源于设立药房服务于一个居民社区的理念，且深深融入一种提供基层医疗服务及预防疾病的核心思想。然而，并非所有国家都将药房设立在社区。在某些地区，可在医疗中心、郊区或购物中心内开设药房。此外，目前大多数国家既有单体药房也有连锁药房。在某些国家，可以开设网上虚拟的连锁药房，保持独立的所有权，但通过药品集采或甚至实施标准化服务获得更多利益。根据GPP，药房都应该营造一个引人注目的氛围，看起来很专业且提供以健康为导向的服务。

14.3 实施的服务

一些服务已经成为欧洲优良药房工作规范的重要标志。这些服务有可能只在一个国家开展，而在邻国却从来没开展，甚至也有可能在最早开展的国家遇到各种障碍后中断。然而，总体来说，这些服务的开展间接地促进了药学实践能力的提升，尤其是推动药学监护的发展，因此值得强调。

服务名称（最早开展的国家）	服务的简要介绍
基于疾病管理的药学监护项目（葡萄牙）	针对特定慢性病患者的服务项目，药师不仅负责发现、预防或解决DRP，还要提供优化患者用药相关的服务，诸如健康教育、医用器械的使用指导，或改善自我管理和用药依从性。目前解决3类患者人群：哮喘/慢性阻塞性肺疾病、糖尿病以及高血压/高脂血症
品管圈（荷兰）	同行评估与品管圈制度是一种提高基层医疗服务质量的方法，需要组织药师和医生（最频繁，但不总是）参与各种小组会议，讨论可以改进患者监护的实际工作。这些工作可能包括诸如慢病患者的药学监护服务，或采取具体重点措施，如改善上呼吸道感染的处方质量

续表

服务名称 （最早开展 的国家）	服务的简要介绍
用药审查 （英国）	这项服务主要是解决长期疾病患者的用药问题，首先解决多重用药问题。药师审查患者用药情况，重点解决患者理解如何正确用药以及认知为何服药。药师需要注意发现患者的药物相关问题并及时解决，必要时向处方医生反馈建议。MUR术语来自英国，但就用药评估（medication review）服务本身而言，可能有各种形式，在各地或多或少存在差异
多重用药 审查 （瑞士）	这项服务是解决患者多重用药问题，属于Ⅰ型用药评估[8]。如果发现患者存在依从性问题，可将患者转诊至另一服务，例如单剂量用药管理服务（铝泡包装盒）
新药指导服 务（NMS） （英国）	这项服务是解决长期疾病患者新开处方的用药问题。其目的是提高患者用药的依从性，尤其是改善患者用药的持续性和患者治疗结局。通常解决各种疾病新开处方的用药问题（如2型糖尿病新药服务）。患者首次用药，药师需要深度指导，然后随访评估潜在的问题，并在服务的第一周和头两个月内定期监测患者用药情况
药师开具处 方权 （英国）	药师有可能开具处方的两种形式：单独开具处方和补充开具处方。第一种情况是指医务人员开具处方必须承担责任（和具备能力）评估还没确诊的患者，并决定必要的临床管理问题。第二种补充开具处方（以前称为从属处方，即续方）的情况是指医学诊断已经确定，服务的目的是确保治疗的连续性。尽管可以自主调整剂量或剂型以满足患者的需要，但可能的方式是更新处方。这项服务的目的还在于增加获得药物的机会。在英国，只要有机会参与患者的临床管理计划，药师（和护士）就可以开具处方药物（包括限制性药物）。这项服务计划是为患者和独立开方药师设立的

14.4 欧洲的用药评估

用药评估（medication review，MR）是药学监护不可或缺的一部分（第7章）。欧洲药学监护联盟协会（PCNE）已经定义了"用药评估"：以优化合理用药和改善健康结局为目的，对患者用药进行结构化评估[9]。也就是需要检测患者是否存在药物相关问题并给予干预的解决措施[9]。根据收集信息的来源，用药评估服务可分为3个主要级别：简单MR或PCNE（1型，基于药房的用药史）、中级MR或PCNE（2a型，当可以采集到患者信息时或2b型，如果可以从GP那里共享到患者信息）和高级MR或PCNE（3型，基于可以采集到患者用药史、患者主诉信息以及临床信息）。显然，根据采集信息的类型，可能发现的问题也会有所不同。

14.4.1 用药评估的价值

最近一份涉及8个研究项目的综述侧重于研究养老院提供的用药评估服务，该综述认为用药评估服务对确定药物相关问题和用药适宜性具有积极的影响，但对其余评估结果并没有甚至会产生负面的影响[10]。在不同的医疗环境下都可以提供"用药评估"服务。第7章有专题讨论，不应与药学监护概念相混淆。如第1章所述，"用药评估"可被认为是药学监护的一个部分工作，但药学监护远不止此。药学监护有两个核心环节：患者参与治疗和治疗的连贯性。在所有类型的用药评估中这些两项环节都不是强制性的。因此，药学监护更难以实施和推广且更不用说最终产生患者治疗正向结局，也就不奇怪了。

14.4.2 欧洲实施用药评估服务状况

2014年发表过一份相当全面的研究报告，其中报告介绍了欧洲各国实施用药评估服务的效果情况[12]❶。这份报告研究来自16个国家得到的结果，显示9~11个国家的社区药房开展了1型和2型用药评估，而3型用药评估仅有6个国家开展过。总的来说，在门诊环境中，人们期望在调研的80%以上国家里能找到至少一种"用药评估"相同的形式。值得注意的是，据报道了3个国家在社区药房并没有提供这项服务，而法国、拉脱维亚和冰岛等国家的医院报道过这项服务。应指出，该研究的局限性在于样本量不足，而且使用的邮件列表是由PGEU寄出的，因而不能忽视报告的偏倚问题。事实上，来自同一组织的数据显示，2016年已有13个国家将用药评估作为一项服务；而2017年，100%的欧洲国家提供1型用药评估服务，53%提供2型用药评估服务[12]。值得一提的是，尽管没有报告，但PGEU评判的服务应该涉及了33个国家。样本明显很大，且受调者再次对这些服务产生了兴趣。此外，在这些数据来源中，我们只能知道该国已报道的服务提供情况，但不知道这项服务是地方性开展的还是全国性开展的。Bulajeva及其同事也试图探索该项服务的情况，但发现信息有限[12]。

14.5 欧洲药学监护的影响 --------------------------------

正如本书第1章所述，药学监护是药师致力于管理患者个体的药物治疗，以达到优化患者合理用药和改善患者健康结局的目的。因此，不管是提供基本服务还是高级服务都取决于各国法规框架下的管理模式。大多数国家都只有药师提供药学监护的服务，因此，建议药师接受专门的培训，才能提供高质量的药学监护。然而，明确要求建立一家独立认证机构来证明药师有能力提供服务并不那么常见。

---

❶ 译者勘误：原文为[11]，有误，引用的参考文献应是[12]，已订正。

药学监护在欧洲的不同国家其命名也不一样，有时甚至在同一国家的不同时间段也是如此。这一事实使我们更难对这项服务或甚至开展这项服务的益处做一个概述。

在过去的十年里，关于药学监护价值的讨论，已经发表了无数的系统综述。尽管各种医疗环境都可能提供此项服务，且其特征往往非常相似，但项目名称却略有差异。现在医院药房中最常用的临床药学概念就属于这种情况。

作者	使用的术语	研究论文的数量	结局和结论
Nkansah 等[13]	门诊药师的非调剂角色：患者用药指导、治疗管理、医务人员的教育	43篇随机对照试验论文	改善医师处方行为
Ryan 等[14]	改善安全有效用药的干预措施：用药评估、药物治疗管理、疾病自我管理、教育项目	75篇系统综述	改善合理用药，提高认知，减少死亡
Rotta 等[15]	临床药学服务	49篇系统综述	专门针对特定疾病（如糖尿病）的服务显示对患者结局产生积极的影响。这些结果对于其他疾病作用还不能令人信服

虽然PINCER试验研究不算是一次系统综述，但值得关注，因为近50万名患者参与了这项试验，研究显示药师通过IT技术的干预可以达到95%的成本效益成果，这也是决定一项新服务是否值得升级换代时需要考虑的一个基本要素[16]。本研究提供的服务侧重于预防和解决3个特定的药物相关问题，并认为每次避免发生差错即可节省95欧元。

优化患者的合理用药是药学监护的核心，这是通过监测药物相关问题的发生来实现的，只要认为解决这些问题有利于患者获得健康结局，就必须通过适当的干预加以预防或解决。为了提供这类服务，欧洲的药师通常应用药物相关问题分类，如本书第2章已探讨的，有很多可行的方法。前几章提到的用药指导和其他促进健康的活动也有助于实现最合理的用药。

14.5.1　欧洲对开展药学监护和实际应用的研究

欧洲药学监护联盟协会（PCNE）是一家以研究为导向的组织机构，会定期邀请药学监护专家一起讨论正向影响临床实践的研究方法。该组织成立时，最初开展的一项多中心研究项目是老年人用药分析研究（OMA 研究）[17]。该项目邀请了欧洲7个国家的大约200家社区药房参与，对药师提供药学监护产生的结果进行一项对照试验，在18个月期间监测约2500名老年人的用药情况。最终报告显示获得了最有效的结局是节省了医疗成本以及提高了患者和医务人员的满意度。此外，正是由于20世纪90年代末出现的这种研究结论，其重要的"副作用（side effect）"是创造了社区药师与全科医师建立联系的需求，使他们共同合作开展医疗服务，合理优化患者的药物治疗，最终推动了这些参与研究的国家（北爱尔兰、爱尔兰、丹麦、德国、葡萄牙、荷兰和瑞典）医疗体系发生了变革。然而，就像大多数研究一样，干预措施的可持续性是有限的。从那时起，在这些国家中的一些国家，即德国、北爱尔兰和荷兰，专门针对老年人的多重用药问题开展了不同形式的药学监护服务，只是采用了不同的服务名称、以不同的组织结构，甚至在不同的医疗环境中实施（见第7章和第26章）。

大约在同一时间，TOM研究开始了。TOM是**治疗结局监测模型**（therapeutic outcome monitoring）的缩写，这是Hepler教授首先定义的一个模型，用于提高药师在基层医疗中的作用。TOM模型是基于应用药学监护来发现、预防和解决哮喘患者药物相关问题（DRP）的一个质量持续改进体系。该项目是以对照干预试验来开展研究的（在药房层面进行分组研究），重点是通过药师与全科医生及患者之间的密切合作，优化哮喘患者的用药效果。奥地利、比利时、加拿大、丹麦、美国佛罗里达、德国、冰岛、北爱尔兰和荷兰参加了这个项目的研究试验，并且有些国家取得了不错的结果。例如，丹麦有500名患者参与了这项对照试验研究，患者在症状控制、患病天数和健康相关生活质量上均显示出积极的效果[18]。除增加糖皮质激素外，$β_2$受体激动剂的给药用量减少了，这表明哮喘治疗得到改善[19]。这些研究项目对实践行为的影响很大。丹麦的TOM项目就是一项启动服务研究的很好例子，尽管这项服务调整了流程，但后来终究成为一项常规服务。目前，丹麦全国范围的药师都提供吸入技术评估服务（inhalation technique assessment service，ITAS），每次服务的报酬为8.5欧元[20]。该服务推广到了几个邻国，目前挪威也提供类似的服务并收取服务费。荷兰也提供此项服务。

同时，西班牙开展了TOMCOR项目的研究，共有80多家药房参与，针对冠心病患者的用药，采用了类似的方法研究[21]。

药房的组织结构、药师的教育和培训，甚至在不同社会、政治、经济背景，都会影响接受药学监护服务的速度。目前有很多论文叙述了世界范围内一些国家提供的各种药学服务，重点都是在讨论药学监护的实践、教育和研究[22]。大约在同一时间，欧洲有一篇叙述药学监护的综合性论文，重点讨论社区药房的贡献。2006年尽管药学监护的报酬仍然非常有限，但是在保险公司的合同里已经包含了药学监护的服务[23]。那时强调的一个实施障碍是缺乏跨专业的合作，事实上在教育过程中这一问题就很突出。此后，有人认为推动服务实施的一个因素是在某特定疾病领域实现专业化，也许在各个国家可以看到这些发展，因为这些国家开展以疾病为导向的药学监护项目变得更加普遍了。

近十年后，在19个国家进行了一项调研，描述了药师在医疗体系发挥的作用及教育和培训情况，还有在药房业务中开展各种服务的状况。这项研究表明，英国是药师提供服务项目最多的国家（包括药师可以为患者开具处方），而葡萄牙是唯一没有提供这项服务的国家。研究报告显示有14个国家开展了药学监护项目，占样本量的74%。有12个国家（63%）只报告提供"用药评估"服务[7]。

2006年，有一项由PCNE发起，Belfast大学主导的多中心研究，应用药学监护行为量表（behavioral pharmaceutical care scale，BPCS）评估各国提供药学监护的情况[24]。这项研究共有14个国家参与。研究结果表明，在欧洲提供药学监护有限。爱尔兰是得分最高的国家。值得注意的是，在一些国家，药师在日常实践活动中得到其他医务人员的支持，如爱尔兰或英国，支持患者转诊及提供用药指导是得分较高的选项。由于调研是来自某一特定医疗模式的思路，因此，必须承认其调研结果可能存在偏差。

大约10年后，这一小组应用相同评估量表重新评估了欧洲15个国家的情况，报告显示两项研究都参与的国家（$n=8$），其执行程度都略有明显改善。丹麦和瑞士是取得显著变化最为突出的两个国家。此外，研究学者还对国家的广泛应用给予了建议。从整体样本来看，摩尔多瓦的得分最低，瑞士的得分最高。从国家分布中观察到的趋势看，最近参与研究的几个国家明显在实施上拖了后腿。在欧洲，似乎也存在各种药房业务不同程度的服务差异，尤其是在以患者为中心服务模式上。但是其得出的结论是，执行速度低于预期，并可能进一步受到诸如支付报酬等外部诱发因素的刺激影响[25]。事实上，至少在荷兰、瑞士、德国及英国已经部分或全部实现药学监护服务的报酬补偿，这也是一直常被提及作为实施服务的一个推动因素，葡萄牙也曾报道过，但也没有再积极推动下去。

认识到欧洲经济和政治背景的差异以及早期研究存在的局限性后，PCNE内部成立了一个工作组，在2016年启动了PRACTISE研究项目（欧洲药师提供的认知服务，PhaRmAcist-led CogniTIve Services in Europe）[26]。本项目旨在更新和探索欧洲实施服务的现状，并调查提供服务的相关报酬。利益报酬由第三方支付，不包括患者自费支付。初步数据表明，各国之间以及每个国家内的执行程度差异很大。服务的复杂性似乎与执行程度成反比，这意味着欧洲有23%～100%的国家开展了核心服务，而在受调的国家中只有3%～53%提供高级服务[27]。

尽管通过达成共识的数据仍在完善中，初步分析表明，15个国家可能开展了药学监护，占受调样本的44%。按本书的定义，必须承认并非所有受调者都了解药学监护的基本精髓。大多数人认为药学监护是一项单独的专业服务（$n=9$），而其余人则认为其是常规处方配药的一部分（$n=6$）。这可能涉及消费者对药学监护术语的理解、现行法规是否到位以及存在服务单独收费的问题。

药学监护作为一项单独服务	药学监护属于处方调配的一部分	没有提及药学监护概念
奥地利	阿尔巴尼亚	英格兰①
克罗地亚	比利时	爱沙尼亚
丹麦	保加利亚	法国
德国	芬兰	格鲁吉亚
葡萄牙	匈牙利	冰岛
塞维利亚	乌克兰	爱尔兰
西班牙		科索沃
瑞典		拉脱维亚
荷兰		卢森堡
		马其顿
		马耳他
		北爱尔兰
		挪威
		波兰
		罗马尼亚
		塞尔维亚
		斯洛伐克
		瑞士②
		土耳其

① MUR 是一项不同定义的委托服务，但可能就是药学监护。

② 多重用药审查是一项旨在改善患者用药的服务，除了说明具体细节外，可被认为就是药学监护服务。

14.5.2 欧洲药学监护的政策和实践

欧洲各国政府对药学监护概念的接受程度差异很大。有些国家是通过立法正式认可药学监护服务，诸如西班牙或葡萄牙。然而，这并不意味着这项服务已经结构化或标准化，可以持续提供了，也不是说其已被认为可以做到解决药物相关问题并优化患者结局。此外，法律认可并不意味着在欧洲的所有国家都认为药学监护是一项只有经认证的药师才能提供的高级服务。某些国家采用了 Strand 等提出的药学监护方法，且定义为药师的一种执业行为，包括各种有助于改善合理用药的职业活动，如药物警戒、信息服务和依从性改善计划等专业服务。把药学监护解释为一种执业理念，药师需要承担患者治疗结局的责任，这意味着需要法律认可，来保护药师不易受到伤害。药物导致住院的情况都需要被完好记录，因为大多数住院都是可以预防的。

由于各国提供服务、改进服务和实施服务遵循不同的节奏，且可能呈现出不同的服务质量。欧洲药品和医疗质量理事会意识到了这个问题，并在2012年提出了一份政策文件，旨在获取药学监护常见指标数据，以便在低中高不同收入国家的社区药房和医院药房推广应用监测指标[28]。借助这些指标可以监测药房提供服务的质量水平。4个基本监测指标是药学监护提供干预的次数、提供患者用药指导的次数、患者治疗期间以正式书面形式反馈的数量以及报告药物不良事件的数量。

参考文献

1. FIP. Joint FIP/WHO guidelines on good pharmacy practice: standards for quality of pharmacy services. Geneva. 2011.
2. Pharmaceutical Group of the European Union. Providing Quality Pharmacy Services to Communities in Times of Change. Annual Report. 2010.
3. Pharmaceutical Group of the European Union. Community Pharmacy, the Accessible Local Healthcare Resource. Annual Report 2013.
4. Pharmaceutical Group of the European Union. Promoting Efficiency, Improving Lives. Annual Report 2014.
5. Pharmaceutical Group of the European Union. Pharmacy with you through life. Annual Report 2015.
6. Pharmaceutical Group of the European Union. Community pharmacy, a public health hub. Annual Report 2016.
7. Pharmaceutical Group of the European Union. Measuring health outcomes in community pharmacy. Annual Report 2017.
8. Martins S, van Mil JWF, Costa FA. The organizational framework of community pharmacies in Europe. Int J Clin Pharm. 2015;37(5):896–905.
9. Hersberger KE, Messerli M. Development of clinical pharmacy in Switzerland: involvement of community pharmacists in care for older patients. Drugs Aging. 2016;33(3):205–11.
10. Hersberger KE, Griese-Mammen N, Kos M, Horvat N, Messerli M, van Mil FJW. PCNE Position Paper on Medication review, April 2016.
11. Alldred et al. Interventions to optimise prescribing for older people in care homes (Review). The Cochrane Library 2013, Issue 2.
12. Bulajeva A, Labberton L, Leikola S, Pohjanoksa-Mäntylä M, Geurts MME, De Gier JJ, Airaksinen M. Medication review practices in European countries. Res Soc Adm Pharm. 2014;10(5):731–40.
13. Nkansah N, Mostovetsky O, Yu C, Chheng T, Beney J, Bond CM, Bero L. Effect of outpatient pharmacists' non-dispensing roles on patient outcomes and prescribing patterns (Review). The Cochrane Library 2010, Issue 1.
14. Ryan R, Santesso N, Lowe D, Hill S, Grimshaw J, Prictor M, … Taylor M. Interventions to improve safe and effective medicines use by consumers: an overview of systematic reviews (Review). The Cochrane Library 2014, Issue 4.
15. Rotta I, Salgado TM, Silva ML, Correr CJ, Fernandez-Llimos F. Effectiveness of clinical pharmacy services: an overview of systematic reviews (2000–2010). Int J Clin Pharm. 2015. https://doi.org/10.1007/s11096-015-0137-9.
16. Avery AJ, Rodgers S, Cantrill JA, Armstrong S, Cresswell K, Eden M, Prescott RJ. A pharmacist-led information technology intervention for medication errors (PINCER): a multicentre, cluster randomised, controlled trial and cost-effectiveness analysis. The Lancet. 2012;379(9823):1310–9.

17. Bernsten C, Björkman I, Caramona M, Crealey G, Frøkjær B, Grundberger E, McElnay J. Improving the well-being of elderly patients via community pharmacy-based provision of pharmaceutical care. Drugs Aging. 2001;18(1):63–77.

18. Herborg H, Søndergaard B, Frøkjær B, Fonnesbæk L, Jörgensen T, Hepler CD, Grainger-Rousseau T-J, Ersbøll BK. Improving drug therapy for patients with asthma— Part 1: patient outcomes. J Am Pharm Assoc. 2001;41(4):539–50.

19. Herborg H, Søndergaard B, Jörgensen T, Fonnesbæk L, Hepler CD, Holst H, Frøkjær B. Improving drug therapy for patients with asthma—Part 2: use of antiasthma medications. J Am Pharm Assoc. 2001;41(4):551–9.

20. Kaae S, Søndergaard B, Stig L, Traulsen JM. Sustaining delivery of the first publicly reimbursed cognitive service in Denmark: a cross-case analysis. Int J Pharm Pract. 2010;18 (1):21–7.

21. Miragaya LC, Riera TE, González PA, Toledo FA, Sanchez GA. Evaluación económica de la atención farmacéutica (AF) en oficinas de farmacia comunitarias (Proyecto TOMCOR). Rev Esp Econ Salud. 2002;1(4):45–59.

22. Farris KB, Fernandez-Lllimos F, Benrimoj SI. Pharmaceutical care in community pharmacies: practice and research from around the world. Ann Pharmacother. 2005;39:1539–41.

23. Van Mil JWF, Schulz M. A review of pharmaceutical care in community pharmacy in Europe. Harvard Health Policy Review, 2006;7(1):155–68.

24. Hughes C, Hawwa AF, Scullin C, Anderson C, Bernsten C, Bjorndottir I, et al. Provision of pharmaceutical care by community pharmacists: a comparison across Europe. Pharm World Sci. 2010;32(4):472–87.

25. Costa F, Scullin C, Al-Taani G, Hawwa A, Anderson C, Bezverhni Z, et al. Provision of pharmaceutical care by community pharmacists across Europe: is it developing or spreading? J Eval Clin Pract. 2017. https://doi.org/10.1111/jep.12783.

26. Isenegger T, Soares MI, Costa FA, Hersberger K. PRACTISE—PhaRmAcist-led CogniTIve Services in Europe—a survey on remuneration of pharmacist-led cognitive services with a focus on medication review: study protocol and pilot study. Int J Clin Pharm. 2017;39:208. https://doi.org/10.1007/s11096-016-0404-4.

27. Soares IB, Imfeld-Isenegger T, Makovec UN, Horvat N, Kos M, Hersberger KE, Costa FA. On behalf of PCNE PRACTISE team. PRACTISE—PhaRmAcist-led CogniTIve Services in Europe: preliminary results. Transl Res Innovation Hum and Health Sci, Ann Med. 2018;50 (1):S10–S170. https://doi.org/10.1080/07853890.2018.1427445.

28. European Directorate for the Quality of Medicines & HealthCare (EDQM). Pharmaceutical Care. Policies and practices for a safer, more responsible and cost-effective health system. Strasbourg, 2012.

第15章

澳大利亚和新西兰开展药学监护的状况

Timothy F. Chen，Prasad S. Nishtala

摘要

　　自20世纪90年代以来，澳大利亚和新西兰的药师一直秉承一种优良传统，不断创新和提升临床药学服务能力，以患者为中心提供药学监护服务。多年来，学术药师与药师专业组织［诸如澳大利亚药学会（Pharmaceutical Society of Australia，PSA）、新西兰药学会（Pharmaceutical Society of New Zealand，PSNZ）以及两国药房商会（PGA和PGNZ）］一直合作发展各种服务。这些组织还支持药师实施药学监护服务，如用药管理评估及慢性病管理与用药指导服务。

15.1　澳大利亚和新西兰的社区药房体系

　　澳大利亚和新西兰的药师是医疗卫生技术人员的核心成员，可以在各种就医环境中提供药学服务，其中包括社区药房、医院药房（公立和私营系统）、顾问药房、老年护理院（养老院）、政府和非政府组织、工业药房和学术界。在各种不同的执业环境中药师的专业作用会有所不同，但都包括调配处方药、提供药品信息、提供基层医疗服务，如对轻微小病和其他疾病给予治疗建议、促进消费者自我保健、提供专业的判断性药学服务［例如，**居家用药评估**（home medicines review，HMR）、**住院用药管理评估**（residential medication management review，RMMR）］、参与健康管理和药物政策的研究和发展等。

　　澳大利亚拥有超过27000名执业的注册药师，新西兰的各种执业机构约有3500名注册药师和1200名药房技术人员。大多数注册药师在社区药房从事基层医疗服务的工作。整个澳大利亚的社区药房分布很广，大约有5500个药房营业点。目前澳大利亚人口超过2400万，因此每个社区药房平均服务大约4400人。每年药房大约调配3亿张处方，大多数处方是全科医生开出的。同样，新西兰约有73%的药师在社区药房工作，根据新西兰卫生部提供的国家药品收集数据，2016年大约调配了4300万张政府资助的处方。

澳大利亚药学会（PSA）和新西兰药学会（PSNZ）是代表药师并监管两国药师执业范围的主要专业组织。这两个组织是药师职业发展和评估的服务者，提供业务支持和各种执业工具以及药师与药房的项目计划，还有其他作用。PSA一个值得关注的作用是编写和颁布了帮助药师职业发展的重要文件，如《药师职业道德准则》（Code of Ethics for Pharmacists）和《澳大利亚药师国家胜任力标准框架》（National Competency Standards Framework for Pharmacists in Australia）[1]。而在新西兰，其药学委员会（Pharmacy Council of New Zealand，PCNZ）还发布了《药师执业规范和指南》《道德准则（2011）》和《药品管理框架和胜任力标准》[2]。

澳大利亚药房商会（Pharmacy Guild of Australia，PGA）和新西兰药房商会（Pharmacy Guild of New Zealand，PGNZ）为社区药房法人提供支持和服务。PGA与联邦政府谈判，在帮助签订《五年期社区药房合作协议》（Community Pharmacy Agreements）发挥了重要作用。与PGA类似，PGNZ也发挥了领导力的作用，并且与地区卫生委员会（District Health Boards，DHBS）和制药管理机构（Pharmaceutical Management Agency，PHARMAC）进行了合同谈判。PHARMAC是新西兰药品基金决策的官方机构。

此外，为了协助维持药师专业能力的持续发展，澳大利亚药房理事会（Pharmacy Board of Australia，PBA）要求所有的注册药师每年需要完成职业持续发展学习的40个学分（40个CPD学分）。重要的是，一半的CPD学分必须来自第2类（评估知识或技能改进情况）或第3类（促进质量或实践改善）的学习活动，其余的学分来自第1类（免评估的学习信息）学习活动。在新西兰，申请再次认证的药师必须参加认证学习计划，每年完成20学分，每3年学习周期完成70学分。每3年至少10学分必须来自完成两个非常明确的学习目标（第3类）[3]。

15.2　实施的服务

澳大利亚和新西兰的药师在过去30年中有着优良的传统，不断创新和提升，提供以患者为中心的临床药学服务。其中许多服务源自大学与澳大利亚药房商会、澳大利亚药学会、澳大利亚医院药师协会、新西兰药学会和新西兰药房理事会等药房专业机构合作开展基于实践的研究成果。

根据现行的《五年期社区药房合作协议》（Community Pharmacy Agreements，2015—2020年，第6期CPA），澳大利亚已经实施了药房的各种专业服务[4]。包括但不限于以下服务项目。

● **单剂量用药管理服务**（dose administration aid，DAA）。DAA用于促进患者用药依从性的改善。其器具密封且防剂量篡改，但允许按照处方的给药剂量表整理患者的用药剂量。

● **临床干预服务**（clinical intervention）。旨在患者到社区药房调配药品时，药师经过确认和解决药物相关问题，以提高患者用药的质量。

● **药品分段供给**❶（staged supply of medicines）。为了改善患者用药依从性和提高用药安全性，调配小于常用数量的药品（如每天、每周），应分段提供服务，其是针对患有精神疾病、成瘾性药物或无法安全用药的消费者提供的。药物类别包括苯二氮䓬类、抗抑郁药和止痛药。

● **用药管理评估**（medication management review）。服务包括居家用药评估（HMR）、住院用药管理评估（RMMR）。本章稍后将更详细地描述HMR和RMMR。

● 用药审查（MedsCheck）和糖尿病用药审查（diabetes MedsCheck）。服务旨在提高患者用药的质量和减少药物不良事件的发生。用药审查和糖尿病用药审查属于在药房内药师针对消费者药物治疗方案的简易审查以及患者教育和提高患者自我管理的能力。

● **农村支持计划**（rural support program）。旨在改善澳大利亚农村和偏远地区百姓得到药品和服务的机会。

● 原住居民和托雷斯海峡岛屿居民的特定计划（Aboriginal and Torres Strait Islander specific programs）。提供适宜民俗文化的专业服务，改善原住居民和托雷斯海峡岛屿居民合理用药的质量。

新西兰具体实施的服务包括如下。

● **药师开具处方服务**（pharmacist prescribing）。药师可以与多学科医疗团队共同协作，既针对基层医疗又针对二级医疗的患者开具处方。

● 用药审查和药物治疗评估（medicine use review and medication therapy assessment）。2006年，新西兰药学会（PSNZ）由一个起草小组，针对消费者、公共卫生组织、全科医疗、社区药学、毛利太平洋土族人，制定了一个服务发展框架，以促进认知服务的开展。这些认知服务按复杂程度排序为：用药审查、改善依从性服务、药物治疗评估和整体性用药评估服务。根据NZPHC战略，委托公共卫生组织（public health organizations，PHO）提供和维护这些服务。

● **免疫接种服务**（immunization service）。新西兰的药师在接受疫苗接种培训后，即可被授权为患者提供免疫接种服务。药师提供这项服务必须与其他疫苗接

---

❶ 译者注解：药品分段供给是指药师通常根据处方医师的要求，在一段时间内分批向患者提供药品，而不是一开始就提供全部处方药的供给。

种人员一样，符合卫生部对免疫接种和服务质量标准的要求。从2017年4月1日起，卫生部支持一项新的举措，授权经适当培训的药师为妊娠妇女和老年人（65岁及以上）提供资助的流感疫苗接种服务。

● 长期照护服务（long-term care service）。新西兰的注册药师，在招募长期疾病患者接受监护用药管理服务发挥了重要作用，且帮助这些高风险人群提高了用药质量。

● 抗凝管理服务（anticoagulation management service）。新西兰社区药师为需要抗凝帮助的高危人群提供了抗凝管理服务。

● 风湿热预防计划（rheumatic fever prevention program）。新西兰的注册药师也参与风湿热预防计划项目，按计划要求，药师协助采集咽试样本测试，为风湿热高危人群提供抗生素治疗。

● 戒烟计划（smoking cessation program）。新西兰的社区药师在戒烟计划中也发挥了关键的作用。

15.3　澳大利亚和新西兰的跨专业合作模式

澳大利亚药学会（PSA）和新西兰药学会（PSNZ）都是通过各自协会支持跨专业合作模式，共同提供药学监护。事实上，对于许多药学专业的认知服务来说，与医疗团队其他成员的密切合作是有效实施药学监护服务所必需的。在澳大利亚，用药管理评估服务（即居家用药评估、住院用药管理评估）就是必须进行跨专业沟通的重要示例[5～7]。PSA支持的模式是药师在全科医生诊所内合作提供药学监护服务[8]。

在新西兰，新西兰药学会（PSNZ）和新西兰医学会（New Zealand Medical Association，NZMA）共同建立了一个药师和全科医生合作的框架模式，以便在多学科团队中一起工作，共同为消费者提供以人为本的整合医疗服务[9]。

此外，新西兰是亚太地区第一个培训专科药师的国家，药师在多学科临床医疗团队中协助负责开具处方。具有丰富临床经验的注册药师在接受研究生培训证书处方技能课程后，在新西兰药房理事会注册，可成为一名具有处方权的药师。2013年，新西兰根据《药品管理条例》立法允许药师为患者开具处方。**处方药师（pharmacist prescriber）**可以在多学科团队中协作服务，在一级医疗或二级医疗机构提供专业服务。处方药师是多学科医疗团队的一部分，有助于监护患者用药并减轻全科医生的工作负担。二级医疗机构中的处方药师在减少用药差错风险方面发挥着重要作用，尤其是在减少患者出院时或从二级治疗转到一级治疗的交接中可能发生的用药差错方面。

澳大利亚药学专业指导委员会（Australian Pharmacy Council，APC）是澳大利亚和新西兰药学教育与培训课程的认证机构。具体来说，APC是认证两国各所药学院

（*n*=20）各注册药学学位的重要机构。重要的是，在6个学习的评估领域中，第5学习评估领域要求为：医疗体系与各医务人员的功能作用必须注重跨专业的合作。特别指出的是所有课程都包括了跨专业沟通、团队合作和协作决策的学习内容。因此，所有经认证的学位课程必须包含专门解决跨专业合作的课程内容。例如，悉尼大学为所有健康学科的学生（如药学、医学、护理、牙科、理疗、职业疗法、言语病理学、诊断放射学、运动生理学、营养学和饮食学）提供了一个强制性跨专业学习的巨大平台，为所有学生提供在跨学科小学习团队中一起工作的机会，以解决真正的复杂案例学习[10]。

15.4 澳大利亚和新西兰的药学监护

尽管在发表文献中已有无数关于药学监护的定义和描述，但1990年Hepler和Strand提出的药学监护概念是最被公认的定义。其定义是"以提高患者生活质量达到明确结局的目的，提供负责任的药物治疗服务"。2013年，PCNE遵循专家共识的流程，重新定义药学监护："药师致力于帮助患者的药物治疗，以优化其合理用药，最终改善其健康结局。"另见第1章。尽管澳大利亚或新西兰的医务人员或消费者并不常用或认知"药学监护"术语，但在这两个国家药师已经在以改善健康结局为目的，优化患者合理用药方面很好地确立其专业地位，并且将其理念融入了大学课程体系。因此，药学监护的PCNE定义作为本节讨论的基础。

15.4.1 澳大利亚和新西兰的用药指导服务

无论处方药是用于急性还是慢性疾病的治疗，社区药师的核心工作就是指导患者用药。对此，考虑到药品调配的规范数量约为一个月的疗程，因此至少有一次理想机会定期指导消费者合理用药。关于用药指导的更多信息，请参见第7章。

对于书面信息诸如消费者信息单页（新西兰）和消费者药品信息单页（consumer medicines information，CMI）等其他信息，这两个国家都用来促进用药指导的成效[11]。CMI是制药公司编写自己品牌药品的书面信息源，可用于协助药师提供用药指导。处方药和某些非处方药都有CMI。其单页包括有关安全用药和有效用药的信息。具体来说，CMI包含以下信息。

- 药品名称。
- 活性和非活性药物成分的名称。
- 药物剂量。
- 药物的用途和作用机理。
- 警示和注意事项，诸如不应服用药物的时间。
- 药物与食物或其他药物可能产生的相互作用。

- 如何正确使用药物。
- 副作用。
- 如果过量服药，该怎么办？
- 如何正确存放药品。
- 单页赞助商的名称和地址。
- 更新CMI的日期。

15.4.2 澳大利亚和新西兰的用药管理评估

为了实施药学监护的PCNE理念，澳大利亚有两项政府资助的核心服务，明确优化合理用药的目标，分别为"住院用药管理评估（residential medication management review，RMMR）"和"居家用药评估（home medicines review，HMR）"。这两项服务是以**老年护理院**（aged care facility）的患者和居家生活的老年患者为中心，分别由认证药师提供整体性的用药评估服务，服务实施跨专业团队合作并进行成效研究。有关用药审查的更多信息，请参阅第6章。

15.4.2.1 澳大利亚

HMR和RMMR项目的目的是改善患者的**用药质量**（quality use of medicines，QUM），即做到合理、适宜、安全和有效地用药（表15.1）。HMR，也被称为居家用药评估，始于2001年[12]。这项联邦政府资助的计划旨在通过一种由全科医师和认证药师共同参与的协作流程，使患者用药获益最大化，且预防药物相关问题的产生及其杜绝各种诱因。认证药师是指那些接受澳大利亚顾问药师协会（Australian Association of Consultant Pharmacy）或澳大利亚医院药师协会（Society of Hospital Pharmacists of Australia）颁给用药评估证书的注册药师。HMR与RMMR一起组成了澳大利亚用药管理计划的重要举措[13]。

目前有很多研究证据支持HMR和RMMR项目。因此，这里只报告了挑选的部分研究结果。本文评价了HMR和RMMR对**用药负担指数**（drug burden index，DBI）产生的影响，DBI是一种药物客观结果测量方法。Nishtala等对药师在62个老年护理院实施的500次RMMR进行了回顾性研究，发现RMMR降低平均DBI分值具有显著统计学意义（RMMR后0.50～0.33）[14]。同样，Castelino等对155名药师给予372名患者实施的HMR进行了回顾性研究，也发现HMR降低社区居家患者的平均DBI分值具有显著统计学意义（HMR后0.50～0.22）[15]。因此，这两项研究证明了两个采用验证的测量项目都是有效的。具体来说，DBI分值越高，表明患者服用过多抗胆碱药和镇静剂，也呈现出患者较差的身体机能和认知能力的问题[16]。

表15.1　居家用药评估和住院用药管理评估流程的关键步骤

步骤	居家用药评估	住院用药管理评估
1	根据需要，确认消费者	根据需要，确认老年护理院的住院患者
2	全科医生将患者转诊到自己首选的药房或药师	转诊住院患者给药师进行RMMRA
3	药师到患者家里随访并采集患者完整的用药史	药师从住院患者、家属或近亲、老年护理院工作人员和住院病例记录中采集住院患者信息
4	药师记录对患者用药评估的结果和建议，以报告形式发给全科医生	药师记录患者用药评估的结果和建议，以报告形式发给全科医生并提示已经更新患者用药表和住院患者病例的用药记录
5	GP和患者根据药师用药评估报告制定药物治疗计划	在药师和全科医生之间在住院用药管理评估后进行讨论，最好面对面讨论

引自参考文献[12]。

　　对药师实施的224次HMR提出的具体建议进行细致的评价后发现，有910条或964条（94.4%）建议直接得到澳大利亚国家共识和所有主要治疗领域循证指南的证据支持。这项研究是评估HMR质量的首次文献报告，采用共识和循证指南作为衡量评判标准。值得注意的是，只有少数建议（n=54，5.6%）与现有的最佳证据不符[17]。

15.4.2.2　新西兰

　　20世纪90年代新西兰就出现了药学监护的概念。2007年PCNZ借助国家药房服务框架背书认定了以患者为中心的药学服务。该国家药房服务框架概述的药物治疗管理服务，旨在通过药师与多学科医疗团队的合作优化患者的用药。该框架概述了4个层次的药物治疗管理服务：A级**药物供给**（medicines provision）、B级**用药审查**（medicines use review，MUR）、C级**药物治疗评估**（medicines therapy assessment，MTA）和D级**全面药物治疗管理**（comprehensive medicines management，CMM）。

　　在国家药房服务框架中提及的全面药物治疗管理（CMM）尚未实施时，目前在新西兰仅提供了用药审查（MUR）和药物治疗评估（MTA）服务。MUR的首要目的是提高患者用药的依从性。相比之下，MTA是药师作为多学科医疗团队的重要成员对患者用药进行全面药物治疗评估。我们对353名新西兰患者接受用药审查的记录进行回顾性评价后，发现这项服务提高了患者对用药的认识、认知和依从性[18]。

　　药师要想提供MTA服务，必须先获得认证并提交一份证明，符合新西兰药学专业指导委员会（PCNZ）认可的药物治疗评估标准能力。MTA服务不是新西兰国家性资助的服务项目，而是新西兰一些地区性卫生委员会资助的服务。由于缺乏这方面的观察性或介入性研究，对MTA服务进行批判性评价还为时过早。

　　在新西兰，授予药师处方权。药师开具处方属于独立执业的范畴，且需要具备超越药物治疗管理服务框架中B级、C级和D级要求的临床能力。参加处方药师课程学习的准入条件是需要获得临床药学或同等专业的研究生文凭。目前药师的处方模式是处方药师与医疗团队共同协作的模式。药师开具处方的模式是拥有"独立处方"权，可以独立负责开具处方。

15.4.2.3　澳大利亚和新西兰用药管理评估的经济补偿

　　HMR和RMMR的目的都是致力于改善患者的用药质量（quality use of medicine，QUM），这是符合澳大利亚国家药品政策宗旨的。为了确认这些服务的价值，药师和全科医生都从政府那里获得提供服务的费用，而不收取患者自付费用。选择患者是否需要这项服务必须依据临床指南具体的要求。

　　这些患者的特征包括：过去4周内出院；过去3个月内药物治疗方案明显改变；疾病或身体机能发生变化（例如跌倒、认知障碍、身体机能变弱）；使用治疗指数较窄且需要治疗监测的药物；提示药物不良反应的症状；药物治疗效果不达标；用药不依从或管理药物相关器具出问题；因反应迟钝、智力糊涂或视力受损而无法或存在风险无法继续自我管理用药。

　　在新西兰，患者可以通过全科医师、药师和护士或执业护士的转诊获得MUR服务（B级）。这项服务可以在药房、患者家里或通过电话进行。服务资金是由地方性卫生委员会（DHB）资助提供的，但新西兰并非所有地方性卫生委员会都为这项服务提供资助。平均来说，每年要支付药师4次MUR指导服务费用大约200美元。且不补偿全科医师提供此项服务的费用。MTA类似于澳大利亚的HMR服务，也是由少数的DHB提供资助的，但是自2007年引入MTA以来，实施MTA受到一定的限制。

参考文献

1. National Competency Standards Framework for Pharmacists in Australia 2016. http://www.psa.org.au/wp-content/uploads/National-Competency-Standards-Framework-for-Pharmacists-in-Australia-2016-PDF-2mb.pdf. Accessed 10 April 2018.
2. New Zealand Registered Pharmacists/Standards and Guidelines. 2011. http://www.pharmacycouncil.org.nz/New-Zealand-Registered-Pharmacists/Standards-and-Guidelines/Standards-and-guidelines. Accessed 10 April 2018.
3. Recertification. http://www.pharmacycouncil.org.nz/New-Zealand-Registered-Pharmacists/Recertification/Recertification. Accessed 10 April 2018.
4. Pharmacy Guild of Australia. Sixth Community Pharmacy Agreement. https://www.guild.org.au/resources/6cpa. Accessed 10 April 2018.
5. Chen TF, Crampton M, Krass I, Benrimoj SI. Collaboration between community pharmacists and GPs: impact on interprofessional communication. J Soc Adm Pharm. 2001;18(3):83–90.
6. Chen TF, de Almeida Neto AC. Exploring elements of interprofessional collaboration between pharmacists and physicians in medication review. Pharm World Sci. 2007;29(6):574–6.
7. de Almeida Neto AC, Chen TF. When pharmacotherapeutic recommendations may lead to the

reverse effect on physician decision-making. Pharm World Sci. 2008;30(1):3–8.

8. General Practice pharmacists in Australia. http://www.psa.org.au/wp-content/uploads/Fact-Check-General-Practice-pharmacists-in-Australia1.pdf. Accessed 10 April 2018.

9. Integrated Health Care Framework. https://www.psnz.org.nz/Category?Action=View& Category_id=320. Accessed 10 April 2018.

10. Jorm C, Nisbet G, Roberts C, Gordon C, Gentilcore S, Chen TF. Using complexity theory to develop a student-directed interprofessional learning activity for 1220 healthcare students. BMC Med Educ. 2016;16(1):199. https://doi.org/10.1186/s12909-016-0717-y.

11. Consumer Medicines Information (CMI). 2014. https://www.tga.gov.au/consumer-medicines-information-cmi. Accessed 10 April 2018.

12. Chen TF. Pharmacist-led home medicines review and residential medication management review: the Australian model. Drugs Aging. 2016;33(3):199–204.

13. Australian Government Department of Health. Medication management reviews. http://www.health.gov.au/internet/main/publishing.nsf/Content/medication_management_reviews.htm. Accessed 10 April 2018.

14. Nishtala PS, Hilmer SN, McLachlan AJ, Hannan PJ, Chen TF. Impact of residential medication management reviews on Drug Burden Index in aged-care homes: a retrospective analysis. Drugs Aging. 2009;26(8):677–86.

15. Castelino RL, Hilmer SN, Bajorek BV, Nishtala P, Chen TF. Drug Burden Index and potentially inappropriate medications in community-dwelling older people: the impact of Home Medicines Review. Drugs Aging. 2010;27(2):135–48.

16. Hilmer SN, Mager DE, Simonsick EM, et al. A drug burden index to define the functional burden of medications in older people. Arch Intern Med. 2007;167(8):781–7.

17. Castelino RL, Bajorek BV, Chen TF. Are interventions recommended by pharmacists during Home Medicines Review evidence-based? J Eval Clin Pract. 2011;17(1):104–10.

18. Hatah E, Tordoff J, Duffull SB, Cameron C, Braund R. Retrospective examination of selected outcomes of Medicines Use Review (MUR) services in New Zealand. Int J Clin Pharm. 2014;36(3):503–12. https://doi.org/10.1007/s11096-014-9913-11.

第16章

拉丁美洲开展药学监护的状况

Aldo Alvarez-Risco，Shyla Del-Aguila-Arcentales

摘要

　　本章重点介绍拉丁美洲药学监护的开展情况。我们描述了药学监护活动的现状和挑战，并着重介绍一些具体国家或地区的情况。各国卫生系统不同的一个重要原因是各国制定的具体发展战略。一般来说，拉丁美洲民众对健康的认知水平相当低。另外，药师的背景和培训不同以及实践教育的缺乏，是其技能和知识水平偏低的原因，这导致只有少数社区药师积极从事药学监护的工作。参与患者监护的医院药师也相对较少。当然有一些国家还是积极开展这项工作的。本章中提到了一些研究，因为这些研究可能影响到专业态度。拉丁美洲需要更多的研究和课程改革。

16.1　拉丁美洲药学实践的背景

　　世界上每个国家都有一些的特点，影响着药房开展以患者为中心的药学服务。这些特点不仅包括各种资金和组织的问题，还包括患者相关的问题。

　　患者相关的一个问题是**健康素养（health literacy）**，即指"个人具备获得、交流、处理和掌握基本的健康信息和服务以做出适宜健康决策的能力"[1]。患者对医疗卫生服务的需求取决于其健康素养[2]。拉丁美洲大多数国家存在的健康素养较差的问题是发展和实施药学监护的重要障碍。

　　此外，由于拉丁美洲的药房提供患者监护相关的服务很少，看不到社区提供药学监护的潜力，因此没有需求。当然，拉丁美洲的互联网业务在快速增长[3]，特别是波多黎各、厄瓜多尔、哥斯达黎加、智利、阿根廷、乌拉圭、巴拿马和巴西。但喜欢上网获取信息的人不一定会向药师寻求用药的指导，甚至经常直接网购药物。

　　然而，不仅是患者的问题，甚至大多数药师也没有做好准备提供药学监护。2011

年，泛美卫生组织（PAHO）发布了《基层医疗开展药学服务的指南》文件[4]。

指南叙述了实施药学服务的实际缺陷和挑战。其挑战包括如下。

● 医疗服务呈现个体化、不完整和碎片化状态。拉丁美洲90%以上国家的医疗卫生系统千疮百孔，社区药房根本没有患者病历信息。所以当药师提供服务时对患者一无所知。

● 零星服务。药学监护需要对患者用药进行连续监护。拉丁美洲的主要大城市，有连锁药店，他们的员工大量的时间花在行政工作上，使得提供个性化的持续药学监护成为一大挑战。另外，由于药房普遍较小，药师了解自己的患者，可以提供个性化的药学监护。但服务的频率总是要依赖于药师和患者的可用时间。

● 个体工作。药学服务和药学监护需要技术熟练和知识渊博的药师并得到大概同等程度的培训。但由于本科课程存在不同的层次问题，使得药师总是无法提供相同水平的服务帮助患者。

● 缺乏治疗方案。为了确保每位患者得到同质的医疗服务，需要独立的医疗服务环境，为药师或患者提供规范的治疗方案。拉丁美洲国家几乎没有药学监护的治疗方案。

● 以药品为中心的专业培训。在拉丁美洲，大多数药学院提供给学生的培训课程普遍注重药理学，只有几个小时面对患者的实践课程。在药房业务中，很多教授都无法交流实践经验，更是缺乏药学监护的具体培训。

● 以药品为中心的政策环境。在拉丁美洲，几乎没有药房法规解决或鼓励开发和提供药学监护服务。

16.2　药房业务体系

在拉丁美洲，不仅国家之间药房业务的发展不同，而且同一国家里社区和医院的药房业务的发展也有差异，甚至同一国家的不同地区药房业务发展也可能不同。

① 药房所有权。20世纪90年代，个体药师对药房拥有的唯一所有权开始发生变化，现在我们看到，拉丁美洲大多数国家的连锁药房都很活跃并拥有自己的药房。

② 药品分销问题。药品不仅在药房可以买到，且在杂货店也可以买到[5]。许多拉丁美洲国家允许在药房外销售非处方药。通常，这些商店只销售非处方药，但由于某些国家的监管机构控制不力，仍存在没有处方也销售处方药的现象，如抗生素。

③ 药房法规问题。缺乏优良药房工作规范（GPP）的法律监管非常突出。许多拉丁美洲国家，是由监管机构或卫生部检查员检查药房经营，但没有法律文件来确保或执行优良药房工作规范[6]。

④ 药房工作时间。大多数拉丁美洲的药房通常没有一位执业药师全天在岗。在某些国家，法律要求药师必须在药房营业时间内在岗工作，而其他国家只要求药师

几个小时在岗即可。两种方式都不符合要求。

16.3 药学监护的实施 -

有很多已发表的文章叙述了拉丁美洲开展药学监护的现状。可以看到一些来自阿根廷[6]、巴西[7]、哥伦比亚[8]、古巴[9]、秘鲁[10]和乌拉圭[11]等国的文章。根据作者的经验看，对比社区药房，拉丁美洲的医院似乎开展了不少临床监护相关工作。同时，也有证据表明药学监护对不同疾病治疗产生的积极影响[12～15]。

与世界上许多其他地区一样，拉丁美洲国家也存在一些各式各样的障碍，阻碍了药学监护的开展。我们尝试根据Mehralian[16]和Alvarez-Risco[17]的框架列出这些以下障碍。

16.3.1 资源问题

16.3.1.1 缺乏资金（报酬）

目前，拉丁美洲几乎没有任何政府或商业体系愿意为药房或药师提供的临床服务支付报酬。然而，哥伦比亚的有些公司为HIV患者调配发放药物并指导他们有效安全用药；这项服务是在院外提供的。尽管医疗系统支付了这项服务费用，但费用只报销这两项整合的服务；此外，值得一提的是，自2005年以来药学监护已是哥伦比亚的一项强制性服务。在哥斯达黎加，国家社会保障基金可以直接资助药学监护服务。但总的来说，提供药学监护缺乏差异化的支付模式。同样，在巴西，百姓都知道Sistema Único de Saúde，更熟悉缩写SUS。这是巴西1990年公共资助建立的医疗卫生服务系统。根据SUS，巴西免费提供医疗服务，包括外国人。药学监护是这个系统的一部分。

在其他国家中，如果利益相关者能了解到药学监护给患者（社会与临床结局的影响）和医疗卫生系统（临床与经济结局的影响）带来的益处，就可能解决支付费用的问题。

16.3.1.2 缺乏真正服务的时间

拉丁美洲大多数国家的连锁药房业务和商业模式，常常需要药师承担大量的行政工作。这使得药师没有时间监护患者用药。这是拉丁美洲大多数社区药房的常见问题。除非改变规章制度，否则这种既定的商业模式不太可能改变。但还是有希望的。委内瑞拉最大的连锁药房在雇用一名管理人员的同时，药房每次轮班还配备两名药师，这有助于药师向患者提供药学监护。

16.3.1.3 药房空间受限

为了确保患者隐私得到保护，无论服务时间的长短，提供药学监护都要求在药房内设置服务专区。但是过去拉丁美洲药房的经营模式更注重利用较大的空间销售和陈列OTC和其他商品。大多数情况下，各种法规不需要像阿根廷[18]和智利[19]那样，要求药房留出特定区域空间。但是秘鲁[20]的法规要求，药房必须配有一个房间专为患者提供药学监护服务使用。在厄瓜多尔或玻利维亚一些药师自己经营的药房中也能看到这样独立的服务区域。当然从商业角度来看，药房的所有空间都应该产生利润，只要服务没有报酬，而法律上又不要求设立，就没有理由花钱设置这种服务空间。

16.3.1.4 缺乏医疗信息网络

在拉丁美洲，有些私营医疗服务中心可以在所有服务点之间共享患者信息。有时，对于州立诊所及其服务作为社会保障的一部分也可以做到信息共享。在阿根廷、巴西、智利、哥伦比亚、墨西哥和秘鲁的一些医院，药师可以在临床查房期间查阅患者病例档案，然后评估其药物治疗，并且就优化患者药物治疗提出建议。在门诊，患者可以找医生就诊或找药师指导，但很难共享信息。社区药房没有患者信息。社区药房尚未针对患者安全或通过网上和专线进行信息共享来开发计算机信息系统。

16.3.1.5 缺乏临床培训的药师

整个拉丁美洲的国家，甚至在某些国家里，药师的大学教育，其课程和质量五花八门。在很多情况下，学生得不到任何实践辅导，学习无规划且较为松散。这可能也导致了药师执业中呈现知识匮乏和水平不佳的现象，并解释了社区药房甚至医院实施药学监护水平较低。原期望药学学生与真实的患者接触进行临床实践学习至少需要300小时，但在大部分的拉丁美洲国家并没有做到这一点。巴西、阿根廷或委内瑞拉等国只有少数几所大学设有实践教学内容，学生有机会接触"真正的患者"进行临床实践学习。

16.3.1.6 缺失合适的软件

药师为了能在患者就诊期正确指导患者用药，需要掌握各种信息资源。大多数拉丁美洲的社区药房中都使用陈旧参考书，通常没有更新版本或在线版本。药房软件通常只用于配药和销售，并不提供药物信息供药师参考。

在哥伦比亚、智利和巴西等国，其计算机软件都配有详尽的药物信息，包括自动检测药物相互作用的模块。这样可以在柜台上依据循证做出决策并且支持药学监护的流程需求。但是，大多数药房不使用这种软件。

16.3.2 态度和理想

16.3.2.1 药房工作人员对药学监护的态度

药房里的大多数工作人员还做不到关注患者的用药安全，都只停留在过去对产品和销售的关注上。因此，对于患者遇到潜在的药物相关问题或需要用药指导时，工作人员也不会将患者推荐给药师。药房的专业化程度体现出一个国家在药学教育、经营经验和法规建设方面的质量水平，因此各国法规建设和教育要求差异很大。诸如哥伦比亚和秘鲁等一些国家，其药房技术人员必须接受3年的培训。而在其他国家，如厄瓜多尔、洪都拉斯、危地马拉、巴拉圭、乌拉圭、玻利维亚、巴拿马，却只要求1年的工作经验，无需进一步专业培训。在哥伦比亚和许多其他国家里，法规允许药房技术人员在药师缺岗情况下执业，但在秘鲁，其药房技术人员必须在药师的监督下工作。

16.3.2.2 药师的态度

目前有很多药师在大学教育期间并没有接受过临床培训或仅接受过很少的临床培训。他们也没有学会如何用所学知识使患者受益，或没有机会接受以患者为中心的技能培训。因此，他们没有得到任何激励措施积极参与患者的用药监护。由于几乎没有多少药师从事药学监护的工作，所以也没有同仁的示范或压力。其他接受药学监护方法的促进因素，如支付报酬或患者需求也几乎缺失。所有这些因素体现了拉丁美洲国家的药师对开展药学监护的态度。有些国家如萨尔瓦多、尼加拉瓜、玻利维亚、洪都拉斯、墨西哥、巴拉圭，甚至更是对药师可能参与的临床活动知之甚少。

16.3.2.3 药房法人对药学监护的态度

拉丁美洲有许多国家，其药房法人就是一家公司。但是几乎所有的公司都专注于销售（不仅仅是药品销售）的商业模式。由于临床医疗或监护服务没有得到报酬的支持，药师是否可以提供临床服务取决于公司的决策。即使药师想提供一些用药监护工作，也只能是偶尔提供，而且只能在柜台前提供有限时间的服务。如果药房所有权归属药师，则会投入更多的精力提供临床服务，但仍然只是零星的无偿服务。这就是为什么药学监护服务难于持续维持下去的原因。

16.3.2.4 其他医务人员对药学监护的态度

在拉丁美洲的各个国家，其药师与医务人员之间的关系，在每个场景中都不尽相同。一般来说，药师接受的药学教育是相对独立，例如不参与医院病房的查房。他们似乎也不在多学科医疗中心工作，也不参加健康宣传活动或其他跨学科团队工作。最可能的解释是其他专业人员对药师的作用及其可能胜任的临床能力缺乏了解。但在秘鲁、智利、阿根廷、哥伦比亚、哥斯达黎加和古巴的几个城市里，处方医师和药师之间已经实现了紧密合作。让其他专业人员了解和尊重药师的临床药学服务，得到尊重的基础似乎是一种两类专业人员联合培训的模式，例如临床病例的药物治疗讨论。

16.4 未来的发展

拉丁美洲的医院和社区药房仍在发展之中。许多拉丁美洲国家还尚未确定或实施优良药房工作规范制度。从医疗卫生的角度来看，患者安全应该是优先考虑的事项。但这并不意味着药学监护不会单独发展。对于那些确实想要改变自己的药师来说，这也许是最好的发展机会。然而，大多数药师还需要重新社会化，以便做好执业变化的准备[21]。因此，大学教育对于药师职业和业务的进一步发展具有重要的意义。

参考文献

1. DPC. The patient protection and affordable care act. 2010. https://www.dpc.senate.gov/healthreformbill/healthbill04.pdf. Last Accessed 8 Apr 2018.
2. Ngoh LN. Health literacy: a barrier to pharmacist–patient communication and medication adherence. JAPhA. 2009;49(5):e132–49.
3. Internet World Stats. Latin American internet usage statistics. Annual Report. https://www.internetworldstats.com/stats10.htm. Last Accessed 8 Apr 2018.
4. PAHO. Guidelines for the development of pharmaceutical services in primary health care. 2011. http://www.paho.org/hq/index.php?option=com_docman&task=doc_view&gid=14678&Itemid=270&lang=pt. Last Accessed 8 Apr 2018.
5. Vacca CP, Niño Y, Reveiz L. Restriction of antibiotic sales in pharmacies in Bogota, Colombia: a descriptive study. [Restricción de la venta de antibióticos en farmacias de Bogotá, Colombia: estudio descriptive]. Rev Panam Salud Publica. 2011;30(6):586–91.
6. Uema SA, Vega EM, Armando PD, Fontana D. Barriers to pharmaceutical care in Argentina. Pharm World Sci. 2008;30(3):211–5.
7. de Castro MS, Correr CJ. Pharmaceutical care in community pharmacies: practice and research in Brazil. Ann Pharmacother. 2007;41(9):1486–93.
8. Salazar-Ospina A, Carrascal V, Benjumea D, Amariles P. Clinical pharmacy, pharmaceutical care: concepts, philosophy, professional practice and its application to the Colombian context [Farmacia Clínica, Atención Farmacéutica: Conceptos, Filosofía, Práctica Profesional y Su Aplicación En el Contexto Colombiano]. Vitae. 2012;19(1):109–29.
9. Reyes Hernández I, Bermúdez Camps IB, Castro Pastrana LI, Brice MA, Morán JM. Caracterización de la práctica de la atención farmacéutica en instituciones hospitalarias de Santiago de Cuba. Rev Cubana de Farmacia. 2013;47(2):225–38.
10. Alvarez-Risco A, van Mil JW. Pharmaceutical care in community pharmacies: practice and research in Peru. Ann Pharmacother. 2007;41(12):2032–7.
11. Vázquez, et al. Experiencia Uruguaya en Atención Farmacéutica activa en la comunidad. Rev Cubana de Farmacia. 2014;48(1):63–72.
12. Salazar-Ospina A, Amariles P, Hincapié-García JA, González-Avendaño S, Benjumea DM, Faus MJ, et al. Effectiveness of the Dader Method for pharmaceutical care on patients with bipolar I disorder: results from the EMDADER-TAB study. J Manag Care Spec Pharm. 2017;23(1):74–84.
13. Silva-Villanueva M, Alvarez-Risco A, Del-Aguila-Arcentales S, Sanchez-Parra G. Impacto de la Atención Farmacéutica en la adherencia de los pacientes con VIH en el Hospital San Pablo de Coquimbo, Chile. Pharm Care Esp. 2017;19(1):3–15.

14. Alvarez-Risco Aldo, Quiroz-Delgado Deivy, Del-Aguila-Arcentales Shyla. Pharmaceutical care in hypertension patients in a Peruvian Hospital. Indian J Publ Health Res Dev. 2016;7(3): 197–202.
15. Melo AC, Galato D, Maniero HK, Frade JCQP, Palhano TJ, da Silva WB, João WDSJ. Pharmacy in Brazil: progress and challenges on the road to expanding clinical practice. Can J Hosp Pharm. 2017;70(5):381–390.
16. Mehralian G, Rangchian M, Javadi A, Peiravian F. Investigation on barriers to pharmaceutical care in community pharmacies: a structural equation model. Int J Clin Pharm. 2014;36 (5):1087–94.
17. Alvarez-Risco A, Lu YF, Del-Aguila-Arcentales S, Yu PW. Barriers to pharmaceutical care practice in pharmacies in Tainan, [Barreras para la provisión de Atención Farmacéutica en farmacias de Tainan, Taiwán]. Pharm Care Esp. 2017;19(2):58–68.
18. Ministry of Health of Argentina. Law of pharmacies. Available in http://www.gob.gba.gov.ar/ legislacion/legislacion/l-10606.html. Last Accessed 8 Apr 2018.
19. Ministry of Health of Chile. Reglament for pharmacies. Available in https://www.leychile.cl/ Navegar?idNorma=13613. Last Accessed 8 Apr 2018.
20. Ministry of Health of Peru. Reglament of pharmacies. Available in http://observatorio. digemid.minsa.gob.pe/PortalConsultas/Documentos/DS_014–2011.pdf. Last Accessed 8 Apr 2018.
21. Nimmo CM, Holland RW. Transitions in pharmacy practice, part 4: can a leopard change its spots? Am J Health Syst Pharm. 1999;56(23):2458–62.

第17章

亚洲开展药学监护的状况

Shaun Wen Huey Lee，J. Simon Bell

摘要

在整个亚洲，药学监护服务的实施情况各不相同。在一定程度上反映了各国内部和各国之间存在的巨大差异，包括中国、马来西亚和泰国等国，其处方开具和处方调配业务没有分离。然而，越来越多的报告显示很多医院和社区药房正在提供创新服务。尽管马来西亚等国没有分离处方开具和处方调配业务，但社区药房服务的实施和发展仍有创新。药房的分布不均以及存在的内外因素，诸如药师提供新服务的信心不足和其他医务人员对此的负面认知，是妨碍进一步实施的主要因素。然而，对新的药学教育和实践模式的广泛投入预计在未来几年将使药学专业向前发展。

17.1 引言

亚洲是世界上人口最多、面积最大的大陆，共有44多亿居住人口，有的地区人口稠密，有的地区人口稀少。亚洲人寿命更长，而多重疾病率不断升高，对药品的需求越来越大。人口结构的变化改变了对医疗的需求。其中一个重要的变化是药品供给和药学监护在过去几十年有了相当大的变化。更易获得药品的同时，就更需要药学监护，这样才有助于改善治疗结局和疾病管理、有助于提高患者的用药安全和生活质量。这给医药政策和医疗费用支出已经带来了相应的变化。

17.2 亚洲地区对药学监护概念的认知

van Mil先生在第1章阐述了各国之间定义和实施药学监护的状况差异是由各自的法律框架、政治背景、医疗体系和实施地点所决定的。尤其在亚洲更为真实，亚洲各国内部和各国之间存在巨大的差异。这种缺乏一致性对于我们讨论亚洲地区开展药学监护是非常挑战的。例如，在亚洲国家和地区中，诸如中国内地、中国香港、泰国和马来西亚，医生既可开具处方又可调配药品。这种执业模式与澳大利亚药学会等机构组织倡导的执业思路完全相左，澳大利亚倡导的是处方开具和处方调配两种业务应分离，这样既可以在质量保证和风险管理下帮助患者安全用药，又可以赋予患者灵活选择的权利[1]。这种情况常见于许多缺乏药师的国家，他们不管患者是否提供处方，常常通过私营"药店❶（drug store）"出售药品，但这些药店不一定配备注册药师。另一个极端，亚洲许多国家的三级医院却按最高的国际标准，提供高级临床药学服务。鉴于整个亚洲提供药学监护的多样化，我们仅介绍一个缩影，而不是全面评价整个亚洲开展药学监护的情况。我们对同行发表的综述文献进行一次叙述性概述，而不是按国家政策和监管框架概述开展药学监护的情况。这篇同行综述的文献是通过检索 PubMed、Embase 和 Cochrane 等数据库确定的。

17.3 东亚国家开展药学监护的状况

直到21世纪初，中国的药学教育仍然重点关注制药科学领域。药学监护的初期发展主要注重开展药物管理的相关服务，以解决药物相关问题和确保合理用药。在过去的十年中，其发展速度越来越快，应用地域也越来越广。这一结果得益于中国医疗改革和医院药师参与更多临床角色的推动[2]。一项为期3个月的药师干预研究显示，重症监护的临床药学服务对患者结局产生了积极的影响并减少了用药差错[3]。医院药师在抗生素管理方面也发挥了新的作用，现在为医生合理使用抗菌药物提供了指南[4]。然而，大多数社区药房的药学实践仍然以传统的配药和用药指导服务为中心[5]。社区药师报告，在中国广泛实施药学监护的障碍因素是药师缺乏时间、技能、信息共享和财政激励支持[2, 6]。然而，预计未来医院提供的服务会扩展，社区药房也能提供更多的服务。事实上，社区药师表达出乐观的态度，尤其是对广泛使用中药提供药学服务方面能发挥作用[7]。

在韩国和日本，药学监护服务已经在持续扩展，包括治疗药物监测、抗凝服务和用药管理等[8～10]。例如，日本的药师现在可以向患者提供抗凝、癌症化疗和哮喘的诊所服务。2000年诊所开展的这些服务开始作为试点项目，随后在日本全国范围内扩展。现在这些诊所服务已获得日本全民健康保险的报销资助[11]。据报告，在更广泛地实施药房服务方面仍然存在一些障碍，主要是服务报酬缺失、药师人力短缺，以及药师缺乏开展新服务所需的治疗知识和解决临床问题的技能[11～13]。

---

❶ 译者注解：药店（drug store）比药房（pharmacy）的概念更大，经营商品不仅有处方药、OTC、膳食添加剂，还有日常生活用品、食品饮料以及化妆品。药房（pharmacy）的主要经营的是处方药。欧洲的药房（pharmacy）更多的是由药师自己经营，药房也少量销售一些美妆用品和生活日用品。英文 pharmacy 既是药房也是药学，因此，西方使用 pharmacy 作为药房的含义，意味着药房里的工作人员只有药师和药学技术人员。

17.4 东地中海地区国家开展药学监护的情况

东地中海地区的国家已经面临着是否引入药学监护相关的类似问题[14]。约旦主要是通过政府和非政府医院提供药学监护，在这里也看到越来越多的研究项目评价临床药学服务产生的影响[15, 16]。约旦大学里开设的药学监护课程已经反映了这一变化。科威特也体验了在这一领域积极发展的成果，推动了当今许多药师在医院尝试各种新的服务[17]。Al-Haqan最近的一项研究报告显示，尽管大多数药师向其患者提供用药指导，但公众和医生却认为药师的专业角色仅限于提供糖尿病相关的专科服务［例如，监测血糖（glucose monitoring）和健康生活方式指导（healthy lifestyle counseling）］[18]。像本地区的其他国家一样，黎巴嫩也引入了以临床为导向的药学教育。这将为开展新的社区药房服务打下基础，到目前为止，药房服务主要集中在药物配制和处方配药上[19]。

其他东地中海地区国家的药房业务也在发展之中。与世界大多数其他国家一样，这些新服务的实施情况一直不一样。例如，阿联酋在实施规范的药学监护服务方面至今主要限于政府开设的医疗机构。在伊拉克，尽管一些服务受到了一些医生的抵制[20]，但是社区药店已经开始提供用药指导以及体重监测、血压血糖筛查等服务。但由于缺乏服务报酬、增加工作量以及短缺合格的工作人员，社区药房广泛开展临床服务也受到了限制。

据报道，沙特阿拉伯的药学专业学生和社区药师对药学监护有了很好的了解[21, 22]。然而，和其他国家一样，大多数临床药学服务都集中在医院开展。这些服务包括为降低药物不良反应的风险而开展的出院患者的用药指导和药物治疗监测。药师开设诊所，改善患者用药依从性，主要是解决患者服用抗凝药物的问题。在这些诊所中，允许药师调整患者药物剂量并更换抗凝药物。由于药学博士毕业的药师越来越多，药师提供的服务范围有望扩大[23]。事实上，目前沙特阿拉伯正在努力扩大药学博士研究生住院药师培训项目，即使并非所有毕业生在特定治疗领域都接受过专业的培训，这也将提高药房工作人员提供新型临床服务的能力。

同样，卡塔尔也因不断扩大健康服务教育计划以及国家实践领导力项目，因此正经历着一个演变的阶段[24]。例如，据报道Hamad医疗集团（HMC）旗下的大多数医院十多年来一直在提供药物治疗管理的临床药学服务。卡塔尔有一些药学专业教育项目，诸如目前提供的药学博士教育项目、基于医院实践的培训和ASHP认证的药学博士研究生项目。

17.5 南亚国家开展药学监护的情况

印度拥有庞大的药学学校网络和制药工业。药店遍布印度各地，药店通常是患者接触医疗系统的首诊场所。大多数药店仍然专注于药品分销（medicine distribution）[25]。尽管如此，有报告称，有一些举措利用国内的药店网络确认并转诊提示结核病症状的患者到公共医疗诊所进行诊断和治疗[26]。药物治疗通常由医生在护士帮助下实施。鉴于印度有大量的药房人员，可以说药师的专业知识没有得到充分利用。然而，印度许多医院已经提供药师参与临床角色的机会，这与改善患者健康结局有关。这些医院的药师已经开始提供药物信息，参与病房查房（ward rounds），并监测患者的药物不良反应[27]。在巴基斯坦和尼泊尔，药学实践一直专注于药品配制。然而，在医院和社区药房工作的药师已经把更多的注意力放在患者用药指导和健康宣教上[28]。

17.6 东南亚国家开展药学监护的情况

东南亚国家对药学监护的理解和实施存在很大差异。这在一定程度上反映了各国在药品政策和医疗卫生系统方面存在的差异。例如，由于历史原因，马来西亚和新加坡的医疗卫生体系更像英国的医疗模式，而印度尼西亚的医疗卫生体系更像荷兰模式。这些差异反映在药师实施药学监护的作用上。在马来西亚，药学服务已经从单纯注重药品供给发展到注重药物使用的质量[29～31]。现在马来西亚的许多医院和社区药房提供慢性病管理（chronic disease management）、用药评估、戒烟服务和体重管理计划（weight management program）[29, 32]。医院药师提供的其他专业服务包括抗凝治疗门诊（anticoagulant treatment clinic）、治疗药物监测和抗菌药物管理（antimicrobial stewardship）。在过去十年中，泰国在临床药学教育和实践方面取得了重大进步。现在泰国的医院药师开始参与药物治疗管理门诊。泰国药师还进行用药重整、患者教育和药物相关问题管理。泰国的社区药师也开始提供创新的服务，诸如健康评估（health assessment）、健康宣教和用药评估（medication usage review）[33, 34]。自2005年以来，柬埔寨的私营药房已经与国家结核病防治项目开展合作，协助将结核病（TB）症状的患者转诊公共结核病诊所进行诊断和治疗[35, 36]。

在印度尼西亚，临床药学和药学监护还相对陌生，因此，医护人员的意识和接受程度仍然不一致。一些医院现使用药师在病房提供临床服务，监控药物治疗并提供用药指导[37]。印度尼西亚是一个人口众多、地理多样化的国家，因此，全面实施临床药房服务可能需要数年时间。菲律宾的情况与印度尼西亚的类似，实施药学监护有机会扩大。亚洲许多国家在提供药学监护方面遇到了共同的障碍，包括医生和其他医务人员缺乏对药学监护的认知和支持[38]。

参考文献

1. Pharmaceutical Society of Australia. Dispensing by other health professionals Canberra 2006. [updated November 2006. 1–2]. Available from: http://www.psa.org.au/downloads/ent/

uploads/filebase/policies/dispensing-by-other-health-professionals.pdf.

2. Fang Y, Yang S, Feng B, Ni Y, Zhang K. Pharmacists' perception of pharmaceutical care in community pharmacy: a questionnaire survey in Northwest China. Health Soc Care Commun. 2011;19(2):189–97.

3. Jiang S-P, Zheng X, Li X, Lu X-Y. Effectiveness of pharmaceutical care in an intensive care unit from China. A pre-and post-intervention study. Saudi Med J. 2012;33(7):756–62.

4. Yezli S, Li H. Antibiotic resistance amongst healthcare-associated pathogens in China. Int J Antimicrob Agents. 2012;40(5):389–97.

5. Fang Y, Yang S, Zhou S, Jiang M, Liu J. Community pharmacy practice in China: past, present and future. Int J Clin Pharm. 2013;35(4):520–8.

6. Song M, Ung COL, Lee VW-y, Hu Y, Zhao J, Li P, et al. Community pharmacists' perceptions about pharmaceutical service of over-the-counter traditional Chinese medicine: a survey study in Harbin of China. BMC Complement Altern Med. 2017;17:9.

7. Song M, Ung COL, Lee VW-y, Hu Y, Zhao J, Li P, et al. Community pharmacists' perceptions about pharmaceutical service of over-the-counter traditional Chinese medicine: a survey study in Harbin of China. BMC Complement Altern Med. 2017;17(1):9.

8. Yamamura S, Yamamoto N, Oide S, Kitazawa S. Current state of community pharmacy in Japan: practice, research, and future opportunities or challenges. Ann Pharmacother. 2006;40 (11):2008–14.

9. Han SH, Lee GH, Han NY, Oh JM. Analysis of drug related problems and evaluation of clinical pharmacist's intervention on chronic kidney disease patients. Pharmacother J Hum Pharmacol Drug Ther. 2014;34(10):e282.

10. Lee I-H, Rhie SJ, Je NK, Rhew KY, Ji E, Oh JM, et al. Perceived needs of pharmaceutical care services among healthcare professionals in South Korea: a qualitative study. Int J Clin Pharm. 2016;38(5):1219–29.

11. Yamada K, Nabeshima T. Pharmacist-managed clinics for patient education and counseling in Japan: current status and future perspectives. J Pharm Health Care Sci. 2015;1(1):2.

12. Kang J, Rhew K, Oh JM, Han N, Lee I-H, Je NK, et al. Satisfaction and expressed needs of pharmaceutical care services and challenges recognized by patients in South Korea. Patient Prefer Adherence. 2017;11:1381–8.

13. Yang S, Kim D, Choi HJ, Chang MJ. A comparison of patients' and pharmacists' satisfaction with medication counseling provided by community pharmacies: a cross-sectional survey. BMC Health Serv Res. 2016;16:131.

14. Kheir N, Al Saad D, Al Naimi S. Pharmaceutical care in the Arabic-speaking Middle East: literature review and country informant feedback. Avicenna. 2013:2.

15. Jarab AS, Alqudah SG, Mukattash TL, Shattat G, Al-Qirim T. Randomized controlled trial of clinical pharmacy management of patients with type 2 diabetes in an outpatient diabetes clinic in Jordan. J Managed Care Pharm. 2012;18(7):516–26.

16. Basheti IA, Qunaibi EA, Hamadi SA, Reddel HK. Inhaler technique training and health-care professionals: effective long-term solution for a current problem. Respir Care. 2014;59 (11):1716–25.

17. Katoue MG, Awad AI, Schwinghammer TL, Kombian SB. Pharmaceutical care in Kuwait: hospital pharmacists' perspectives. Int J Clin Pharm. 2014;36(6):1170–8.

18. Al Haqan AA, Al-Taweel DM, Awad A, Wake DJ. Pharmacists' attitudes and role in diabetes management in Kuwait. Med Principles Pract. 2017;26(3):273–9.

19. Hassali MA, Shafie AA, Al-Haddad MSd, Abduelkarem AR, Ibrahim MI, Palaian S, et al. Social pharmacy as a field of study: the needs and challenges in global pharmacy education. Res Soc Adm Pharm. 2011;7(4):415–20.

20. Sharrad AK, Hassali MA, Shafie AA. Generic medicines: perceptions of physicians in Basrah, Iraq. Australas Med J. 2010;2(8).

21. Al-Arifi MN. Pharmacy students' attitudes toward pharmaceutical care in Riyadh region

Saudi Arabia. Pharm World Sci. 2009;31(6):677.

22. Alanazi A, Alfadl A, Hussain A. Pharmaceutical care in the community pharmacies of Saudi Arabia: present status and possibilities for improvement. Saudi J Med Med Sci. 2016;4 (1):9–14.

23. Alsultan MS, Mayet AY, Khurshid F, Al-jedai AH. Hospital pharmacy practice in Saudi Arabia: drug monitoring and patient education in the Riyadh region. Saudi Pharm J. 2013;21 (4):361–70.

24. Kheir N, Fahey M. Pharmacy practice in Qatar: challenges and opportunities. Southern Med Rev. 2011;4(2):92–6.

25. Basak SC, Sathyanarayana D. Community Pharmacy Practice in India: past, present and future. Southern Med Rev. 2009;2(1):11–4.

26. Gharat MS, Bell CA, Ambe GT, Bell JS. Engaging community pharmacists as partners in tuberculosis control: a case study from Mumbai, India. Res Soc Adm Pharm. 2007;3 (4):464–70.

27. Tumkur A, Muragundi PM, Shetty R, Naik A. Pharmaceutical care: need of the hour in India. J Young Pharm JYP. 2012;4(4):282–6.

28. Azhar S, Hassali MA, Ibrahim MIM, Ahmad M, Masood I, Shafie AA. The role of pharmacists in developing countries: the current scenario in Pakistan. Hum Res Health. 2009;7:54.

29. Chua SS, Kok LC, Yusof FAM, Tang GH, Lee SWH, Efendie B, et al. Pharmaceutical care issues identified by pharmacists in patients with diabetes, hypertension or hyperlipidaemia in primary care settings. BMC Health Serv Res 2012;12:388.

30. Lee SWH, Mak VSL. Train-the-trainer program on cardiovascular health for community pharmacists in Malaysia. Int J Clin Pharm. 2017;39(6):1166–70.

31. Lee SWH, Mak VSL. Changing demographics in Asia: a case for enhanced pharmacy services to be provided to nursing homes. J Pharm Pract Res. 2016;46(2):152–5.

32. Hassali MA, Mak VS, See OG. Pharmacy practice in Malaysia. J Pharm Pract Res. 2014;44 (3):125–8.

33. Chaiyakunapruk N, Laowakul A, Karnchanarat S, Pikulthong N, Ongphiphadhanakul B. Community pharmacy–based implementation and evaluation of an osteoporosis self-assessment tool for Asians. J Am Pharm Assoc. 2006;46(3):391–6.

34. Chaiyakunapruk N, Asuphol O, Dhippayom T, Poowaruttanawiwit P, Jeanpeerapong N. Statins utilisation pattern: a retrospective evaluation in a tertiary care hospital in Thailand. Int J Pharm Pract. 2011;19(2):129–35.

35. Bell CA, Pichenda K, Ilomäki J, Duncan GJ, Eang MT, Saini B. Responding to cough presentations: an interview study with Cambodian pharmacies participating in a national tuberculosis referral program. J Eval Clin Pract. 2016;22(2):261–6.

36. Bell C, Eang M, Dareth M, Rothmony E, Duncan G, Saini B. Provider perceptions of pharmacy-initiated tuberculosis referral services in Cambodia, 2005–2010. Int J Tuberc Lung Dis. 2012;16(8):1086–91.

37. Hermansyah A, Sukorini AI, Setiawan CD, Priyandani Y. The conflicts between professional and non professional work of community pharmacists in Indonesia. Pharm Pract. 2012;10 (1):33–9.

38. Agaceta C, Diano G, PMP L, Loquias M. Perceived barriers to the implementation of pharmaceutical care among pharmacists in private and government Hospitals in Metro Manila. Int J Pharm Sci Res. 2014.

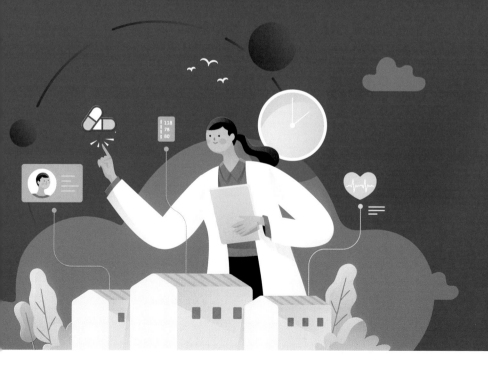

第4部分

在各种医疗环境中践行药学监护

Hanne Herborg

导言

本部分将重点介绍不同国家和不同医疗环境中，践行药学监护的情况。本部分提出了对发展实施研究理论和战略方法更深的思考，并阐述了实践研究中及通过社区、医院和养老院日常实践中积累的知识。

药学监护的实施研究真正起步于20世纪90年代。早期的研究主要是记录药物不良事件的学术研究，以及理论概念和模型建立。现在，这项研究已经足够成熟，可用于研究药师干预的效果。在许多国家，这些概念已发展为可实施的业务模型，并为显著的效果提供了有力证据。在一些国家，医院药学处于领先地位，而在其他国家，药学在基层医疗则先行一步，采取了临床药学新方法，重点放在个别类别的患者及预防和解决这些患者的药物相关问题。不久之后，药学监护在养老院和全科医学的工作中也得到了进展和验证。

人们从一开始就意识到，以患者为中心的药学新方法需要给予支持。这些项目通常会提供手册介绍理念和流程、培训材料和记录监护的表格，并辅以各种研究流程和结局的工具。也将提供培训课程，涵盖药物治疗学的相关内容以及面向实施的各种主题和工具。

然而，那些早期项目执行的经验是多变无常的：一些项目取得了令人印象深刻的成果，但有些项目则没有产生预期的结果。采用相同流程的项目在不同国家显示出不同的结果，例如，PCNE的老年人项目[1]表明社会因素起到了重要的作用。

这种模式带来了新的问题：是概念不好，还是研究手段不敏感，或者是业务模式不够强大？在设计本地模式时，是否没有正确理解和考虑项目背景、费用问题以及推动因素？

这些经验带来了一个新的重点关注药学监护实施的研究领域。同时再次推进新一代的干预措施研究，将产生较好结果的更可行服务，带来一系列药学监护工作和服务，并为大规模推广服务做好准备。这一发展把实施药学监护的议题推到一个全新的高度。在国家层面上的传播是很难实现的，并且花费了比药学先驱者预期的还要长得多的时间。实践研究需要扩大其范围，并整合各种背景的专业机构、国家管理当局、政客官员、地方医疗行政官员、第三方付费者、其他医务人员等角色的资源。

如今，药学监护和卫生服务研究领域，已经很好地建立了实施科学体系[2]。实施科学是一门社会的科学，而不是基于随机对照试验的临床医学科学。如果我们想理解实施药学监护需要的复杂社会体系，那么我们可以也必须从其他研究方法中学习很多的东西。我们需要一些工具来研究现实生活中遇到的问题，并构建实施模型和策略，这些模型和策略可以总结洞察的思考，并转化用于个性化需求。

第18章，药学监护的实施策略，Victoria Garcia-Cardenas、Charlotte Rossing和S. I. (Charlie) Benrimoj论述了实施药学监护相关的一些基本理论和策略问题。他们首先指出，在药学监护实践的研究和开发与将这些服务作为常规业务加以实施和持续之间，存在着巨大的差距。

实施科学已经建立了一套框架、理论和模型，以尽力理解实施体系的复杂性。该章笔者参考了其中的一些理论框架，然后探讨了已开发的主要用于社区药房体系的循证模型。

其中过程模型是指实施中最常经历的阶段：探索、准备或启动、测试或初始实施、实施、全面实施或运行，最后保持可持续性。

更深入地说，该章笔者所关注的影响实施因素，既有积极的调节变量，又有消极的调节变量，分布在5个领域：服务、患者个体、药房环境、当地外部环境和外部制度。实施因素作为障碍因素还是推动因素发挥作用的方式是复杂的，并可能在不同阶段有所不同。

然后，该章笔者说明了实施策略的需求是满足个性化，而多组合策略的需求是为了满足"一种模式无法解决所有的问题"。最后，该章笔者描述了业务实施的技术和评估实施成功的方法。

第19章，社区药房实施药学监护，与第18章作者相同，排序不同，Charlotte Rossing、S. I.（Charlie）Benrimoj 和 Victoria Garcia-Cardenas 深入讨论了社区药房开展服务积累的经验。在这，给患者提供药学监护的是工作于社区药房或全科医学机构的药师。

从社区药房的功能结构出发，该章笔者将药学监护的功能植入于GPP整体框架结构之中。讨论社区药房人力的具体情况，并用FIP建立的教育模型描述人力发展实施的目标。此外，该章笔者也提到了所有权结构问题。无论所有权归谁，不同类型的药房都可以开展药学监护，只是实施机会不同。然而，网上药房和邮购药房将面对想亲身体验药师服务的患者所带来的挑战。

关于社区药房中提供药学监护服务的进展，该章笔者讨论了实施研究的重心逐渐随时间变化而改变。这一进展反映了一个学习的过程，在此过程中如何逐渐地更深入理解实施的复杂性问题。

社区药房的药学监护是通过若干不同的服务完成的。在许多国家，患者直接来药房，向患者提供指导服务是最常见药学监护服务之一。此外，药学监护也作为药房的公共卫生服务与其他公共卫生服务一起提供给公众。社区药房还针对普通人群、高危人群或特殊疾病患者，开发和实施了许多服务。最常见的一些服务包括用药审查❶（MUR）、用药重整、新药指导服务❷（NMS）、慢病管理项目和用药评估❸。

---

❶ 译者注解：用药审查是指在英格兰、新西兰等国由经过认证的药师对长期服用多种药物的患者，面对面讨论患者用药（包括处方和非处方药），进行用药依从性的结构化评估。

❷ 译者注解：新药指导服务是2011年10月1日开始在英国社区药房合同框架中新增实施的一项高级服务，服务是针对长期患有慢病者新开处方时提供的指导服务，以帮助患者提高用药依从性，专注于特定疾病的患者人群。

❸ 译者注解：用药评估是PCNE定义为药师提供药学监护服务过程的一个必要环节，其目的是利用患者可能临床和药物信息以及实验室检查信息，对患者用药情况进行结构化批判性评估，以优化患者药物治疗及改善健康结局。

全科医学实践作为药师践行药学监护的一种医疗环境已成为一些国家实施研究的重点。在英国，全科药师服务模式现在已成为常规业务，并有充分的临床证据显示这些服务的价值。

第19章最后讨论了药物供给、互动交流和数据交换等各种新平台的建立带来了机遇与挑战的变化。患者用药指导的面谈场所与传统调配药物业务的分离，预示着呼唤实施药学监护的新模式到来，以满足患者新的需求和期望。

第20章，在养老院实施药学监护，Carmel M. Hughes指出养老院是一个非常特别的环境，既是居家环境又是医疗环境，因而，在居家环境下优化药学监护的服务质量和安全性，是一个全新的挑战。

该章首先介绍了养老院的主要特点以及提供药学监护所面临的挑战。与居住在家中的老年人相比，养老院的居民用药数量是居家老年人的4倍多，药物不良事件的风险随之增加。特别是，抗精神病药、安眠药和抗焦虑药等精神药物的使用已被证明问题不少。有人认为是老年人的挑战性行为[1]以及护理人员短缺带来的问题。目前已通过实施制度管理、立法和最佳临床实践指南等一些举措，来减少不必要的用药。同样，抗生素的过度使用也存在很多问题，养老院还需要一些帮助，以减少老人抗生素处方的开具以及尽可能降低抗菌药物的耐药性。

我们已在养老院进行了这项研究，以解决实施药学监护的挑战。已测试过一些模式，主要关注养老院中高风险用药人群，主要方法通常是药师对患者进行的用药评估。不同模式已取得了用药适宜性的改善效果，但对结局影响的证据还不太确定。有必要进行进一步的研究和开发一套核心结局指标，用于养老院用药质量的研究。此外，还需要建立一种实施模式，这种模式不仅是事后告知处方医师，更是要在过程中与医师一起合作来解决患者的用药安全。

第21章，在医院和诊所实施药学监护，Ulrika Gillespie描述了医院和诊所实施药学监护所特有的挑战。这些服务必须在多变的临床环境中开展，从急性监护、选择性手术、普通病房到高度专业化的医疗中心。药师所面临的患者可能在医院治疗时用药太多，或者可能在住院期间更换过多种药物，或者可能很多是因药物相关问题而入院的。对于康复病房、重症监护病房、姑息治疗或门诊治疗的患者来说，常见的情况是他们都会接受药物治疗，但很多患者需要用药管理。

该章笔者指出，医院临床药师主要从事的药学监护可能是用药重整或用药评估的一部分。北爱尔兰**综合用药管理**[2]（integrated medicines management，IMM）的概念被当作一个实施模式的例子，这一模式一直激励许多国家制定类似的方法。同

---

[1] 译者注解：挑战性行为是指患者存在的好斗、对骂、抗拒护理等行为。

[2] 译者注解：综合用药管理是涉及患者在医院所有用药环节的全过程管理，临床药师参与患者临床治疗过程，从患者入院，住院治疗到出院带药等环节的用药重整、药物适宜性评估，服药管理及抗生素管理等工作。

时介绍了服务模式的步骤和一些实施中的挑战。这一监护的过程应始终从用药重整做起。这点是必要的，但由于用药重整属于劳动密集型工作，所以不管是涉及电子记录预警还是与患者面谈，各国医院都在努力寻找识别高危患者的机制，并集中使用资源。进入第二步，用药评估，涉及药师的工作，经常会遇到药师能否完全融入医疗团队的挑战。此外，药师需要承认，所有药物相关问题并不能也不应该立即能得到解决，药师需要给出一些建议便以下一级监护者解决这些问题。

第21章最后讨论了在医院环境中开展"用药评估"扩大规模的机会及其价值证据，以及进一步研究的必要性。

参考文献

1. Bernstein C, Bjorkman I, Caramona M et al (PEER group). Improving the well-being of elderly patients via community pharmacy-based provision of pharmaceutical care: a multicenter study in seven European countries. Drugs and Aging. 2001;18:63–77.
2. Curran GM, Shoemaker SJ Advancing pharmacy practice through implementation science. Editorial. Res Soc Adm Pharm. 2017;13:889–91.

第18章

药学监护的实施策略

Victoria Garcia-Cardenas，Charlotte Rossing，S. I.（Charlie）Benrimoj

摘要

通过药房的**专业服务**（professional service）实施药学监护是一个复杂的过程，其中多层次实施因素相互作用并影响实施的过程和结果。这一过程的传统方法是以一种特别的方式完成的，且认为通过各方重要利益相关者传播正向的利益信息来确保这项服务融入常规业务。人们知道，目前这种传统方法不足以有效地将创新服务整合到药房的**常规业务**（routine practice）中，因此需要采用更复杂、更有针对性且提供临床循证的方法。药房将实施科学的方法应用于提供专业药学服务会促进这一复杂过程的顺利推进，并有助于确保其长期可持续。

18.1 实施背景

目前医疗系统面临最大的挑战之一是要找到正确的策略，才能将循证支持的服务转变成医务人员的常规业务。研究表明，大多数在对照试验中证明有效的医疗创新服务，要么从未实现，要么需要很长时间才能实施[1]。实质上，目前投入了大量资源在循证支持的服务设计、开发和评价上，但这些服务并未转化为常规业务。因此，在很大程度上无法让患者治疗受益。药学监护的概念可以通过药房提供特定的专业服务实现业务的运营。

这些服务基本上是由药师执行的一系列干预措施，包括行为干预，从而优化患者治疗和**健康结局**❶（health outcome）指标。设计和评价干预措施，诸如专业服务，现在被认为是卫生服务研究过程中的第一步，但不是唯一的步骤。不幸的是，仅仅是得到积极的结局指标并不能确保有效的实施，而且，除非得到恰当的实施，否则任何服务都不能长期有效。就药学而言，与其他学科一样，专业服务的开发、全面实施和可持续性之间存在巨大差距，这在不同的实践环境（即社区、养老院、医院、诊所等）中很常见。

18.2　实施理论

　　过去，人们认为医疗创新服务即新服务的实施是通过渗透驱动（即创新行为的传播呈现被动实施非目标的非计划性的特征）和传播驱动（即创新行为的传播呈现出主动向目标受众实施计划性战略的特征）。而这通常是通过信息和沟通策略，或是通过强化服务人员的临床培训来实现的。现在人们知道，这种传统方法不足以有效地将创新服务整合到一个医疗环境的常规业务中，需要采用更复杂和全面的方法。**实施科学**❷（implementation science）旨在"通过对方法的科学研究，促进临床研究成果和其他循证实践系统纳入常规业务，从而提高医疗和卫生服务的质量（即有效性、可靠性、安全性、适宜性、公平性、高效性）"[2]，来解决这一问题。也就是说，这是研究成果整合到现实医疗环境中的探究过程。在实施科学领域，已经开发了一系列科学实施的框架、理论和模型，以充分理解其复杂性。一些循证导向的实例包括：实施研究的统一框架（consolidated framework for implementation research，CFIR）[3]、卫生服务研究实施的促进行动项目（promoting action on research implementation in health services，PARIHS)[4]、卫生服务研究实施的推进行动计划［达成、有效、采纳、实施、维护（RE-AIM）］，及特别在药房领域实施的药房服务框架（framework for the implementation of services in pharmacy，FISpH）[5]。

　　实施科学的文献综述对不同的理论方法进行了界定，这些方法可以帮助和指导服务的实施。笔者确定了5种不同的方法，其目的是：① 描述或指导实施过程（即过程模型）；② 理解和解释影响实施结果的因素（即决定框架、经典理论和实施理论）；③ 评价实施成功率（评价框架）[6]。尽管在本章中，我们聚焦社区药房业务，但这些理论框架在其他的药师实践环境中也有着更广泛的应用。

---

　　❶ 译者注解：健康结局是指一个特定人群的健康状态在干预后可能发生的事件，包括发病率、行为变化、心理健康、生命质量、死亡等，这些变化可以在临床上通过体格检查、实验室试验以及影像检查测量得到，也可以在患者自我报告以及通过医务人员观察到，但是一些健康结局需要进行复杂的评估，以确定这些结果是否存在，诸如痴呆状态的判断。

　　❷ 译者注解：实施科学是研究者为了解决循证干预方法向实践应用推广过程中面临的问题而提出的一门新兴交叉学科；其目的是研究如何使循证干预方法能够快速、便捷、低成本地被一线提供服务者所掌握和采用，让目标人群更迅速地受益，让受益的人群更广。

18.3 描述和指导药房实施药学监护和专业服务的过程 ----

过程模型提出了一种逐步递进的方法，通过一些非连续的动态实施步骤或阶段来指导实施过程。然而，在社区药房业务中，实施变革即提供服务一般并不遵循结构化方法，而是常常根据其经验、背景和环境来回跳跃完成的。常见的结构化循证方法，通常包括[5, 7]以下步骤。

① 探索阶段。包括对药房服务实施系统和环境的分析和评估。决策者（如药房经理、药房老板）对风险效益的评估及变革速度的评估通常会驱动决策采纳或拒绝实施服务。

② 准备或启动阶段。包括通过投资获取实施服务所需的资源，准备药房的服务环境和提供专业服务的药房员工。最初，由外部业务变革的推动者对相关实施因素、障碍因素和推动因素进行全面分析。然后，应根据本次评估或需求分析的结果针对性制定战略。

③ 测试或初始实施。这一阶段的目标是在广泛实施之前，尝试向有限数量的患者提供服务。这一阶段会涉及药房参与实施服务的所有利益相关者，他们将尝试践行新获得的技能，并快速适应新的工作方式。这是一个关键的阶段，随着抵制变革和实践障碍的出现，通常会迫使参与者回到自己舒适区，重新开始旧的实践方式。

④ 实施、全面实施或运行阶段。这个阶段包括将这项服务整合到药房的常规业务中，并向预定数量的目标患者提供服务。这意味着提供该项服务将渐渐地变成了常规业务。在实施阶段，应继续监测阻碍和促进服务的因素，以及实施的过程和结果（包括服务提供的真实性）。内部倡导者或业务变革推动者可以帮助确保通过连续的监控获得数据的传输。针对重要利益相关者，使用获得的数据推动服务实施的决策。

⑤ 最终达到可持续地开展，在这一点上，在实施阶段先前整合的服务将随着时间的推移逐渐常规化和制度化，最终实现和维持所有利益相关者预期的服务结果。这些利益相关者包括患者、服务提供者、医疗系统、药房所有者和管理者[8]。

18.4 理解和解释药学监护和专业服务实施过程和结果的影响因素 ----

不同实施阶段的变化受到许多核心实施因素的驱动，这些核心实施因素包括5个主要模块，起到服务实施的调节作用。尽管实施因素数量的变化取决于遵循选用的实施模型，但目前已确定大约有39个实施因素，分布在5个主要模块，且相互之间不排斥[3]。

实施因素分布的5个模块包括（图18.1）：① 即将实施的专业服务；② 参与实施过程的药房员工；③ 实施服务的药房环境；④ 实施服务的药房外部环境或者当地环

境；⑤ 围绕服务实施的系统或外部相关环境。"专业服务"模块是指即将实施的创新服务，包括服务的复杂性、服务的适应性等实施因素。这个模块中可能需要考虑当地的治疗方案和实施程序。"药房员工"模块涵盖在其工作环境中与实施服务的专业人员相关的一些实施因素。这一模块的实施因素包括：自我效能感知（perceived self-efficacy）（即员工对自己提供服务能力的信念）、提供服务的知识和经验（包括临床胜任能力、实施服务的动机或个人特质），这些特性可能是实施服务的阻力，也可能是动力。"药房"模块是指特定药房环境将要实施专业服务的一系列相关因素，例如开展服务的优先等级、药房的平面结构特征（例如药房布局、设置指导服务区域）、药房文化（即药房的行为规范、价值观、期望值以及基本职责）、团队的工作方法、领导力等。"当地环境"指的是药房所在区域的环境中可能影响服务实施的因素，例如患者的人口特征或服务需求的信仰、当地环境中的其他利益相关者及其他医务人员现有的专业网络。"制度"模块包括围绕专业和服务实施的外部环境相关的实施因素，如医疗系统、资金的配备与服务报酬状况、支持服务的专业机构政策与实施程序以及政府其他政策等[9]。

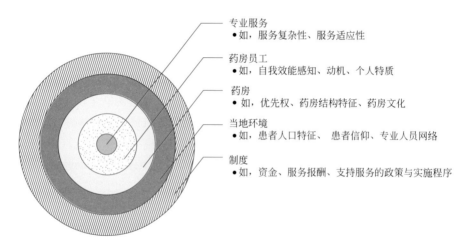

图18.1　实施因素模块分布及实施因素举例

18.5　实施因素：障碍因素和推动因素的调节

实施因素是服务实施过程的制衡因素。当这些因素起到积极的协调作用时，通常被称为推动因素（facilitator），当因素起到消极的阻碍作用时，则被称为障碍因素（barrier）。以实施因素"激励措施（incentive）"为例 [理解为参与和约定实施过程的经济或非经济原因，如奖励、绩效评估、晋升、奖金、患者忠诚度、职业持续发展（continuing professional development，CPD）积分等]，药房内缺乏这些措施，就是服务实施的障碍因素，而向参与服务实施的药房工作人员提供激励措施将是推动因素。大多数这些实施因素似乎相互关联，形成了复杂的因果互动关系，通常因实施阶段的不同而有所差异。例如，在运行阶段，"激励"是一个关键的实施因素，经常与员工的"动机（motivation）"联系在一起。在这种情况下，缺乏激励措施可能会导致员工缺乏提供服务的动机，并阻碍实施的成功[9]。

实施因素（implementation factor）非常重要，因为其影响到实施过程（药房在实施过程中的进度情况）和实施结果（理解为"仔细研究并有目的地执行计划，实施新治疗方案、新业务和新服务而产生的效果"[10]），从而推动服务实施的成功（图18.2）。应定期花时间研究这些实施因素如何调节实施过程和结果，对每个药房（或相关环境）进行个性化评估。此外，还应建立这些因素相互作用的因果影响机制。只有在这个评估的基础上，才能量身定制出实施策略，以克服有效实施服务中所面临的挑战。

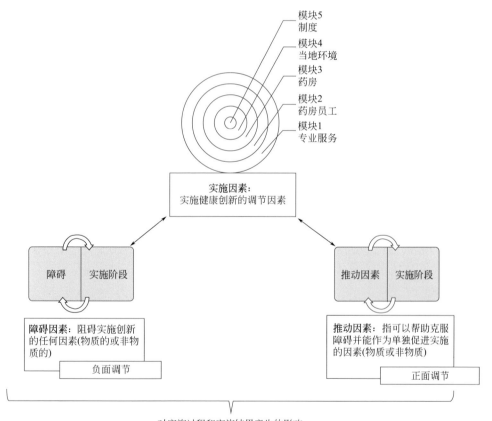

图18.2　实施因素：障碍因素和推动因素

18.6　实施策略 -

　　每个药房应采取普通策略和个性化策略，以克服障碍因素和采纳推动因素。实施策略在药房实施专业服务中发挥重要作用，因为这些策略代表着一系列旨在成功实施的行动。实施策略被定义为"用于加强一个临床项目或业务所采纳、实施和可持续应用的方法或技术"[11]。由于服务实施的多因素复杂特性，目前认为需要采取多组合的实施策略。正如在其他领域的变革进程中一样，在实施中"没有一种方法解决所有问题"，而是需要一种更具个性化的解决方案。因此量身定制的干预措施应运而生，其定义为"在研究了影响当前执业行为的各种因素，并搞清抵制新业务发展的各种原因之后制定的干预措施"。干预措施一旦确定后，还应评估其成功率。

18.7　推动业务的变革 -

　　在提出量身定制的实施对策中，推动业务的变革已被确认为是一项关键技术。众所周知的框架，如PARIHS，强调需要正确推动变革，以提高实施成功的可能性。在医疗环境中，推动策略已被定义为一种技术，"通过这种技术，推动者给予支持，帮助个人和群体认识到，需要做哪些改变，如何实施改变，并将有效证据融入业务"。它也被定义为一种旨在"实施关系建设、人才教育和质量改进对个体业务起到推动"的作用。"业务变革的推动者（practice change facilitator）"通常是那些受过训练的专业人员，通过现场服务和持续随访，来推动组织的变革。推动业务变革的总体方法应如下（图18.3）。

　　● 步骤1。每个药房对实施因素进行个性化和整体的评估。应开发推动评估的方法，以便采用不同的评估技术（如观察、提问、采集数据）系统地评估相关的各种实施因素。

　　● 步骤2。确定这些实施因素如何推动服务实施并建立其因果关系的过程和方法。

　　● 步骤3。根据步骤2中的研究结果，规划量身定制的策略。最近对医疗业务中实施创新服务所采用的推动策略进行的系统综述发现，这些策略包括：给予反馈、利用目标环境、建立共识、提供员工培训、提供方法和教育材料、确定和培训内部冠军员工、评估进展和结果、提供持续反馈以及协助他人制定改进计划。

　　● 步骤4。提供量身定制的策略。这些策略可以通过不同的方法（如，就地通过药房员工研讨会、电话沟通）实施。

　　● 步骤5。持续随访，以便：① 评估实施策略的有效性，必要时重新制定策略；② 逐渐重新评估实施因素。

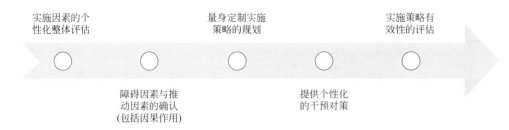

图 18.3 **业务变革的推动方法**

18.8 如何评估实施是否成功？ --------------------------

在整个过程中，应监控实施计划产生的影响。这可以通过评估实施过程（通过监测不同实施阶段的进程和推进状况）和实施结果来完成。这就是评价框架可以提供帮助的地方，因为这些框架为评价实施是否成功提供了一个结构化的计划。这涉及对实施结果的测量和监测，因此可以评估"仔细研究且有目的地执行计划，实施新治疗方案、新业务和新服务产生的效果"[10]。这意味着这些结果可以促进对实施战略有效性的评价。此外，对实施结果的评价可以优化服务效益，促进服务向其他药店推广和实施，并有助于其长期可持续性的发展。文献中提出了各种不同的实施结果，包括：服务渗透、可及性、可行性、精准性、认可度、适宜性、整合性、实施效率和实施成本。具体定义见表18.1。

表 18.1 **实施结果及其定义** [10, 12, 13]

结果	定义
渗透/可及性（penetration/reach）	在药房及其体系内对服务的整合程度
实施成本（implementation cost）	实施投入的成本影响
可行性（feasibility）	服务在药房内可以有效实施的程度
精准性（fidelity）	按其描述，实施和提供服务的程度。实施精准性通常是对不同模块内容进行评估。具体如下： • 遵从性（提供服务与服务协议的一致性程度） • 服务次数（提供服务的次数、频率和持续时间） • 提供服务的质量 • 参与者的回应 • 项目的差异性
认可度（acceptability）	利益相关者（如患者和全科医师）对服务的看法（比较满意、满意或令人满意）
适宜性（appropriateness）	服务适合或匹配药房和当地社区的程度 对药房服务的感知契合度、重要性或相容性；以及解决当地社区需求的感知契合度
服务实施效率（service implementation efficiency）	服务提供者逐渐提高其服务技巧和能力程度

参考文献

1. Green LW. Making research relevant: if it is an evidence-based practice, where's the practice-based evidence? Fam Pract. 2008;25(Suppl 1):i20–4.
2. Eccles MP, Mittman BS. Welcome to implementation science. Implement Sci. 2006;1:1.
3. Damschroder LJ, Aron DC, Keith RE, Kirsh SR, Alexander JA, Lowery JC. Fostering implementation of health services research findings into practice: a consolidated framework for advancing implementation science. Implement Sci. 2009;4:50.
4. Rycroft-Malone J. The PARIHS framework—a framework for guiding the implementation of evidence-based practice. J Nurs Care Qual. 2004;19:297–304.
5. Moullin JC, Sabater-Hernandez D, Benrimoj SI. Model for the evaluation of implementation programs and professional pharmacy services. Res Soc Adm Pharm. 2016;12:515–22.
6. Nilsen P. Making sense of implementation theories, models and frameworks. Implement Sci. 2015;10:53.
7. Fixsen DL, Blase KA, Naoom SF, Wallace F. Core implementation components. Res Soc Work Pract. 2009;19:531–40.
8. Crespo-Gonzalez C, Garcia-Cardenas V, Benrimoj SI. The next phase in professional services research: from implementation to sustainability. Res Social Adm Pharm. 2017;13(5):896–901.
9. Garcia-Cardenas V, Perez-Escamilla B, Fernandez-Llimos F, Benrimoj SI. The complexity of implementation factors in professional pharmacy services. Res Social Adm Pharm. 2017;pii: S1551-7411(17)30501-6.
10. Proctor E, Silmere H, Raghavan R, et al. Outcomes for implementation research: conceptual distinctions, measurement challenges, and research agenda. Adm Policy Ment Health. 2011;38:65–76.
11. Curran GM, Bauer M, Mittman B, Pyne JM, Stetler C. Effectiveness-implementation hybrid designs: combining elements of clinical effectiveness and implementation research to enhance public health impact. Med Care. 2012;8:217–26.
12. Garcia-Cardenas V, Benrimoj SI, Ocampo CC, Goyenechea E, Martinez-Martinez F, Gastelurrutia MA. Evaluation of the implementation process and outcomes of a professional pharmacy service in a community pharmacy setting. A case report. Res Social Adm Pharm. 2017;13(3):614–27.
13. Peters DH, Tran NT, Adam T. Implementation research in health: a practical guide. Alliance for Health Policy and Systems Research, World Health Organization, 2013. [Cited 2 March 2018]. http://www.who.int/alliance-hpsr/alliancehpsr_irpguide.pdf.

第19章

社区药房实施药学监护

Charlotte Rossing, S. I.（Charlie）Benrimoj, Victoria Garcia-Cardenas

摘要

从20世纪90年代初最初的定义开始，基层医疗中的药学监护服务一直是一个人们研究的领域。药学监护的研究已经促成了一系列在基层医疗（primary care）提供的基于循证的服务，这些服务由社区药房和药房药师提供。研究一直侧重于在社区药房业务实施中的可行性问题，同时也考虑了提供药学监护服务需要药房对此认知的改变。在许多国家，尽管在提供服务的潜力和实际提供服务的能力之间仍然存在实施的差距，但药学监护是有偿的服务，且在一定程度上是面向公众在基层医疗中实施的，主要由社区药房提供，这也确定了社区药房在基层医疗服务系统中所发挥的作用。

19.1 社区药房体系

社区药房是基层医疗体系中一个明确的组成部分。社区药房通常作为独立的服务实体，在此，公众无需预约便可得到医务人员的服务。这可能是医疗卫生服务体系中，公众唯一可以直接获得医疗建议的地方。其他医务人员，诸如护士或医生，只能事先预约才能为其提供服务。

在许多国家，社区药房的可及性很高。2015年，欧盟社区药师联盟协会（PGEU）公布了欧盟各国药房服务的人口占比，从每家药房服务1200名居民（希腊）到每家药房服务12700名居民（丹麦）[1]。可以看到，一些国家的城市拥有很多小药房，而其他国家，却很少有大型药房来服务更多的居民。

社区药房始终以优良药房工作规范（GPP）为核心框架指导其开展专业服务。这确保了药房的业务做到维护患者利益，提供具有保证质量且统一的规范服务。多年来，世界卫生组织（WHO）和国际药学联合会（International Pharmaceutical

Federation，FIP）制定了GPP的指导框架，并于2011年发布了最新版本[2]。在GPP中，其药学实践的定义如下：

> 药房的业务是药师满足患者疾病治疗的需要，向其提供最佳循证支持的药学服务。为支持这项业务的开展，必须建立一个国家药学服务质量标准和指南框架。

这项业务的运营是药师在日常工作履行4个角色功能而得以实现的。

① 配制药物、采购药品、储存药品、确保安全、分发药品、给药管理、调配药品以及处置药品。

② 提供有效的药物治疗管理服务。

③ 自我维护和改善专业绩效下的服务能力。

④ 致力于有效改善医疗卫生体系和公共健康。

药学监护实践是围绕角色②和角色④开展的，但重要的是要认识到药房业务的基础是GPP指南中涉及角色①列出的各项工作。

19.2　社区药房的人力资源

根据各国药房的法律法规、现有的药师数量以及药房系统的结构布局，各国药房的人力资源和角色的分布可能都有差异。在药房，两类主要的专业人员是药师和药房技术人员。根据PGEU 2015年度报告，平均每个药房配备的药师人数从1名到4.18名不等[1]。在一些国家，药房也雇佣一些具有药学学士学位的药师。

在国际上，似乎总体都缺乏训练有素的药师，这意味着在发达国家的某些地区，药品的分发和用药指导工作是由药房技术人员或未经受训的员工承担的。个人执业受到国家法律法规的监管，但在缺乏药师和药房技术人员的经营环境中，未经受训的人员可以在药师的监督下工作。

在药房，训练有素的员工专门从事药品管理、药品配制❶（compounding medicine），在一定程度上还为患者提供用药指导服务。各个国家在培训药师方面有很大的差异。只有少数几所大学注重课程结构的设计，系统地支持提供药学监护服务课程。

FIP教育部门（FIPEd）发布了一份报告，说明当前和未来所需的课程应教育药师遵循优良药房工作规范并承担药学监护的责任[3]。FIP还公布了一套药学人力资源的发展目标。这些目标受到FIP建立的教育需求模型的启发，该模型依据需求、服务、能力和教育4个维度，阐述了药学人才能力建设的流程（图19.1）。

---

❶ 译者注解：药品配制是传统药师必须掌握的一项药剂技术，也是药房的一项核心业务，药品配制是指患者临时处方的制剂配制，尤其是针对一些特殊人群的用药需求，如儿童、老人等。

这一模型的实施原理是，药学人才教育的设计应当以当地的社会需求和人口健康为基础。根据该模型，药学人员应承担国家医疗卫生服务体系的社会责任，并应加强全球联系，以确保优质的药学人力资源来满足国家的需求。

在表19.1中，列出了FIPEd制定的药学人力资源发展目标。该目标被分为多个子目标，重点关注学术提升、职业发展和制度建设。每个子目标都有一组单独的目标，其中简短描述了各个目标中涉及的内容。

除了上文提出的药学人力资源发展目标外，药房内提供药学监护服务还需一套差异化的胜任能力。

最近，澳大利亚的研究已侧重于实施药学监护的工作（第5部分导言）。 Alison Roberts[4]和Elle Feletto的博士论文特别指出，新业务的重点应该是药房内的变革管理。人们都认为，提供药学监护服务应遵循药房所有者的战略决策，应考虑到药房布局建设，提供服务的战略、业务和财务规划，还应提升药房的专业形象，应确保员工管理并考虑外部的支持和资源[5]。

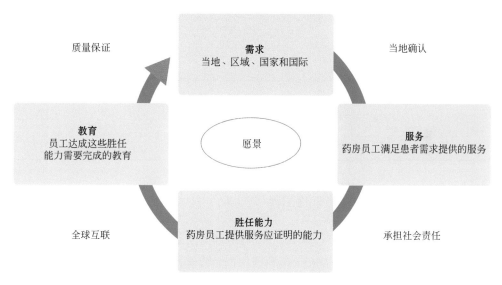

图19.1 **FIP基于需求的教育模型**

表19.1 **FIPEd药学人才发展目标**

目标项目	人才发展目标	简述
学术提升	学术能力	参与药学高等教育发展政策制订，随时接触制药科学和临床实践领域的领导者，以支持供给侧人力资源发展议程
	基础训练与早期职业发展	为药学人才的早期注册后（发放许可后）建设基础培训设施，作为巩固和培养初级人才向高级临床实践的训练基础
	质量保证	建立透明、现代和创新的过程，做好基于需求的教育和培训系统的质量保证

续表

目标项目	人才发展目标	简述
职业发展	职业提升与专科发展	教育和培训基础设施到位，以促进药学人才的进步，以此作为提高患者监护和医疗体系可供服务的基础
	能力培养	清晰易得的发展框架，描述职业生涯各个阶段的能力和实践范围。这应该包括药学人才的领导力发展框架
	领导力培养	强调为职业发展的所有阶段（包括制药科学和初期教育和培训）培养职业领导力技能（包括临床和管理领导力），制订战略和规划
	服务能力与教育培训	以患者为中心和综合性的医疗服务基础，与健康的社会决定因素和人力发展的需要为基础的方法，促进药学人才的发展
制度建设	职业持续发展策略	所有的职业继续教育都与依据需求制订的健康政策计划和药学职业发展途径息息相关
	性别与多元化平衡发展	制定明确的战略，以解决药学人才发展、继续教育、培训以及职业发展机会中的性别不均衡问题
	人才对促进健康的作用和影响	药学人才在医疗系统内以及对促进健康所起到的作用之证据
	人才情报	国家层面的人才战略和相应举措——整理并共享人才数据库以及人才规划
	人才政策形成	从早期教育和培训到高级执业训练，实施全面基于药学人才发展需求的清晰战略管理

19.3 单体药房和连锁药房

传统观点看，社区药房行业一直受到政府部门的高度管制。这不仅为了确保药房采购到高品质的药品，而且在大多数国家都是政府补贴药品费用。因此，许多国家的社区药房，其处方调配业务都有排他性。这项业务涉及药物配制和调配。

在许多国家，药房是由药师个体拥有。然而，这种情况在过去的50年中已经发生了变化，许多国家已经放松了对其管制，放开了社区药房行业的建设。尽管在各种制度中存在不同的自由化经营模式，但是在社区药房的建设中对于GPP要求的全部责任仍由药师承担。

在国家层面，社区药房通常由药房专业组织机构组织管理。该专业组织机构的任务是实现社区药房行业的利益最大化，并经常与政府合作解决社区药房领域的谈判和立法相关问题。在制度层面上，专业组织机构的任务也包括支持药房提供药学监护服务。这可以通过提供服务的体系来实现，诸如发放服务手册和说明，以及支持构建提供服务的能力。

2011年的一份欧洲调查报告，以案例研究为例，显示在自由经营的制度下，药房的数量越来越多，主要是在大城市地区，而不是农村地区。该报告还表明，药房仍然是患者购买药品的首选场所，包括非处方（OTC），但是在零售商店中也可购到OTC。

在一些国家，不再要求药师必须拥有药房的所有权，商业化连锁药房的机会已经出现。国内国际的商业化连锁药房正在欧洲兴起。纵观商业化连锁药房开展的药学监护业务，连锁药房通常侧重在商业[6]。如果连锁药房想提供药学监护服务的话，他们不仅需要专业，还要明白如何运营提供有偿的服务，最终实现服务的财务盈利。

邮购药房的发展在美国已有多年，近来更多的发展之一是网上药房。这些邮购和网上药房实体保障了药品的配送可以到达人口密度低的地区。

19.4 如何实施？

药学监护的发展及其服务的重点如图19.2所示。图中显示研究如何从只关注服务提供证据转向实施服务，认为在药房提供服务和变革管理本身就是一门学科。

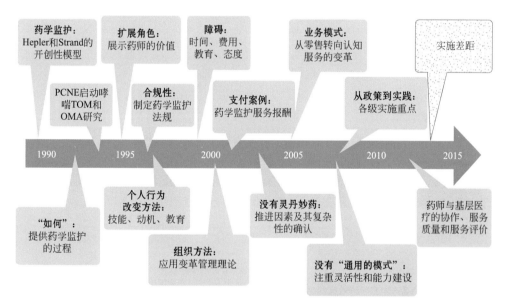

图19.2 **2013年欧洲药学监护联盟协会工作会议（PCNE WC 2013）上介绍的药学监护研究和实践的发展（Roberts A、Benrimoj S和Rossing C于柏林）**

回顾一下药学监护的研究，可以从不同的角度来观察药学监护在过去多年中的演变。在20世纪90年代初，药学监护关注点向两个方向发展：从创建概念至建立以患者结果为导向的方法，再发展到药房可以提供的服务[7]。并且专注于药学监护是针对药师职业转型的一项战略[8]。研究领域既需要发展基于循证的服务，也需要注重药房作为服务机构，应该思考如何改变其业务结构，以达到我们当下的业务状态。

发展药学监护服务的研究主要聚焦于服务重点在哪开展，服务的目标群体应该是谁[9]。这也就需要区分普通人群、风险患者人群和慢病患者人群。早期，开发这些服务的目的都是直接提供给患者，但是后来的研究显示，开发这些服务却变成提供给其他基层医务人员，以便支持他们提供安全有效的用药服务，如身处养老院老年人中的基层医务人员（见第20章）。

19.5　社区药房开展的药学监护

很多社区药房是通过推广不同的项目计划和营销活动，尝试实施药学监护的。现在，在许多国家，人们期望来到药房时，可以得到用药和自我管理的指导服务。这可能包括也可能不包括，检查是否存在药物相关问题，因此涉及为普通人群提供基本的药学监护服务。在一些国家，药房必须向当局报告用药差错；例如在丹麦，患者自报的或药房员工观察到的药品副作用要报告给丹麦药品管理局。

药学监护也已经被转化为药房提供的医疗服务。在过去的几年中，已经开发和实施了许多服务。这些服务主要是围绕患者如何更好地自我管理或者如何安全有效地进行药物治疗。

图19.3显示了药学监护的不同目标人群。药学监护针对普通人群的服务可以被认为是社区药房在健康宣传和疾病预防中应该发挥的基本作用。这种作用既可以在单体药房，也可以与其他基层医务人员中合作开展。例如，社区药房在免疫接种计划中所发挥的作用[10]。

药学监护从关注普通人群转到关注特定人群是解决存在风险的患者的用药问题。这些患者由于存在特定的风险因素，更容易受到药物相关问题的困扰。他们可能是那些患有合并症或肾功能低下的老年患者，也可能是健康素养较低、难以理解其治疗信息的患者，还可能是无法充分发挥其治疗潜力的其他患者。

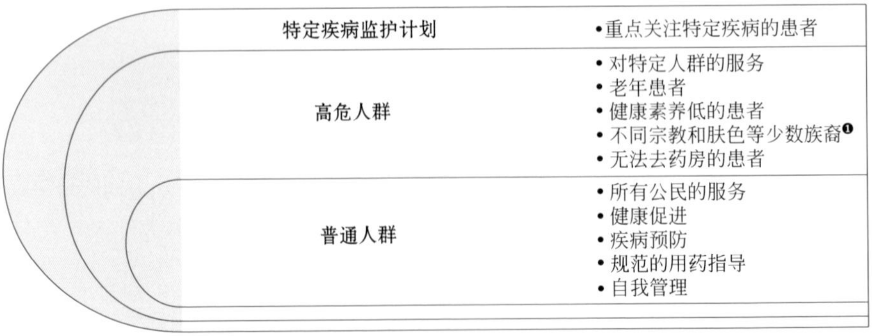

特定疾病监护计划	• 重点关注特定疾病的患者
高危人群	• 对特定人群的服务 • 老年患者 • 健康素养低的患者 • 不同宗教和肤色等少数族裔❶ • 无法去药房的患者
普通人群	• 所有公民的服务 • 健康促进 • 疾病预防 • 规范的用药指导 • 自我管理

图19.3　**药学监护的不同目标人群**[11]

❶ 译者注解：少数族裔（ethnic minority）是一群种族、肤色，或民族、宗教，或文化传统不同的人。

最后，还有一些特定疾病研究项目，主要是解决特定疾病患者用药问题。通常，是进行基于循证的服务研究，记录患者在药房接受药学监护服务后，服务对其治疗结局产生的效果。

药学监护是对患者治疗用药的监护。因此，服务应涉及承担患者药物治疗的责任人员。这些人可能是患者本人、非正式护理人员、养老院工作人员或全科执业医生。他们都将得到药师的帮助，以向患者提供安全、有效的药物治疗管理[11, 12]。

图19.4显示了国际上社区药房提供服务和收取服务报酬的情况。这些服务分为改善合理用药的服务、以产品为重心的服务、基层医疗与公共卫生服务、减少危害服务以及其他服务。

改善合理用药的服务重点是通过用药重整、用药评估和新药指导服务来合理地实施药物治疗。此外，还有针对已知的慢性病、糖尿病、高血压、哮喘和心血管疾病管理等更全面的服务项目。

在许多国家，无论是在养老院医疗，还是在全科医疗中，用药评估已作为一项核心服务被引入社区药房，并直接面向患者。这项服务始终由药师提供，包括对患者用药进行结构化评估，解决药物相关问题，并提出解决问题的方案。

许多针对结局指标的研究已完成并已证实，社区药师进行的用药评估可以提高患者的生活质量，改善患者的自我管理能力与健康状况，从而减少就医人数，进而降低医疗成本[14, 15]。

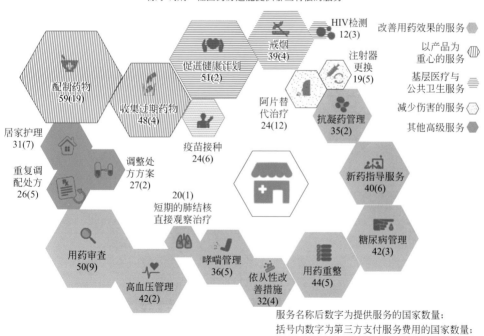

图 19.4 **药房提供的服务和服务报酬**[13]

有关国际上提供服务的更多信息，参见第13～17章。

19.6 全科医疗中开展的药学监护

独立执业的药师在全科医疗中实施的用药管理服务，已经在不同的模式中得到了验证，药师可为全科医生提供支持，以承担患者药物治疗的责任。研究已经证实，药师对诸如多重用药老年患者等高危人群的用药管理会产生积极的效果[16, 17]。目前，在英国，这项业务得以实施，并证实了在患者用药管理中的效果。药师开具处方的不同模式对于疾病人群用药的整体监护是很有帮助的，并确保患者对药物的可及性。

19.7 药学监护服务的未来

多年来，药房实施处方调配和药学监护都混在一起，仅由药房员工个人完成服务。但在未来，这可能会受到挑战。网上药房和其他网店也都可以分发药品，并且可以通过无人机运送药品。在瑞士，应用无人机在医院已经得到安全运送的测试回应。

正如我们当下熟知的一样，这一现象对于药师提供的指导服务也将提出挑战，因为指导患者用药的面谈场所与处方调配业务完全分开。这将呼唤药师建立用药指导新模式、提供药学监护新服务以及承担临床服务新角色。

英国健康经济学家Darrin Baines专注于研究医疗，尤其是研究药学和药师的历史。他信赖这个职业，并认为药师在其实施业务中总需要信息技术支持。几个世纪以来，药房和药师一直是患者寻求治疗配制药品的地方，也是患者信任为其提供用药建议的专业场所。为了保持这一作用，药房应当重新考虑他们开展业务的方法。Darrin指出了未来药房实现技术支持的5个步骤如下。

① 把"药房前台服务区"变成一个信息交流中心，让患者把药房与当地医生、医疗制度、制药公司、慈善机构及其他患者等联结起来。

② 利用患者等待处方调配的时间，让患者在信息平台上互动起来，诸如听取患者报告自己的用药情况、观看互动式患者教育节目、完成患者问卷调查或进行一次专家与患者的互动研究。

③ 通过网络把药房信息交流中心连接到更广的医疗社区中，包括医疗服务者、患者群体和私营公司，并以这样的方式，使药房成为患者的第一呼叫端口，进而协调患者的药物治疗。

④ 重新培训药师，学习医疗技术，而不仅仅是培训他们优化用药。

⑤ 教育大众并使之成为具备技术支持药房的用户。

未来药房将由新的交流平台、模型引入的新数据以及患者的新期望构成。患者会期望药房24小时都能提供服务，并且也会期望药房能满足这一需求。未来的药学监护服务必须满足患者这些相关的需求。

参考文献

1. PGEU Annual Report 2015. http://www.pgeu.eu/en/library/530:annual-report-2015.html. Last Accessed 1 Jan 2018.
2. International Pharmaceutical Federation. Joint WHO/FIP guidelines on good pharmacy practice: standards for quality of pharmacy services. The Hague, Netherlands; 2011. https://www.fip.org/www/uploads/database_file.php?id=331&table_id=. Last Accessed 1 Jan 2018.
3. International Pharmaceutical Federation. Research, development and evaluation strategies for pharmaceutical education and the workforce: a global report. The Hague, Netherlands: FIP; 2017. https://www.fip.org/files/fip/publications/FIPEd_RDES.pdf. Last Accessed 1 Jan 2018.
4. Roberts A. Practice change in community pharmacy: the implementation of cognitive services. University of Sydney; 2005.
5. Benrimoj C, Feletto E, Wilson L. Building organizational flexibility to the implementation of primary care services in community pharmacy, final report. Sydney: The Pharmacy Guild of Australia. http://6cpa.com.au/resources/fourth-agreement/building-organisation-flexibility-to-promote-the-implementation-of-primary-care-service-in-community-pharmacy/. Last Accessed 1 Jan 2018.
6. Thomsen LA, Frokjaer B, Rossing C, Herborg H. Assessment of pharmacy systems in selected countries. Hillerød, Denmark: Pharmakon; 2011.
7. van Mil JWF. Pharmaceutical care, the future of pharmacy. Doctoral Dissertation. The Netherlands: Rijks Universiteit Groningen; 1999.
8. Rossing C. The practice of pharmaceutical care in Denmark—a quantitative approach. The Danish University of Pharmaceutical Sciences; 2003.
9. Herborg H. The pharmaceutical care concept—personal view with the focus on Danish projects. Int Pharm J. 1995.
10. International Pharmaceutical Federation. An overview of current pharmacy impact on immunization—a global report. The Hague, The Netherlands: FIP; 2016.
11. Bernsten C, Bjorkman I, Caramona M, Crealey G, Frokjaer B, Grundberger E, et al. Improving the well-being of elderly patients via community pharmacy-based provision of pharmaceutical care: a multicentre study in seven European countries. Drugs Aging. 2001;18(1):63–77.
12. Herborg H, Soendergaard B, Froekjaer B, Fonnesbaek L, Jorgensen L, Hepler CD, et al. Improving medicine therapy for patients with asthma–part 1: patient outcomes. J Am Pharm Assoc (Wash). 2001;41(4):539–50.
13. International Pharmaceutical Federation. Pharmacy at a glance 2015–2017. The Hague, Netherlands: FIP; 2017.
14. Ocampo CC, Garcia-Cardenas V, Martinez-Martinez F, Benrimoj SI, Amariles P, Gastelurrutia MA. Implementation of medication review with follow-up in a Spanish community pharmacy and its achieved outcomes. Int J Clin Pharm. 2015;37(5):931–40.
15. Noain A, Garcia-Cardenas V, Gastelurrutia MA, Malet-Larrea A, Martinez-Martinez F, Sabater-Hernandez D, et al. Cost analysis for the implementation of a medication review with follow-up service in Spain. Int J Clin Pharm. 2017;39:750–8.
16. Hurmuz MZM, Janus SIM, van Manen JG. Change in medicine prescription following a medication review in older high-risk patients with polypharmacy. Int J Clin Pharm. 2018. https://doi.org/10.1007/s11096-018-0602-3.
17. Zermansky AG, Petty DR, Raynor DK, Lowe CJ, Freemantle N, Vail A. Clinical medication review by a pharmacist of patients on repeat prescriptions in general practice: a randomised controlled trial. Health Technol Assess. 2002;6(20):1–86.

第20章

在养老院实施药学监护

Carmel M. Hughes

摘要

　　药物是患者最常见的治疗干预，在养老院尤其更是如此。研究突出了开具处方质量相关的主要问题，以及这种特殊环境所带来的挑战。研究还表明，干预措施通常包含用药评估的某种形式，可以改善医师的处方质量，但对其他结局（如跌倒、住院和死亡）产生的影响有限。老年人是一个身体机能和认知能力都在下降的人群，在医师开具处方且用药之后再进行干预，所产生的影响可能是有限的。药师作为处方者的角色时，可提供药学监护的另一选择方法。正在进行的研究可能会揭示这种治疗模式能否改善独居环境下老年居民的治疗结局。本章将概述养老院的一些重要特征，及其与其他医疗环境的不同之处，论述在这种医疗环境下提供药学监护所带来的挑战，描述所选研究以及研究成果转化为常规业务的方法。

20.1　引言

　　养老院（nursing home）是提供医疗服务（包括药学监护）的特殊环境。在养老院里，那些有长期护理需求的人将得到医疗服务，而且他们的这种需求在社区或医院都无法得到满足。然而，养老院也是那些居住者的家。因此，养老院有其双重目的，对那些负责提供这种照护的工作者提出了挑战，特别是在家的环境中如何优化治疗，维护所有居住者治疗的安全和质量，同时确保居住者不丧失选择权和自主性。

20.2　养老院：一种特殊的长期照护环境

　　随着年龄的增长，人们不能再照顾自己的可能性也在增加。在这些情况下，可以在这些老人自己的家里或养老院等公共机构中获得**长期照护服务**（long-term care，LTC）。用于描述为老人提供照护场所的术语在世界各国有所不同。在英国（UK），这些住所被称为"养老院"（care home）；在美国（US），被称为"长期照护机构"（long term care facility，LTCF），在澳大利亚则被称为**"老年照护机构"**（aged care facility）[1]。在这些场所中，又根据提供给居住老人护理类别的不同而加以区分。例如，英国的养老院可划分为"护理型（nursing）"或"住宿型（residential）"，前者提供24小时护理，必须有注册护士；住宿养老院主要为老年人提供长期照护，只协助个人护理，即洗涤、更衣[2]。然而，为了本章表述清晰，术语"养老院（nursing home）"将贯穿始终。

居住在养老院的老人通常体弱多病，预期寿命有限。许多居住老人可能会在住进养老院后两年内死亡[1]。当依赖程度和需求变得过于复杂，或成本高昂而无法在家中得到满足[3, 4]，或缺乏有效的社区服务时，养老院收容率就会不断增加。此外，英国养老院人口正在老龄化，2011年85岁及以上的老人占养老院人数的59.2%，而在2001年这一比例才有56.5%[5]。

养老院居民接受的最常见急性医疗干预是处方药物[6]。与居住在家里的老年人相比，居住在养老院的老人可能服用的药物多达4倍[7]。在养老院使用药物一直是研究的一个主要重点，因为人们担心药物的选择和总体的用药率。居住养老院的老人有增加药品不良事件的风险（患者会遇到本可预防的用药差错并造成一定程度的伤害）[8]。Perri等[9]在一项对15家美国养老院的研究中发现，在过去的一个月时间里，47%的居住老人至少服用了一种可能不适当的药物（potentially inappropriate medicine，PIM——指那些没有明确循证医学指征的药物，其带来的药品不良反应风险比在年轻人身上使用要高得多，或不具成本效益[10]），13%的患者至少经历过一种不良的健康结局（住院、急诊就诊或死亡）[9]。Gurwitz等[11]在两个LTC（养老院）中发现每100个居住月有9.8起药品不良事件，而其中42%被认为是可以避免的[11]。

20.3 养老院：提供药学监护所面临的挑战

许多研究都已聚焦在养老院居住老人处方的药物类型和范围上。特别令人关注的是精神类药物的使用，尤其是抗精神疾病药、催眠药和抗焦虑药。许多在这一领域具有重大影响的研究都来自美国。在20世纪70年代和80年代，据报道，在养老院中，使用催眠药的频率在23%～34%[12～14]。相比之下，从社区获得的患者8年用药史显示，催眠药的使用从1978—1980年的8.5%下降到了1984—1986年的6.3%[15]。抗精神疾病药的处方也有突出的问题。尽管老年人使用抗精神疾病药物的益处和风险存在不确定性，但该人群使用抗精神疾病药物的患病率仍然很高，特别是在养老院，据估计美国为25%[16]，英国为18%～22%[17, 18]，比利时为33%[20]，德国为28%[20]，荷兰为37%[21]。同一国家内的养老院，使用抗精神疾病药物的差异也很大[17, 22～26]。

有人认为，如此高的处方率是由于这些药物被当作"**化学控制药（chemical restraint）**"来镇静和制服养老院的老人[27]。这在一定程度上是对居住老人（许多患有痴呆症）所谓的"**挑战性行为❶（challenging behavior）**"以及护理人员短缺[28]的反应。为减少这些药物的不必要使用，目前已实施了多项举措，包括制订法规、进行立法以及制定最佳实践指南[28]。

尽管抗精神疾病药物的处方问题受到很大的关注，但其他类药物也在仔细观察之中。包括抗生素在内的抗微生物药，已被确认为是开具处方的一大问题。在很大程度上是由于抗微生物药耐药性的威胁。在许多养老院，感染控制被认为进行得很差，反过来，这也导致抗微生物药物用量的增加以及可能产生耐药菌[29]。

2009年4月和11月，由欧洲抗微生物药化疗调查联盟（ESAC）协调的一项大型欧洲研究，对15个欧洲国家和2个英国管辖区的抗微生物处方进行了调查[29]。这是在参与国选定的养老院上述两个时间点进行的一项现患率调查。收集的数据包括抗菌药物名称、每日总剂量、给药途径、首次给药的适应证、处方医生、在开始使用抗菌药物前是否采集培养样本以及根据解剖治疗化学（ATC）分类系统进行分类。养老院抗微生物药的平均处方率，在2009年4月为6.5%，2009年11月为5.0%。最常见的处方抗生素是甲磺胺、甲氧苄啶、复方阿莫西林克拉维酸钾、呋喃妥因。在这两个时间点，参与调研的国家选定的养老院收集到的总平均抗生素处方率有很大差异。例如，2009年4月，德国和拉脱维亚的为1.4%，北爱尔兰的为19.4%；而2009年11月，拉脱维亚的为1.2%，芬兰的为13.4%。此外，在处方量最大的北爱尔兰4月（21.5%）和芬兰11月（30.1%），其两国内各自养老院的处方率差异也很明显。各国之间和国内之间明显的差异并没有明确的原因，但建议养老院在改善医师处方和减少抗微生物药耐药性方面需要得到支持[29]。

到目前为止，突出显示的问题与药物的处方有关。然而，在研究中，也对养老院的用药过程进行了探究。养老院的护理是依据常规护理的要求，以便于组织护理工作并确保安全第一[30]。因此，人们通常认为，居住老人应定期服药并由养老院工作人员监督管理他们的用药[31]。此外，养老院的运营也应得到监管和立法的保护。在许多国家，为了提供服务，养老院必须在一个独立机构注册，并受该机构的定期检查，以确保养老院达到服务质量和安全的最低标准[32]。用药管理是这些服务标准的一部分，员工应记录何时给药或老人是否拒绝用药。事实上，之前的研究表明，养老院工作人员的首要任务是确保居住老人都服用了所有的处方药物[33]，这些工作可以通过制度来推动实施，因为用药管理的记录将受到检查员的检查。这可能会产生一些问题，即当老人患者不再适宜服用时，却还继续让患者用药，从而造成不良

---

❶ 译者注解：挑战性行为是指给患者、护理者或其他人造成痛苦，从而威胁到一方或双方生活质量的行为，包括过激、攻击、拒绝护理、叫嚷、自伤、游荡等。痴呆患者的挑战性行为发生率高达60% ~ 77.75%。

反应[31]。由于缺乏用药评估，这个问题在养老院由来已久。此外，老年痴呆症和其他形式的认知障碍在老年人中的普遍存在可能会产生隐性用药，即隐藏在食物和饮料中的药物。文献记载了当居住老人拒绝或吐出药物时，存在将药物藏在食物和饮料中给他们服用的情况[31]。很明显，这违背了患者的自主性和决定医疗的权利；许多居家老人能够自行决定何时服药以及如何用药。与养老院环境形成鲜明对比，确保养老院内进行安全和适当操作的同时，很难促进居住老人的独立性。

20.4　养老院：通过研究应对药学监护服务的挑战

为了提高养老院的用药质量，已开展了一项重要的研究，这项研究通常要求药师提供一定服务量的药学监护，主要关注用药评估的形式。早期在美国进行的很多研究已经使之实施立法，以改善养老院提供监护的质量。这一立法框架的一部分要求药师监测养老院居住老人使用精神疾病药物的情况，并进行用药方案评估（实际上是用药评估），并对不合理使用这些药物的问题强烈提出建议[34]。**美国顾问药师协会**（American Society of Consultant Pharmacists，ASCP）是为那些在养老院工作的药师［称为**顾问药师❶**（consultant pharmacist）］设立的专业组织，ASCP认识到这一立法框架的局限性，并寻求制定一种更全面的方法，他们将其命名为Fleetwood模式。这一模式的重点是减少潜在不适当用药、常见疾病的治疗不足、潜在药品不良事件以及用药相关的常见老年病的临床指标[35]。开展了一个示范项目（前后设计），是指在12家养老院实施了Fleetwood干预模式，并在另外13家里进行比较研究（对照）[36]。干预措施包括前瞻性用药审核、与处方医生直接沟通以及规范高风险患者的治疗、监护药物相关问题的发生。前瞻性用药审核是通过融入计算机软件的临床规则推进的，这些临床指南由处方医生使用制定，药师可以查看，这也是药师和处方医生讨论处方决策的交流手段。因此，药师可以在居住老人用药之前进行干预。可预防不良事件的高危患者是那些长期用药医嘱至少有以下4种高危因素的居住老人：使用抗抑郁药、抗生素（即抗感染药）、抗精神疾病药、抗惊厥药、镇静/催眠药、阿片类、抗凝剂、肌肉松弛剂、三种或三种以上心血管药物，或者七种或七种以上药物（包括非处方药和处方药）。所测量结果指标包括潜在不适当用药、潜在药品不良事件、任何原因的住院治疗以及全因死亡率。总的来说，这一模式的应用实施似乎对预选的结果影响不大。干预组居住老人在住院率、因药品不良事件导致的住院率及死亡率方面，与对照组相似。与常规监护相比，在实施药师干预的养老院，潜在不适当用药的情况有所下降，但并无统计学差异[36]。一项同时进行的过程评价显示，药师似乎确实提供了一些干预措施，但并不系统[37, 38]。笔者强调，养老院的

---

❶ 译者注解：顾问药师是指作为指导用药顾问的药师，尤其是在长期照护机构、养老院仅向老年患者和护士，提供用药评估和指导用药等服务。

老年患者需要得到全面而完整的药学监护，但很难证明其对患者治疗结局产生积极的影响[36]。这可能是临床表现复杂、身体虚弱、体能衰退的老年人群的特点。

Fleetwood模式是专为美国养老院环境建立的样板，美国养老院的情况与世界上其他地方的大不相同。将目前的Fleetwood模式照搬到其他国家环境中可能不太有效；因此，需要进行调整，考虑其实践和背景的差异。Patterson等[39]调整了Fleetwood模式，应用于北爱尔兰养老院环境。最初模式的应用范围非常广泛，需要提供先进的计算机系统来记录和监测干预措施[36]。调整后的模式侧重用于抗精神疾病药物（抗精神病药、催眠药和抗焦虑药），因为这些药物的使用被认为是北爱尔兰养老院药物使用最有问题的地方。人们还认识到用药评估只能用于回顾性的检查，即药师不可能像美国研究中进行的那样干预，即实时就处方更改问题提出建议[39]。因此，这一模式在22家养老院进行了一项随机对照试验（RCT），11家养老院接受干预，11家养老院继续进行常规监护[40]。干预措施包括专门培训的药师连续12个月每个月随访干预的养老院，审核居住老人的临床和处方信息，应用临床指南指导评估抗精神病药物的适宜性，以及与处方医生（全科医生）合作，以改善这些药物的处方质量。这些措施主要结局是，依据循证医学，审核医师给居住老人处方一种或多种不适当抗精神病药物的比例。其次结局是居住老人跌倒率的变化，因为这些药物的使用与此类事件有相关联[41]。结果显示，干预的养老院12个月服用不适当抗精神病药物的居住老人比例明显低于对照组养老院的（分别为20%和50%，优势比0.26，95%置信区间为0.14～0.49）。然而，在12个月时，观察干预组和对照组的跌倒率没有差异[40]。进一步分析表明，干预组比常规护理对照组更具成本效益[42]。与美国Fleetwood模式研究一样，北爱尔兰养老院在处方适宜性的干预方面似乎是有效的（尽管针对的是较为有效的一组药物），但似乎对诸如跌倒等结局没有产生什么影响。应该认识到，很难证明停药对跌倒产生的影响，因为有多个因素导致跌倒[43]。

许多关注在养老院开具处方的研究显示，干预的效果有限。Alldred等的研究证实了这一点[1]。最近Cochrane发表了题为《优化养老院老年人处方干预措施》的综述文献。这篇综述包括12项涉及近11000名居住老人的研究，其中10项干预措施包括把用药评估作为干预措施之一。然而，由于研究的差异性，无法进行荟萃分析（meta-analysis）。综述得出的结论是，治疗干预措施确认和解决了药物相关问题并改进了用药适宜性，但在降低用药成本、减少药品不良事件和死亡率方面却还不太确定。重要的是，综述强调了定义、评估、报告和分析重要的居住老人相关结果，包括生活质量。这就强化了对建立核心结局指标集（COS，见第12章）的需求，实际上，已经开发了COS指标来优化这种环境下给老年人开具的处方问题[44]。这些结局指标的价值尚未得到检验，可能是一个组合的数字，即一个组合的结果，也许更有意义。

20.5　其他挑战

　　显然，必须向这类**弱势人群**❶（vulnerable population，这是特指老年人群）提供药学监护，这个人群接触的药物种类和数量非常广泛。就对结局的影响而言，需要仔细考虑传统的用药评估可以达到什么效果（另见第6章）。许多对患者用药的研究都聚焦在用药评估上，Cochrane最近出版著作将这一点确定为大多数干预措施的核心组成部分[1]。然而，用药评估通常是回顾性的评估，并在处方开具后才力求影响处方质量。另一种方法是由药师承担开具处方的责任[45, 46]。事实上，目前在养老院正在进行的药师独立处方研究（CHIPPS）设法（https：//www.uea.ac.uk/chips）测试药师开具处方的工作模式是否可行。CHIPPS是一项英国政府拨款的研究项目，是一项多中心随机对照试验，以确定药师负责在养老院独立给患者开具处方的有效性和成本效益。确定的试验于2018年开始，随后重点进行培训内容、干预措施的制定及可行性试验的开发性研究。药师将与家庭医生和护理人员密切合作，以优化患者的用药，这种团队合作模式可能代表未来提供监护服务的发展方向。

参考文献

1. Alldred DP, Kennedy MC, Hughes C., Chen TF, Miller P. Interventions to optimise prescribing for older people in care homes. The Cochrane Library 2016;2.
2. Barber ND, Alldred DP, Raynor DK, Dickinson R, Garfield S, Jesson B, Lim R, Savage I, Standage C, Buckle P, Carpenter J. Care homes' use of medicines study: prevalence, causes and potential harm of medication errors in care homes for older people. Qual Saf healthcare. 2009;18:341–6.
3. Hancock GA, Woods B, Challis D, Orrell M. The needs of older people with dementia in residential care. Int J Geriatr Psychiatry. 2006;21:43–9.
4. Orrell M, Hancock G, Hoe J, Woods B, Livingston G, Challis D. A cluster randomised controlled trial to reduce the unmet needs of people with dementia living in residential care. Int J Geriatr Psychiatry. 2007;22:1127–34.
5. Office for National Statistics. Changes in the older resident care home population between 2001 and 2011. [Online] Available at: www.ons.gov.uk/ons/dcp171776_373040.pdf. Accessed 31 Aug 2017.
6. Hughes CM, Tunney M. Improving prescribing of antibiotics in long-term care: resistant to change? JAMA Internal Med. 2013;173:682–3.
7. Loganathan M, Singh S, Franklin BD, Bottle A, Majeed A. Interventions to optimise prescribing in care homes: systematic review. Age Ageing. 2011;40:150–62.
8. Wouters HI, Quik EH, Boersma F, Nygard P, Bosman J, Bottger WM, Mulder H, Maring J-G, Wijma-Vos L, Beerden T, van Doormaal J, Postma M, Zuidema S, and Taxis K. Discontinuing inappropriate medication in nursing home residents (DIM-NHR Study):

---

❶ 译者注解：弱势人群包括经济上不富裕的少数民族、种族和族裔，没有保险的低收入儿童、老年人，无家可归者，人体免疫缺陷病毒（艾滋病毒）感染者以及患有其他慢性疾病（包括严重精神病）的人。

protocol of a cluster randomised controlled trial. BMJ Open 2014;4:e006082. doi: 10.1136/bmjopen-2014-006082.

9. Perri M, Menon AM, Deshpande AD, Shinde SB, Jiang R, Cooper JW, Cook CL, Griffin SC, Lorys RA. Adverse outcomes associated with inappropriate drug use in nursing homes. Ann Pharmacother. 2005;39:405–11.

10. O'Mahony D, Gallagher PF. Inappropriate prescribing in the older population: need for new criteria. Age Ageing. 2008;37:138–41.

11. Gurwitz JH, Field TS, Judge J, Rochon P, Harrold LR, Cadoret C, Lee M, White K, LaPrino J, Erramuspe-Mainard J, DeFlorio M. The incidence of adverse drug events in two large academic long-term care facilities. Am J Med. 2005;118:251–8.

12. Ingman SR, Lawson IR, Pierpaoli PG, Blake P. A survey of the prescribing and administration of drugs in a long-term care institution for the elderly. J Am Geriatr Soc. 1975;23:309–16.

13. Kalchthaler T, Coccaro E, Lichtiger S. Incidence of polypharmacy in a long-term care facility. J Am Geriatr Soc. 1977;25:308–13.

14. Morgan K, Gilleard CJ, Reive A. Hypnotic usage in residential homes for the elderly: a prevalence and longitudinal analysis. Age Ageing. 1982;11:229–34.

15. Stewart R, May FE, Moore MT, Hale WE. Changing patterns of psychotropic drug use in the elderly: a five-year update. Drug Intell Clin Pharm. 1989;23:610–3.

16. Kamble P, Chen H, Sherer J, Aparasu RR. Antipsychotic drug use among elderly nursing home residents in the United States. Am J Geriatr Pharmacother. 2008;6:187–97.

17. Guthrie B, Clark SA, McCowan C. The burden of psychotropic drug prescribing in people with dementia: a population at a base study. Age Ageing. 2010;39:637–42.

18. Shah SM, Carey IM, Harris T, Dewilde S, Cook DG. Antipsychotic prescribing to older people living in care homes and the community in England and Wales. Int J Geriatr Psychiatry. 2011;26:423–34.

19. Azermai M, Elseviers M, Petrovic M, van Bortel L, Vander Stichele R. Assessment of antipsychotic prescribing in Belgian nursing homes. Int Psychogeriatr. 2011;23:1240–8.

20. Richter T, Mann E, Meyer G, Haastert B, Köpke S. Prevalence of psychotropic medication use among German and Austrian nursing home residents: a comparison of 3 cohorts. J Am Med Dir Assoc. 2013;13:187–97.

21. Zuidema SU, Johansson A, Selbaek G, Murray M, Burns A, Ballard C, Koopmans RT. A consensus guideline for antipsychotic drug use for dementia in care homes. Bridging the gap between scientific evidence and clinical practice. Int Psychogeriatr. 2016;27:1849–59.

22. Ray WA, Federspiel CF, Schaffner W. A study of antipsychotic drug use in nursing homes: epidemiologic evidence suggesting misuse. Am J Public Health. 1980;70:485–91.

23. Ruths S, Straand J, Nygaard H. Psychotropic drug use in nursing homes-diagnostic indications and variations between institutions. Eur J Clin Pharmacol. 2001;57:523–8.

24. Bronskill SE, Anderson GM, Sykora K, Wodchis WP, Gill S, Shulman KI, Rochon PA. Neuroleptic drug therapy in older adults newly admitted to nursing homes: incidence, dose, and specialist contact. J Am Geriatr Soc. 2004;52:749–55.

25. Rochon PA, Normand SL, Gomes T, Gill SS, Anderson GM, Melo M, Gurwitz JH. Antipsychotic therapy and short-term serious events in older adults with dementia. Arch Intern Med. 2008;168:1090–6.

26. Chen Y, Briesacher BA, Field TS, Tjia J, Lau DT, Gurwitz JH. Unexplained variation across US nursing homes in antipsychotic prescribing rates. Arch Intern Med. 2010;170:89–95.

27. Institute of Medicine. Improving the quality of care in nursing homes. Washington, DC: National Academy Press; 1986.

28. Hughes CM, Lapane KL. Administrative initiatives to reduce inappropriate prescribing of psychotropics in nursing homes: how successful have they been? Drugs Aging. 2005;22:339–51.

29. McClean P, Hughes C, Tunney M, Goossens H, Jans B. Antimicrobial prescribing in European

nursing homes-a point prevalence study. J Antimicrob Chemother. 2011;66:1609–16.

30. Mattiasson AC, Andersson L. Quality of nursing home care assessed by competent nursing home patients. J Adv Nurs. 1997;26:1117–24.

31. Hughes CM. Compliance with medication in nursing homes for older people: resident enforcement or resident empowerment? Drugs Aging. 2008;25:445–54.

32. Hughes CM, Roughead E, Kerse N. Improving use of medicines for older people in long-term care: contrasting the policy approach of four nations. healthcare Policy. 2008;3:1–14.

33. Barnes L, Cheek J, Nation Rl, Gilbert A, Paradiso L, Ballantyne A. Making sure the residents get their tablets: medication administration in care homes for older people. J Adv Nurs. 2006;56:190–9.

34. Hughes CM, Lapane K, Mor V. The impact of legislation on nursing home care in the United States: lessons for the United Kingdom. BMJ. 1999;319:1060–3.

35. Cameron KA, Feinberg JL, Lapane K. Fleetwood project phase III moves forward. J Am Soc Consultants. 2002;17:181–94.

36. Lapane KL, Hughes CM, Christian JB, Daiello LA, Cameron KA, Feinberg J. Evaluation of the Fleetwood model of long-term care pharmacy. J Am Med Dir Assoc. 2011;12:255–363.

37. Lapane KL, Hughes CM. Pharmacotherapy interventions undertaken by pharmacists in the Fleetwood Phase III study: the role of process control. Ann Pharmacother. 2006;40:1522–6.

38. Lapane KL, Hiris J, Hughes CM, Feinberg J. Development and implementation of pharmaceutical care planning software for nursing homes based on the Fleetwood model. Am J Health-Sys Pharm. 2006;63:2483–9.

39. Patterson SM, Hughes CM, Lapane KL. Assessment of a United States pharmaceutical care model for nursing homes in the United Kingdom. Pharm World Sci. 2007;29:517–25.

40. Patterson SM, Hughes CM, Crealey G, Cardwell C, Lapane K. An evaluation of an adapted United States model of pharmaceutical care to improve psychoactive prescribing for nursing home residents in Northern Ireland (Fleetwood NI Study). J Am Geriat Soc. 2010;58:44–53.

41. Wagner AK, Zhang F, Soumerai SB, Walker AM, Gurwitz JH, Glynn RJ, Ross-Degnan D. Benzodiazepine use and hip fractures in the elderly. Who is at greatest risk? Arch Intern Med. 2004;164:1567–72.

42. Patterson SM, Hughes CM, Cardwell C, Lapane K, Murray AM, Crealey GE. An evaluation of an adapted United States model of pharmaceutical care for nursing home residents in Northern Ireland (Fleetwood NI Study): a cost-effectiveness analysis. J Am Geriatr Soc. 2011;59:586–93.

43. Hughes CM, Lapane KL, Mor V, Ikegami N, Jonsson PV, Ljunggren G, Sgadari A. The impact of legislation on psychotropic drug use in nursing homes: a cross-national perspective. J Am Geriatr Soc. 2000;48:931–7.

44. Millar A, Daffu-O'Reilly A, Hughes CM, Alldred DP, Barton G, Bond CM, Desborough J, Myint PK, Holland R, Poland F, Wright D, on behalf of the CHIPPS Team. Development of a core outcome set for effectiveness trials aimed at optimising prescribing in older adults in care homes. Trials 2017;18:175. http://doi.org/10.1186/s13063-017-1915-6.

45. McCann L, Haughey S, Parsons C, Lloyd F, Crealey G, Gormley G, Hughes CM. "They come with multiple morbidities"—a qualitative assessment of pharmacist prescribing. J Interprof Care. 2012;26:127–33.

46. McCann L, Haughey S, Parsons C, Lloyd F, Crealey G, Gormley G, Hughes C. A patient perspective of pharmacist prescribing: "crossing the specialisms—crossing the illnesses". Health Expect. 2015;18:58–68.

第21章

在医院和诊所实施药学监护

Ulrika Gillespie

摘要

　　尽管有大量证据表明，在医院环境中药师进行用药评估以及其他药学监护活动在不同方面都是有益的，但这些证据很不一致，且对主要临床终点的效果显示尚还未令人满意。还有许多要素需要确定：应该使用什么方法？谁来实施，需要什么教育和培训？应针对哪些患者？随着人口老龄化，药物治疗日益复杂，医生和护士短缺，医院的临床药师提供药学监护的需求似乎巨大，但未来的问题是能否有足够受过训练的药师来填补这一缺口。本章将重点介绍用药评估以及药师在医院为患者提供药学监护的机会和挑战。

21.1　引言

　　药师在医院为患者提供药学监护的主要目标是确保患者获得适合其个人需要的药物，确保他们从治疗中取得最大的收益以及受到最低的伤害。在医院，特别是在重症监护室（ICU），这可能是一个复杂和高难度的治疗过程，例如，可能会遇到用药配伍与给药、高危药物使用与急性病患者的问题。理想情况下，药师应完全融入**多学科团队**（multidisciplinary team，MDT），主动参与并确保正确的处方用药治疗，而不是被动地检查和纠正处方用药。后者，即检查和纠正，可能是当下医院实践中临床药师最常见的做法，但随着实践业务的成熟，似乎朝着更为紧密的合作方向发展，药师将作为医生、护士和患者的合作伙伴，而非仅仅作为提供用药指导的顾问。在一些有着悠久临床药学传统的国家，比如英国，这种情况已经发生变化，药师甚至正在担当开具处方的角色。通常情况下（但并非独自），医院的临床药师通过用药重整（medication reconciliation）和用药评估（medication review）（见第6章）提供药学监护。

21.2 医院环境中的药物应用

医院内服务和专业的范围是非常广泛——那里有急症治疗、选择性外科病房和手术，以及高度专业化的国际卓越中心，还为当地居民服务的病房，甚至还有可供患者长期住院治疗的康复病房，以及针对成人或新生儿患者的重症监护室（ICU）。有些患者可能处于姑息治疗阶段，或可以预约门诊接受小手术。患者在医院接受治疗归结起来的一件事是：几乎所有患者都会接受药物治疗。

所有药物都必须由具备足够能力和训练有素的专业人员为患者完成开方、调配和给药。医院患者有着非常差异的需求，有些患者长期使用处方药，患者需要知道具体的用药和备选药带来的预期风险和益处。使用的药物需要具备安全、有效、易用和平价等几个要素。患者可能需要得到监测、鼓励以及给予依从性的帮助。另外，重症监护室的患者很少需要他们所使用药物的信息，但是考虑到高危药物的治疗过程，这类患者对药学监护服务的需求是显而易见的。当然，需要始终确保将药物信息正确传递给院内的下一个病房或监护者。

21.3 住院患者的用药评估

在院内对患者进行用药评估有着其多方面的目的：实现患者用药的安全和有效、达成临床循证下的药物治疗，取得实际经济高效的医疗成果。

由于患者的大部分时间都在医院外度过，他们最常见的医疗服务者是基层医疗医师、社区药师和护士。因此，在社区环境中，由医师（或其他医务人员）负责（至少完全了解）对患者的全部用药进行整体性用药评估是很有意义的。理想情况下，这个负责患者用药的人应该是一位与患者有着长期信任的关系并有能力满足患者各种医疗需求（药物的和非药物的）的专业人员。

然而，在现实生活中，至少在某些国家，有些患者没有与任何一位基层医疗医师有密切的关系。他们可能因为多病必须频繁去医院住院，因此，医院的医生/顾问医师可能成了他们主要的处方者。患者可能会带着一张长长的药物清单来到急诊室，但他们可能无法说清自己当前的处方用药。在他们住院期间，他们的用药可能会经历多次必要的调整，诸如由于患者器官功能的迅速恶化，患者从入院到出院的任何时候都有可能进行用药调整。所有这些因素都促使医院内很有必要对患者进行用药重整和用药评估。当患者在医院开始使用一种新药时，需要检查这种新药是否与原有处方里的药物之间存在配伍禁忌，这意味着（或应该意味着）需要对患者完整的药物治疗方案进行评估和评价。

在医院内进行用药评估的另一个好处是，如果患者住院时间太长，在充分监测患者重要临床参数、生命体征和症状的情况下，可以进行用药调整。尤其在使用直接作用的强效药物发生变化时以及出现药品不良事件（ADE）较高风险时，这一点非常有用。

在急诊就医或住院治疗的患者人群中发现，这些患者中有5% ～ 45%有药物相关问题[1 ～ 4]。他们显然需要进行用药评估，确定并解决潜在的问题，以防止问题再次发生。药师凭借其药物应用的特别技能和培训，很可能成为应对这一问题的理想医务人员。

北爱尔兰在21世纪初提出了**综合用药管理（integrated medicines management，IMM）**的概念[5]。用药管理主要是通过患者和专业人员之间的合作，系统地提供药物治疗，以最低的成本达成患者获得最佳的治疗结局[6, 7]。临床药师在确保了解患者用药和确保患者正在服用合适的药物方面，还可以在患者的疾病教育（重点是药物和器械的使用等方面）以及在监测患者的治疗结局方面发挥作用[5]。在欧洲的一些国家，IMM已被稍做调整后得到采纳，主要是斯堪的纳维亚几个国家[8, 9]。

21.3.1　第1步：入院和出院时的用药重整

用药重整应该始终是用药评估流程的第一步。如果不了解患者住院前的实际用药情况，那么就是再仔细检查药物治疗方案，对于发现药物相关问题和优化用药的机会，也几乎是没有意义的（见第6章）。

理想情况下，患者到达医院后应尽快执行用药重整。在患者急诊就医、转至病房和/或出院前，应对患者的整体用药进行重整，为医生和患者提供正确和更新的药物清单，以确保患者治疗受益。然而，通常会依据患者入院的病房级别实施用药重整，且通常在24小时内必须完成。

目前，医院的用药重整正是由药师、医生、药房技术人员或护士执行的——不同的医疗环境和国家会选择不同的策略。这一过程显示出巨大的收益，因为这项工作大大减少了因**用药差错（medication error）**（遗漏、医嘱和用错剂量）导致的药物相关伤害，且许多人认为这是一项强制性的工作[10 ～ 14]。在医院执行用药重整服务时，需要强调一些因素；虽然用药差错很常见，但也只有一小部分患者确实在临床上是因这些差错遭受了相关的不良事件[15]。世界各地的医院都在争取找到适合患者用药重整的服务模式，主要是因为用药重整是一项劳动相当密集的工作。Greenwood等指出："重要的是制定前瞻性和主动性的机制，以确认药物相关不良事件的高危患者"[16]。这种预警系统有助于保持对这些患者安全问题的警惕性，并有助于将用药重整的资源集中用于高危患者。Stuijt等最近的一项研究，旨在确定"决定因素"，以便选出因用药差错而面临严重不良事件风险的患者，而这些患者应优先考虑执行用药重整[17]。他们发现，在765名患者中有75%的患者至少接受过一次干预，这使得确定优先排序变得困难。然而，他们得出的结论是，如果医院需要优先执行用药重整医嘱，但又受到资源短缺的影响，那么应该把重点放在紧急入院使用高危药物治疗的女性患者身上。

在用药重整过程中，不同的医疗机构和国家，使用不同信息源的可及性差异很大。例如，在瑞典，电子病历在基层医疗和二级医疗中通常是相同的，包括一份双方都可以查阅和修改的共享药物清单。处方历史记录可查到处方医师的姓名、机构和处方日期。经患者许可后，还可以从国家数据库中调取患者电子病历，检索过去15个月内在任何药房调配的所有处方数据。此外，所有医疗记录可供双方查找当时开药或停药的原因。药师作为团队成员在病房里工作，可以获得这些信息，并接触医生和护士（社区药师除了配药数据外，不能获得任何其他信息）。尽管关于患者处方药物的信息很多，但药物清单往往没有更新，而且缺失初始用药或停止用药的原因。这意味着，无论建立了或试图建立什么系统，总是需要先检查差错，执行用药重整的药师需要警惕出现差错的可能性。

许多研究已经证实，与患者/看护者的面谈是用药重整过程最重要的一个环节，因此，可能的话，应尽量面对面交流[18~20]。开具处方并在药房配药只是整体中的两个环节，但患者的实际用药才是最重要的一环，因为患者的服药环节可能与前两个环节大相径庭，完全不一样。

用药重整还需要在患者离开医院时，与患者或患者看护者以及下一个监护方沟通患者的用药信息（更新的用药指导清单及更改处方的原因等）。正如Scullin等所述，临床药师通过与医疗团队合作，确保患者出院处方准确无误，并通过与基层医疗的医师、社区家庭护理人员和社区药房取得联系，确保患者出院后的治疗尽可能无缝衔接，达成用药安全有效的目的[5, 21, 22]。这一点至关重要，因为患者出院时可能发生用药差错和错误理解用药而导致更严重的事件发生，尤其患者留在家中使用自己的用药设备时。

21.3.2 第2步：用药评估/优化药物治疗（包括随访）

由于用药评估的基本原理和过程在本书前文已做描述，故本节仅涉及患者医院住院中用药评估具体相关的因素。

药师在医疗团队中是相对新的职业，因而很难找到他们的角色。临床药师需要良好的沟通技巧，并且需要善于寻找合作的机会。药师融入医疗团队需要了解每个成员的工作，才能确保承担适当的任务，才能确保合理使用药师的临床能力。各种不同专业的医务人员需要彼此了解各自的技能和执业范围。当药师进行用药评估并对特定患者给予优化治疗的建议时，有时会选择书面形式沟通医师，给出自己的建议，以节省时间且不干扰病房的"工作流程"。然而，研究表明，这样的做法应该避免，因为这样的建议很少被采纳，还会引起误解。这也导致更多人认为药师只是一名用药顾问，而不是医疗团队中的一位成员[23, 24]。正确的做法是，药师应尽量与医生直接面对面地讨论如何解决已确认的问题并改进患者药物治疗[25]。

对于药师而言，重要的是要尽量充分了解患者病情的变化，并参与到团队制订的治疗计划和决策中。为了实现这一目标，他们可能需要定期参加查房。这样做有优点，也有缺点。其优点在于，药师将被视为并且可以作为正式的医疗团队成员及时地发挥作用，这对于初级医师、护士和药师（以及病房实习学生）来说是一个很好的学习机会，可以接触（并参与）到合理选择用药和解决问题的讨论中。缺点当然是时间限制。药师很难找到机会参与到查房的讨论之中，因为查房讨论需要解决很多非药物相关的临床问题，而且如果深入讨论患者用药会延长查房讨论的时间，护士和医生也会为此承受很大压力。

众所周知的是，患者提出或在患者面谈中确认的药物相关问题通常更具有临床相关性（至少患者认为如此），并且更常得到解决[26]。这意味着，当使用诸如STOPP和START之类的工具来筛查或识别DRP时，许多DRP仍未被检测到[27]。通常，如果住院患者不能了解清楚，难于进行讨论，因此，至少初始治疗前，应该联系患者的亲属和看护人员，了解患者的用药情况，包括疗效、副作用和顾虑等信息。

根据综合用药管理（IMM）的理念，患者在整个入院过程应接受监测和教育[7]。出院时，还应该充分告知患者，了解自己今后的药物治疗以及了解自己住院期间的用药调整和调整的原因。

对于急症住院的患者，在医院执行综合用药评估时，必须认识到所有已确认的DRP不能也不应该立即得到解决。有些不属于紧急的问题，与入院原因完全无关，可以出院后更好解决。还有一些是专科医生的治疗范畴，病房医生即便能看到可能存在问题，却不想干预，有时是因为患者已经进行多次的用药调整，有时是因为患者年迈虚弱，所以最好还是等待。对于进行用药评估的人员来说，这往往是非常令人沮丧的，因为这些问题在患者出院后仍未解决以及建议没有得到沟通，风险确实存在。有很多方法可以解决这个问题。一种方法是在转诊患者的药物治疗时，将信息和建议转发给下一个监护者（通常是患者的基层全科医师）。这些信息和建议可以由医师连同其他问题转发，也可以由药师转发。但是，如果由药师转发信息，很重要的是必须确保从医院发送的信息之间没有冲突。

如果患者在住院期间其药物治疗已经进行多次调整，或者认为患者可能在管理其药物治疗会遇到困难，那么出院后，应立即电话随访，以确保患者理解并提高依从性，这可能是一个非常好的想法。事实上，在中国香港的一项研究中，药师对出院的患者进行电话用药指导，甚至显示出对降低患者死亡率产生积极的影响[28]。

21.4 药学监护实施和扩大规模的机会

当引入一项全新的服务时，例如，综合临床药师在医院环境中进行用药评估，重要的当然是要考虑这项服务在哪里的需求最大。但是，另一个同样重要且应考虑的因素是，服务从真正需要的地方开始，且得到现有医疗团队，特别是医生和诊所医师的支持。这会极大地对一项倡议计划的成功（或失败）产生影响。如果医生或护士不了解团队中设置临床药师的潜在益处，可以通过不同的方式影响他们。一种方法是审核临床状况，这种情况下，通过一个小项目测评目前临床的状况，项目由承担硕士论文的药学研究生便可完成。

假如测评结果表明药物治疗管理仍有改善空间，诸如确认患者存在风险或治疗成本效益低，这就是一个很好的起点，可以一起讨论在其他环境中已证明有效的干预措施和服务如何实施。达成一致后，可以开展一项试点研究，评估和完善干预措施的环节。在这里，对于决策者来说，不管研究是否正规，接受想法是至关重要的。

正如医生和护士频繁地更换岗位和病房一样，新诊所对新服务的需求也日益增加。如果说这些服务是成功的话，那么就显示服务能给患者和/或其他医务人员及医院的经营带来益处。其中人们认为有一个因素，已经加快了临床药学发展，那就是医生和护士的普遍短缺。这意味着需要寻找创新的解决方案，以填补这些空缺。在医院病房引入药师和药房技术人员，共同参与病区患者的用药重整和用药评估、参与患者和员工的用药教育以及协助医生为患者开具处方。

21.5 医院环境中实施用药评估的现有循证基础

许多研究已表明，在医院中，包括药师在内的多专业合作产生了有益的效果。这些研究主要侧重在患者用药的安全性（减少用药差错和药品不良反应）[29～32]、健康经济性（降低用药成本或医疗资源利用率）[5, 24, 33～35]和处方的适宜性[9, 33, 36～39]产生的效果上。很明显，对于防止产生药物相关疾病，改善临床、人文和经济指标来说，这很有说服力，且药房可以提供很多的支持[40]。

然而，在最近两篇研究医院启用用药评估效果的系统综述中，其结论并不乐观[41, 42]。但这两篇综述包含的研究都较少，主要是因为研究局限于前瞻性随机对照试验，报告的是再次入院率和死亡率的测量结果。其中包含最多研究的一篇，Cochrane综述的结论是："尽管我们确实找到了用药评估可能减少急诊就医率的证据，但是我们还是没有发现证据可以证明用药评估降低了患者死亡率或再次入院率。因此，需要进行高质量的长期随访试验，以便获得更明确的证据，来佐证用药评估对诸如患者死亡率、再次入院率和急诊就医率等临床重要结局指标产生的影响"[41]。

可能有人认为，缺乏足够的研究显示对死亡率和再次入院率等多因素结局指标产生积极的影响，可能是因为当干预措施仅针对一个相关因素（不适当的用药）时，这一点极难实现。也可能有人认为，也许这些结局指标并不是评估证明药师在医院有效提供药学监护的最佳方法。另一篇Graabaek等的系统综述涉及的范围更广，得出的结论是，大多数药师干预措施的研究在选择的结局指标上取得了积极的影响[43]。

还有一项还在进行的前瞻性多中心研究，即MedBridge，其研究旨在解决Cochrane协作网提出的要求，针对临床结局的硬指标，提供更多在医院环境下实施用药评估的有效性证据[44]。MedBridge的主要成果在2019年发布。

参考文献 --

1. Ahern F, Sahm LJ, Lynch D, McCarthy S. Determining the frequency and preventability of adverse drug reaction-related admissions to an Irish University Hospital: a cross-sectional study. Emerg Med J. 2014;31(1):24–9.
2. Gustafsson M, Sjölander M, Pfister B, Jonsson J, Schneede J, Lövheim H. Drug-related hospital admissions among old people with dementia. Eur J Clin Pharmacol. 2016;72 (9):1143–53.
3. Nivya K, Sri Sai Kiran V, Ragoo N, Jayaprakash B, Sonal Sekhar M. Systemic review on drug related hospital admissions—a pubmed based search. Saudi Pharm J. 2015;23(1):1–8.
4. Leendertse AJ, Egberts ACG, Stoker LJ, van den Bemt PMLA, HARM Study Group. Frequency of and risk factors for preventable medication-related hospital admissions in the Netherlands. Arch Intern Med. 2008;168(17):1890–96.
5. Scullin C, Scott MG, Hogg A, McElnay JC. An innovative approach to integrated medicines management. J Eval Clin Pract. 2007;13(5):781–8.
6. Simpson D. What is medicines management and what is pharmaceutical care? Pharm J. 2001;266:150.
7. Tweedie A, Jones I. What is medicines management. Pharm J. 2001;266:248.
8. Hellström LM, Bondesson A, Höglund P, et al. Impact of the Lund Integrated Medicines Management (LIMM) model on medication appropriateness and drug-related hospital revisits. Eur J Clin Pharmacol. 2011;67(7):741–52.
9. Bergkvist A, Midlöv P, Höglund P, Larsson L, Eriksson T. A multi-intervention approach on drug therapy can lead to a more appropriate drug use in the elderly. LIMM-Landskrona Integrated Medicines Management. J Eval Clin Pract. 2009;15(4):660–7.
10. Excellence L national institute for health and clinical. PSG001 technical patient safety solutions for medicines reconciliation on admission of adults to hospital: guidance [Internet]. http://guidance.nice.org.uk/PSG001/Guidance/pdf/English.
11. Commission WDTJ. Hospital: 2012 national patient safety goals [Internet]. http://www. jointcommission.org/standards_information/npsgs.aspx. Published 2012. Accessed 4 Nov 2017.
12. Mekonnen AB, McLachlan AJ, Brien JE. Pharmacy-led medication reconciliation programmes at hospital transitions: a systematic review and meta-analysis. J Clin Pharm Ther. 2016;41(2):128–44.
13. Buckley MS, Harinstein LM, Clark KB, et al. Impact of a clinical pharmacy admission medication reconciliation program on medication errors in "high-risk" patients. Ann Pharmacother. 2013;47(12):1599–610.
14. Mueller SK, Sponsler KC, Kripalani S, Schnipper JL. Hospital-based medication reconciliation practices. Arch Intern Med. 2012;172(14):1057–69.
15. Boockvar KS, Liu S, Goldstein N, Nebeker J, Siu A, Fried T. Prescribing discrepancies likely to cause adverse drug events after patient transfer. Qual Saf healthcare. 2009;18(1):32–6.
16. Greenwald JL, Halasyamani L, Greene J, et al. Making inpatient medication reconciliation patient centered, clinically relevant and implementable: a consensus statement on key principles and necessary first steps. J Hosp Med. 2010;5(8):477–85.
17. Stuijt CCM, Vd Bemt B, Boerlage VE, Taxis K, Karapinar F. Determinants for medication reconciliation interventions on hospital admission and discharge: an observational multi-centre study. Eur J Intern Med. Sept 2017.
18. Karapinar-ÇArkit F, Borgsteede SD, Zoer J, Smit HJ, Egberts AC, Van Den Bemt PM. Medication safety: effect of medication reconciliation with and without patient counseling on

the number of pharmaceutical interventions among patients discharged from the hospital. Ann Pharmacother. 2009;43(6):1001–10.

19. Schnipper JL, Kirwin JL, Cotugno MC, et al. Role of pharmacist counseling in preventing adverse drug events after hospitalization. Arch Intern Med. 2006;166(5):565–71.

20. ASHP. Medication reconciliation handbook. Oakbrook Terrace, IL: Joint Commission Resources and the American Society of Health-System Pharmacists; 2006. ISBN: 0866889566.

21. Wilson S, Ruscoe W, Chapman M, Miller R. General practitioner-hospital communications: a review of discharge summaries. J Qual Clin Pract. 2001;21(4):104–8.

22. European Society of Clinical Pharmacy. Providing pharmaceutical care at the hospital-primary care interface. Pharm J. 2002;268:694–6.

23. Lisby M, Thomsen A, Nielsen LP, et al. The effect of systematic medication review in elderly patients admitted to an acute ward of internal medicine. Basic Clin Pharmacol Toxicol. 2010;106(5):422–7.

24. Gillespie U, Alassaad A, Henrohn D, et al. A comprehensive pharmacist intervention to reduce morbidity in patients 80 years or older: a randomized controlled trial. Arch Intern Med. 2009;169(9):894–900.

25. Tan ECK, Stewart K, Elliott RA, George J. Pharmacist services provided in general practice clinics: a systematic review and meta-analysis. Res Social Adm Pharm. 2014;10(4):608–22.

26. Viktil KK, Blix HS, Moger TA, Reikvam A. Interview of patients by pharmacists contributes significantly to the identification of drug-related problems (DRPs). Pharmacoepidemiol Drug Saf. 2006;15(9):667–74.

27. Verdoorn S, Kwint H-F, Faber A, Gussekloo J, Bouvy ML. Majority of drug-related problems identified during medication review are not associated with STOPP/START criteria. Eur J Clin Pharmacol. 2015;71(10):1255–62.

28. Wu JYF, Leung WYS, Chang S, et al. Effectiveness of telephone counselling by a pharmacist in reducing mortality in patients receiving polypharmacy: randomised controlled trial. BMJ. 2006;333(7567):522.

29. Bergkvist A, Midlöv P, Höglund P, Larsson L, Bondesson A, Eriksson T. Improved quality in the hospital discharge summary reduces medication errors–LIMM: Landskrona integrated medicines management. Eur J Clin Pharmacol. 2009;65(10):1037–46.

30. Murray MD, Ritchey ME, Wu J, Tu W. Effect of a pharmacist on adverse drug events and medication errors in outpatients with cardiovascular disease. Arch Intern Med. 2009;169 (8):757–63.

31. Kaboli PJ, Hoth AB, McClimon BJ, Schnipper JL. Clinical pharmacists and inpatient medical care: a systematic review. Arch Intern Med. 2006;166(9):955–64.

32. Leape LL, Cullen DJ, Clapp MD, et al. Pharmacist participation on physician rounds and adverse drug events in the intensive care unit. JAMA. 1999;282(3):267–70.

33. Makowsky MJ, Koshman SL, Midodzi WK, Tsuyuki RT. Capturing outcomes of clinical activities performed by a rounding pharmacist practicing in a team environment. Med Care. 2009;47(6):642–50.

34. Schumock GT, Butler MG, Meek PD, et al. Evidence of the economic benefit of clinical pharmacy services: 1996–2000. Pharmacotherapy. 2003;23(1):113-32.

35. Ghatnekar O, Bondesson A, Persson U, Eriksson T. Health economic evaluation of the lund integrated medicines management model (LIMM) in elderly patients admitted to hospital. BMJ Open. 2013;3(1).

36. Hellström LM, Bondesson Å, Höglund P, et al. Impact of the lund integrated medicines management (LIMM) model on medication appropriateness and drug-related hospital revisits. Eur J Clin Pharmacol. 2011;67(7):741–52.

37. Spinewine A, Swine C, Dhillon S, et al. Effect of a collaborative approach on the quality of prescribing for geriatric inpatients: a randomized, controlled trial. J Am Geriatr Soc. 2007;55

(5):658–65.

38. Schmader KE, Hanlon JT, Pieper CF, et al. Effects of geriatric evaluation and management on adverse drug reactions and suboptimal prescribing in the frail elderly. Am J Med. 2004;116 (6):394–401.

39. Gillespie U, Alassaad A, Hammarlund-Udenaes M, et al. Effects of pharmacists' interventions on appropriateness of prescribing and evaluation of the instruments' (MAI, STOPP and STARTs') ability to predict hospitalization–analyses from a randomized controlled trial. PLoS One. 2013;8(5):e62401.

40. Hepler CD. Clinical pharmacy, pharmaceutical care, and the quality of drug therapy. Pharmacotherapy. 2004;24(11):1491–8.

41. Christensen M, Lundh A. Medication review in hospitalised patients to reduce morbidity and mortality. Cochrane Database Syst Rev. 2016;2:CD008986 (Christensen M, ed).

42. Hohl CM, Wickham ME, Sobolev B, et al. The effect of early in-hospital medication review on health outcomes: a systematic review. Br J Clin Pharmacol. 2015;80(1):51–61.

43. Graabaek T, Kjeldsen LJ. Medication reviews by clinical pharmacists at hospitals lead to improved patient outcomes: a systematic review. Basic Clin Pharmacol Toxicol. 2013;112 (6):359–73.

44. Kempen TGH, Bertilsson M, Lindner K-J, et al. Medication reviews bridging healthcare (MedBridge): study protocol for a pragmatic cluster-randomised crossover trial. Contemp Clin Trials. 2017;61:126–32.

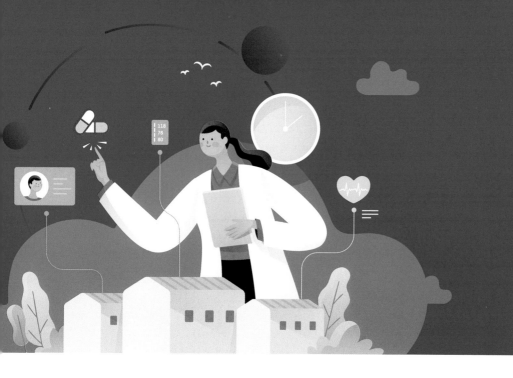

第5部分

药师如何在执业中践行药学监护

M. Hemman

导言 --

这部分我们研究了药师提供的药学监护服务，在此过程中说明了提供药学监护的具体事件和过程。其中最主要的部分当然是提供处方药品，也就是通常说的处方调配过程。纵观医疗史，处方一直被视为是提供药品的医嘱，即患者和他人常说的拿方让药师配药，然后领取药物。人们通常认为处方调配只是提供药品，但事实上药品调配的功能价值远胜于此[1]。随着药物储存、药品分拣，包装和交付的自动化能力的提高，无论是以原始包装，还是以日益增多的患者每日每顿定制的各种剂量包装形式交付给患者，在这一过程中都可以更清晰地看到，药师在整个药品供给过程的责任与监护患者的责任逐渐分开，这也是当今药师角色关注的方向。

尽管如此，开具处方和处方调配的过程对社会或百姓健康水平至关重要，因为药物不是普通商品，而是可以用来治疗疾病和改善症状的商品。患者可能无法熟练地评估病情和症状的严重性，也可能不知药物本身不仅在服用时，而且在不服用时，都会对身体产生益处和危害的作用。正因如此，药物才要受到监管，监管的一个领域是根据供给方式进行药品分类，这与药品的临床用途及使用安全性密切相关。用于治疗严重疾病的药物和本身具有重大危害力的药物则归类为处方药，只能由具备资格的专业人员开具处方使用。

医学专业和非医学专业的处方者开具处方的范围在各国之间和国家内部已变得更加明确和规范，并已考虑到药师的处方权问题。同样，随着对产品使用带来的益处和风险特性的研究越来越深入，无需处方即可获得的药物种类也有所增加。这些研究包括对药物、剂量、剂型和具体适应证所需的剂量方案的评价。药品监管机构、卫生服务机构和医疗卫生专业机构都参与了对限制各类药品供给的法规、指南和执业准则的框架建设。如今，这种信息基础设施比以往任何时候都更容易让公众获得，且受到更严密的审查。

当提供处方药时，患者和药师经常利用这次会面的机会，讨论、澄清或反映已经处方的药物以及使用的原因，并对照过去的体验评估用药情况。当药师不能确定处方或认为处方不恰当时，他们会找处方医生，以尽力解决他们的不确定或疑虑。因此，药师被认为应承担检查所有处方是否符合要求以及承担确定患者是否可以开始服用药物的责任。从本质上讲，正是这项工作——通过发现和干预，预防和解决了处方药带来的问题并承担了这一职业的责任，而这项责任奠定了药学监护的基础。因此，尽管处方调配不是药学监护的一部分，但药学监护有责任确保处方符合患者的利益最大化。

药学监护可以被视为这些过程的规范化，因为药学监护关注的是患者个体及其用药、确认实际和潜在的问题，以及药师接受为患者提供监护的责任。当第一次接受处方药时，患者对信息的需求及药师提供这些信息的监护责任，都同等重要[2]。这对双方提出了重大挑战，因为提供和保留所需的复杂、不熟悉的信息将考验患者和药师的沟通技巧。患者必须将管理和服用药物的事情融入其日常活动，如果患者不清楚自己需要做什么，结果可能会出现要么没有按需服药，要么没有服药或没有按时服药。因此，调配新处方时的最初接触交谈，对患者、药师和医疗服务都很重要。

然而，处方只是患者接受医疗服务中的一个要素。因此，必须根据患者的处方用药史来考虑处方。因此，第22章把处方调配分为新处方或首次处方的配药和续方调配治疗（长期处方）的配药。由于诸多原因，药房中的患者用药记录过去不曾，现在也没有存档，但其记录存档问题正在逐渐突显。显然，如果在配药时药师指导患者，其有效的作用是检查患者对处方上的药物是否存在顾虑，则药师的检查必须在完全了解患者所有已开过处方和仍需要服用药物清单的情况下进行，此外还要了解患者以往治疗无效的药物及不能耐受的药物的用药史。随着医疗卫生和医疗服务变得越来越复杂，多发患病率的逐渐上升，患者更有可能从多位处方医生那里获得处方，记录并重整所有这些处方是药师评估用药的一个重要工作。此外，随着患者年龄的增长，他们对某些药物的反应和需求可能也会发生变化，如果要提供高质量的医疗服务，必须考虑到这一点。新的健康需求可能需要增加药物治疗，相反，健康需求的解决也可能停止使用药物。虽然新处方（首次处方）与续方调配的治疗情况在一个普通疾病的用药上似乎没有什么变化，但具体到每个病例，患者对用药的顾虑和态度及接受处方一种新药或精简一种现有药物的意愿，是非常不同的。此外，当考虑到患者和药师双方接受信息的速度和能力及权衡是否采取行动的益处与风险时，很明显，每种情况的性质和内容都不相同，而且要比最初看上去的更为复杂。

尽管处方调配在当前最普通的用途中，是指按医师的处方来配制一种药物的行为，因为现今已经很少有药物是以这种方式**调配**或**配制（compounding）**出来的，所以药房提供药物（无论是处方药，还是非处方药）可以被认为是**处方调配（dispensing）**。自我药疗一直是一种自我对症用药的重要治疗行为。每个人在生命中的某一时刻都是患者或护理者，并有意识地或以其他方式对药物的需求和使用可能产生的潜在利益和伤害进行评估。这些评估的范围、深度和质量可能有所不同，取决于用于判断是否需要用药及需要哪种药物的知识和信息。非处方药的可及性及其适应证，以及无需处方即可获得药物的来源数量都正在增加，尤其是在互联网普及之后。世界各国政府都鼓励患者承担自我药疗的责任，并通过所有可能的媒体推广非处方药，确保每个人都知道政府鼓励自我诊断和自我药疗。然而，药物的普遍可及化和五花八门的使用方式带来了个体治疗的困境及潜在的人群健康问题[3]。因而，在许多国家，对非处方药的一定管控被认为是必要的，然而从药房、其他各种零售店、网上药房或非药房网站上获得的剂量、数量、剂型和可及性意味着，在大多数国家都存在多种购买药物的渠道来源。权衡利益与风险的持续评估决定监管机构是否将药物从一个类别管理转换到另一个类别管理（处方药与非处方药的相互转换）——有时使用术语诸如**降级管理（downscheduling，**即从仅处方药状态转换为非处方药状态）和**升级管理（upscheduling，**即从非处方药转换为处方药状态）。最近的例子是西布曲明在英国成为非处方药，而双氯芬酸在许多国家都转回处方药。对于自我药疗来说，可用的信息和建议对于有效、安全地使用药物是至关重要的。药师不受制药企业约束，为患者既提供非处方用药的建议和信息，同时也提供有关治疗疾病症状的建议和信息以及为患者解释用药史。当患者仅使用非处方药，以及在慢病管理中承担自我照护的责任时，在这些情况下，药师能提供监护服务非常重要（可能与非处方药的最终使用有关，也可能无关）。这些方面内容将在第23章中讨论。

非口服药物可能需要一个给药系统和一个单剂量或多剂量的容器装置。这些给药系统更简单地被称为医用器械（医用给药装置），有证据表明患者正确地使用这些装置需要一些知识和技能。但这些知识和技能并不总是被患者所接受或者掌握，例如，用于肺部给药的吸入器。物理给药系统及其所用材料必须按照与药物本身相同的标准进行制造和测试，因此注射器和其他材料也属于医用器械（医用给药装置）。类似地，伤口和烧伤的敷料、关节和血管支架作为医疗器械进行管理，并可通过药房提供，其中一些敷料将药物融入材料中，以便在持续的时间内释放出来。利用材料科学和技术创造出配方与器械新组合的给药方式将会持续增加。允许患者通过不同途径自我给药的目标将增加此类用途的药物使用范围和器械的类型，且有必要确保使用这些器械达到最佳效果。在器械使用中，药师提供监护的方法举例见第24章。

虽然药物是疾病治疗的一种必不可少手段，但人们常常忽视药物可以用于预防疾病的作用，而且仅靠很少的药物就足以控制或预防疾病的发生。因此，同样地，试图与患者讨论药物的使用，而不将其与疾病和治疗目标联系起来，是不可取和无效的，对于医务人员来说，不解决任何有助于患者监护的生活方式因素，也是不合适的。此外，由于社区药房离公众最近，而且在许多国家，药房不仅提供药物，还提供其他的商品和服务，药房成了人们不寻求医师治疗的地方。因此，药师负有监护的责任，利用现有的一切机会为前来咨询的患者宣传身心健康。越来越多的证据表明，药师可以帮助患者管控自己的危险因素和用药行为[4]。因此，本部分最后一章第25章将讨论健康宣教以及药师和药学监护的作用。

参考文献

1. Henman M, Pharmacy and the future of Healthcare in Ireland. Irish Pharm J., 2008;86(3): 42–44.
2. Henman M, Prescriptions: safety, security and communication, Irish Pharm J., 2007;85 (12):488–89.
3. Gualano MR et al. Use of self-medication among adolescents: a systematic review and meta-analysis. Eur J Public Health. 2015 Jun;25(3):444–50.
4. Cheema E, Sutcliffe P, Singer DR. The impact of interventions by pharmacists in community pharmacies on control of hypertension: a systematic review and meta-analysis of randomized controlled trials. British J Clinical Pharmacology. 2014 Dec;78(6):1238–47.

第22章

药学监护与调配药品的业务关系

Luís Lourenço, J. W. Foppe van Mil, Martin Henman

摘要

　　处方调配（dispensing prescription medicine）是全球药师践行最频繁的专业活动。处方调配给药师及其工作人员提供了与患者讨论用药问题的机会，因此有助于"为患者个体提供监护，以优化合理用药并改善健康结局"（PCNE）。药师在调配药品过程中提供药学监护，可以帮助患者合理用药治疗/控制疾病。在不同的国家，许多协议服务在执业中是得到认可的。对于首次调配的新药，药房提供一些服务试图预先防止患者不依从性用药的行为。对于**续方调配**（长期处方，**repeat prescription**），药师和药房员工通过维护与患者的治疗关系，检查高危人群的问题，避免不规范服务和拒绝医疗行为等措施来帮助患者。无论药师及其工作人员从事什么活动，必须以**优良药房工作规范（GPP）**等指南为基础，并应像所有医疗行为一样适当进行记录。

22.1　处方调配和用药现状

　　几个世纪以来，一直是医生开具处方，药师调配处方。但是，为了使患者获得更大的收益，调配的药品不仅应该是保证质量，调配过程还应该要帮助患者（或用药者）获得最大收益。正如Hepler和许多人所说那样，药物治疗的结局应该是药师的关注点和责任所在。这并不意味着药师的工作只在药物交付时才开始，也不是交付药物后就结束。

　　根据WHO规定，当药师面对处方时，"应审核处方医嘱的合法性（规范性）、安全性和适宜性，检查患者用药记录（当这类记录保存在药房中时），确保准确调配药物的数量，并通过适当的指导决定是否应将药物交付给患者"[1]。但在许多国家，调配处方已成为一项工作量巨大的常规工作。其结果是，药师仅把关注点放在配药上，可能会出现未检测到的差错和问题，并造成对患者的伤害。另外，处方调配通常发生于患者或其看护者在药房内的时候，也便以用药指导及提供服务。如果只关注于高效调配处方，势必会导致错过这一时刻。

22.2 处方调配与提供监护服务

在许多国家，**处方调配（dispensing）**是药房的一项常规工作，但提供药学监护可能就不是常规工作了。在常规处方调配中加入药学监护的内容时，需要认真的思考以及制定针对性实施策略（见第18～21章），改变常规流程，激励药师与员工及与其他医务人员（如医生和护士）进行紧密合作。提供药学监护无疑会影响常规的处方调配过程。

通常，处方是由医生开具的。然而，现在越来越多的药师也可以开具处方，要么通过药师开具处方，要么同步续方调配。在一些国家，药师对非处方药的建议也可被称为"开具处方（prescribing）"的行为。

在药学监护的第一阶段（见第1章中的药学监护循环），药房处方调配期间，必须明确患者的治疗目标。然后，要评估患者个体是否达到最佳药物治疗，应考虑可能存在的药物相互作用和禁忌证。在处方调配时，必须注重对患者的用药指导，并且在开始治疗后，必须评估和解决可能存在的药物相关问题。在处方调配之前、中、后，必须对所有的工作恰当进行记录存档。本书的不同章节专门介绍这些工作的大部分内容。

总之，执业药师需要具备提供药学监护所需的知识和技能。然而，为了提高效率，通常由药师及其工作人员围绕处方调配共同承担提供药学监护的责任。在本章中提到的"药师"，在其协议描述的授权工作也理解为"药房员工"，并要求药师承担教育其他药师员工的任务（见第40章）。

22.3 整合药学监护流程

22.3.1 处方审核

如前所述，在药房的日常业务中，药学监护相关的流程必须整合到处方调配的药物交付流程中。在处方提交到药房时，药师必须对处方和患者进行验证或审核。新开的处方必须整合到药物治疗计划即药学监护计划里。这不仅涉及管理患者的给药剂量和减少发生药物相互作用的问题，还涉及对患者治疗目标的再评估。虽然患者或其看护者是信息的主要来源，但通常还需要一些附加的信息。如果需要的话，可以联系其他看护者。为防止用药差错和药物相关问题的发生，必须在处方调配开始之前就完成用药重整和**处方审核（checking of the prescription）**的工作。药师联系处方医生，协调处理用药差错或药物相关问题，一定是在处方调配之前进行。

更改给药剂量、治疗方案或药物配方可能容易发生，但是某些监管辖区，以这些方式更改处方属于药师的执业范围。但是更改用药（指添加、停用或更换为另一种药物）在临床实践和法律规范上非常复杂，这种更改处方的行为通常需要征得处方医师的同意。仿制药的转换使用似乎稍微容易完成一些。

按上所述，续方调配通常不需要这样扩大审核范围，除非患者出现新的病痛或疾病，或者用药剂量已经变更了。另外，处方审核也可能显示需要进行一次全面的用药评估，当然必须先实施"用药重整"（见第7章）。

关于患者监护，首次处方调配通常是一次重要的临床事件行为，应对患者进行评估，以确定患者是否熟悉新开的药物，是否做好准备开始现有的治疗和调整新的生活方式。同样，监控第二次配药也很重要。然而，对刚出院或刚入养老院的患者来说，处方调配也作为"新启动的药物治疗"，因为从一个治疗环境转移到另一个治疗环境是已知造成不良健康结局的风险因素，而这些风险因素多与用药有关。

在某些国家，借助计算机和患者档案检查患者用药之间及药物与疾病是否存在禁忌，被称为**用药监测**❶（medication surveillance）。

表22.1显示对新处方和紧急指导执行适宜性评估时，除患者的用药史外，还需要患者和药物相关信息清单。

表22.1　患者和评估新处方的药物相关信息

患者	障碍/疾病/症状/主诉	药物
年龄	急性或慢性	适应证
肾功能	严重性	高危药物
肝功能	患病阶段和/或并发症	预期的剂量、途径、方案和剂型
妊娠	症状或无症状	预期收益和收益时间
母乳喂养		潜在副作用和可能发生的时间
过敏		药物相互作用和药物-食物相互作用的可能性
以前对药物的不耐受		患者动手/解决剂型的能力
精神能力，例如存在痴呆症、智力障碍和健康素养程度低		

---

❶ 译者注解：用药监测类似于所谓的用药审查（drug utilization review），是一种结构化的协同工作，旨在根据预定标准评价处方药使用的情况。其目的是通过评价处方药物、给药剂量、给药时间以及药物对生活质量的改善情况，以持续改善药物治疗的质量。

处方审核、处方验证或用药监测通常被描述成一项纯技术工作，其不一定需要涉及患者或问诊患者记录的用药史。但是，正如医疗中的所有常规工作一样，在这一阶段甄别处方的含糊不清、不准确、差错和潜在差错的信息可以保护患者，并开始向患者提供甄别这些问题的药学监护。因此，在处方调配开始之前，必须完成用药重整和处方审核，并且最好能接触患者或看护者。

在审核期间有必要提供用药指导服务，用药指导服务应在药物交付给患者时就开始进行。

22.3.2 调配药品

当确认处方适宜患者后，就可以**调配药品**（preparing the medicine）了。在某些国家，需要准备一张附有患者姓名的标签（用于贴在药瓶或药袋上），还需准备一份药物使用必需指导说明。例如，在荷兰，药房制作的药品标签的必要信息如下。

- 配药药房的名称、地址和电话号码。
- 配药日期。
- 处方者姓名或处方者代码。
- 患者的姓名和地址。
- 患者的出生日期。
- 每日的用药。
- 关于药物使用方法的注意事项（例如，整片吞咽）。
- 药物名称和规格。
- 调配药品的数量。

提供用药信息，必须是口头和书面形式。尽管大多数发达国家都有相关管理法规，但制药行业提供的用药单页的实用性和质量仍令人存疑[1]。在某些国家，**患者用药指导单页❶**（patient information leaflet，PIL）可以个体化定制，根据患者特点和要求定制的用药指导单页可以有效提高患者正确用药的水平[2]。这为监护患者正确用药提供了精细而有用的帮助。在其他一些国家，法律规定要求，无论是个性化制作，还是制药厂家制作，均需要提供患者用药单页。需要准备书面用药单页并与药品一起提供给患者。

当药品和患者用药指导单页都准备就绪，就可以调配处方了。在许多情况下，处方审核、药品准备和处方调配都是由药房的不同人员完成的。因此，流程的连续性是另一个需要考虑的问题。

---

❶ 译者注解：患者用药指导单页是为患者编写的技术性用药指导（一般指欧美药房拆零包装），提供有关如何使用药物的信息。药物包装中的药品说明书可能与此有所不同，可能是信息已经更新了。

22.3.3 交付药品

交付药品（handing over the medicine）给患者或其看护者似乎是一项简单的工作。但此时，还必须给予患者用药交代和指导，须对患者健康素养和心智能力做出基本的评估。这也是影响患者用药依从性的最重要时刻（见第5章）。为了保持信息的连续性和便于记录，在处方审核和药物准备过程期间，处方调配时必须强调的注意事项应标记在处方或附加一份单页上。在一些国家，交付药品的过程一直是明文约定的，这样可以确保在适当情况下完成所有监护工作。质量控制的内容已在第9章和第10章中讨论。

大多数人在接受交付的药品时，不喜欢周围其他顾客好奇的耳目，因此从药学监护的角度来看，柜台服务区域的建造应确保隐私。关于使用诸如吸入器等用药装置的具体指导，或敏感话题的交代，应在单独的房间进行。

22.3.4 调配复核、随访患者和文档记录

虽然**调配复核**（dispensing review）也许是一个"繁重"的词，但每张处方的调配都应该进行复核：所有的复核检查都做了吗？所有的建议都交代了吗？对患者进行正确的药品和用药指导了吗？是否已经完全降低了用药差错率？药物治疗是否产生了最大的积极效果？此外，为了以后的参考，是否记录了可能的过敏反应？

这些方面的复核检查通常是总药师的责任。根据计算机系统的不同，所有监护的行为都可记录在处方上或在系统中。这种类型的文档记录可以与医生的病例记录进行比较。例如，在SOAP病历中，医师必须记录对某个患者治疗所进行的各项活动和想法。对于提供监护服务的药师来说，这并没有什么不同。在药学监护中，通常也可以使用SOAP并借助适宜的问题分类，记录发现的药物相关问题（见第8章）。

电话随访（也称为电话回访服务）有助于解决患者服用新开药品出现的问题，并可显著降低患者不依从和费用浪费的问题。

22.3.5 处方调配的协议规范

如上所示，在药学监护背景下的处方调配并不是一项简单的工作。这需要通科的药物治疗学知识和不同的临床技能。为了帮助执业的药师进行处方调配，做到尽心尽责和步调一致，可以制定协议规范。此类协议必须适合执业环境、当地法律要求和患者人群。尤其是首次新药的处方调配需要一个良好的规范体系。

在许多国家，专业机构都已制定了协议规范，尽力指导药师做到基于循证的规范化服务。国际上公认的指南之一是FIP-WHO共同制订的GPP——《优良药房工作规范》，这份指南经过多年的变化，逐渐融入了药房的业务发展[3]。这些指南可作为起草药房业务协议规范的基石。在许多国家，这些GPP指南被用作指导本地协议与指南的基础。药房团队可对遵守协议的情况进行自我评估，以便药房团队工作的持

续改进，但也应该定期接受外部机构的审计。

以下流程图显示了续方调配和新开处方调配之间的差异，以及其如何影响社区（或综合诊所）药房的执业行为（图22.1）。

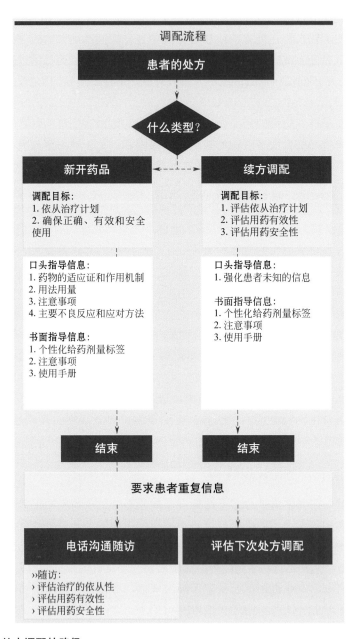

图22.1 处方调配的路径

22.3.5.1 新药指导服务

虽然每个国家关于提供服务各自有一些不同的规范说明，如提供服务的环境和时间（如在英国是出院后）、患者人群（如英国和挪威的心血管疾病患者、英国和法国的哮喘患者）及特殊药物（如比利时的吸入性糖皮质激素，法国的维生素 K 拮抗剂），但这些国家已建立了一项**新药指导服务（new medicines service，NMS）**。尽管还存在一些细微的差异，但这项服务具有普遍的特征，主要侧重于对初始服务的要求，服务提供的信息包括有关药物的适应证、用药的必要性和其他具体的相关提示（例如，如何服用、避免什么）。通常，随访也是服务的一部分（可能不止一次，可通过长途电话或面对面随访），随访的目的是传递更多的信息，关注更为具体的问题，而这些问题只有在用药后才可能出现。在葡萄牙，虽然这项服务还没有作为一项全国性的服务实施，但一些药店已经制定了自己的治疗规范来指导药学干预，这些规范再次遵循同样的原则。目前预计荷兰的社区药师将对持有新药处方的所有患者提供附加的监护服务。

在英国，开展这项服务的主要目的是提高患者依从性，且被单独收取报酬。其被称为一项"高级服务"，服务资格需要单独认证。在大多数其他国家，这项服务被认为是常规药房监护服务的一部分。Elliott 等于2017年发表的一项研究表明，与常规服务相比，NMS提高了患者药物依从性，从而在降低总体医疗成本的情况下提高了健康收益[4]。

22.3.5.2 续方调配

为患者续方调配并定期询问其健康状况，了解患者治疗的用药体验及对治疗效果的满意度时，也可以创造一次面谈机会，并发现一个或多个药物相关问题。这样的面谈可以通过协议规范其执业行为。续方调配是进行此类面谈的合适时机。此外，对复杂患者（复杂疾病、复杂用药）的定期用药评估也可能发现问题。由于不可能对每个患者长期重复用药的问题进行深入调查，因此必须制定一个策略，以选择最需要增加监护的患者。

在一些国家，特定慢性病的患者人群已经成为附加药学监护的目标对象。心血管疾病、哮喘、慢性阻塞性肺疾病和糖尿病是药师附加提供药学监护的常见疾病，有时也解决了不同服务者与医疗机构之间监护缺失连续性的问题（无缝治疗衔接）。在荷兰，对所有70岁以上且服用5种以上药物的患者必须执行3型用药评估（定期执行和有偿服务）。其他一些国家对服用最低数量药物的慢性疾病患者也有类似的要求。

有些国家，用药指导作为监护慢性病患者的一部分，其指导的重心已经转到患者第二次处方调配了。因为，有些慢性病患者在第一次听到需要长期服药时会感到困扰，并且会没有正确倾听首次的用药指导意见[5]。

总之，在药房中的续方调配需要一种差异化的方式。这种需求就可能引发服务延伸、延长用药指导时间，或作为疾病药学监护计划的一部分。

参考文献

1. Luk A, Tasker N, Raynor DK, Aslani P. Written medicine information from English-speaking countries—how does it compare? Ann Pharmacother. 2010;44(2):285–94.

2. Young A, Tordoff J, Smith A. "What do patients want?"; Tailoring medicines information to meet patients' needs. Res Soc Adm Pharm. 2017;13(6):1186–90.

3. FIP, WHO. Joint FIP/WHO guidelines on GPP: standards for quality of pharmacy services. The Hague. 2011.

4. Elliott RA, Tanajewski L, Gkountouras G, Avery AJ, Barber N, Mehta R, et al. Cost effectiveness of support for people starting a new medication for a long-term condition through community pharmacies: an economic evaluation of the new medicine service (NMS) compared with normal practice. Pharmacoeconomics. 2017.

5. Hugtenburg JG, Blom AT, Gopie CT, Beckeringh JJ. Communicating with patients the second time they present their prescription at the pharmacy. Discovering patients' drug-related problems. Pharm World Sci. 2004;26(6):328–32.

第23章

药学监护在OTC自我药疗中的作用

Vivien Tong，Parisa Aslani

摘要

随着全球OTC供给量和使用量的与日俱增，药师提供药学监护帮助消费者安全适宜地使用OTC的作用变得必不可少。本章介绍了在基层医疗和自我保健下使用OTC的概况。概述了药师在OTC用药中扮演的角色，详细介绍了药师在以药物为中心和以服务为导向的体系中向消费者提供OTC用药的药学监护，讨论了目前和未来药师在OTC用药和药学监护情境下的执业范围。

23.1 引言

药学监护被认为是"药师以优化合理用药和改善健康结局为目的，为个体患者提供的监护服务"[1]。药学监护的目标涉及处方药和OTC[非处方药，即消费者无需处方即可获得的常规药物；**补充和替代药物**（complementary and alternative medicine，CAM）将在本章单独讨论]。OTC全球使用量和适用范围的不断增加，促使药师需要去适应这种变化，完善和提升技能，以便能够关注消费者，提供OTC用药的药学监护。药师拥有多种机会，可以运用其专业知识，展示药师和社区药房的价值，其中包括如下。

● 可及性。从一种物流的角度看，药房的地点便利和营业时间长；从经济角度看，在许多情况下患者可以从药师那里得到专业的建议，也不用自付任何费用。
● 提供健康和药物方面的专业知识。
● 在同一个环境下，既可以获得医疗专业建议，又可以获得药物。

药师是许多患轻微小病的消费者首次接触到的重要医务人员，因此，他们在诸如社区药房等基层医疗中能很便利地提供药学监护服务。随着消费者能够使用OTC作为自己对轻微小病自我管理的一部分、OTC用药情况的变化及药师执业范围的扩大，药师在基层医疗领域发挥了更广泛的作用。

23.2　基层医疗、自我保健、自我药疗和OTC用药 -------

《阿拉木图宣言（Declaration of Alma-Ata）》（1978年）[2]提出的基层医疗宏伟愿景具有开创性的意义，有助于促进改善个人的健康结局。在基层医疗的更广框架内，WHO将基层医疗视为"首次接触、容易获得、持续提供、全面协作的医疗服务"[3]。考虑到这点，很明显，社区药房和药师处于理想的地理位置，在提供基层医疗服务中发挥重要的作用。

> 自我保健（self-care）是指个人、家庭和社区在药师、医生、牙医和护士等医务人员的帮助下或未得到帮助下，有意识地促进、维持或恢复健康以及应对自己疾病和残疾而采取的自我行动。它包括并不限于自我预防（self-prevention）、自我诊断（self-diagnosis）、自我药疗（self-medication）以及疾病和残疾的自我管理（self-management）。[4]

OTC用药是自我保健的一个重要组成部分。由欧盟委员会（EC）委托的，用于评价自我保健体系项目而编制和使用的定义[4]详细说明如下。

显然，消费者使用OTC自我药疗是广泛持续自我保健的一个关键组成部分。特别是，国际药学联合会（FIP）最近发表的题为《药师是自我药疗的关键：帮助百姓走向更健康的生活》的报告中广泛地概述和讨论了药师在促进自我保健方面发挥的作用[5]。

药师已很好定位自己并具备一定的专业知识，可以协助消费者选择自我药疗（即使用OTC）管理自己的病情。药师的作用在多种情境下都特别重要，不管是经济发达地区的人群，还是获得医务人员（如全科医生）服务受限的区域（例如在农村地区），再到某些人群或因其他原因（如由于医疗负担沉重）而受限获得医疗服务的其他状况。

近年来，非处方药的供给数量和适用范围明显增加。此外，消费者使用OTC非常普遍[6]，也有得到药师给予OTC用药建议的需求[7]。因此，药师需要提高服务能力，帮助消费者管理轻微小病，满足对非处方药日益增长的需求。除了及时、方便地为消费者提供非处方药外，还可以看到为多方利益相关者[8, 9]带来的一些积极的经济效益，例如：

● 节省整个医疗系统的开支，诸如，通过减少有限医疗资源的使用和/或转嫁药物相关成本给消费者。

● 减少医务人员（如全科医生）的压力，在社区药房中就能够管理轻微小病的就诊治疗。

● 除了增加便利性带来的其他间接利益外，消费者可能节省了找全科医生看病的等待时间，还避免了找全科医生看病的不必要费用。

因此，在增加自我保健和自我管理的同时，通过处方药转换非处方药的策略，以增加非处方药的使用，有助于基层医疗内扩展到为患者OTC用药提供药学监护的机会[5]。

23.3 非处方药品：药师的角色

药师是主要医务人员，可以为患者提供建议、推荐并适当供给OTC。很像医生是处方药的主要处方者一样，但药师的作用是多方面的，其当务之急是需要在整个非处方药治疗过程中提供药学监护。也就是，在涉及使用非处方药治疗特定疾病的各个机会点上，药师的角色和职责包括：

● 对可能使用非处方药治疗的轻微小病做出适宜的诊断。

● 为个人消费者提供适宜的、基于循证的OTC用药建议。

● 引导消费者做出自我药疗的决策；促进用药质量的改善，如安全有效地使用OTC，防止OTC的误用和滥用。

● 确认和适当解决潜在的药物相互作用，特别是与消费者正在使用的其他处方药、非处方药、补充和替代药物（CAM）产生的相互作用。

● 持续监测消费者使用非处方药的情况。

● 提供健康和非处方药的信息，支持消费者进行安全、适宜的自我保健和自我药疗[作为自我保健的一部分，自我药疗可反过来提高消费者的健康素养（health literacy）]。

● 在确认非处方药治疗不适宜或无效的情况下，参与并给予转诊途径的适当建议。

● 参与适宜的随访，以确保患者获得连续的治疗，在此可转诊消费者到其他医务人员那里治疗疾病。

正如现有的**职业实践规范（professional practice standard）**[10]及诸如WHAM[11]、ASMETHOD[11]、What-Stop-Go[12]和CARER[12]等协议所证明的那样，这些牢牢植根于药房业务和药学监护中的责任是为了解决非处方药相关的症状和基于产品的各种请求。重要的是，职业实践规范和协议方案提供了一个有条理的系统方法基础，可以有效利用药师的临床技能，并使药师在解决非处方药要求时也能实施应有的治疗。使用此类协议指导药师与消费者的互动交流，可及时发现潜在的药物相关问题，并依然尊重消费者自我药疗的自主性。

23.4　提供OTC药学监护的体系

针对OTC，通常通过以下两种广泛的途径提供药学监护。

- 以药物为中心的体系，主要侧重于为适当的患者提供特定的非处方药。
- 以服务为主导的体系，设法促进药师参与管理和优化患者借助OTC治疗小病。

23.4.1　以药物为中心的体系

由于非处方药的供给性和易得性，使药师在基层医疗中能够提供药学监护，并在治疗环节上满足患者的医疗需求。非处方药的供给和种类（不同国家会有不同），确保了在支持患者使用药物管理特定小病上，药师能够干预并给予建议。除此之外，药师还应认识到标签/药盒和/或随附单页（如有）上非处方药附带书面说明质量的重要性。用于表述非处方药信息的内容和语言以及呈现这些书面信息源的方法，在所有可供消费者使用的产品中，可能并不是最佳的[13, 14]。因此，药师提供的用药指导应补充提供OTC的书面信息，并确保具备不同健康素养的消费者能充分理解信息，从而安全、合理地使用OTC。此外，药师应有意识地提供适用于个人消费者所有可选治疗方案的公正信息，以确保在小病和OTC相关咨询服务期间，促进消费者和药师做出基于循证的共享决策。

23.4.1.1　OTC药品的管理清单："转换"的OTC和"药师专供"OTC

除了分类为处方药或非处方药外，根据监管环境（受到同一规章制度管辖的特定区域）和围绕**药品分级管理**（scheduling of medicines）实施的立法监管，可以将非处方药进一步分为不同子类别。例如，在某些国家，虽然有些非处方药可以在药店以外的零售店销售，但有些非处方药只允许在药店销售。2017年，国际药学联合会（FIP）对至少有1个FIP成员组织或候选成员组织的国家/地区进行的调查发现，23个监管区域的社区药房都将所有非处方药均放在柜台里（平均应答率72.6%；$n=72 \sim 79$，在调查部分之间有所不同）[15]。19个监管区域可以在药房自行选购OTC进行自我药疗；相比之下，据报道，30个监管区域对于OTC的管理既有由消费者自行选购又有专柜管理由药师提供[15]。例如，在澳大利亚、新西兰和英国等国家，还增加了一类称为**"药师专供"**（pharmacist-only，或称仅限药师销售）（"P类药物"）的OTC类别。要求药师直接参与这些OTC的供给，从而确保对消费者出现的症状得到药师的适当评估诊断，以及确保消费者能够及时获得药师的建议，保证患者有效使用这些OTC。

多年来，随着这类非处方药品购买的供给增加，药学监护的应用范围也随之扩大。典型的例子是，在多个国家，有许多药物从处方药管理"转换"为非处方药管理[8, 16]，例如：

- 口服紧急避孕药，妇女在需要时能及时进行紧急避孕。

- 氯霉素滴眼剂，帮助药师提供眼科细菌性结膜炎的治疗。

- 质子泵抑制剂，提供一个附加的治疗选择（除 H_2 受体拮抗剂和抗酸药等其他OTC外），可由药师向患有"烧心"症状的患者推荐。

- 奥利司他（Orlistat）为药师提供一种用药选择，可推荐给消费者服用作为体重管理的一部分。

- 泛昔洛韦，可用于治疗唇疱疹(cold sores)。

- 曲坦类药物用于偏头痛。

- 外用和/或口服抗真菌药用于治疗阴道真菌感染(vaginal thrush)。

尽管上述例子并不全面，但它们说明了，只要在供给非处方药的同时，药师参与适宜的药学监护，这类药物能广泛用于治疗多种健康问题。

在那些提供"药师专供"的OTC清单的国家里，相关的药学会/专业组织机构已经制定了实践规范、指南和/或资源，以支持药房执业者（药师、药房技术员和/或药房助理）正确提供这些药品以及大致的药学监护。例如，澳大利亚药学会发布的指南[17]。这些指南为药师提供信息支持，协助他们确定供给这样的药物是否适宜，同时考虑可能影响药师决策过程的各种因素以及加强指导消费者的关键点。值得注意的是，随着限制性药品[例如处方药转换为"药师专供"药品或"仅限药师销售"pharmacist-only medicine]供给清单的改变，药学会通常发布新的或更新的指南，以帮助药师确保此类药品的正确供给。澳大利亚、英国和/或新西兰的相关药学会和/或药房理事会提供的实践规范（practice standard）示例如下。

- 口服紧急避孕药。

- 含可待因止痛药制剂（注意：自2018年2月1日起可待因在澳大利亚不再作为非处方药在市面上流通）。

- 质子泵抑制剂。

- 奥利司他。

- 氯霉素。

尽管许多"药师专供"药品是用于短期治疗急性症状，但也有一些"药师专供"的药品可用于治疗慢性疾病。因此，对于药师来说，重要的是识别出适宜的、以患者为中心的策略，这些策略的实施可以作为急慢性疾病管理的一部分工作。

新西兰药房理事会出版的《药师专供的慢性病药品销售和供给协议方案》[18]，旨在支持药师区分药师专供的急性病和慢性病药物。当某人出现诸如肥胖的慢性疾病且能使用并由药师提供"药师专供"药品进行治疗时，药师必须遵守该协议[18]。在新西兰，某些特定情况下，药师无需处方便可提供药品治疗慢性病，例如，治疗勃起功能障碍的西地那非和局部治疗痤疮的阿达帕林。

治疗方案（protocol）的核心内容包括如下[18]。

- 需要面对面的就诊（除非存在允许认定这不可行的情况）。
- 提供面对面就诊的隐私服务区。
- 记录消费者个人和临床信息并建档安全储存起来。
- 确定患者用药的适宜性，适当考虑非药物治疗、其他药物治疗或转诊就医。
- 正确推荐"药师专供"的药品来治疗慢性疾病。
- 提供口头和书面的药物信息。
- 电子记录药品的供给（类似于处方药的供给）。
- 以原始包装供给药品，以确保提供书面的消费药品信息。

23.4.1.2　基于循证促进补充和替代药物的安全使用

消费者可以在多种经营环境下购买补充和替代药物（CAM），这些经营环境，既可以有也可以没有立即获得医务人员的建议。由于许多消费者确实是从药店获得此类药物，药师在提供个人消费者的循证建议以支持患者安全、有效使用药物起到了特别重要的作用。Ung等做了一篇系统综述[19]，确定并概述了药师在CAM方面起到的关键作用和承担的职责，包括如下。

- 确认并询问消费者对其使用情况。
- 具备CAM相关知识。
- 促进消费者安全、有效地使用CAM。
- 记录消费者CAM的使用。
- 参与报告服用CAM发生的药品不良事件，教育消费者。
- 参与关于消费者CAM使用的跨专业合作[19]。

例如，新西兰药房理事会发布了《补充和替代药物——药师最佳实践指南》[20]。该指南重申了上述许多关键作用和承担的职责。因此，对非处方药的药学监护也包括对CAM的监护。此外，重要的是要认识到，在理想情况下，药师对现有各种非处方药品提供的药学监护是没有根本区别的。药师需要从消费者的角度认识CAM在促进患者自我保健的作用，并确保将消费者使用CAM作为整合以患者为中心的一体化医疗的一部分，加以考虑和讨论。同样地，在消费者选择使用疗效证据较少的CAM时，药师应向消费者提供适当的无偏倚信息。然而，如果消费者在安全性影响极小的情况下选择使用CAM进行自我药疗，那么应该尊重他们的选择。

23.4.1.3　临床干预

提供OTC相关的药学监护是消费者使用OTC过程中适时进行用药重整的一次机会。此外，尽管患者可自行购买OTC，但若考虑不周和/或不当使用，OTC仍然会给消费者带来许多风险。消费者并不总是或总想和他们的医生讨论自己OTC的使用情况[21]，医生也不可能总是在会诊时询问患者使用OTC的情况[22]。因此，药师是通过及时的临床干预来优化消费者自我药疗策略的理想人选，同时也是消费者和医生之间，加强跨专业合作及消费者有效自我管理的纽带。这些重要的努力可以由药师发起，以促进消费者的健康和幸福。

正如使用处方药一样，OTC的使用也可能出现药物相关问题。15年前，Westerlund等进行了一项研究[23]，来自45家瑞典药房的308名药师在10周内报告了1425个药物相关问题并实施了2040次干预[23]。同样，Eickhoff等[24]发现在药师的记录中消费者咨询的17.6%（2206/12567）确认存在与OTC关联的药物相关问题。前面确认属于与OTC关联的药物相关问题的常见类型包括如下[25]。

- 不适宜的产品请求/自我药疗。
- 不正确的剂量或计划疗程。
- 对药物适应证理解欠佳。

Williams等[26]估计，每年在澳大利亚社区药房对患者实施的干预，约有485912次涉及仅限药房销售的OTC（药房和药师专供的OTC）。他们计算并外推了两项研究的实际数据，分别于2004年11月至2005年9月间指定的2周研究期间，从每家研究的药房中获得（分别n=934和n=101）。此外，其中101324次干预（21%）被归类为可能挽救生命和/或避免发生严重伤害[26]的干预。当考虑把药师执行干预的数量和性质作为全球社区药房常规业务的一部分时，这些干预在预防和解决药物相关问题的作用，突显了药师在影响OTC治疗决策、合理用药和安全用药中具有特别的机会，因此，药师仍然是整个医疗卫生体系的重要组成部分。

23.4.2 以服务为导向的体系

无论是可能或不可能产生OTC实际销售的直接消费诉求，还是基于症状的消费诉求，许多药师进行的药学监护服务都与OTC销售密切相关。虽然是作为以药物为导向的体系的补充，但以服务为导向的体系更有助于促进药师参与提供服务，除了基本的供给职能外，药师还可以帮助治疗和/或管理特定的疾病。因此，以服务导向的体系关注的重点是服务本身，而不是解决特定消费者健康需求的药品。药师提供的服务有时称为**判断性药学服务**（cognitive pharmaceutical service，也称为认知性服务）或**专业性药学服务**（professional pharmacy service）。

判断性药学服务（专业性药学服务）实例

多年来，药师在社区药房中提供的药学监护持续增加；但是，在国际上提供服务的类型和接受程度仍存在差异。为了更好地利用药师的专业知识，帮助消费者管理疾病，人们在实践中开发并实施了判断性药学服务，又称为专业性药学服务。这样的服务可能在地方性开展，即专门开发的服务是满足单体药房服务人群的需求，也可能涉及通过政府资助获得报酬的规范化服务。这些服务的开发是为了解决可能涉及使用OTC和治疗产品的健康需求或疾病治疗，例如：

● 作为各种**轻微小病（minor ailment）**治疗服务的一部分，提供特定的疾病管理和服务。

● 伤口治疗服务，可能涉及伤口的包扎以及相关消费者的教育和指导，以支持患者在家自行清洁/包扎伤口。

● 戒烟治疗服务，借助于尼古丁OTC替代治疗方案。

● 体重管理服务，可能涉及使用药房专售的产品，如OTC或低热量饮食产品，结合饮食和生活方式的调整和干预指导给予建议，这些调整可能是也可能不是结构化品牌产品减肥计划的一部分。

这些轻微小病治疗服务是最有实际意义的。早期对付费药学监护服务的很多系统综述已确认，在英国和加拿大等国家已经提供轻微小病治疗服务（minor ailment schemes）[27, 28]。作为一项付费的服务，这些治疗服务给了药师可以在社区药房中提供治疗一些轻微小病的机会。这其中药师给消费者提供一次完整的诊疗服务，服务涉及有效的问诊，以便能够诊断小病、提供适宜的治疗以及恰当的指导和/或实施正确的转诊。根据治疗方案的内容，涵盖的轻微小病可能包括如下几种[29]。

● 感冒/咳嗽相关的症状。

● 花粉热。

● 皮肤科相关轻微小病，如尿布疹、皮炎、湿疹和脚气。

● 头虱。

● 口腔/阴道真菌性感染。

● 消化道相关轻微小病，如消化不良、腹泻、便秘和痔疮。

英国轻微小病治疗服务证据的系统综述发现，68%～94%参与这项治疗服务的消费者报告称已完全解决所患的轻微小病[29]。很多研究已经注意到，消费者对轻微小病治疗服务的总体满意度以及消费者对未来再次接受这项服务的意愿[29]，是积极的。尽管仍需要对轻微小病治疗服务进一步进行全面、持续的经济评估，但报告指出，药师向患者提供轻微小病的诊疗服务得到的相关补偿费用一般低于全科医生的诊疗费用[30]。这意味着，这项服务对于节省整个医疗体系的开支及缓解其他基层医疗的各种压力，有积极意义。

NetCare是PharmaSuisse的一项倡议计划，也是通过社区药房提供协作性基层医疗服务的一个实例。其涉及为基层医疗常见的24种疾病，开发基于循证决策的支持工具[31]。这些决策支持工具可供受过培训的药师，在药房的隐私服务区内使用，并使用规范化表格记录药历信息[31]。使用相关的决策支持工具对符合条件且愿意接受的消费者进行评估时，可能有3种的结局[31]。

① 药师负责管理患者轻微小病的治疗，必要时提供非处方药。

② 药师通过视频在医生的支持下帮助患者治疗轻微小病（医生提供适当的服务途径以及提供跨专业合作机会，共同管理消费者轻微小病的治疗）。

③ 必要时，药师可以接受从全科医生和/或急诊医疗转诊过来的患者。

在 Erni 等 的 研 究[31]中，记 录 了 仅 在 2012 年 4 月 至 2014 年 1 月 期 间 就 有 76%（3146/4118 例）的 NetCare 病例需要药师干预；在随访中，大多数消费者报告其症状完全缓解或明显缓解[31]。尽管并非是针对OTC使用的研究，但这是一个类似于轻微小病治疗服务的实例，该研究基于系统的方法，试图优化和突出在基层医疗中针对常见轻微小病提供有效药学监护的潜力。

23.5　目前业务和未来的业务范围

药师是经过培训的健康和药物专家。当考虑到普遍存在的多重用药问题以及消费者的各种健康需求时，提供OTC相关的药学监护并不属于针对处方药实施的药学监护所涉及的服务，诸如用药评估/药物治疗管理。以患者为中心的医疗服务，支持消费者在其整体健康保险计划内适当使用OTC，这个服务体系应仍是寻找促进自我保健和自我药疗的药学监护支柱。

随着OTC供给的持续增长，未来的药物OTC转换将为药师提供更多的机会，使其在每个特定监管体系下提供的OTC治疗选择中促进了患者自我管理的能力。这适用于从处方药转换为OTC状态的药品，反之亦然，因为药物风险一直与OTC的供给能力有关。这种情况下，继续提供消费者教育和指导的各种机会，加强和确保了药师在提供OTC药学监护中起到相当大的作用。

尽管在过去几年，社区药师提供的判断性药学服务不断增加，但社区药房业务中固有的供给功能更倾向于以药物为导向的商业体系来支持雇用药师和药房员工提供这些服务。正如轻微小病服务所见一样，需要开发可用的替代商业体系，以补偿非处方药相关的药学监护服务，让药师能够获得时间投入带来的报酬，而不是仅仅通过销售非处方药或产品获得的利益回报。这一观点的重要性在最近发布的FIP政策声明《药师是自我药疗的关键》中的一项建议中得到重申[32]，该声明建议"政府和保险公司……应确保对药师提供患者自我保健服务进行适当补偿，并鼓励卫生部门合作，以优化医疗的效率、安全和价值"[32]。将轻微小病服务推广到其他国家，并将其他轻微小病纳入现有服务的一部分，使药师能够扩大其执业范围，并获得报酬，帮助消费者使用合适的治疗方案管理其轻微小病。轻微小病服务有助于减轻医疗系统其他机构所面临的多因素压力，这些医疗机构是得到政府财务的极大支持并产生极大依赖。此外，还需要进一步的研究，以确定药师提供的OTC药学监护产生的整体影响，进而更全面地阐述这种药学监护为参与自我保健的消费者在临床、人文和经济结局上以及在自我保健的各个环节上，带来的积极影响。

尽管药师在提供OTC相关药学监护方面有很大的潜力，但仍有一个关键需要改进，即药师解决OTC相关的消费诉求（特别是直接产品消费诉求）的方式[25]。据报道，社区药师和药房员工的信息收集不一致或不完整，仍有很大的改进空间[25]。此外，药师对业务变化的接受程度，以及他们执行这些变化的意愿和准备状态，可能会成为药师提供药学监护的障碍。尽管药师在自我保健的明确理念中推动患者自我管理和自我药疗的潜力巨大，但"药师作为消费者自我保健的一个保护屏障"也是一个亟待关注的问题[5, 33]。作为一种职业，药师有责任继续努力发展和适当应用临床技能，以促进OTC的合理使用。此外，尽管消费者承认使用OTC可能存在风险，但仍有许多人认为OTC是安全的[34]。

药师在提供OTC自我药疗的药学监护时，需要承认并解决消费者对OTC安全性的认知。为更好地使药师能够正确供给OTC而进一步提供的培训，可以支持这种技能提升和职业发展，例如新西兰药师在没有处方下提供某些药物所要求进行的认证培训。可以利用一系列培训机会支持和反馈药师提供OTC的当前业务状况，例如，通过使用神秘购物者或扮演患者作为一种检查服务质量的方法[35]。此外，对于那些可能仅有少量的职业实践规范和/或指南，用于支持对OTC提供药学监护的国家，可以使用和调整现有的规范、指南和协议。例如，新西兰用于"药师专供"慢性病药物的详细方法和协议方案[18]就是这样一种制度，可供其他国家参考和借鉴。比如，为消费者提供OTC药学监护的改进记录文档可能有助于改进用药重整和用药评估，并改善患者治疗的连续性及医疗团队成员之间的信息交流。作为这一过程的一部分，利用新兴的eHealth和mHealth倡议计划，如电子健康记录（如有），也可能变得更为普及，因此对于未来的发展是必需的。

根据自我保健的定义，消费者可以在或不在医务人员的支持/帮助下进行自我保健，因而，当消费者的健康素养水平欠佳时，可能会显著影响自我管理及随后使用OTC进行的自我治疗。在更广泛的人群中，健康素养欠佳仍然是一个普遍和持续存在的问题。因此，作为当前业务和未来业务范围的一部分，药师将继续发挥重要作用，不断寻求提高消费者健康素养的途径。这些概念已被收录在上述FIP政策声明的药师建议中（表23.1），并且应该持续推动药师寻找履行其监护职责的方法，加强对OTC消费者提供的药学监护，从而达到改善消费者健康结局和生活质量的目标。

表23.1　FIP政策声明《药师是自我药疗的关键》中给予药师的建议[32]

1.帮助患者个体	• 接受更好的教育来照顾自己。这种教育（源自当地或全球卫生提供者、当地或国家医疗卫生系统及患者组织的健康促进资源）将使患者对管理自己的健康和提高个人健康素养获得更大的信心 • 分享和教育他人有关他们继承的和本土的文化和信仰，目的是促进患者健康服务者之间得到更清晰的沟通 • 了解自身及其子女的健康决定因素和指标

续表

2.制定并采用自我保健演示的质量管理操作流程规范，包括但不限于，将药学监护概念应用于自我保健	• 通过对工作的正确记录和提供服务，如用药重整、依从性支持和药物治疗管理，确保自我保健的质量和安全 • 确保准确使用当前自我保健最佳技术得出的结果并给予准确的解释； • 药师的分诊服务，包括合适的患者在医疗系统内其他服务机构间的相互转诊
3.倡导、促进、支持和参与	• 与患者及其医疗团队合作，并作为医疗系统内患者的倡导者 • 参与各种健康促进的活动和健康教育 • 影响自我保健因素的最佳法律法规 • 以健康素养为主题，加强个人沟通和辅导技能培训——"倾听学习"而不是"聆听回应"

参考文献

1. Pharmaceutical Care Network Europe. Position paper on the definition of pharmaceutical care 2013 [Internet]. 2013. Available from: http://www.pcne.org//upload/files/3_PCNE_Definition_Position_Paper_final.pdf. Cited 9 Sept 2017.
2. World Health Organization. Declaration of Alma-Ata [Internet]. n.d. Available from: http://www.euro.who.int/__data/assets/pdf_file/0009/113877/E93944.pdf. Cited 9 Sept 2017.
3. World Health Organization Regional Office for Europe. Main terminology [Internet]. 2017. Available from: http://www.euro.who.int/en/health-topics/Health-systems/primary-health-care/main-terminology. Cited 9 Sept 2017.
4. Ostermann H, Renner A-T, Bobek J, Schneider P, Vogler S. A cost-benefit analysis of self-care systems in the European Union: final report [Internet]. European Commission. 2015. Available from: https://ec.europa.eu/health/sites/health/files/patient_safety/docs/2015_selfcare systemsstudy_en.pdf. Cited 19 Oct 2017.
5. International Pharmaceutical Federation. Pharmacy as a gateway to care: helping people towards better health [Internet]. The Hague, The Netherlands: International Pharmaceutical Federation. 2017. Available from: http://www.fip.org/files/fip/publications/2017-04-Pharmacy-Gateway-Care.pdf. Cited 19 Oct 2017.
6. Consumer Healthcare Products Association. Statistics on OTC use. [Internet] 2017; Available from: http://www.chpa.org/marketstats.aspx. Cited 19 Nov 2017.
7. Kaae S, Traulsen JM, Nørgaard LS. Customer interest in and experience with various types of pharmacy counselling—a qualitative study. Health Expect. 2014;17(6):852–62.
8. World Self-Medication Industry. Switch: prescription to nonprescription medicines switch [Internet]. France: World Self-Medication Industry. 2009. Available from: http://www.wsmi.org/wp-content/data/pdf/wsmi_switchbrochure.pdf. Cited 19 Oct 2017.
9. Schneider H, Roehrig RC, Coppolecchia R, Ming D, Garwin J, Qi D, et al. White paper on the benefits of OTC medicines in the United States: report of the Consumer Healthcare Products Association's Clinical/Medical Committee. Pharm Today. 2010;16(10):68–79.
10. Pharmaceutical Society of Australia. Professional Practice Standards—Version 5—2017 [Internet]. Canberra, ACT: Pharmaceutical Society of Australia. 2017. Available from: http://www.psa.org.au/wp-content/uploads/Professional-Practice-Standards-V5-PDF-5.5mb.pdf. Cited 19 Oct 2017.
11. Blenkinsopp A, Paxton P, Blenkinsopp J. Symptoms in the pharmacy: a guide to the

management of common illnesses. 7th ed. Somerset, NJ: Wiley; 2013. p. 9–13.

12. The Pharmacy Guild of Australia, Pharmaceutical Society of Australia. What-Stop-Go protocol for providing Pharmacy medicines and Pharmacist Only medicines; CARER protocol for providing Pharmacy medicines and Pharmacist Only medicines [Internet]. The Pharmacy Guild of Australia, Pharmaceutical Society of Australia. n.d. Available from: http:// pharm-assist.com.au/wp-content/uploads/2017/04/whatstopsprotocols.pdf. Cited 19 Oct 2017.

13. Tong V, Raynor DK, Hamrosi KK, Acharya B, Panchal N, Aslani P. Consumer opinions on existing and proposed Australian over-the-counter medicine labeling strategies in comparison with the standardized US Drug Facts label. Ther Innov Regul Sci. 2016;50(4):427–35.

14. Tong V, Raynor DK, Aslani P. Comparative user testing of Australian and UK over-the-counter labels and leaflets for diclofenac. Ther Innov Regul Sci. https://doi.org/10. 1177/2168479017711730. Published online 8 Jun 2017.

15. International Pharmaceutical Federation. Pharmacy at a glance—2015–2017 [Internet]. The Hague, The Netherlands: International Pharmaceutical Federation. 2017. Available at: https:// fip.org/files/fip/publications/2017-09-Pharmacy_at_a_Glance-2015-2017.pdf. Cited 21 Sept 2017.

16. Gauld NJ, Kelly FS, Kurosawa N, Bryant LJM, Emmerton LM, Buetow SA. Widening consumer access to medicines through switching medicines to non-prescription: a six country comparison. PLoS ONE. 2014;9(9):e107726.

17. Pharmaceutical Society of Australia. Pharmacist Only medicine (S3) guidelines [Internet]. 2017. Available from: http://www.psa.org.au/practice-support-and-tools/guidelines-and-tools/ pharmacist-only-medicine-s3-guidelines. Cited 20 Nov 2017.

18. Pharmacy Council of New Zealand. Protocol for the sale and supply of Pharmacist Only medicines for chronic conditions [Internet]. Pharmacy Council of New Zealand. 2011. Available from: http://www.pharmacycouncil.org.nz/Portals/12/Documents/standardsguidelines/POMCC% 20Protocol%20web.pdf?ver=2017-02-20-104825-763. Updated Mar 2011; Cited 10 Oct 2017.

19. Ung COL, Harnett J, Hu H. Community pharmacist's responsibilities with regards to traditional medicine/complementary medicine products: a systematic literature review. Res Social Adm Pharm. 2017;13(4):686–716.

20. Pharmacy Council of New Zealand. Complementary and alternative medicines—best practice guidance for pharmacists [Internet]. Pharmacy Council of New Zealand. 2012. Available from: http://www.pharmacycouncil.org.nz/Portals/12/Documents/standardsguidelines/PCNZ %20StatementAltMeds.pdf?ver=2017-02-20-104316-143. Cited 10 Oct 2017.

21. Simoens S, Lobeau M, Verbeke K, van Aerschot A. Patient experiences of over-the-counter medicine purchases in Flemish community pharmacies. Pharm World Sci. 2009;31(4):450–7.

22. Sleath B, Rubin RH, Campbell W, Gwyther L, Clark T. Physician–patient communication about over-the-counter medications. Soc Sci Med. 2001;53(3):357–69.

23. Westerlund LOT, Marklund BRG, Handl WHA, Thunberg ME, Allebeck P. Nonprescription drug-related problems and pharmacy interventions. Ann Pharmacother. 2001;35(11):1343–9.

24. Eickhoff C, Hämmerlein A, Griese N, Schulz M. Nature and frequency of drug-related problems in self-medication (over-the-counter drugs) in daily community pharmacy practice in Germany. Pharmacoepidemiol Drug Saf. 2012;21(3):254–60.

25. van Eikenhorst L, Salema N-E, Anderson C. A systematic review in select countries of the role of the pharmacist in consultations and sales of non-prescription medicines in community pharmacy. Res Social Adm Pharm. 2017;13(1):17–38.

26. Williams KA, Emmerton LM, Taylor R, Werner J, Benrimoj SI. Non-prescription medicines and Australian community pharmacy interventions: rates and clinical significance. Int J Pharm Pract. 2011;19(3):156–65.

27. Chan P, Grindrod KA, Bougher D, Pasutto FM, Wilgosh C, Eberhart G, et al. A systematic review of remuneration systems for clinical pharmacy care services. Can Pharm J (Ott). 2008;141(2):102–12.

28. Houle SKD, Grindrod KA, Chatterley T, Tsuyuki RT. Paying pharmacists for patient care: a

systematic review of remunerated pharmacy clinical care services. Can Pharm J (Ott). 2014; 147(4):209–32.

29. Paudyal V, Watson MC, Sach T, Porteous T, Bond CM, Wright DJ, et al. Are pharmacy-based minor ailment schemes a substitute for other service providers? A systematic review. Br J Gen Pract. 2013;63(612):e472–81.

30. Baqir W, Learoyd T, Sim A, Todd A. Cost analysis of a community pharmacy 'minor ailment scheme' across three primary care trusts in the North East of England. J Public Health (Oxf). 2011;33(4):551–5.

31. Erni P, von Overbeck J, Reich O, Ruggli M. netCare, a new collaborative primary health care service based in Swiss community pharmacies. Res Social Adm Pharm. 2016;12(4):622–6.

32. International Pharmaceutical Federation. FIP Statement of Policy–Pharmacy: gateway to care [Internet]. The Hague, The Netherlands: International Pharmaceutical Federation. 2017. Available from: http://fip.org/www/uploads/database_file.php?id=384&table_id=. Cited 10 Oct 2017.

33. Rutter P. Role of community pharmacists in patients' self-care and self-medication. Integr Pharm Res Pract. 2015;4:57–65.

34. Wazaify M, Shields E, Hughes CM, McElnay JC. Societal perspectives on over-the-counter (OTC) medicines. Fam Pract. 2005;22(2):170–6.

35. Xu T, de Almeida Neto AC, Moles RJ. A systematic review of simulated-patient methods used in community pharmacy to assess the provision of non-prescription medicines. Int J Pharm Pract. 2012;20(5):307–19.

第24章

医用器械的药学监护：输液装置和器械

Claire Chapuis, Lise Bernard, Pierrick Bedouch, Valérie Sautou

摘要

接受静脉注射（IV）药物治疗的患者通常应特别注意。作为药师，我们希望协助优化治疗并预防用药差错。静脉给药复杂，易发生**医源性风险（iatrogenic risk）**。因此，在每种输液装置中，选择合适的**医用器械（medical device）**非常重要。药师了解注射用药物和医用器械，可以帮助选择合适的工具来控制输液速率，避免药物配伍禁忌、容器-药物相互作用，预防过敏或感染性并发症，并提高患者输液中的舒适度。

24.1 引言

静脉给药复杂，容易出现用药差错，可能导致患者出现药物相关问题。药师可以帮助患者选择合适的给药装置来预防这样的差错和问题的发生。

通过静脉输注达到最佳药物递送效果取决于许多关键参数，例如输液装置的选择、静脉给药系统的内部容量、静脉给药装置的性能、主输注管线上配备阀门或过滤器以及混合药物公用空间的大小。所有这些参数都对流速变化产生影响，并影响到每个时间单元的输液量，这对患者存在可能的负面临床后果。此外，还必须防止产生医源性感染。临床药师应该认识到这些因素，因为静脉输液的安全性和有效性取决于这些因素。在本章中，我们将尝试提供一些重要的信息和数据，来说明确保和优化输液器械使用的方法，以使患者达到最佳的安全性和舒适度。

24.2 药物输液速率的控制

准确输液和静脉给药对（危重病）患者实现最佳治疗是至关重要的。患者应在恰当的时机接受恰当剂量的药物。因此，为了输液的有效性，**输液装置（infusion set）**应尽量减少**泵流量（pump flow rate）**变化与药物以新的**质量流量（mass flow rate）**输送给患者之间的延迟时间。当药物与输注器中的载药溶液混合时，输液药物的浓度可能大大降低[1]。

尤其是在多药输注中，两个要点是至关重要的：①同时输注药物的共同死体积，对输注给药的准确性和输注量有潜在影响；②预防发生药物配伍禁忌及其临床后果[2]。第一个要点可以通过选择正确的输液装置解决，第二个要点可以通过正确混合药物和输液解决。

现有的输液技术包括3种主要类型的器械（表24.1）：重力驱动输液系统、正向流动输液泵[**容量泵和注射泵（volumetric and syringe pump）**]、**弹性输液泵（elastomeric pump）**。

重力驱动输液系统（gravity-driven system）的液体流速通常由一个简单的辊夹控制。其他技术也有手动流量调节器，与辊夹相比，手动流量调节器可以更精细地改变流量阻力，并且通过限制蠕变，调整控制器位置得到线性更好的流量。然而，不同品牌之间缺乏准确性和流量变化可能限制其临床应用。在重症监护中，不建议使用阀瓣和其他流量调节器。

对于危重患者（尤其是肾功能不好和年轻患者），需要多次输液，输液量可能产生容量的超载问题。这也推动了**微输注（micro-infusion）**策略的研发，即药物溶液以高浓度、低速率注入。

在急症治疗中，通过输液泵灵敏控制常用药物（如强直性药物、血管活性药物、胰岛素和肝素）的静脉给药，是其治疗的首选方式。对于半衰期短的药物尤其如此，静脉注射递送有助于维持恒定的血药浓度。为了防止过量输液，输液泵也适用于肾、心或肺功能受损新生儿输液。由于输液泵可以确保在指定时间内精准地递送规定的液体量，所以使用输液泵优于手动流量控制系统，并且有助于更好的护理管理[3]。

表24.1　不同药物输液系统的比较

项目	重力驱动输液系统（带手动流量调节器）	大容量蠕动泵和卡式泵	注射泵	弹性输液泵
输液类型	大量输液	大量输液和微输注	微输注	大量输液
输液流速/（mL/h）	0.1～100	7～50	0.1～10	0.5～250
容量/mL	不限	>60	10～60	100～555
死体积/mL	10～15	25～30	2～5	2～10
易用性	简单、快速	泵按程序工作	泵按程序工作	简单、长疗程
能量来源	无	电池	电池	无
药物库	无	有	有	无

续表

项目	重力驱动输液系统（带手动流量调节器）	大容量蠕动泵和卡式泵	注射泵	弹性输液泵
精确度	无	有	有	无
流速允许偏差	未规定	±5%	±3%	±15%
空气检测	无	有	无	无
反压闭塞警报	无	有	有	无
即将空罐时给予预警	无	有	有	无
实际使用	标准输液（葡萄糖、生理盐水）	人工营养	NTI（如肝素）小容量、低速率儿茶酚胺	抗生素、局部麻醉、化疗

儿茶酚胺输液的管理

　　血管活性药物微量输液泵（CVIP）切换后出现的血流动力学不稳定是重症监护病房（ICU）常见的问题。规则和程序的应用可以减少不良事件。注射器上应注明药品名称和浓度。本文采用了几种经验方法来实现CVIP，例如使用两个注射器驱动器来实现CVIP的"快速切换方法"。CVIP的手动切换常导致血流动力学不稳定。已完成一项研究试验：连续手动执行CVIP，然后自动执行。评估了切换过程出现的血流动力学事件频率，切换被认定为平均动脉压或心率的显著变化的重要因素。研究结果表明，使用智能泵的自动CVIP在减少切换过程出现的血流动力学事件频率方面具有优势[4, 5]。

24.3　减少输液系统中的死体积

　　药物输注器具的死体积（静容量）是指在药物和无活性载药液体的汇合处与患者血液之间的体积。**死体积（dead volume）**可能是因输液管远端、连接器、集合管和导管腔造成的。除了在某个后续时间存在无意给药的风险外，死体积中的残留药物是无法输入体内。这可能对需要快速达到血药浓度阈值的药物，如某些抗生素，有一定的影响。当输液减慢或停止时，死体积变成"被遗忘药物的贮存器"。即使输液正常，但一些药物也总是停留在死体积内。如因某些原因——药物被推到前端，载药液体突然增加或以高速输注另一种药物，那么这部分药物可能会意外地输入患者体内。基于以上原因，应首选死体积小的药物输液系统[3, 6]。

　　选择减少死体积和**防回流阀（anti-reflux valve）**的多通道输液器械似乎是一个

很好的解决方案。它们可以减少药物递送过程中的干扰（延迟时间、回流、大剂量给药、理化配伍禁忌）。多药分流单元是分开的，因此载药液体和药物只在导管的下端接头处汇合，因此也避免了配伍禁忌[7]。

微输注用于输注较少量的高浓度药物[3]，有可能会放大死体积相关的潜在风险。因此，护理人员在选择输液装置时，必须考虑死体积及是否装有防回流阀[1]的问题。

防回流阀

防回流阀和防虹吸阀是两种类型的单向阀。药物递送只能朝一个方向。防回流阀（或防返流阀）防止注入溶液回流到静脉输液管中。防虹吸阀（ASV）是用于防止在移动注射泵时注射器可能发生虹吸及大剂量给药。输液装置向患者递送特定药量的能力可能与防回流阀和死体积的存在直接相关。防回流阀广泛用于患者自主控制镇痛输液装置。但是，要特别注意的是，如果堵塞，它们可能会成为潜在的"存储体积"，并且作为给药装置的一部分，它们可能减缓液体的给药[2, 8]。

24.4　药物配伍禁忌、微粒形成及容器-药物相互作用的预防

药物配伍禁忌（drug incompatibility）会危及静脉药物治疗的安全性和有效性，特别是在ICU接受许多注射药物的患者。药物配伍禁忌会引起理化反应。这些反应可能导致可见或不可见微粒的形成、药物的降解和/或有毒物质的形成，对患者具有潜在的严重后果（导管阻塞、潜在致命性栓塞的发生、全身炎症反应综合征和疗效丧失）。当已知药物配伍禁忌且不能单独输注时，使用多腔导管的单独管腔可避免药物的接触及配伍禁忌的风险。然而，在ICU，输注药物的数量往往比导管可用管腔的数量还多。因此，考虑到**配伍禁忌（incompatibility）**，有必须慎重思考每条输液管线的设计，并且最好使用包含较少死体积的多通道输注装置[2, 9]。

当药物配伍禁忌导致沉淀时，通常使用**直列式过滤器（in-line filter）**来防止微粒输注体内，但使用过滤器必须适合输注的混合物。并非所有的药物都是可过滤的，如悬浮液、胶体溶液、脂质体等，它们具有高黏度或者有被过滤器吸收的风险。另外，输液管上的内置过滤器可减少不均匀给药[10]。

在输液过程中，药物和输液装置之间也可能发生相互作用。**聚氯乙烯（polyvinyl chloride，PVC）**是一种广泛用于输液系统（例如，在延长线中）的材料，它与许多药物，特别是亲脂性药物，存在相互作用。这种作用可能导致活性药物的显著损失，进而可能降低疗效。当使用注射泵在低流速下给药时，这个问题尤其普遍。为了防止这种风险，建议使用复合聚氯乙烯/聚乙烯（PVC/PE）导管[聚氯乙烯管内有一层薄薄的聚乙烯（polyethylene，PE）]。

聚乙烯（PE）可能与药物（如胰岛素或单克隆抗体）存在一些相互作用，但这

些相互作用是有限和可控的。用药物简单地冲洗 PE 或 PVC/PE 管通常是有效的。当使用 PVC 时，添加剂（特别是增塑剂）可能会从材料中迁移到注射的药物混合物中，从而进入患者体内。其中一种化合物，邻苯二甲酸二己酯（DEHP），已知具有生殖毒性，已被限制在医用器械中的使用[11, 12]。PVC 塑化剂为 TOTM（偏苯三酸三辛酯）或 DEHT（对苯二甲酸二辛酯）的 PVC/PE 导线是一个不错的选择[13, 14]。

24.5 过敏反应的预防

对药物的超敏反应通常令人恐惧，因为对于患者来说，这是难以控制的风险。在医疗器械领域，过敏发生较少，且仅限于因接触了一些特殊的医疗器械，如手术手套、泌尿或消化导管、插管、引流管、管道连接、输液塞等，而引发众所周知的乳胶过敏。在大多数手术室中已不再使用乳胶。

有些病例报告称在新生儿中使用聚氨酯或硅胶的医用器械出现了一些接触性皮炎或其他过敏反应。由于已知这些物质是惰性和具有生物相容性的，因此上述反应可能是由聚氨酯中的异氰酸酯成分引起的[15, 16]。来自医疗器械灭菌过程中的环氧乙烷微粒也可能引发过敏反应[17]。

可通过强制选择医疗器械使用惰性/非致敏材料的特定协议来预防过敏问题的发生。重要的是，从文献中收集数据，并且如果可能的话，从行业中收集有关材料过敏特性的数据。当怀疑存在过敏风险时，必须确定和明确医务人员（包括药师）的角色和职责。

24.6 感染性并发症的预防

所用系统与感染并发症间接相关，必须采取措施降低**导管相关血流感染**（catheter-related bloodstream infections，CRBSI）的风险。有两种措施可降低患者的 CRBSI 风险。

● 皮肤消毒。酒精是最有效的消毒手段，70% 的异丙醇，其灭菌作用优于 69% 的乙醇。但其效果很快就消失了。氯己定或聚维酮碘的作用虽然缓慢且不彻底，但持续时间更长。在 CLEAN 试验中，已证明氯己定醇溶液比聚维酮碘醇溶液对短期导管相关感染具有更好的预防作用。氯己定醇溶液应在所有的包扎中使用，以预防血管内导管相关感染[18]。

● **中心静脉导管**（central venous catheter，CVC）的浸渍。Cochrane 最近的综述（2016 年）表明，导管的浸渍显著减少 CRBSI 和导管细菌定植。在不良反应（包括血栓/血栓性静脉炎、出血、红斑和/或置管部位的压痛）发生率方面，浸渍组和未浸渍组之间没有显著性差异。但是，作者仍然呼吁，在所有环境中常规推荐使用抗菌药浸渍的 CVC 需要谨慎[19]。

对于导管和置管部位的护理（IVAD20）消毒，目前 EPIC3 修订版推荐，对置管的成人患者[20]，除了用 2% 氯己定浸渍海绵敷料，还应考虑用 2% 氯己定浸渍凝胶敷料对置管部位进行抗菌保护。

24.7 提高患者舒适度：门诊药物输液系统

限制持续药物输液的一个主要原因是其治疗方式导致患者的舒适度不佳和活动不便。因此，门诊药物输液系统在家庭和特定门诊的环境中得到了普及。这些新的输液治疗为需要定期护理干预的传统输液系统提供了一种替代方案。该系统可用于化疗、抗感染治疗、疼痛管理、全肠外营养和其他治疗的门诊输液给药[3]。

● **机电输液泵**（electromechanical pump）。该系统的主要优点是具有可编程应用软件，允许调整药物剂量。可用于患者直接控制输液，尤其适用于疼痛管理（即患者自主控制镇痛）。

● **弹性输液泵**（electromechanical pump）。这些系统利用药物贮存器的弹性特性在加压时提供液体流量。这种装置携带方便、成本低、使用简单，不需要电源。根据药物和器械的相容性，可以长期连续输液（如化疗、抗生素治疗、局部麻醉）。

● **完全置入导管**（total implantable catheter）。也称为 Port 器械（即 port-a- 导管）。这些导管有一个储液罐（即 port）和一根置入皮下组织的导管（通常位于上胸部）。除了降低感染风险外，对于患者，这些导管的主要优势是既不限制活动，又降低感染风险。这些器械在门诊患者化疗中的使用非常普遍。

● **经外周静脉植入中心静脉导管**（peripherally inserted central catheters，PICC）**和中线导管**（midline catheters）[21, 22]。分别用于中心静脉和外周静脉输液。PICC 和中线导管可在适当位置停留数周或数月。这些器械可以降低成本，减少患者医院手术的概率和静脉通路并发症的发生。它们可改善患者的舒适度和满意度[23]。

24.8 结论

注射用药物的最佳给药方式有赖于医用器械的选择和良好使用。围绕用于静脉给药医用器械的监护是提供给患者药学监护的一个基本要素。输液管线的设计必须基于医生、药师和护士之间的共同商讨，尤其是在新生儿、儿科和成人的重症监护室，在那里输注过程复杂，风险高。为了给患者提供最佳的监护，药师还应接受药物递送这些内容的继续教育。

在药学监护中其他医用器械的应用与特定疾病密切相关，其内容在相关章节中讨论——第 27 章将讨论呼吸系统使用的器械，第 28 章将讨论糖尿病使用的器械。

参考文献 -

1. Lannoy D, Décaudin B, Dewulf S, Simon N, Secq A, Barthélémy C, Debaene B, Odou P. Infusion set characteristics such as antireflux valve and dead-space volume affect drug delivery: an experimental study designed to enhance infusion sets. Anesth Analg. 2010;111:1427–31.

2. Maiguy-Foinard A, Genay S, Lannoy D, Barthélémy C, Lebuffe G, Debaene B, Odou P, Décaudin B. Criteria for choosing an intravenous infusion line intended for multidrug infusion in anaesthesia and intensive care units. Anaesth Crit Care Pain Med. 2017;36:53–63.

3. Kim UR, Peterfreund RA, Lovich MA. Drug infusion systems: technologies, performance, and pitfalls. Anesth Analg. 2017;124:1493–505.

4. Argaud L, Cour M, Martin O, Saint-Denis M, Ferry T, Goyatton A, Robert D. Changeovers of vasoactive drug infusion pumps: impact of a quality improvement program. Crit Care. 2007;11:R133.

5. Cour M, Hernu R, Bénet T, Robert JM, Regad D, Chabert B, Malatray A, Conrozier S, Serra P, Lassaigne M, Vanhems P, Argaud L. Benefits of smart pumps for automated changeovers of vasoactive drug infusion pumps: a quasi-experimental study. Br J Anaesth. 2013;111:818–24.

6. Lovich MA, Doles J, Peterfreund RA. The impact of carrier flow rate and infusion set dead-volume on the dynamics of intravenous drug delivery. Anesth Analg. 2005;100:1048–55.

7. Décaudin B, Dewulf S, Lannoy D, Simon N, Secq A, Barthélémy C, Debaene B, Odou P. Impact of multi access infusion devices on in vitro drug delivery during multi-infusion therapy. Anesth Analg. 2009;109:1147–55.

8. Kluger MT, Owen H. Antireflux valves in patient-controlled analgesia. Anaesthesia. 1990;45 (12):1057–61.

9. Flamein F, Storme L, Maiguy-Foinard A, Perez M, Décaudin B, Masse M, Stéphanie Genay S, Odou P. Avoid drug incompatibilities: clinical contextin neonatal intensive care unit (nicu) pharm. Technol Hosp Pharm. 2017;2(2):71–8.

10. Brotschi B, Grass B, Weiss M, Doell C, Bernet V. In-line filter included into the syringe infusion pump assembly reduces flow irregularities. Intensive Care Med. 2012;38:518–22.

11. SCENIHR, (Scientific Committee on Emerging and Newly-Identified Health Risks) opinion on the safety of medical devices containing dehp-plasticized pvc or other plasticizers on Neonates and other groups possibly at risk (2015 update).

12. Regulation (EU) 2017/745 of the European Parliament and of the Council of 5 April 2017 on medical devices, amending Directive 2001/83/EC, Regulation (EC) No. 178/2002 and Regulation (EC) No. 1223/2009 and repealing Council Directives 90/385/EEC and 93/42/EEC.

13. Bernard L, Cueff R, Chagnon M, Abdoulouhab F, Décaudin B, Breysse C, Kauffmann S, Cosserant B, Souweine B, Sautou V. Migration of plasticizers from PVC medical devices: development of an infusion model (ARMED study group). Int J Pharm. 2015;494:136–45.

14. Bourdeaux D, Yessaad M, Chennell P, Larbre V, Eljezi T, Bernard L, Sautou V, ARMED study group. Analysis of PVC plasticizers in medical devices and infused solutions by GC-MS. J Pharm Biomed Anal. 2016;118:206–13.

15. McCleskey P, Clark S. Contact dermatitis from a polyurethane dialysis catheter. Dermatitis. 2011;22:123–4.

16. Pastor-Nieto MA, Alcántara F, Ballano A, Vergara A, Belmar P, Sánchez-Herreros C, Martín-Fuentes A, Jiménez E, De Eusebio E. Allergic contact dermatitis resulting from a poly (carbonate urethane) chronic haemodialysis central venous catheter. Contact Dermatitis. 2015;72:124–6.

17. Caimmi S, Caimmi D, Indinnimeo L, Crisafulli G, Peroni DG, Marseglia GL. Perioperative

allergy: uncommon agents. Int J Immunopath Pharmacol. 2011;24(3 Suppl):S61–8.

18. Mimoz O, Lucet JC, Kerforne T, Pascal J, Souweine B, Goudet V, Mercat A, Bouadma L, Lasocki S, Alfandari S, Friggeri A, Wallet F, Allou N, Ruckly S, Balayn D, Lepape A, Timsit JF. for the CLEAN trial investigators. Skin antisepsis with chlorhexidine–alcohol versus povidone iodine–alcohol, with and without skin scrubbing, for prevention of intravascular-catheter-related infection (CLEAN): an open-label, multicentre, randomised, controlled, two-by-two factorial trial. Lancet. 2015;386:2069–77.

19. Lai NM, Chaiyakunapruk N, Lai NA, O'Riordan E, Pau WS, Saint S. Catheter impregnation, coating or bonding for reducing central venous catheter-related infections in adults. Cochrane Database Syst Rev. 2016 Mar 16;3:CD007878.

20. Loveday HP, Wilson JA, Prieto J, Wilcox MH. epic3: revised recommendation for intravenous catheter and catheter site care. J Hosp Infect. 2016;92:346–8.

21. Johansson E, Hammarskjöld F, Lundberg D, Heibert Arnlind M. Advantages and disadvantages of peripherally inserted central venous catheters (PICC) compared to other central venous lines: a systematic review of the literature. Acta Oncol. 2013;52(5):886–92.

22. Adams DZ, Little A, Vinsant C, Khandelwal S. The midline catheter: a clinical review. J Emerg Med. 2016 Sep;51(3):252–8.

23. Betegnie AL, Cracowski C, Bedouch P, Segond C, Robein-Dobremez MJ, Pin I, Allenet B. [Peripherally inserted central catheter antibiotic therapy for cystic fibrosis patients].Rev Mal Respir. 2014 Nov;31(9):822–30.

第25章

药学监护对健康促进和疾病预防的作用

Claire Anderson

摘要

在讨论健康促进、疾病预防和药学实践的本质之后，我们认为药学监护不应与患者监护的整体方法相分离。如果药师要为医疗做出贡献并改善患者的所有健康结局，他们当然需要关注专业知识和药物治疗的研究，但也要关注广泛的健康和生活方式问题的研究。这样才能使他们在健康促进和疾病预防方面发挥作用。这里列举几个已经成功的实践案例。

25.1 什么是健康促进？

与健康的定义一样，健康促进也有许多定义。**健康促进（health promotion）**可能包括广泛的活动和干预措施，涉及鼓励个人、家庭、社区以及全民采用健康的生活方式，鼓励更好地获得健康服务和参与健康决策，寻求促进容易做出健康选择的一种环境，教育人们了解自己的身体状况并保持良好的健康状态。健康促进的目的是保持和增进健康，预防疾病。有人认为：

> 健康促进的总体目标可以概括为均衡促进个人在身体、心理和社交方面的
> 正向健康，以及预防身体、心理和社交问题带来的疾病[1]。

该术语涉及了个人和社会方面的一系列活动和议题。一方面是政府的政策和立法影响了民众的健康。这些政策法规包括对一些行动计划，既对健康直接产生影响（例如，立法禁止在公共场所吸烟）又影响健康的决定因素（例如，社会福利和福利政策）。另一方面是个人生活方式的选择。从强调控制感染疾病向管理长期慢性疾病的转变，已经突显了生活方式对疾病诱因产生的影响，因此也强调了疾病预防的重要性。仔细研究药师提供的健康促进活动时发现一个问题，对于"**疾病预防（ill** health prevention）"和"健康促进（health promotion）"这两个术语的理解缺乏统一界线的固定说法。应当指出的是，传统上的公共卫生概念是关注人群而不是关注个人，但在药学文献中公共卫生和健康促进的概念却经常可以互换使用。

25.2　疾病预防

许多针对疾病预防的观点可以使用不同的术语表达。

一级预防（primary prevention）是指预防疾病的发生及发现高危人群。其活动旨在减少人群中疾病的发生，从而（尽可能）降低出现新病例的风险，并缩短其持续时间。例如，采取免疫接种以及开展健康教育活动。

二级预防（secondary prevention）是指在疾病发生的早期阶段，即出现症状前，检测出疾病并进行干预，以减缓或阻止其进展。其活动包括对患者进行用药教育，对糖尿病患者进行健康饮食教育，对衣原体感染进行筛查和治疗。

三级预防（tertiary prevention）是指旨在阻止既定长期疾病的进展，实施控制疾病、减少残疾、提高生活质量的干预措施。这个阶段是尽力改变伤害健康的行为，防止疾病的发展。其活动可包括对糖尿病患者进行饮食和足部健康的教育以及确保心房颤动患者坚持治疗。

25.3　药房的独特性

药师职业具有一定独特的社会地位：他们每天可以在没有预约的情况下给患者提供至少8～24h的服务；他们每天都会见到健康的、患病的和长期患病的人；由于他们处于社区的中心位置，使他们的工作场所能够开展健康宣传活动并惠及大量民众；药师多年来与患者客户及其家人建立了良好的关系；他们每天都有促进健康的机会。

25.4　药师发挥健康促进的作用，其循证基础是什么？

最近，英国公共卫生部委托完成了一份针对药房在改善公众健康发挥作用的综述研究[2]，确认了20篇相关综述论文。有关社区药房对公共卫生做出贡献的文献涉及广泛且不断在增加。大量证据表明，社区药房提供一系列服务的作用不仅旨在改善总体健康，而且还旨在维持那些已患病人员的健康。在戒烟、紧急激素避孕（EHC）供给、心血管疾病预防、血压管理、糖尿病、疑似哮喘及心力衰竭等服务中，表现出积极结局的证据最为突出。对冠心病的一级预防和二级预防中都有强证据显示，社区药房促进血脂水平的改善至少维持一年。社区药师可以在筛查糖尿病患者、提高用药依从性、降低血糖或HbA1c等方面做出重要贡献。

尽管目前在其他领域，诸如慢性阻塞性肺疾病（COPD）、感染控制、药物滥用、体重管理和轻微小病服务等，已发表的证据还不那么显著，但已有一些报告显示，社区药房提供这些服务取得了成功。需要进一步的研究来证明社区药房在这些领域的作用。

虽然最近有证据显示英国社区药师正在提供免疫接种服务，例如文献[3, 4]，但这次研究综述并没有发现这方面的英国论文。在美国、葡萄牙和爱尔兰等国家疫苗接种是一项成熟的药房服务。

25.5 药师在健康促进方面应该发挥多大作用？

长期以来，人们一直在讨论药房应如何突破其用药专家和药学监护提供者的角色，在健康促进方面发挥更大的作用[5]。当把药物销售或供给关联在一起时，很容易了解到药房在健康促进方面可以发挥作用，例如提供戒烟的尼古丁替代疗法，或向冠心病处方用药的患者提供健康饮食或运动的建议。然而，当还有与药物无关的工作，药师是否应该向酗酒者提供简短干预或向消费者推广运动课程呢？他们是否应该提供健康检查和健康筛查服务吗？

van Mil 和 Fernadez-Llimos 曾问，"药学监护"是否应该始终局限于与患者当前药物治疗有关的工作？由此，我们是否应该将药师开展的患者教育或健康促进排除在"药学监护"的范围之外？[6]他们要搞清楚，药师所做的其他不一定与药物相关的工作，诸如戒烟计划、推广使用避孕套、针头更换或疾病筛查，是否属于药学监护，而且是否应该纳入药学监护。换句话说，药学监护是围绕药师的服务，还是围绕用药的服务？

为了理解这些争论，需要考虑我们正在监护的患者。我们是否可以把患者用药的结局与患者的健康结局分开？我们到底是提供以药物为中心的治疗服务，还是提供更全面的医疗服务？如果我们狭隘地关注药品，我们将会错过影响患者治疗、康复和健康的一些重要因素！如果我们能关注到患者个体的健康结局，生活方式、治疗行为和身心健康，将都是我们治疗监护的重要组成部分。

25.6 药学监护可以与健康促进联系起来吗？

如果我们以PCNE的字面定义理解"药学监护"，似乎是讲述药师对患者个人的治疗监护，既优化患者的合理用药又改善患者的健康结局。

> 药学监护是药师为优化患者用药和改善其健康结局，对患者个人提供的用药监护。

有人可能认为，这些健康结局与使用药物直接相关，但不与广泛的生活方式或健康问题相关。反过来说，如果考虑到健康结局，那么促进健康就与药师优化患者用药的作用密不可分。PCNE 定义提供了一种思路，很容易让人们把促进健康和优化用药联系起来。

举一个简单的例子。一位 70 岁的男性患者，也是一位护理者，还需照顾患有阿尔茨海默病的妻子，这次来到药房，接受了药师对他的冠心病用药进行评估。药师确认他了解药物且知道如何正确服用，同时他也获得不错的治疗结局。药师还询问他，今年他是否接种过流感疫苗？药师注意到患者身上带有烟味，牙齿上附着尼古丁斑迹。药师也问了他妻子的情况。

如果药师只关注他的用药，就可能忽视患者吸烟的习惯，也会忽略他的妻子，甚至忽视他妻子的疾病可能对他的健康结局产生的影响。他作为护理者常常会忽略自己的健康问题，也不太可能想到接种"流感疫苗"。然而，倘若药师提及吸烟话题，告知患者吸烟对其疾病的发展和治疗将会产生影响，然后给予建议，帮助患者戒烟，还提供流感疫苗接种。那么我们认为，这才是更全面的一体化监护服务，这样有助于患者获得更好的健康结局。

药学监护与健康促进关联的英国实例

在英国，所有社区药房都要向患者提供健康生活的指导服务，这是社区药房合同框架要求其应提供公共卫生服务的一部分，也是用药审查（MUR）服务和新药指导服务（NMS）的一部分。MUR 和 NMS 是核心的用药优化服务，鼓励英国所有签约的社区药师向符合条件的患者提供这些服务，以帮助患者确保服用处方药后获得最大的受益。在 MUR 服务规范中，药师应在以下方面提供给患者的用药建议和信息并提供健康生活的指导意见。

- 饮食和营养。
- 吸烟。
- 体育活动。
- 饮酒。
- 性健康。
- 体重管理。
- 其他（在临床记录中可输入的非文本格式信息）。
- 不适用于本次就诊的健康生活建议。

大多数社区药房还将提供至少一项地方委托的公共卫生服务，例如提供紧急避孕、戒烟服务或监督美沙酮和丁丙诺啡合理使用的服务。

健康生活药房（healthy living pharmacy，HLP）框架提供了一种积极的方法，需要关注整个药房团队，而不仅只关注药师有关健康生活方式的宣传和提供相关服务[7]。培养支持型员工的技能，增强提供服务的主动性，一直是 HLP 理念的一项积极成果。

英国卫生部在2017年推出了一项**优质服务付费计划**，作为药房合同框架的一部分。在药房注册成为一级健康生活药房（HLP level 1）之前，必须满足以下要求。

● 药房设有咨询室，符合提供高级服务规范，适合提供服务。
● 在过去的一年中，药房参与提供**用药审查**和新药指导服务，并主动参与健康促进的对话。
● 在过去的一年中，药房参与了提供NHS社区药房季节性流感疫苗接种的高级药学服务，或主动将患者转诊到其他NHS疫苗接种服务者。
● 药房符合英国药学总会对注册经营场所要求的规范及行为、道德和绩效要求规范。
● 药房符合NHS社区药房合同框架（CPCF）的要求。

需要说明的是提供以用药评估为导向的服务（如MUR）是一级健康生活药房注册的先决条件。

25.7 药师应采取什么方法？

人们批评药师没有利用各种机会在促进健康方面发挥作用，工作较为被动。尽管健康知识本身不太可能导致人们改变行为，但它是说服人们采纳健康行为的一个重要部分。现在有大量证据可作为改变行为的基础[8]。

有证据表明，即使是最短的干预措施也能有效地提供，只要这些干预措施的实施方式已在研究中得到证明。

药房干预服务的类型[8]

非常简短干预指导

一次非常简短干预可能花费30秒到几分钟。它主要是给人们提供信息，或者指导他们找到进一步获取帮助的地方。它还可能包括其他活动，如提高对风险的认知，或为改变给予鼓励和支持。这些活动要遵循"询问、建议、协助"的结构流程。例如，关于吸烟的非常简短建议包括记录该人的吸烟状况，并建议他们停止吸烟及有效提供戒烟的帮助。然后，根据对方的回应，指导他们接触这些服务以给获得更多支持。

简短干预指导

简短干预指导包括口头讨论、协商或鼓励，形式上可以采用书面、其他支持或者随访行动。还可能涉及转诊进行下一步干预，指导人们采取其他方案或得到更多的帮助。受过必要技能和知识培训的人，都可以进行简短干预。这些干预通常伺机而行，并建议耗时不超过几分钟。

> **简短的延长干预指导**
>
> 简短的延长干预指导在内容上与简短干预相似，但通常持续30分钟以上，包括单独的焦点讨论。简短的延长干预指导可能涉及单次沟通或多次简短的沟通。

25.8　开展健康促进的药学监护业务

如果药师希望将促进健康的业务整合到药学监护业务中，需要接纳一种患者咨询的方式，这种方式主要通过倾听和协商而不是讲解，更重要的是要考虑患者个体的社交环境。这可能会涉及患者的家庭成员、护理者或朋友对患者用药的管理问题，同时要考虑患者的生活条件、健康状况和社会经济来源。当药师与患者谈论他们的用药时，应全面考虑患者各种疾病和整体用药，仔细斟酌促进患者健康的机会。整体性思考是解决那些传统上与药品无关，但实际上可能与药品或健康相关商品的销售或供给密切相关的问题。

25.9　结论

总之，必须明确的是，药学监护必须完整地思考患者药物治疗。如果药师要致力于改善患者的健康结局，当然需要专注自己的专业知识和药物治疗领域的研究，但同时还要关注广泛的健康与生活方式问题的研究。

参考文献

1. Downie RS, Tannahill C, Tannahill A. Health promotion: models and values. 2nd ed. Oxford: Oxford University Press; 1996.
2. Fajemisin F. Community pharmacy and public health. London: NHS; 2013.
3. Anderson C, Thornley T. "It's easier in pharmacy": why some patients prefer to pay for flu jabs rather than use the national health service. BMC Health Serv Res. 2014;14:35.
4. Atkins K, van Hoek AJ, Watson C, et al. Seasonal influenza vaccination delivery through community pharmacists in England: evaluation of the London pilot. BMJ. 2016;6:e009739.
5. Blenkinsopp A, Panton R, Anderson C. Health promotion for pharmacists. 2nd ed. Oxford: Oxford University Press; 2000.
6. van Mil JWF, Fernandez-Llimos F. What is "pharmaceutical care' in 2013? Pharmacy Practice 2013 Jan–Mar;11(1):1–2.
7. Brown D, Portlock J, Rutter P. Review of services provided by pharmacies that promote healthy living. Int J Clin Pharm. 2012;34(3):399–409.
8. NICE Behaviour change: individual approaches public health guideline [PH49] January 2014 available at https://www.nice.org.uk/guidance/ph49/chapter/7-glossary.

第6部分

特定患者人群的药学监护

Kurt E. Hersberger

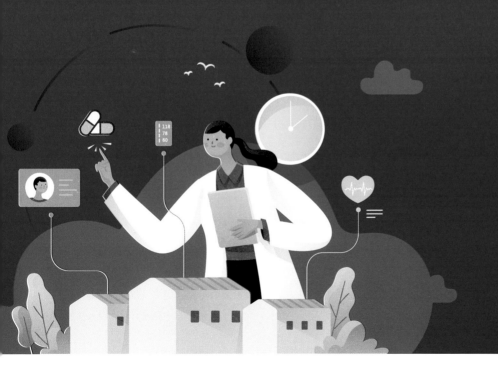

导言 --

这部分内容重点关注慢性病患者的药学监护，我们选择了一些重要的疾病来阐明普通问题与特定问题、挑战与陷阱、有用工具以及最佳药学监护实践的实例。

全球人口正在老龄化，"高龄"群体，即80岁及以上的人群，也正在老龄化。人口变化的驱动因素是众所周知的，最近世界卫生组织启动了一项关于老龄化和健康的全球战略和行动计划。这项计划的目标是确保"世界上人人都享有健康长寿的生活"。药房业务和提供药学监护服务在其中发挥着重要作用，因此这一愿景对药学专业的影响非常重大。了解衰老过程，特别是药效学和药动学，以及如何优化处方药治疗，将有助于理解老年患者和年轻患者对药学监护的不同需求，并最终有助于实现WHO"人人健康长寿"的愿景。因此，除儿科章节外，本部分的大多数章节讨论的主题包括多重用药、患者依从性、用药评估和相关筛查工具以及业务实施中的挑战。

本部分一些章的作者还讨论了药师提供服务的当前证据。这仍是个巨大的挑战，我们还在努力证明，药学监护与常规监护相比，能改善临床结局。我们还在琢磨这样的改进是否能改善患者的人文和经济结局。在第29章中，Schulz等陈述了在心血管疾病方面的有力证据，说明药师的干预改善了门诊患者的血压管理。同时，他们声称，随机对照试验仍然迫切需要的，需要有稳健的设计、大量的研究人群、充足的随访时间及足够的能力，来检测临床终点的相关差异。同样地，第27章中阐明了对于哮喘和慢性阻塞性肺疾病（COPD），除了改进吸入器技术外，找到证据证明药师对临床、人文和经济效益产生的积极影响是很有挑战性的。在第26章中，对于老年人来说，再次显示过程结局（例如，改善处方行为和患者依从性）产生积极的结果，但依然缺乏证据显示其对医疗服务资源利用（如住院率和死亡率）产生的影响。

但是，也有积极的实例。Kamal等在第33章中得出结论，药师可以直接影响HIV的临床结局，即病毒载量和CD4计数。支持/提高逆转录病毒药物和联合治疗的依从性是干预的措施。在所有章节和所有描述的疾病中，提高依从性是药师的一项关键任务，而缺乏依从性是一个需要通过药学监护干预来重点解决的药物相关问题。另见第5章。

在本部分所有章节中，要看到的另一个问题是，加强跨专业合作以及获取临床数据（即诊断和病史）的必要性。例如，在癌症患者的药学监护中，这是非常必要的（第32章），并且药师（至少在医院药师）越来越多地参与到了医务人员组成的多学科团队之中。

考虑到个体患者对自己病情的看法，他们对药物治疗的态度至关重要。理解个体患者的需求，包括评估认知水平和确定最有效的干预措施，将有助于建立更有效的个性化方法。患者需要得到帮助并让他们能主动地承担更多的治疗责任，积极参与对其疾病的治疗管理。经常要解决的另一个关键问题是，鼓励患者以及最终其看护者，更多地参与制订治疗计划的共同决策中。

在某些疾病中，药学监护的议题包括一些非药物相关的干预措施，即生活方式调整。2型糖尿病的治疗管理（第28章）应该在使用药物和出现药物相关问题之前就开始改变生活方式。对于哮喘和/或COPD（戒烟）患者以及所有心血管疾病患者，生活方式干预也是必不可少的。然而，尽管药师的干预对于实现药物治疗的最佳结局越来越重要，但是在有些国家这些干预措施并不是由药师执行的，也不被认为是药学监护的工作范畴。

综上所述，这部分章节针对8种特殊疾病或患者人群提供不同模式的药学监护，提出了丰富的见解。所有这些见解都反映出各自作者的背景和情况。阅读所有这些章节能为学生提供知识和技能，给予高级执业者更多的思考和灵感。最后，在糖尿病（第28章）、心血管疾病（第29章）、抗凝治疗（第30章）和病毒感染疾病（第33章）的章节中提供了宝贵的患者案例。

第26章

老年人的药学监护

Cristín Ryan, Máire O'Dwyer

摘要

为老年人开具处方是复杂的，尤其在老年人多病的情况下。确保合理恰当开具处方药物，需要考虑老年人的药动学和药效学参数，了解潜在的不良反应以及不恰当处方的可能性。采用系统的方法，以确保患者从处方的药物治疗中获得最大受益，是至关重要的。虽然可以使用不同的方法，但重要的是，所采取的方法要满足个体患者的需求并且在临床实践中可以实现。

26.1 老龄化的人口

全球的人口正在老化，60岁以上人口将从目前预估的9.62亿增加到2050年预计的21亿[1]。60岁以上人口比例预计还会上升，到2050年将达到总人口的五分之一。目前，在欧洲，60岁或60岁以上的人占总人口的24%，预计到2050年这一数字将增加到34%[1]。

"高龄"人群，即85岁及以上的人群，也正在老龄化。据估计，全球约有14%的人属于这一群体，预计到2050年这一人群比例将增加到19%。因而，残疾患病率也会增加，因为与年轻人相比，老年人患残疾的人数更多（18岁以下人的残疾患病率为5.8%；65～74岁人的残疾患病率增至44.6%，85岁及85岁人的残疾患病率进一步增至84.2%）。

推动这一人口变化的因素包括：医疗服务的供给改善；疾病诊断和治疗的进步；公共卫生战略的发展；营养和卫生的改善；预期寿命的增长；出生率的下降以及移民的减少[1]。

为了应对这一人口变化，WHO最近启动了一项关于老龄化和健康的全球战略和行动计划，其目标是确保"世界上人人都享有长寿健康的生活"[2]。

实现这一愿景的5个关键战略目标，包括如下。

- 每个国家应承诺采取行动解决老龄化的健康问题。
- 发展适合老年人的生活环境。
- 结盟各国医疗卫生体系满足老年人口的需要。
- 建立可持续和公平的长期护理制度。
- 改进老龄化健康的测量、监测和研究。

药房业务和提供药学监护服务对于实现每个目标都发挥着重要作用，因此，这一愿景对药学专业的影响非常重大。

了解衰老过程和优化处方药治疗的机制，将有助于实现WHO让老年人健康长寿的愿景。

26.2 各种慢性疾病和多重疾病 ------------------------------

各种慢性疾病的**患病率**❶（prevalence）和**多重疾病**（multi-morbidity）问题（两种或两种以上长期慢性疾病共存），会随着年龄的增长而增加[3, 4]。目前的估计表明，到65岁时，超过60%的成年人会患有两种或两种以上的慢性疾病，多于25%的成人会患有四种或四种以上的慢性疾病，而10%的人会患有六种或六种以上的慢性疾病[4]。

心血管疾病是老年人患病和死亡的主要原因，并与患有多重疾病明显相关。超过50%的心力衰竭或脑卒中患者也至少合并患有5种疾病[4]。心力衰竭、脑卒中或心房颤动患者最常见的合并症是关节炎、贫血和糖尿病，另外慢性肾病、慢性阻塞性肺疾病、抑郁症和认知障碍也很常见[5]。

认知障碍、阿尔茨海默病和其他痴呆症，在年轻人中的患病率较低，但在65岁以后，每增长5岁其患病率几乎翻一番。据估计，85岁或85岁以上人群中有25%～30%患有痴呆症。阿尔茨海默病患者比未患有阿尔茨海默病的患者更容易出现用药差错，这在某些病例下可能是由于不依从或过度依从所致[5]。

一般来说，发生多重疾病也导致了多重用药的处方问题。由于大多数循证指南是针对单一疾病编写的，因此，向老年人提供药学监护的基础是要了解和掌握药物在老年人体内的代谢变化。

---

❶ 译者注解：患病率，也称现患率，是指某特定时间内总人口中某病新旧病例之和所占的比例。患病率可按观察时间的不同分为期间患病率和时点患病率两种。对慢性病进行现况调查，最适宜计算的指标为患病率。

发病率表示在一定期间内，一定人群中某病新发生的病例出现的频率，是反映疾病对人群健康影响和描述疾病分布状态的一项测量指标。发病率可用来反映疾病对人群健康的影响，发病率高说明疾病对健康影响大，发病率低说明疾病对健康影响较小。发病率可用作描述疾病的分布情况。通过比较不同特征人群的某病发病率，可探讨病因和对防治措施进行评价。

26.3 药动学和药效学 ------------------------------------

随着年龄的增长而发生各种不同的生理变化，会影响身体对药物的代谢处置（即药动学），并呈现不同程度的药物反应（即药效学）[6, 7]。这些变化是由于多个器官的功能丧失以及稳态机制的效能降低所致[6, 7]。

26.3.1 药动学

药动学包括4个过程：吸收、分布、代谢和消除。了解每一个过程的参数对于确保患者药物治疗给药方案的恰当设计、疗效保障和中毒反应预防是非常重要的[8]。每种药物的临床意义各不相同，在预测每种药物的影响程度时，需要考虑某些药物特性。表26.1总结了影响每个药动学参数的关键生理变化、这些变化对每个参数的影响并列举了其临床意义。

表26.1 年龄相关的药动学变化

药动学参数	年龄相关变化	药动学效应与临床意义
吸收	胃pH值升高 胃排空延迟 内脏血流减少 吸收面减少 胃肠运动减弱	吸收率和/或吸收程度改变 大多数药物对临床不产生影响 例外情况： 铁、钙、维生素B_{12}的主动转运吸收降低 左旋多巴的吸收升高 口服药物的起效可能会延迟
分布	体脂量增加 身体总水分减少 身体瘦体重减少 血清白蛋白减少	亲脂性药物的V_D升高，例如氟哌啶醇，导致血药浓度下降 亲水性药物的V_D下降，例如茶碱，导致血药浓度升高 分布于肌肉的药物V_D下降，如地高辛 未结合酸性药物的浓度升高，如地西泮、非甾体抗炎药
代谢	总肝质量和肝血流量减少，导致代谢酶减少，进入肝脏的药物浓度降低	代谢酶下降，导致经过一级代谢的药物（例如硝酸盐）具有更高的全身生物利用度 需要通过一级代谢激活的前药，其全身生物利用度下降
消除	肾血流量和肾小球滤过率、肝和肝血流量的摄取能力的降低	通过肾脏清除的药物，如水溶性抗生素、利尿剂，肝脏清除能力下降，将导致这些药物生物利用度升高

V_D—分布体积。

26.3.2　药效学

药效学阐明机体随时间变化对药物反应的变化[9]。随着年龄的增长而发生的药效变化可能是由于器官系统的变化、稳态功能的改变或者受体和细胞的变化所导致的[10]。表26.2总结了与衰老相关的常见药效学变化。

表26.2　老年人药效学的变化

药物	药效学效应	临床意义
抗胆碱药	中枢效应	增高
抗高血压药	直立性低血压	增高
苯二氮䓬类药物	镇静，身体摇晃	增高
地尔硫䓬	降压作用 急性PR间期延长	增高 降低
呋塞米	利尿峰值反应	降低
抗精神病药，甲氧氯普胺	锥体外系反应	增高
吗啡	镇痛作用 呼吸抑制	增高 无变化
非甾体抗炎药	胃肠道不良反应	增高
维拉帕米	急性高血压效应	增高
华法林	抗凝血作用	增高
抗精神病药，三环类抗抑郁药（TCA）	抗胆碱能效应	增高

26.3.3　实践中药动学和药效学的应用

随着年龄增长，已知其药动学和药效学可能变化的应用知识，有助于预测治疗结局，从而避免不良事件的发生。表26.3提供了一些实例。

表26.3　老年人常用药物的药动学和药效学变化的应用

药物性质	药代动力学和药效学改变	临床意义
非甾体抗炎药		副作用的可能性增加，如胃肠道出血，肾毒性
脂溶性	V_D升高	
广泛蛋白结合	未结合药物浓度升高	
肾排泄	清除率下降，血药浓度升高	

续表

药物性质	药代动力学和药效学改变	临床意义
地高辛		
亲水性药物	V_D下降，血药浓度升高	对地高辛毒性的敏感性增强
分布进入肌肉组织	如果瘦体重下降，负荷剂量下降	
肾排泄	清除率下降，血药浓度升高	
苯二氮䓬类		
蛋白结合	如果白蛋白下降，活性未结合药物浓度升高	镇静作用增强
脂溶性苯二氮䓬类药物肝脏降解和清除	V_D升高，导致$t_{1/2}$升高和药物蓄积积累 苯二氮䓬类药物$t_{1/2}$升高	

V_D—分布容积；$t_{1/2}$—半衰期。

26.4 为老年人开具处方

26.4.1 多重用药

当开具多种药物的处方时，提前预知这些药物的药动学和药效学的影响更具挑战性。为此，"**多重用药**"（polypharmacy）表示开具多种药物的处方，并被认为是"最具挑战的处方之一"[11]。尽管"多重用药"这一术语在文献中被广泛使用，但如何定义多重用药仍缺乏统一性。多重用药通常是指同时共服四种或五种药物的情况，过去也一直被认为是一种负面的用药行为，即"开具过多的处方药"或"开具的处方药数量比患者临床表现的适应证还多"。

然而，由于老年人罹患多重疾病的现象日益加剧（见7.2节），因此，更要增加一级预防、二级预防的治疗服务以及提供循证指南指导多药的处方开具，为了最大限度改善患者的治疗结局，开具多种药物的处方可能是完全适宜和必要的[12]。

这种思维行为的变化，即思维方式的转变（图26.1），促进了新术语"**适宜的多重用药**（appropriate polypharmacy）"的采纳，该术语规范了开具多种药物的处方行为，"即依据最佳循证开具处方，用药已得到合理优化"[13]。从本质上讲，这已认识到患者经常要求医师开具多种药物处方，因此，必须确保这些用药得到合理优化，才能实现"适宜的多重用药"。

由于使用多种药物会导致药物相关问题，如药物不良反应（见26.4.2节）、可能不恰当的处方（见26.4.3节）和患者依从性差（第5章）等问题，因此"多重用药"

常常被看作是一种负面的用药行为。

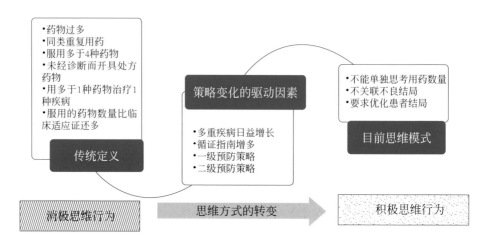

图26.1　多重用药的定义

26.4.2　药品不良反应

药品不良反应（ADR）的发生风险随着年龄的增长而增加，这是由于老年人药动学和药效学的变化（见26.3）、多重用药（见26.4.1）、多重疾病（见26.2）、不恰当处方和监测等导致的。药品不良反应被定义为"机体对药物产生的非预期的有害反应，通常是在疾病诊断、预防或治疗时使用正常剂量下，并排除未达到预期目的发生的反应"[14]。

老年人最常见的ADR包括肾功能衰竭、直立性低血压、跌倒、谵妄、胃肠道和颅内的出血。患者因ADR导致住院的最常见相关药物包括利尿剂、NSAID、抗血小板药、抗凝药、抗糖尿病药和镇静药。

很多药品不良反应都可以通过采取一些策略来预防。例如，通过定期用药评估、考虑治疗可能的风险-效益比、使用最小有效剂量以及限制开具处方的药物数量，来尽量减少不恰当处方和不必要的多重用药，从而预防很多ADR[15]。

26.4.3　潜在的不恰当处方

潜在的不恰当处方（potentially inappropriate prescribing，PIP）包括一系列开具处方的执业行为，其中开具特定药物的处方风险大于其对患者潜在的益处，并包括：①过度用药；②错误用药；③用药不足[16]。

"潜在的"一词用于在未接触处方医师的情况下，实际上不可能确定处方医师是否已考虑过处方中特定药物的风险、可能替换的药物和相关风险以及患者个体的偏好。处方医师考虑到这些因素后，有可能还是做出了一个已知的决定，继续使用受到质疑的特定药物。

● 过度用药（over-use）是由于处方药物时其剂量、频率或疗程超过了循证指南的推荐所产生的结果。例如，当患者在出现肾损害时，却长期使用剂量大于0.125mg的地高辛，或者长期（即超过1个月）使用长效苯二氮䓬类或具有长效代谢的苯二氮䓬类药物。

● 错误用药（mis-use）涉及开具了带有一定风险的特定药物处方，因此需要有一种更安全、更有效的替代方法。例如，对在临床上有明显低钠血症病史的患者使用选择性5-羟色胺再摄取抑制药，或对慢性阻塞性肺疾病患者使用茶碱作为单一疗法。

● 当患者存在一级预防或二级预防的临床指征而没有开具药物，并且该药没有明显的禁忌证时，患者的治疗则属于用药不足（under-use）。例如，确诊为骨质疏松症的患者不给服用钙和维生素D补充剂，或服用甲氨蝶呤的患者不补充叶酸。与其他不恰当处方的行为（即过度用药和错误用药）相比，人们对用药不足的了解甚少。

26.5 加强老年患者合理处方的策略

建议采取各种计划措施，以确保患者得到恰当的用药处方，从而使患者能够从其处方治疗中获得最大受益，承担最小的不良反应事件风险。这些措施包括用药重整、用药评估（见第7章，26.5.1）和用药优化（见26.5.2）及在评估中使用不合理用药筛查工具（见26.5.3）。英国国家卫生与临床优化研究所（NICE）最近还发布了关于改善多重疾病患者处方的指南[17]。

26.5.1 老年人的用药评估

苏格兰政府最近发布了一项专门针对多重疾病患者的多重用药处方实施用药评估的策略[18]。该指南认识到"必要的多重用药是现代治疗学的一个特征"，并建议采用"七步法"进行用药评估。这些步骤包括确立目标、确认需求、确认患者用药有效性和安全性、确认治疗的成本效益和患者对每种处方药物的依从性（表26.4）。

对该指南的影响和临床意义的评价，尚未报道。

表26.4 用药评估七步法[18]

范围	步骤	流程
目标	药物治疗的目的和目标是什么？	确定相关治疗目标： • 管理现有健康问题 • 预防未来健康问题

续表

范围	步骤	流程
需求	需要什么基本药物？	确定必需药物： • 预防快速症状性衰退，如左室间隔缺损中的血管紧张素转换酶抑制剂 • 具有必要的替代功能，如左甲状腺素
	患者是否接受不必要的药物治疗？	确定和评估药物需求： • 暂时临床指证，如镇静药 • 高于常规维持剂量，如质子泵抑制剂 • 一般来说，所用适应证的收益有限 • 评估后患者的受益有限
有效性	是否达到治疗目标？	确定增加/加强药物治疗的必要性，以实现如下治疗目标： • 症状得到控制 • 达到生化/临床目标 • 阻止疾病进展/恶化
安全性	患者是否存在ADR风险或出现ADR？	应考虑： • 相互作用（药物-疾病、药物-药物） • 高危药物监测机制的稳健性 • 意外用药过量的风险
成本效益	药物治疗是否具有成本效益？	考虑更具成本效益的替代方案
依从性/以患者为中心	患者是否愿意并能够按预期接受药物治疗？	应考虑： • 患者能服用这个药物剂型吗？ • 给药计划的便利性 • 与患者/看护者讨论治疗

26.5.2　用药优化

用药优化（medicines optimization）是另一个类似于用药评估的概念，旨在最大限度地提高患者处方药物治疗的受益，并被定义为"以患者为中心的安全、有效的用药方法，以确保患者从药物治疗中可能获得的最佳结局"[19]。

英国皇家药学会制定了指南，说明药师应该如何对患者进行用药优化的流程，并建议药师遵循以下4个原则。

- 旨在了解患者的用药体验。
- 确保药物选择是基于循证指南。
- 确保药物使用是尽可能安全的。
- 把用药优化成为常规业务的一部分。

与用药评估相比，患者"用药优化"必须是个性化的诊疗服务。采纳这项服务长期的临床意义尚未被报道。

26.5.3 不合理用药筛查工具

由于筛查工具对患者结局有积极的效果，因此使用筛查工具帮助推动用药评估正越来越受到欢迎。筛查手段包含明确的标准（基于规则/特定的不恰当陈述）或个人临床判断的标准（基于判断的），或者两者组合的，并且在不同的临床环境中使用不同的类型。筛选工具的举例包括：FORTA列表（适合老年人）[20]；STOPP/START（老年人不合理处方筛查工具/提醒医生正确治疗的筛查工具）[21]；PRISCUS[22]；用药适宜性指数[23]和Laroche列表[24]。这些大多数的标准都是采用专家共识方法并基于可靠的证据制定的；这些标准的长度不同，所制定的国家不同，标准和其设计用于的临床环境所针对的潜在不恰当处方各方面（如，STOPP/START工具的START部分列出的潜在处方遗漏）也不同。选择最合适的使用标准是很重要的，应该花一些时间研究各种选择。表26.5总结了一些关键考虑因素。虽然应该考虑这些因素，但也必须记住，每个筛选工具都可以量身定制/修改，以反映当地的处方业务和优先权。

一旦选择了筛查工具，还应考虑其他关键因素，以确保在临床实践的特定领域内使用筛查工具获得最大收益。这些因素包括：可用的患者信息、个体药师与处方医生的和谐关系、处方医生的偏好及可用的资源。

这些因素总结在表26.6中。这些信息是从临床实践和研究报告中汇集而成的。

表26.5 选择筛查工具时应考虑的因素

考虑因素	实例	建议
标准的原产国及使用标准的国家	标准是针对特定国家制定的，还是可以在全球范围内使用？	选择一个标准，以适应使用国的处方管理
可用信息的级别	有生化数据吗？	如果没有，针对不含那些参考生化数据，调整标准 考虑使用处方药作为临床适应证的指代依据
临床环境	根据患者的治疗环境定制预期的患者结局	例如，旨在减少在二级医疗中用药原因导致的住院事件的发生
患者监护优先事宜	您想针对哪个特定治疗领域的处方？例如发生跌倒	选择标准，包括专门针对跌倒风险增加相关的部分药物
临床有效性	是否有证据支持使用该工具实现预期结局？	已证明STOPP/START工具可减少药物不良事件和跌倒事件的发生[25]
评级机构间可靠性	医务人员能否放心使用这些标准？	可以采用同事学习的方法，应用这些标准

表26.6 日常执业中使用筛查工具的挑战

挑战	挑战的原因	可能的解决方案
接触处方医生	执业环境不同，接触医师的机会也不一样，例如，社区药师比二级医疗机构的药师更难接触到处方医师	与当地医师建立良好关系，尤其是社区药房的药师 不管医疗环境如何，尽力让医师参与用药计划的制订
处方医师对调整用药的意愿	以前尝试改变，遭到失败 不同的临床医生开始处方治疗，如专科医师 患者偏好的认知	早期与处方医师建立关系 强调基于循证的建议 采取同事学习模式评估用药 合适时，参与处方医师的培训
需要熟悉的大量标准	有些标准拥有100多条单独的回避规则可与之抗衡	尽量熟悉标准，减少花费过多时间
使用标准所需的时间长	使用筛选工具进行评估可能需要30min以上的时间	采取结构化方法进行评估，例如，以每个生理系统
标准未列出所有错误的方案	开发的筛选工具中没有一种设计用于取代临床知识和判断	药师实施评估时，需要谨记这点
资源不足	当地缺乏替代/支持服务，以帮助成功完成建议的变更	了解当地的老年人可以得到哪些已有的服务
可能的情况	接受二级医疗的患者通常有严重的不适，监护重点可能不包括进行用药评估	与其他临床药师和医师建立关系，鼓励积极参与评估
处方药种类	对于特定的药物类别，例如抗精神病药物，提出改变可能更具挑战性	给予处方的建议以及支持证据
预期的患者结局	对于养老院的居住者，生活质量的变化可能不是最合适的衡量标准，因为作为养老院的居住者，他们可能对此的要求会很低	针对不同的人群，调整预期的结局

26.5.4 管理多重疾病的患者

如前所述（见26.2），多重疾病的发病率随年龄增长而增加。NICE（英国）最近发布了医务人员应该如何管理多重疾病患者的指南（表26.7）[17]。

他们的建议总结为以下5个主要议题。

- 讨论多重疾病监护方法的目的。
- 确定疾病和治疗的经济负担。
- 确定患者的目标、价值观和优先事宜。
- 考虑对个体患者有益和有害的可能证据以及重要结局，评估患者的用药和其他治疗。

- 与患者协商达成个性化治疗的计划。

实质上，按NICE的建议，管理老年患者多重疾病的过程包括用药评估、用药优化和使用筛查工具等多项原则，这些原则在上面的章节已经讨论过。

表26.7 **多重疾病患者的用药评估**

行动	目的
参考治疗效果的数据库	确定： 治疗的有效性 治疗试验的疗程 纳入治疗试验的人群
考虑使用筛查工具（如STOPP/START）	确认： 药物相关安全性问题 患者可能受益但是目前还未处方的药物
考虑用药调整	考虑开始或停止药物治疗或非药物治疗
询问患者治疗是否获益或受到伤害	如果患者不确定获益或经历治疗的伤害： 讨论减少或停止治疗 计划评估，监测变化的效果，决定是否需要进一步调整
如果预期生活寿命有限，继续治疗可能整体获益较低	可能减少用药负担
与预期寿命有限的患者讨论，是否愿意继续治疗，因为可能整体获益不高	可能减少用药负担
讨论患者的治疗调整，旨在为患者提供更好的预后获益	考虑患者的以下观点： 个体治疗的可能获益和危害 个人目标、价值观和优先事宜
应告知还在服用双磷酸盐治疗骨质疏松至少3年的患者	没有一致的证据显示： 继续3年治疗的进一步获益 3年治疗后停止使用双磷酸盐带来的危害

参考文献 ------------------------------

1. United Nations: World population ageing [online] New York: United Nations. Available at: http://www.un.org/en/development/desa/population/publications/pdf/ageing/WorldPopulation Ageing2013.pdf (2013). Accessed: 02.01.18.
2. World Health Organisation: The Global strategy and action plan on ageing and health Available from: http://who.int/ageing/global-strategy/en/ (2016). Accessed: 02.01.18.
3. Marengoni A, Angleman S, Melis R, Mangialasche F, Krap A, Garmen A, Meinow B, Fratiglioni L. Ageing with multimorbidity: a systematic review of the literature. 2011;10:430–9.
4. Bell SP, Saraf AA. Epidemiology of multimorbidity in older adults with cardiovascular disease. Clin Geriatr Med. 2016;32(2):215–26.
5. Field TS, Mazor KM, Briesacher B, Debellis KR, Gurwitz JH. Adverse drug events resulting

from patient errors in older adults. J Am Geriatr Soc. 2007;55(2):271–6.

6. Corsonello A, Pedone C. Antonelli Incalzi Age-related pharmacokinetic and pharmacody-namics changes and related risk of adverse drug reactions. Curr Med Chem. 2010;17:571–84.

7. Mangoni A, Jackson S. Age-related changes in pharmacokinetics and pharmacodynamics: basic principles and practical applications. Br J Clin Pharmacol. 2004;29:927–8.

8. Dhillon S, Gill K. Clinical Pharmacokinetics. Clinical pharmacokinetics in the elderly. UK: Pharmaceutical Press; 2006. p. 1–44.

9. Ewing AB. Altered drug response in the elderly. In: Armour D, Cairns C, editors. Medicines in the elderly. London: Pharmaceutical Press; 2002. pp. 15–28.

10. Jackson SH. Pharmacodynamics in the elderly. J R Soc Med. 1994;87:5–7.

11. Payne PA, Avery AJ. Polypharmacy: one of the greatest prescribing challenges in general practice. Br J Gen Pract. 2011;61:83–4.

12. Hughes CM, Cooper JA, Ryan C. Going beyond the numbers- a call to redefine polypharmacy. Br J Clin Pharmacol 2014; 916.

13. The King's Fund. Polypharmacy and medicines optimisation: making it safe and should. London. Available from: https://www.kingsfund.org.uk/publications/polypharmacy-and-medicines-optimisation (2013). Accessed: 02.01.18.

14. World Health Organization (WHO). WHO Draft Guidelines for Adverse Event Reporting and Learning Systems. Geneva: WHO, 2005.

15. Bressler R, Bahl JJ. Principles of drug therapy for the elderly patient. Mayo Clin Proc. 2003;78(12):1564–77.

16. O'Connor MN, Gallagher P, O'Mahony D. Inappropriate prescribing: criteria, detection and prevention. Drugs Aging. 2012;29(6):437–52.

17. National Institute of Health and Care Excellence (NICE). Multimorbidity: Clinical Assessment and Management. Clinical Guideline NG56. Available from: https://www.nice.org.uk/guidance/ng56/resources.

18. Scottish Government Model of are Polypharmacy Working Group: Polypharmacy guidance. 2nd ed. Scotland. Available from: http://www.sehd.scot.nhs.uk/publications/DC20150415 polypharmacy.pdf (2015). Accessed: 02.01.18.

19. Royal Pharmaceutical Society: Medicines optimisation: medicines optimisation: the evidence in practice. Available from: https://www.rpharms.com/Portals/0/RPS%20document%20 library/Open%20access/Policy/helping-patients-make-the-most-of-their-medicines.pdf (2015). Accessed: 02.01.18.

20. Pazan F, Weiss C, Wehling M. FORTA. The FORTA (Fit For The Aged) List 2015: update of a validated clinical tool for improved pharmacotherapy in the elderly. Drugs Aging. 2016; 33(6):447–9.

21. O'Mahony D, O'Sullivan D, Byrne S, O'Connor MN, Ryan C, Gallagher P. STOPP/START criteria for p[potentially inappropriate prescribing in older people: version 2. Age Ageing 2014;0:1–6.

22. Holt S, Schmiedl S, Thurmann PA. Potentially inappropriate medications in the elderly: the PRISCUS list. Dtsch Arztebl Int. 2010;107(31–32):543–51.

23. Samsa GP, Hanlon JT, Schmader KE, Weinberger M, Clipp EC, Uttech KM, Lewis IK, Landsman PB, Cohen HJ. A summated score for the medication appropriateness index: development and assessment of clinimetric properties including content validity. J Clin Epidemiol. 1994;47(8):891–6.

24. Laroche ML, Charmes JP, Merle L. Potentially inappropriate medications in the elderly: a French consensus panel list. Eur J Clin Pharmacol. 2007;63(8):725–31.

25. Hill-Taylor B, Walsh KA, Stewart S, Hayden J, Byrne S. Effectiveness of the STOPP/START (Screening Tool of Older Persons' potentially inappropriate Prescriptions/ Screening Tool to Alert doctors to the Right Treatment) criteria: systematic review and meta-analysis of randomized controlled studies. J Clin Pharm Ther. 2016;41:158–69.

第27章

哮喘和慢性阻塞性肺疾病的药学监护

Maria Cordina

摘要

　　药学监护的理念和框架与哮喘和慢性阻塞性肺疾病患者的需求完美契合。有足够的证据证明，药师在实施吸入器技术干预、评估药物治疗和管理药物相关问题时，对这些患者产生了积极的影响。药师带头协调患者用药事宜，将有助于克服医疗系统相互分离所带来的问题。通过个性化干预来监护患者是实现患者获得最佳结局的关键。

27.1　疾病特征

　　哮喘和慢性阻塞性肺疾病（COPD）是影响下呼吸道的两种常见慢性疾病。尽管两种疾病往往表现出相似的症状，并使用相同的药物进行治疗，但却是两种明显不同的疾病，各自病理生理表现出根本性差异。这一点可通过两个致力于哮喘和慢性阻塞性肺疾病的国际机构[**全球哮喘防治创议**（Global Initiative for Asthma，GINA）][1] **和慢性阻塞性肺疾病全球倡议**（Global Initiative for Chronic Obstructive Lung Disease，GOLD）[2]]提供的定义给予恰当的说明。

　　哮喘（asthma）是一种异质性疾病，通常以慢性气道炎症为特征。其定义来自呼吸症状的病史，如喘息、呼吸短促、胸闷、咳嗽等，这些症状随时间和强度变化，伴随多变的呼气气流阻塞[1]。

　　慢性阻塞性肺疾病（COPD）是一种可预防和可治疗的常见疾病，其特征是持续的呼吸道症状和气流受限，它通常是因接触大量有害颗粒或气体而引起气道和/或肺泡异常而导致的[2]。

通常有些40岁以上的患者，可能同时表现为哮喘和慢性阻塞性肺疾病。其特点为持续性气流受限，有几个特征通常与哮喘有关，还有几个特征通常与慢性阻塞性肺疾病有关。因此，在临床实践中，通过共享哮喘和慢性阻塞性肺疾病（COPD）特征来确认各自的疾病[1, 2]。

27.1.1　哮喘

据估计，目前全世界大约有2.35亿人患有哮喘[3]。哮喘在所有年龄组都有；但却是儿童期最常见的慢性病。如果处理不当，哮喘可能会导致死亡。WHO估计，2015年有38.3万人死于哮喘[3]。

哮喘发展的危险因素既有遗传因素，也有环境因素，特应性是哮喘的主要危险因素[3]。哮喘的特点是气道炎症，这是由于炎症细胞释放化学介质，黏液分泌过多导致支气管收缩和可逆性气流阻塞[4]。一般来说，患者可能有很长时间可很好地控制症状，但仍可能会出现严重的恶化。

● 哮喘合并症（comorbidities in asthma）

患有哮喘的患者也可能合并其他疾病，需要对其进行治疗管理，以实现哮喘的最佳控制效果。变应性鼻炎是哮喘最常见的合并症。哮喘患者的变应性鼻炎缺乏治疗或治疗不当可能导致哮喘控制失效[5]。《哮喘合并变应性鼻炎（allergic rhinitis in asthma，ARIA）指南》为药师干预该患者人群提供了详细信息资料[6]。其他特应性疾病也经常出现，需要进行相应的管理。肥胖使哮喘更加难以控制，肥胖者需要进行体重管理[7]。精神健康问题，特别是焦虑和抑郁，是常见的病症，如果不加以治疗，将对哮喘控制和生活质量产生显著的负面影响[1]。

27.1.2　慢性阻塞性肺疾病

慢性阻塞性肺疾病（COPD）目前影响着超过3亿人的生活，预计到2030年将成为第三大死因[8]。慢性阻塞性肺疾病患者的年龄往往超过40岁，有吸烟史和/或因生活环境、职业而长期接触有害物质。较为年轻的COPD患者通常有遗传因素，如α_1-抗胰蛋白酶缺乏和肺发育异常。COPD最常见的呼吸症状是呼吸困难、咳嗽和/或咳痰。有时会出现喘息和胸闷，而当病情变得严重时，也可能会出现疲劳、体重减轻和厌食等症状。慢性阻塞性肺疾病的特点是病情恶化和合并症[2, 8]。

● 慢性阻塞性肺疾病合并症

慢性阻塞性肺疾病患者往往并发多重疾病，并发的其他慢性疾病会影响慢性阻塞性肺疾病的进程，需要根据疾病各自的临床指南进行治疗。慢性阻塞性肺疾病患者的主要合并症包括心血管疾病（特别是心力衰竭）、骨质疏松症、焦虑、抑郁、代谢综合征、糖尿病、支气管扩张、阻塞性睡眠呼吸暂停和肺癌[2]。大多数这些合并症也可能是吸烟导致的，或者可能与治疗COPD的药物有关[9]。

27.1.3 治疗目标

这里提出的治疗目标主要基于GINA[1]和GOLD[2]。许多国家或地区都有自己的指南，其中考虑了当地的医疗制度、人口的具体需求、当地资源及文化需求。使用已经适用于当地社区的指南，使治疗目标更加可行，符合WHO对特定社区需求作出反应的愿景[10]。

（1）多学科管理

哮喘和慢性阻塞性肺疾病都需要多学科管理，指南强调了药师在优化用药和改善健康结局方面的重要贡献[1, 2]。与其他医务人员建立专业的工作关系需要时间、承诺和各种技能。建立开放、有效的沟通渠道，无论是正式的沟通还是非正式的沟通，都将提高患者获得最佳受益的机会[11]。药师具备带头协调患者药物治疗管理有关事宜的能力，将对实现患者的治疗目标将起到巨大的作用。

（2）了解患者，并给予个性化干预

设定治疗目标时，必须考虑患者自身的目标，而不仅仅是设定标准的预期治疗结局。考虑到患者个体对其病情的想法以及对其药物治疗的态度，这一点至关重要。了解患者个体的需求，包括评估认知程度和确定最有效的干预措施，将有助于制订更有效的个性化干预方式。在有效沟通的同时，让患者参与进来，倾听他们的担忧和期望，将大大有助于实现预期的治疗结局[12]。

（3）达到并维持治疗目标

达到并维持长期和短期治疗目标，这在患者监护过程中很明确，需要进行常规和系统的监测和评估[13]。正确的文档记录对于评估患者是否达到和维持治疗目标的进展是至关重要的。

27.1.4 哮喘的治疗目标

虽然哮喘的治疗按年龄分组处理，但其治疗目标是相同的。哮喘治疗的最终目标是完全控制，即白天或夜间无症状，无需使用缓解性药物，活动不受限制和肺功能正常，理想情况下，药物不会产生或仅产生可忽略的不良反应[1, 13]。

（1）症状得到良好控制

喘息、气短、胸闷和咳嗽的症状会对患者的生活造成极大的干扰和限制。患者会不同程度地遭受到上述一种、几种，甚至所有症状的困扰。患者在白天的不同时间可能会出现症状，如果控制得不好，在晚上也会出现。只有正确的治疗，患者才能在生活中相对没有症状出现。患者不应默默忍受这些症状或任由它们限制自己的生活。

（2）维持正常的活动水平

第一步是确认什么是患者个体的"正常"生活，并达到这个目标。对于孩子来说，上学、与朋友玩游戏、参加活动和运动，不会感到与同龄人有所不同，也许是他们期望的正常生活。对于年轻人来说，期望的正常生活是可以正常去工作和参加社交活动，而不需要向人解释出现的症状。其他人期望的正常生活可能是购物、园艺或散步、爬楼梯，而不用经常停下休息一会儿。应鼓励患者参加一些运动和体力活动，即使患有哮喘也不应被认为是一种阻止充满活力的障碍。

（3）尽量降低病情恶化的风险

无论是否得到良好的控制，患者都可能会出现病情的恶化。然而，控制得越差，病情恶化的可能性就越高。

（4）限制治疗中出现的副作用

其目的是应用最少数量的药物，以最可能低的剂量和最少的不良反应，达到最佳的病情控制和生活质量。药物的副作用，有时可能会被患者自己忽视，或者他们可能准备忍受这些副作用而不让医生知道。也有可能，他们会独自决定调整处方治疗方案或完全停止治疗。

27.1.5　慢性阻塞性肺疾病稳定期的治疗目标

慢性阻塞性肺疾病稳定期的治疗目标大致可以认为有两个部分：症状减轻和风险降低[2]。其目的是使用药物治疗COPD及其合并症，将药品不良反应降至最低，达到这些目标[8]。

（1）症状减轻

由于COPD病情的发展，其特征性症状发生的频率和强度增加，随之明显加大了对患者身体运动和日常活动的限制，并对其健康状况产生了总体的负面影响。患者往往会日趋接受这些症状，并适应日益增加的限制性症状的生活方式，这可能会导致他们低估自己病情的严重性。因此，减轻症状、提高运动耐力、改善整体健康状况是治疗的目标。

（2）降低风险

接触危险因素越多，诸如二手烟、室内外空气污染和职业暴露等，疾病进展性、恶化率和死亡率就越高。因此，治疗的目的是预防慢性阻塞性肺疾病的进展，预防和治疗病情的恶化以及合并症，并降低死亡率。

27.2　疾病管理

哮喘和慢性阻塞性肺疾病的管理，既要药物的干预，又要非药物的干预。一般来说，疾病管理既需要药物治疗，又需要教育患者如何自我管理以及正确使用吸入装置和监测。

吸入给药的治疗方法是这两种疾病药物治疗管理的特点。这两种疾病都需要选择合适的药物和递送装置，这些药物和给药装置对达到治疗的有效结局起到了至关重要的作用。虽然用于治疗哮喘和慢性阻塞性肺疾病的药物存在明显的重叠，但由于疾病不同而用药不同。想要提供最佳的药学监护，就必须了解正确的疾病诊断。给予适当的教育干预，以提高患者用药依从性，这是疾病管理的一个必要手段。教育干预需要教会患者及其看护者必要的技能，以应对其病情。如果与患者建立了治疗关系和伙伴关系后再开始进行教育干预，则更有可能产生影响效果。必须解决与患者相关的重要问题，同时考虑到患者产生误解、恐惧、顾虑的心理，应该具有文化敏感性。干预措施需要在方式和语言上让患者能够理解。教育干预是针对患者及其家人和看护者的。患者教育是一个持续的过程，每次教育机会都应该强化关键信息的传递[14]。

监测各种参数是疾病管理不可缺少的一个部分，既可由医务人员执行，也可由患者本人执行，适当时，还可由其看护者执行。需要支持和授权患者主动承担更大的责任，积极参与对其病情的管理。

最近进行的几篇系统综述已经清楚地证明，药师以结构化项目方式对患者实施教育和监测干预，高效地帮助哮喘患者实现预期的有效结局[15, 16]。

除了帮助患者改进吸入器技术外，药师在向COPD患者提供结构化教育项目时，找到证据证明药师的积极干预是相当棘手的。对此存在许多原因，其中一些原因是：由于COPD本身是一种非常复杂的疾病，患者需要复杂的干扰措施，包括监测和控制合并症及服用的治疗药物等。单纯对COPD患者进行教育和监测，还不可能产生预期的结果。慢性阻塞性肺疾病是一种进行性疾病，因此，即使各种参数有所改善，但这种改善也可能被疾病的复杂特性抵消。药师干预慢性阻塞性肺疾病相关文献的研究设计也存在问题，因为这些文献研究都很常见到既谈到哮喘患者又谈到COPD患者，并且得出相同的结果。这两种疾病的研究应该分开进行相应地设计研究。有证据表明，除了吸入器技术外，药师对COPD的干预在患者疾病知识、依从治疗、用药理念和药物相关问题方面都有积极的影响[17～19]。一篇系统综述对COPD管理的教育项目进行了研究，认为尽管大多数干预措施都是由护士、医生、理疗师和药师实施的，但都会得到更好的治疗管理和结果[20]。

27.2.1　吸入装置

有确凿的证据表明，药师在干预哮喘和COPD患者使用吸入器后，取得了积极的结局[21]。在指导患者使用吸入器之前，药师必须掌握可用设备的使用方法，并掌握足够的知识用于传授正确的使用技术。

现有很多不同类型的吸入装置，包括带有或不带储雾罐的压力定量气雾吸入器（pMDI）[8, 13]、呼吸驱动压力定量气雾吸入器、雾化吸入器（soft mist inhaler）、单剂量和多剂量干粉吸入器以及喷雾器。吸入装置在设计和结构上是复杂的，应考虑产生可呼吸气溶胶的需求和患者将气溶胶吸入肺部的能力。通过吸入器给药的预期治疗效果，是基于按照说明使用吸入器的假设而设定的。不正确使用吸入装置，将会造成治疗效果下降和病情失控，甚至在吸入糖皮质激素后，可能会增加药物不良反应。药师是医务人员，经过良好培训后，可以使他们完全理解给药吸入装置的基本原理、药物的药理作用以及患者的实际需要。

（1）评估适用性（suitability）

无论是对首次处方使用特定类型吸入器的患者，还是对已使用过一段时间吸入器的患者，评估其处方吸入装置的适用性都非常重要。评估适用性时，需要考虑各种因素，例如患者的吸气能力及患者使用吸入器的身体机能和心理能力[22]。吸入装置的选择有时与所选药物密切相关，这可能是为患者选择最合适吸入器的一个限制因素。另一个问题是可及性。如患者无力支付处方的吸入器会导致患者用药不依从。不同国家的吸入器成本和种类数量各不相同。吸入器的选择应考虑到患者个体的需求、所处环境和偏好[23]。

（2）指导和评估技术

教会患者如何使用吸入器是至关重要的。根据对患者能力的评估，制订合适的吸入器技术教育的干预措施。干预措施可能因人而异，针对个人的干预措施越个性化，取得成功的机会就越大。使用安慰剂吸入器来传授这项技术，已被发现是有效的。如果没有安慰剂，可以直接使用患者的吸入器进行演示。口头、视听[1]和书面的指导都是有用的方法。

药师可使用"回授技巧"（teach back）的方法评估干预措施的有效性。在这一点上，可能需要更多的指导。根据患者情况的不同，药师必须决定是否继续进行干预或安排随访预约。药师需要知道患者在使用吸入器时常犯的错误，并应具备适当的识别和干预的能力[24]。有时药师一开始就可以看出，患者无法使用处方的吸入器，例如，患者身体不够灵活或无法理解说明书等。当发现患者有这些问题时，药师应与处方医师沟通，并建议选用另一种吸入器或其他更好的治疗方法。

（3）评估患者掌握的技术

定期检查患者掌握的技术，平均每4～6周检查一次，也是很重要的，因为正确使用吸入器的能力会随时间逐渐减弱[1]。定期加强吸入器技术的培训，对于患者保持正确使用吸入装置的能力至关重要。对照标准步骤列表检查特定类型吸入器的使用步骤是可行的，并且相对容易执行[25]。患者的任何错误执行步骤都可很容易地被识别与纠正，并再次强化正确的技术要领。

（4）简化治疗

有些患者自己有一系列不同类型的吸入装置。同时使用几种不同类型的吸入器，会让患者困惑并更难掌握使用各种吸入器的不同使用步骤。建议处方医生尽量为患者选择同一类型的吸入装置，以提高患者正确使用吸入器技术的可能性。还应考虑尽量减少吸入器的数量。建议用药评估还应包括对处方吸入器数量需求的评估。只要有指征，药师都应提出减少患者使用吸入器数量的建议。简化治疗将减少患者的困惑，有助于患者更好地掌握吸入器技术，并依从治疗[22]。

（5）储雾罐

储雾罐（spacer） 与pMDI结合使用，特别适用于儿童和那些不能正确使用pMDI的患者。所选储雾器应与处方的pMDI完全兼容。需要教会患者如何使用这类装置，以及如何按照厂商的说明清洁和维护装置[13]。

（6）氧气瓶

对于使用普通氧气瓶和家用压缩氧气瓶患者，药师需要提供指导和说明，使他们能正确使用和养护。

27.2.2 基于控制症状的哮喘药物治疗管理

吸入性糖皮质激素（ICS）是哮喘治疗的基石，也称为一线治疗。通常称这类药物为控制性药物或阻止性药物。对于大多数患者，使用常规的低剂量ICS治疗将减轻哮喘症状、增强肺功能、改善生活质量以及降低病情恶化、住院和死亡的风险。只有那些白天偶尔出现哮喘症状的患者才不推荐使用ICS。应根据患者的临床需要，增加或减少ICS的剂量，并与其他药物联合使用[1, 13]。

吸入性β₂受体激动药既有属于缓解性药物（reliever）的短效的（SABA），也有被归类为阻止性药物或控制性药物（preventer/controller）的长效的（LABA）。建议所有哮喘患者"按需使用"SABA类药物以缓解症状。对于很少出现症状的患者，例如偶尔喘息且持续时间很短的患者，SABA类药物是目前唯一推荐的治疗方案。目前建议，在单独使用低剂量ICS却达不到预期效果时，可以使用LABA作为常规ICS治疗的联合用药[1]。

口服的白三烯受体拮抗药（leukotriene receptor antagonist，LTRA）也被归为阻止性药物/控制性药物。对于不愿意或不能使用ICS的患者，口服LTRA可能是另一种选择，但是其疗效不如吸入性糖皮质激素。LTRA也可与ICS/LABA联合使用，以实现和维持控制症状的目的[1, 13]。

其他的附加治疗方案选择包括：噻托溴铵（tiotropium），一种长效胆碱能拮抗药（LAMA），通过雾化吸入器提供，用于患有恶化史的成年患者；然而，支持这种应用的证据并不可靠[1, 13]。口服茶碱，有时用于成人，但不推荐常规使用。吸入性奈多罗米钠和色甘酸钠的铬剂仍然可以使用，但其疗效相当低。对于患有严重过敏性非控制性哮喘的患者，可选用抗免疫球蛋白E（anti-IgE）、奥马利珠单抗（omalizumab）[1, 13]；而对于严重非控制性嗜酸细胞性哮喘患者，在某些国家，也有使用皮下美泊利单抗（mepolizumab）和静脉注射瑞利珠单抗（reslizumab）[1]。低剂量长效口服糖皮质激素可用于患有严重哮喘，并未能在使用吸入性控制性药物/阻止性药物的治疗中达到疗效的成年患者[1, 13]。

（1）哮喘患者常见的DRP

表27.1使用PCNE的DRP分类[26]说明在哮喘患者中表现出的常见DRP。

表27.1　哮喘患者常见的DRP

问题	原因	评论
治疗的有效性		缺乏有效的治疗会导致失控、症状增加和恶化。这给患者和医疗系统带来了更大的负担
	药物选择	当需要吸入糖皮质激素时，单独使用SABA 当LABA应该作为附加疗法使用时，作为单药治疗使用 执业医师要么可能不愿意处方口服糖皮质激素，如泼尼松/泼尼松龙，即便在严重、必需的情况下；要么可能过度使用口服泼尼松/泼尼松龙
	药物剂型	有时，所选的吸入装置类型可能不适合个别患者
	剂量选择	ICS的处方剂量可能与哮喘的严重程度（控制状态）不相称，或吸入制剂的组合不足以维持症状控制 或者，当前剂量过高，治疗可能会被停止，即哮喘治疗没有在适当的指南步骤下管理
	处方调配	未向患者提供如何使用设备的详细说明
	药物使用	吸入器技术不完善，吸入器使用不得当
	患者相关原因	对处方方案缺乏依从性，特别是ICS 可能的原因： • **无意不依从** –健忘 –治疗方案不适合生活方式 –处方太多不同类型的吸入器 –多重用药 –对用药需求缺乏充分理解 –获取的障碍，如无法负担、没有能力去调配药物 –情绪障碍和心理健康问题 • **有意不依从** –对药物的关注超过了用药必要性 –对糖皮质激素的恐惧（普遍存在） –实际或感知到不良事件 –认为处方药无效 –认为不需要处方药

续表

问题	原因	评论
治疗的安全性		
	药物治疗的不良反应	ICS可导致一些不良反应，特别是高剂量服药超过延长疗程的患者 特定的不良反应在儿童或其他特定的患者群体中可能更为明显 常见的有：口腔念珠菌病、发音困难、声音嘶哑、易瘀伤 长期使用口服糖皮质激素：大量、严重不良反应，如血压升高、骨质疏松、糖尿病、高脂血症、白内障 吸入性β_2受体激动药最常见的不良反应是心悸和心动过速，通常与过量使用吸入器有关
	药物与疾病相互作用	阿司匹林或其他非甾体抗炎药能对阿司匹林敏感的哮喘患者都可能引发病情恶化 β_2受体阻滞药可能诱发哮喘支气管痉挛

（2）支持哮喘自我管理和治疗监测的患者教育

患者教育是授权并帮助患者做好管理疾病的必要手段。各种资源可用于患者的教育干预[27~29]。提供哮喘的简要概述、发病病因、临床表现/症状、危险因素、疾病预期以及影响生活方式的途径，将有助于患者更好地了解自己的病情。介绍疾病的诱发因素、正确的规避策略、探究特定患者可减轻的风险因素，能有助于更好地控制哮喘症状。教会患者识别病情恶化或病情失控的状况，了解导致恶化/未能控制的原因、了解如何处理恶化情形以及如何获得帮助，这些都是教育干预的必要工作内容。教育患者了解不同类型的药物（阻止性或控制性药物、缓解性药物）、了解这些药物的作用机理、为什么需要使用、何时服用以及如何正确使用各种吸入器，是非常必要的。根据患者的个体情况，给予戒烟、避免二手烟及肥胖患者减重的建议，也是干预的必要内容。

根据症状控制程度和**呼气峰流速（peak expiratory flow rate）**，患者个性化调整其药物治疗计划，已证明是非常有效的[1]。让患者承担更多的责任来管理自己的哮喘疾病，将会产生积极的结局[30]。医疗团队根据患者个人需求进行个性化制订自我管理计划，但应考虑患者执行计划的能力、愿望及其文化素养。药师参与制订计划、监测和干预，使患者达到并维持治疗目标，是提供监护一个不可分割的部分。此外，针对患者的需要推进个性化计划制订是另一个必要的干预措施。

监测哮喘患者的各种参数对于维持控制及获得良好的生活质量是非常必要的。英国胸科学会明确强调了需要监测的参数，药师通过药学监护监测这些参数[13]。通过对患者的计划安排进行结构化用药评估，比无计划的偶尔评估，肯定会产生更好的结局[31]。

药师可以使用各种可用工具，诸如30秒哮喘测试[32]和广泛使用的哮喘控制测试

（ACT）[33]，对患者症状进行结构化监测。这些工具使用简单、节省时间。

肺功能可以应用峰值流量计（peak flow meter）进行监测。患者可以使用峰值流量计监测自己的肺功能，药师可对其进行评估。对那些患严重哮喘的患者，监测峰值流量是非常有用的[13]。

哮喘的恶化、口服糖皮质激素抢救课程的应用以及在公司/学校请假的天数也需要被监控，因为这些都表征患者哮喘控制的程度[13]。

如前所述，可以监测吸入器技术。澳大利亚国家委员会（National Council of Australia）制定的标准化哮喘检查表非常有用，因为它为评估吸入器技术提供了一种结构化的分类方法[34]。

如第5章所述，治疗依从性是一个需要监测的重要参数，对于哮喘患者来说当然亦如此。众所周知，慢性病患者的依从性较低。准确评估控制性药物治疗的依从性确实是一个挑战。有些方法包括检查已经调配了多少张处方，询问患者短期忘服药物的次数[1, 13]。虽然这些方法都不能提供准确的信息，但确实能显示患者用药的依从程度。

监测短效支气管扩张药的使用，可以提供信息以判断患者是否过度使用缓解性药物吸入器，这是监测患者不正确治疗和失控的另一项指标。每月使用一种以上的短效支气管扩张药是患者哮喘控制不良的一项明显指标。

药师应监测患者是否出现任何DRP，包括当前治疗的药品不良反应。这样可以及时进行干预。

27.2.3　慢性阻塞性肺疾病管理

（1）COPD药物治疗管理

COPD药物治疗管理已证明对一些参数产生了积极的影响，包括减轻症状、降低症状恶化的频度和程度，改善健康状况和运动耐力。COPD的每个治疗方案都需要个体化[2]。然而，迄今为止使用的所有治疗方法，都没有办法改善COPD患者肺功能的长期衰退[8]。

● 支气管扩张药。对于COPD，治疗的主要手段是使用支气管扩张药，主要用来预防或减轻症状。尽管定期使用SABA不是首选方案，但SABA和LABA还是最为常用。使用LABA对改善肺功能、呼吸困难、健康状况，减缓病情恶化和降低住院率方面有积极的作用。已发现LAMA可以改善健康状况，促进肺功能恢复，减缓病情恶化及减低住院率。与β$_2$受体激动药和抗胆碱能药物联用，通常可以增强治疗的效果，且不会增加不良反应。目前，市场有多种含支气管扩张药组合的吸入器可供选择。甲基黄嘌呤类药物，如茶碱，也用于慢性阻塞性肺疾病；然而，其应用的最佳方式仍待商榷[2, 35]。

● 抗炎药。在慢性阻塞性肺疾病中使用ICS尚不清楚，其使用需要平衡相关风险。不推荐单药治疗，但与LABA和LAMA联合使用有一些优势。与单独使用LAMA或联合使用ICS/LABA相比，已发现ICS/LAMA/LABA的三联疗法可改善肺功能、症状、健康状况和病情恶化[2, 35]。

● 磷酸二酯酶4（PDE4）抑制剂。可减缓慢性支气管炎、严重到极严重COPD且有病情恶化史患者的病情恶化，但似乎对患者的症状和生活质量的改善没有太大作用[2, 35]。使用大环内酯类阿奇霉素和红霉素有助于减缓患病一年以上病情的恶化状况。定期使用黏液溶解药和抗氧剂而不使用ICS[2]，可能有助于减缓COPD患者的病情恶化，改善其健康状况。

慢性呼吸衰竭伴严重静息低氧血症的患者通过长时间吸氧（每天超过15h），增加了生存率[2]。

重要的安全考虑：虽然哮喘和慢性阻塞性肺疾病的治疗都使用吸入性糖皮质激素和支气管扩张药，但从安全性角度考虑并不推荐。对于哮喘，LABA和LAMA应联合ICS使用；对于COPD，药物治疗要从LABA和/或LAMA开始，且不使用ICS[2]。

（2）COPD的药物相关问题

COPD是一种多因素疾病，影响各个器官。当治疗和管理COPD时，不仅要关注肺部，还要关注全身系统。COPD患者往往使用许多药物来治疗各种合并病。他们出现的DRP是多方面的，不仅仅与呼吸药物有关。因此，评估需要考虑所有这些问题。出于实际原因，表27.2介绍了呼吸系统药物相关的主要DRP；然而，这只是部分情况，还远远不够全面。

表27.2　COPD患者最常出现的DRP

问题	原因	评论
治疗的有效性		对于COPD，治疗效果的最具挑战性问题是，是否使用正确的诊断工具（即肺量计）诊断慢性阻塞性肺疾病
	药物选择	药物选择了更适于哮喘治疗，而不是COPD治疗 治疗合并症的药物选择不当
	药物剂型	有时，所选的吸入器设备类型可能不适合患者个体，如身体灵活性有限，认知能力可能有限
	剂量选择	给药不足，可能是由于复查频率不够，无法根据肺功能的下降来加大给药剂量 治疗合并症的药物剂量不足
	处方调配	关于如何使用设备，患者和/或看护者没有得到充分指导 缺乏如何管理所有处方药的指导
	药物使用	缺乏吸入器技术，吸入器使用不当 治疗合并症的药物用药不足

续表

问题	原因	评论
治疗的有效性	患者相关原因	对处方方案缺乏依从性 可能原因： • **无意不依从** －多重用药 －健忘 －治疗方案不适合生活方式 －处方太多不同类型的吸入器 －对用药需求缺乏充分理解 －获取的障碍，如无法负担、没有能力去调配药物 －身体和心理健康问题 －缺乏社会支持 • **有意不依从** －－对药物的关注超过了用药必要性 －实际或感知到不良事件
治疗的安全性		这在COPD患者中是一个非常值得关注的问题
	药物治疗的不良反应	药品不良反应通常是多发性的，导致发病率增加。不良反应既可能来自治疗COPD的药物，又可能来自治疗合并症的药物

（3）支持COPD自我管理和治疗监测的患者教育

COPD的教育干预需要一个多学科团队来解决，其团队成员可包括医生、护士、药师、理疗师、职业治疗师和心理专家[20]。因此，教育干预需要以一种结构化的合作方式进行。药师的主要工作是鼓励患者参与戒烟计划，解决暴露于其他刺激物和危险因素的问题。教育患者了解自己的病情和病情进展，尽早识别出病情恶化以及知道如何处理这些状况，是教育策略必不可少的一个部分。药师可以指导患者了解不同类型的药物、药物是如何作用的、所使用药物的基本原理以及对治疗的预期，包括识别可能的药品不良反应和如前所述的吸入器技术的指导，并就适当的疫苗接种提供建议[2, 20]。

临床上已发现，帮助患者提高自我管理COPD的技能，对其预后可以产生积极的影响[2]。药师可解决的主要技能包括帮助患者：识别和控制诱发因素及控制症状；处理突发事件或紧急情况；向患者介绍医疗系统和服务，并合理利用各类医务人员帮助患者。需要强化患者用药相关的技能，包括如何使用患者的吸入器。除了这些技能外，还有各种其他技能，如饮食干预、锻炼身体和心理技术，通常由团队中的其他成员解决。当这些技能成为制订个体患者治疗计划的一部分时，就可以达到最佳治疗结局[20, 36]。

在COPD的管理中，监测患者正确使用药物治疗、药物治疗的依从性以及是否出现DRP，尤其是ADR，是非常重要的。症状监测可以使用各种可用的工具，如COPD评估测试（CATTM）[37]。这些工具只是向药师提供一种临床指证，而绝不是对COPD的全面评估。由于COPD的合并症会显著地影响患者的死亡率和住院率[2]，因此，根据相关指南监测合并症是非常重要的。

27.3 向哮喘和COPD的患者提供药学监护

（1）对哮喘患者开展以患者为中心的药学监护

药学监护的理念和监护模式与哮喘患者的需要和管理模式，非常契合。向哮喘患者提供药学监护，已经产生积极的临床效果和患者结局，并获得了很高的患者满意度[38]。图27.1概述了哮喘药学监护的循环过程。

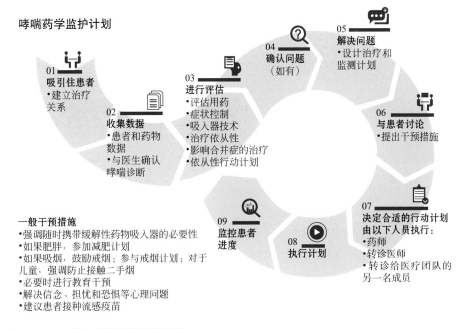

图27.1 哮喘疾病的药学监护计划

（2）为COPD患者提供以患者为中心的药学监护

过去几年中，人们对COPD的了解越来越深，使得为COPD患者提供药学监护创造了更多机会。目前，推荐的是依据疾病的发展阶段和患者个人的需要，创建一个高度灵活的照护项目。图27.2概述了COPD药学监护的循环过程。

COPD药学监护路径

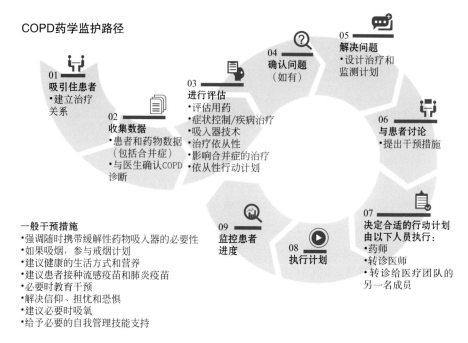

05 解决问题
·设计治疗和监测计划

04 确认问题（如有）

03 进行评估
·评估用药
·症状控制/疾病治疗
·吸入器技术
·治疗依从性
·影响合并症的治疗
·依从性行动计划

01 吸引住患者
·建立治疗关系

02 收集数据
·患者和药物数据（包括合并症）
·与医生确认COPD诊断

06 与患者讨论
·提出干预措施

07 决定合适的行动计划
由以下人员执行：
·药师
·转诊医师
·转诊给医疗团队的另一名成员

09 监控患者进度

08 执行计划

一般干预措施
·强调随时携带缓解性药物吸入器的必要性
·如果吸烟，参与戒烟计划
·建议健康的生活方式和营养
·建议患者接种流感疫苗和肺炎疫苗
·必要时教育干预
·解决信仰、担忧和恐惧
·建议必要时吸氧
·给予必要的自我管理技能支持

图27.2 COPD药学监护路径

案例场景

FC女士是位30岁的超重者，生活十分忙碌，平时她都到社区药房取处方药治疗她的哮喘病。初秋的一个下午，她来到了你的药房帮她母亲取处方药。你察觉到她患了上呼吸道感染并胸闷咳嗽，还有轻微的喘息。于是你问她是否在治疗感冒和哮喘症状。她回答说，由于她有怀孕计划，因此她不想吃任何药了。事实上，夏季期间，她已经停止服用了哮喘药物并感觉良好。她尽可能地试图忍受出现的症状，但最后还是吸了几口缓解性药物吸入剂——沙丁胺醇；然而，现在情况变得非常困难了。她希望，在她怀孕时，"不再使用糖皮质激素"。在检查她的个人资料时，你注意到她目前的处方，除沙丁胺醇定量吸入剂根据需要使用外，还需使用一种复方干粉吸入剂——福莫特罗（6微克/剂）-布地奈德（200微克/剂），每日2撇（每12小时1撇）。她最新一次取药的时间是3个多月前。

药学监护干预：药师需要解决一些重要问题。

对患者问题的初步评估和确认：很明显，FC女士对于怀孕前和怀孕期，哮喘药物使用的信息是错误的。这造成了她对治疗的不依从性和哮喘的失控。她的感冒即将引起哮喘急性发作。

治疗计划

立即行动

① 用药指导。

● 告知FC女士在准备怀孕和怀孕期服用控制性药物的重要性。
● 告知孕期控制好哮喘对母亲和胎儿的重要性。
● 强调哮喘吸入用药的益处，而不是缺乏使用带来的风险。
● 鼓励就此问题进行开放式讨论。
● 提供信息，也可能是可靠的哮喘教育网站。

② 使用诸如ACT之类的工具，评估症状控制状况。
③ 坚持患者立即重新开始控制性药物治疗。
④ 请转诊医生立即（当天）评估，以防症状进一步失控和发作。
⑤ 建议患者随身携带缓解性药物。

第二天，FC女士从她的医生那里回来，医生给她开具的处方是：除沙丁胺醇定量吸入剂根据需要服用外，每日口服泼尼松龙40mg，持续5天；福莫特罗（6微克/剂）-布地奈德（200微克/剂），每日2揿。还根据需要给她处方了对乙酰氨基酚。

① 更新FC女士的个人档案，包括所遇到问题的必要文档记录。
② 配药并给予控制性药物给药方案的建议（强调与以前剂量相比的变化）、根据控制性药物吸入器的使用，提供口腔卫生和泼尼松龙用药的建议。
③ 对照标准化检查表评估干粉吸入器和定量吸入器的吸入器技术。进行必要的干预，以确保患者正确掌握吸入器技术。
④ 加强患者就哮喘药物使用重要性和怀孕服药注意事项的用药指导。鼓励患者就这些问题进行交流。
⑤ 探询哮喘其他危险因素，并提出相应的建议/讨论。
⑥ 就上呼吸道感染的治疗和合理使用对乙酰氨基酚，提供建议。
⑦ 为FC女士预约一次大约3周内的随访。如果她需要的话，鼓励她早点联系你。

随访评估

FC女士接受随访预约回到药房。她的病情已经明显好转。

① 开始讨论药物治疗。尽力确定她是否正在服用哮喘药物以及服用的方法。
② 敞开心扉讨论孕期的药物治疗和孕期控制哮喘的重要性，并尽力确定她是否确信有必要坚持药物治疗。
③ 评估症状控制状况。
④ 鼓励她接种流感疫苗。

⑤ 推荐补充叶酸。

⑥ 讨论并建议采用健康的生活方式，包括适度的运动和健康的饮食。

⑦ 在她来调配下一张处方之前，如果她需要做的话，鼓励她联系你。

治疗监测

两个月后，FC女士回来取她的哮喘处方药。她看起来很好，也很快乐。她告诉你，三周前她发现自己怀孕了。她很高兴听取了你的建议。她正在定期服用控制性药物治疗哮喘，并几乎不需要使用缓解性药物。她感觉比以前好多了。她正在尽最大努力保持健康，服用叶酸，吃健康食品，散步已成了日常生活的一部分。她的医生和助产士正监测她怀孕的状况。

① 评估哮喘症状的控制状况。

② 评估患者吸入器技术的掌握程度。

③ 必要时给予建议。

④ 鼓励她在必要时联系你。

参考文献

1. Global Initiative for Asthma: Global strategy for asthma management and prevention [Report]. 2017 [cited 2017 Sep 15]. Available from http://ginasthma.org/2017-gina-report-global-strategy-for-asthma-management-and-prevention/.

2. Global Initiative for Chronic Obstructive Lung Disease: Global strategy for the diagnosis, management and prevention of COPD [Report]. 2017 [cited 2017 Sep 15]. Available from http://goldcopd.org/gold-2017-global-strategy-diagnosis-management-prevention-copd/.

3. World Health Organization: Asthma 2017 [cited 2017 Oct 31]. Available from http://www.who.int/respiratory/asthma/en/.

4. Holgate ST. Pathogenesis of asthma. Clin Exp Allergy. 2008;38(6):872–97.

5. Banoub RG, Phillips KM, Hoehle LP, Caradonna DS, Gray ST. AR. S. Relationship between chronic rhinosinusitis exacerbation frequency and asthma control. Laryngoscope. 2017. https://doi.org/10.1002/lary.26901.

6. Brożek JL, Bousquet J, Agache I, et al. Allergic Rhinitis and its Impact on Asthma (ARIA) guidelines-2016 revision. J Allergy Clin Immunol S0091–6749(17)30919–3.

7. Okubo YMN, Michihata N, Yoshida K, Morisaki N, Matsui H, Fushimi K, Yasunaga H. Impact of pediatric obesity on acute asthma exacerbation in Japan. Pediatr Allergy Immunol. 2017;28(8):763–7. https://doi.org/10.1111/pai.12801.

8. World Health Organization: Chronic obstructive pulmonary disease (COPD) 2017 [cited 2017 Oct 31]. Available from http://www.who.int/respiratory/copd/en/.

9. Clini EM, Boschetto P, Lainscak M, Janssens W. Comorbidities in chronic obstructive pulmonary disease from assessment to treatment. Biomed Res Int. 2014. https://doi.org/10.1155/2014/414928.

10. World Health Organization Regional Office for Europe: Priorities for health systems strengthening in the WHO European Region 2015–2020: walking the talk on people centredness [Report]. 2015 [cited 2017 Sep 15]. Available from http://www.euro.who.int/__data/assets/pdf_file/0003/282963/65wd13e_HealthSystemsStrengthening_150494.pdf.

11. Foronda C, MacWilliams B, McArthur E. Interprofessional communication in healthcare: an

integrative review. Nurse Educ Pract. 2016;19:36–40.

12. Horne R, Chapman SCE, Parham R, Freemantle N, Forbes A, Cooper V. Understanding patients' adherence-related beliefs about medicines prescribed for long-term conditions: a meta-analytic review of the necessity-concerns framework. PLoS ONE. 2013;8(12):e80633.

13. British Thoracic Society and Scottish Intercollegiate Guidelines Network: British guideline on the management of asthma 2016 [cited 2017 Oct 31]. Available from https://www.brit-thoracic.org.uk/document-library/clinical-information/asthma/btssign-asthma-guideline-2016/.

14. Boulet L. Asthma education: an essential component in asthma management. Eur Respir. 2015;46:1262–4.

15. Adunlin G, Mahdavian S. Effectiveness of pharmacist interventions on asthma management: a systematic review. BMJ Best Practice. 2012;3(6):264–73.

16. Garcia-Cardenas V, Armour C, Benrimoj SI, Martinez-Martinez F, Rotta I, Fernandez-Llimo, F. Pharmacists' interventions on clinical asthma outcomes: a systematic review. Eur Respir J. 2015;47(4).

17. Jarab AS, AlQudah SG, Khdour M, Shamssain M, Mukattash TL. Impact of pharmaceutical care on health outcomes in patients with COPD. Int J Clin Pharm. 2012;34(1):53–62.

18. Apikoglu-Rabus S, Yesilyaprak G, Izzettin FV. Drug-related problems and pharmacist interventions in a cohort of patients with asthma and chronic obstructive pulmonary disease. Respir Med. 2016;120:109–15.

19. Ottenbros S, Teichert M, de Groot R, Griens F, Sodihardjo F, Wensing M, et al. Pharmacist-led intervention study to improve drug therapy in asthma and COPD patients. Int J Clin Pharm. 2014;36(2):336–44.

20. Stoilkova A, Janssen DJA, Wouters EFM. Educational programmes in COPD management interventions: a systematic review. Respir Med. 2013;107:1637–50.

21. Klijn SL, Hiligsmann M, Evers SMA, Roman-Rodriguez M, van der Molen T, van Boven JFM. Effectiveness and success factors of educational inhaler technique interventions in asthma & COPD patients: a systematic review. Prim Care Respir Med. 2017;27(24).

22. Dougall S, Bolt J, Semchuk W, Winkel T. Inhaler assessment in COPD patiens. Can Pharm J. 2016;149(5):268–73.

23. Dekhuijzen PNR, Lavorini F, Usmani OS. Patients' perspectives and preferences in the choice of inhalers: the case for Respimat(R) or HandiHaler(R). Patient Preference and Adherence. 2016;10:1561–72.

24. Braido F, Chrystyn H, Baiardini I, Bosnic-Anticevich S, van der Molen T, Dandurand RJ, et al. "Trying, but failing"—the role of inhaler technique and mode of delivery in respiratory medication adherence. J Allergy Clin Immunol Pract. 2016;4(5):823–32.

25. National Asthma Council Australia: Inhaler Technique Checklists [Internet]. 2017 [cited 2017 Sep 15]. Available from https://www.nationalasthma.org.au/living-with-asthma/resources/health-professionals/charts/inhaler-technique-checklists.

26. Pharmaceutical Care Network Europe. The PCNE Classification V 8.01. [Internet]. [cited 2017 Sep 15]. Available from: http://www.pcne.org/upload/files/215_PCNE_classification_V8-01.pdf.

27. Chest(R) Foundation. Asthma 2017 [cited 2017 Oct 31]. Available from https://foundation.chestnet.org/patient-education-resources/asthma/.

28. Asthma Initiative of Michigan. Delivery of Asthma Education During Patient Visits 2017 [cited 2017 Oct 31]. Available from http://getasthmahelp.org/asthma-patient-education.aspx.

29. Asthma and Allergy Foundation of America. Asthma and Allergy Educational Materials and Tools for Patients and Caregivers 2017 [cited 2017 Oct 31]. Available from http://www.aafa.org/page/programs-for-patients-and-caregivers.aspx.

30. Moudgil H, Marshall T, Honeybourne D. Asthma education and quality of life in the community: a randomised controlled study to evaluate the impact on white European and Indian subcontinent ethnic groups from socioeconomically deprived areas in Birmingham,

UK. Thorax. 2000;55(3):177–83.

31. Kripalani S, Yao X, Haynes RB. Interventions to enhance medication adherence in chronic medical conditions: a systematic review. Arch Intern Med. 2007;167(6):540–50.

32. Ahmed S, Ernst P, Tamblyn R, Colman N. Validation of the 30 second asthma test as a measure of asthma control. Can Respir J. 2007;14:105–9.

33. Thomas M, Kay S, Pike J, et al. The Asthma Control Test (ACT) as a predictor of GINA guideline-defined asthma control: analysis of a multinational cross-sectional survey. Prim Care Respir J. 2009;18:41–9.

34. Holt S, Masoli M, Beasley R. The use of the self-management plan system of care in adult asthma. Prim Care Respir J. 2004;13:19–27.

35. BMJ Best Practice. COPD 2017 [cited 2017 Oct 31]. Available from http://bestpractice.bmj.com/best-practice/monograph/7/treatment/step-by-step.html.

36. Effing T, Monninkhof EEM, van der Valk PP, Zielhuis GGA, Walters EH, van der Palen JJ, et al. Self-management education for patients with chronic obstructive pulmonary disease (Review). Cochrane Database of Systematic Reviews 2007. 2009(4):https://doi.org/10.1002/14651858.cd002990.pub2.

37. Jones PW, Harding G, Berry P, Wiklund I, Chen WH, Kline Leidy N. Development and first validation of the COPD Assessment Test. Eur Respir J. 2009;34:648–54.

38. Cordina M, McElnay JC, Hughes CM. Assessment of a community pharmacy-based program form patients with asthma. Pharmacotherapy. 2001;21(10):1196–203.

第28章

2型糖尿病的药学监护

Ines Krass, Kreshnik Hoti

摘要

　　药师有许多机会可以为糖尿病患者提供有价值的药学监护。如本章所述，系统性应用药学监护流程将有助于发现患者存在的一系列阻碍患者药物治疗获得最大受益的DRP。药师应理解患者的需求，建立服务系统和基础建设，以提供和记录有效的药学监护。

28.1　糖尿病相关的疾病定义 -

　　糖尿病是一种以慢性高血糖为特征的复杂多样性代谢紊乱。其临床表现和疾病进展不仅与疾病表型有关，而且取决于胰岛β细胞产生胰岛素的功能障碍程度和/或靶组织（如肝肌肉和脂肪）对胰岛素作用的反应[1]。目前糖尿病分为4类[2]。

　　① 1型糖尿病（T1DM）是因胰岛β细胞损伤导致胰岛素完全缺乏的自身免疫性疾病。

　　② 2型糖尿病（T2DM），最常见的糖尿病形式，其特征是胰岛素抵抗和胰岛素分泌渐进性缺乏。

　　③ 妊娠期糖尿病（GDM），妊娠过程中发病或初次诊断，因糖耐量异常造成变化不定的高血糖症。

　　④ 其他原因引起的糖尿病，如青少年的成人起病型糖尿病（MODY）；其他内分泌疾病、胰腺疾病（如囊性纤维化）或医源性原因，如糖皮质激素治疗。

　　据估计，目前全球大约有4.15亿成年人患糖尿病，到2040年，这一数字将增加到6.42亿。大多数国家的T2DM人群的比例正在增加，而这一人群有3/4的人生活在中低收入国家[3]。

28.1.1 糖尿病并发症

高血糖症因长期未控制会造成血管和神经的受损，继而导致微血管和大血管长期出现**并发症（complication）**。微血管并发症包括视网膜病变、肾病和神经病变。糖尿病视网膜病变包括视网膜血管渗漏和缺血，也是导致20～74岁成人失明的主要原因。糖尿病肾病是发达国家终末期肾病最常见的病因，也是心血管发病和死亡的一个独立危险因素。神经病变是一种最初影响周围神经的高度可变的并发症，是发病的主要原因。神经病变有几种临床并发症，包括足部溃疡、截肢、坏疽、性功能障碍，甚至心脏心律不齐导致猝死[4]。

糖尿病相关的大血管并发症，包括冠心病、脑卒中和外周血管疾病，占T2DM患者死亡率的50%以上。与没有患糖尿病的人相比，患有糖尿病的人发生心肌梗死的风险要高出3倍[4]。动脉粥样硬化和心肌损伤可能部分是因高血压、血管通透性改变和缺血引起的。然而，长期血糖控制情况仍然是决定T1DM和T2DM患者心血管疾病（CVD）患病风险的最重要因素。其他并发症包括抑郁症、性功能障碍和痴呆[4]。

因此，多因素管理的方法对于糖尿病患者的治疗至关重要。由于在基层医疗和社区药房业务中，T2DM占了糖尿病病例的大多数，因而本章将主要关注T2DM患者的药学监护。

28.1.2 治疗目标

有大量的临床证据支持，控制血糖、血压和血脂对预防糖尿病患者的微血管和大血管并发症[5]发生所带来的益处。在T2DM治疗的早期，设定最佳血糖指标尤其重要，因为这些指标的长期控制对于预防并发症的发生将产生"延续效应"。

糖尿病管理有很多国际性的临床指南。现行的**国际糖尿病联盟（International Diabetes Federation，IDF）**指南，对T2DM有效的建议[3]如下。

（1）血糖控制

T2DM血糖控制的总体目标应该是HbA1C低于7%（53mmol/mol）。只要通过适当的治疗可以避免低血糖和体重增加，HbA1c的预期目标应考虑更低。

对于服用多种药物[包括降糖药（GLD）]，预测生存期较短的患者，HbA1c的目标在7.5%～8%（58～64mmol/mol）可能更适合。

应用胰岛素治疗的患者必须监测血糖。在糖尿病治疗调整和急性患病期间，血糖监测是非常有用的，也可以作为自我照护的一种教育工具。

（2）血压

T2DM和高血压的患者应降压治疗，达到舒张压（DBP）80 mmHg和收缩压（SBP）130～140 mmHg的目标值。对于年轻人以及存在其他心血管危险因素或患微血管疾病的患者，其血压目标值应更低。血管紧张素转换酶抑制剂（ACEI）或血管紧张素受体阻滞药（ARB），因为具有肾保护作用，是首选的抗高血压药物。

（3）血脂

对于所有患有T2DM且未确诊CVD的40岁以下患者，其低密度脂蛋白胆固醇高于100 mg/dL（2.6 mmol/L）的，应开始使用他汀类药物治疗（一级预防）。对于已患心血管疾病的T2DM患者，低密度脂蛋白胆固醇控制目标值是低于70 mg/dL（1.8 mmol/L）（二级预防）。

28.2 T1DM的管理

所有T1DM的患者都需要胰岛素替代治疗，要么每天多次注射（MDI），包括基础胰岛素和大剂量胰岛素，要么通过胰岛素泵给予胰岛素。对于T1DM的患者来说，首选的胰岛素治疗方案是基础和大剂量给药方案，该方案是指每天4/5次注射胰岛素；其中3次（或更多）注射速效胰岛素，满足进餐时胰岛素的需要，1或2次注射基础胰岛素，满足餐间胰岛素的需求。这种治疗方案模拟胰岛素释放的正常生理模式。胰岛素泵根据患者的需要持续向体内给予速效或短效胰岛素。根据患者的需要，胰岛素泵经过预编程后，在白天和夜间连续给予小剂量的胰岛素。患者每次吃碳水化合物时，他们都必须启动胰岛素泵给予一次胰岛素。一顿饭或一顿点心所吃的碳水化合物的摄入量需要相当精确地以克或互换单位来估计。匹配碳水化合物摄入量与胰岛素给药剂量是预防高血糖或低血糖的关键[2]。表28.1概括了胰岛素的类型。

T1DM最常见的急性并发症是低血糖症，通常发生在患者血糖水平低于4mmol/L时，会出现稳态生理反调节反应。低血糖症是管理T1DM达到接近正常血糖最重要的限制性因素之一，也是最令人担心的并发症之一。导致糖尿病控制不可预测性和低血糖可能性的因素如下。

- 胰岛素吸收率差异引起的不确定性。
- 运动的可变影响。
- 食物吸收的变异性。
- 不同食物提高血糖水平的可变效果。
- 生理和心理压力的不确定影响。

大多数T1DM患者都是在糖尿病医疗团队照顾下得到治疗，医疗团队包括内分泌专家、糖尿病护士或糖尿病教育者以及营养师。有些地方，药师是这个团队的一员，他们可以帮助优化药物治疗。

28.3 T2DM的管理

T2DM管理涉及生活方式的管理，包括体重管理、营养、体育活动和药物治疗。图28.1概述了糖尿病的管理。

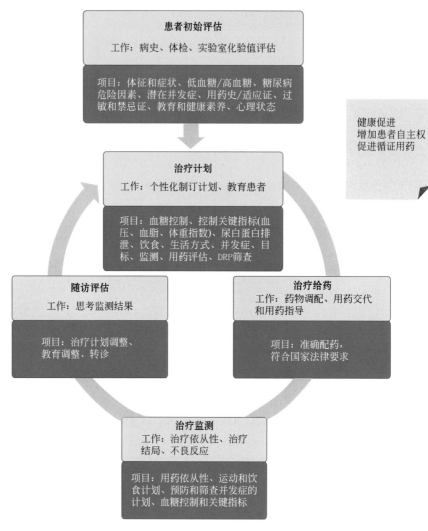

图28.1　T2DM患者药学监护的系统方法模型[14]

28.3.1　生活方式的改变

在T2DM诊断后，最初的治疗通常从改变生活方式开始，重点是既要限制碳水化合物又要限制能量摄入，增加体育活动。适度的持续性减重，按持续减少5%的初始体重计算，可以推迟初始药物治疗的需求。然而，为了达到控制血糖、血压和血脂的最佳结局，建议持续减重7%。这对许多患有T2DM的肥胖者来说是一个挑战。要想实现这种程度的减重，可以参与生活方式管理项目，做到每天减少或多消耗500～750kcal的能量；女性每天摄入能量为1200～1500kcal，男性每天摄入能量为1500～1800kcal，并根据个人的基线体重进行调整[2]。辅助减重和降低胰岛素抵抗的体育活动建议包括：每周至少进行150min中等强度的有氧运动（最大心率的

50%～70%），每周至少运动3天，连续不运动不超过2天，减少静坐，每周至少进行两次耐力训练，包括参与锻炼项目[2]。T2DM患者在治疗计划中，需要考虑其他生活方式的干预措施，包括适度饮酒（女性1杯，男性2杯）和减少钠的摄入量，尤其是患高血压等合并症的患者。

28.3.2　药物治疗

如果6～12周生活方式的改变试验未能成功控制血糖或者血糖水平非常高以及（或者）患者在诊断时出现糖尿病症状，则需要进行药物治疗。目前有9种不同类别的口服药物和各种胰岛素及非胰岛素注射药物可用于治疗T2DM。二甲双胍仍然是大多数患者的一线治疗选择。其目标是控制T2DM的一个关键病理生理特征，即胰岛素抵抗。然而，T2DM还有其他类型的器官功能障碍，如肝脏产生过多葡萄糖，胰腺α细胞分泌胰高血糖素增高、β细胞分泌胰岛素较少，肠道中胰高血糖素样肽-1（GLP-1）水平降低，肠内食物转运时间增加，肾脏葡萄糖的再吸收增加。在脂肪组织（内脏脂肪）中，脂联素等激素的失调和炎性细胞因子的产生促进了胰岛素抵抗[6]。

T2DM的渐进性以及应对功能障碍各种问题的需要意味着，通过联合应用作用机制互补的药物治疗更有可能实现血糖控制，更重要的是保持β细胞功能，达成治疗的最终目标[6, 7]。

现行临床指南推荐，临床医生以患者为中心，考虑患者偏好、耐受性和个体化血糖目标[2]，在现有的药物类别中选择第二种和第三种药物。表28.1总结了目前口服和注射药物的种类、作用机理、疗效（HbA1c降低率）、低血糖风险、减重作用以及常见副作用。

然而，研究显示，许多患者没有达到控制血糖、血压和血脂的治疗目标，使他们发生并发症的风险更高。对此，医生和患者都负有责任。不适宜处方或传统的治疗惯性（即医师未能加强治疗以达到推荐的目标），或者患者对处方用药方案的不依从，都是造成药物相关问题发生的原因[8]。

药物相关问题

DRP，包括药品不良反应、药物相互作用、禁忌证和不依从性，都会破坏T2DM治疗的有效性。由于T2DM患者通常使用多种药物，所以他们很可能发生DRP，并可能对糖尿病的控制产生负面影响。研究表明，医疗系统中存在相当比例的DRP与糖尿病患者有关。最近有两项研究应用了DRP的PCNE分类，探索了T2DM患者在社区医疗中或在医院环境中的DRP发生率对住院产生的影响[10]。前一项研究是瑞士79家社区药房的实习学生对54名糖尿病患者进行家访。发现最常见的DRP包括：混淆商品名和通用名、存在不依从风险、患者对潜在相互作用和药物用途的了解不足以及囤积处方药和非处方药[9]。后一项研究是英国和沙特阿拉伯对300名医院患者的回顾性综述，涉及调查DRP导致的住院情况。发现主要的问题是：缺乏有效性及由

表28.1 糖尿病药物的种类和作用 [6, 7, 13]

分类	可用药物	作用机理	HbA1C	低血糖风险	对体重的影响	对心血管疾病结局的影响	其他不良反应
双胍类	二甲双胍	胰岛素敏感剂，抑制葡萄糖的生成产生多重效果	1%～2%	没有	食欲下降导致轻度减重	降低风险（UKPDS）	开始治疗后乳酸酸中毒（罕见），可能引起恶心、呕吐或腹泻；维生素B_{12}缺乏
磺脲类	格列本脲、格列吡嗪、格列美脲	增加胰腺胰岛素分泌，可能降低胰岛素抵抗	1%～2%	有（随着年龄的增长，肾或肝损伤及相互作用的药物增加）	体重增加	风险增加（观察性试验和荟萃分析）	少见恶心、腹泻、金属味、头痛、腹胀
α-糖苷酶抑制剂	阿卡波糖	通过抑制小肠内α-糖苷酶来延迟碳水化合物的肠道吸收；降低餐后高血糖	0.5%～0.8%	没有		未知	肠胃气胀、腹泻、腹痛、腹胀
噻唑烷二酮类	罗格列酮、吡格列酮	胰岛素增敏剂减少游离脂肪酸积累、减少炎性细胞因子、提高脂联素水平，保持β细胞完整性和功能，从而改善胰岛素抵抗和β细胞衰竭	0.5%～1.4%	没有	体重增加	（预防性降低吡格列酮风险）	外周水肿；头痛、头晕、关节痛、血红蛋白下降、血细胞比容降低；骨折（罕见）；膀胱癌（罕见）；结合胰岛素使用时，心力衰竭
GLP-1类似物	艾塞那肽、利拉鲁肽、杜拉鲁肽	与胰岛β细胞上的GLP-1受体结合，促进葡萄糖调节的胰岛素分泌、减少胰高血糖素分泌、减缓胃运动	0.5%～1.5%	没有（仅与磺酰脲类药物结合使用）	体重减少	减少中性[利拉鲁肽（LEADER），索马鲁肽（SUSTAIN6，ELIXA）]	常见胃肠道副作用；30%～45%的患者出现一次或多次恶心、呕吐或腹泻

续表

分类	可用药物	作用机理	HbA1C	低血糖风险	对体重的影响	对心血管疾病结局的影响	其他不良反应
DPP-Ⅳ（二肽基肽酶Ⅳ）抑制剂	阿格列汀 林格列汀 沙克列汀 西格列汀 维格列汀	减少内源性GLP-1和GIP的降解	0.5%～0.9%	低（主要与胰岛素或磺脲类药物一起使用时）	无影响	中性[西格列汀（TECOS）、沙克列汀（SAVOR-TIMI）、阿格列汀（EXAMINE）]	流鼻涕、喉咙痛、头痛、肌肉骨骼疼痛（可能很严重）、便秘（不常见）
SGLT-2（钠葡萄糖转运蛋白-2抑制剂	达格列净 坎格列净 恩格列净	抑制钠-葡萄糖共同转运蛋白2，减少肾内葡萄糖再吸收（并增加其在尿液中的排泄量）	0.5%～0.7%	低（与磺酰脲或胰岛素一起使用时）	体重减少	减少[恩格列净（EMPA-REG OUTCOME）]	多尿、排尿困难、尿路感染、生殖器感染、血脂异常、血细胞比容增加、便秘、恶心、口渴、肾功能损害等
胰岛素	快速作用（模拟胰岛素）短效 常规 中效 长效作用（基础）	激素替代疗法	1%～2.5%	标记	体重增加	中性[甘精胰岛素（ORIGIN）]	注射部位脂肪萎缩、脂肪肥大、对注射成分过敏

于多重用药和不依从而导致的药品不良反应，并且患者年龄较大、使用胰岛素，两者都是DRP发生的重要预测因素。然而，在英国的研究中，药物不良反应是最常见的DRP，而在沙特阿拉伯的研究中，最常见DRP是由于药物和剂量选择不当而导致的缺乏疗效[10]。

28.3.3 自我管理

自我管理是糖尿病监护的一个基本要素，要认识到患者个体自我管理病情的能力极大程度上决定了患者能否达成严格的血糖控制。成功的T2DM自我管理要求患者个体每天参与各种认知和行为过程，以维持血糖水平在正常范围内，包括生活方式的改变、用药依从性、自我血糖监测（SMBG）以及定期拜访医务人员（HCP）。对于许多2型糖尿病患者来说，自我管理具有挑战性，因为他们没有足够的知识、技能和动机来启动和保持行为的改变，以帮助他们控制疾病。

糖尿病自我管理教育提供了一个学习框架，使患者个人能掌握自我管理病情所必要的知识和技能。学习的主题包括：控制血糖（即碳水化合物摄入）、血压（钠盐摄入）、血脂（脂肪摄入）最佳营养的要点，推荐的体育活动，低血糖的识别和管理（尤其针对使用胰岛素/胰岛素促泌剂的患者），病假管理，戒烟（如适用），饮酒，足部护理，用药说明以及定期监测并发症的重要性[2]。

除了知识之外，T2DM患者还需要建立自信心和自我激励，来有效实施自我管理。药师使用激励性面谈和合作目标设定作为补充策略，以帮助患者的自我管理，现已证明这些措施对改善T2DM患者的健康结局是有效的[11]。激励性面谈基于开放式提问，以确认内心矛盾的想法和感受，并与患者探讨如何改变自己固有行为的认知信念。合作目标设定的技术，包括药师和患者协商几个可实现的具体小目标，以应付他们最紧迫的难题。每个目标都有一个旨在帮助患者实现这些目标的策略。通过患者个人在这一过程中的努力，实现行为的改变[11]。

另一个有价值的工具是自我血糖监测（SMBG）技术，可协助T2DM患者实现有效控制病情。在诊断时，这一工具将有助于提高患者个人理解饮食、生活方式和药物治疗对血糖水平的影响。经过医务人员诊疗，这一工具还给患者提供了一种积极、有效参与糖尿病的控制和治疗的手段，以调整患者的行为和药物治疗。SMBG的应用需要一个简单的操作步骤，以便患者定期检查血糖仪的性能和准确性。许多血糖仪都有配套软件，方便下载血糖监测结果，这些结果供医疗团队中的药师和其他医务人员诊疗评估时使用。SMBG的强度和频率是依据患者个体的教育程度、行为、临床需要（确认、预防、管理急性高血糖和低血糖），有关血糖模式产生的数据及治疗变化的影响[12]，而定制的。

因此，药师需要与患者合作，协助和支持他们在生活方式上做出和维持必要的行为改变，进行自我照护和SMBG，并在整个患者生涯中依从药物治疗方案。

28.4　T2DM的药学监护

作为一种复杂多样的慢性疾病，T2DM为药师在各级医疗机构中参与或计划扩大其现有作用提供了一个很好的实践机会。药师最具优势的角色是确保提供负责任的药物治疗，以实现最佳的临床结局，改善T2DM患者的健康相关生活质量，即实现药学监护的核心目标。

为2型糖尿病患者提供有效的药学监护需要一种系统的方法，尤其要考虑到优化糖尿病治疗的临床任务相当艰巨[13]。在这方面，药师应以一个模型作为指导原则，这个模型可以使药师帮助患者实现IDF设定的治疗目标（见上述IDF的推荐）[3]。从药学监护的角度来看，实现IDF目标的过程应考虑在不造成低血糖和体重增加的情况下改善血糖控制，并通过干预措施对血压和血脂等关键指标产生积极的影响。通过对患者的病史、体格检查和实验室结果进行初步评估，可以确保提供系统的药学监护。然后再考虑患者的治疗计划、给药治疗、监测和评估疗效[3]。图28.1提供了这一过程的更多细节，包括参与药学监护干预类型中的行动措施。这一过程确保有一个适当的系统，能够持续识别患者存在的问题，为患者提供持续的监护并达成最佳结局。

鉴于涉及药学监护的各项工作为合作创造了一个良好的平台[15]，因此，应当强调的是，药师在药学监护期间应考虑与其他医务人员进行多学科合作。这种多学科之间的合作确保了患者最佳治疗选择并最佳结局的实现，最终改善了T2DM的治疗管理。

有大量的研究显示药师提供的药学监护干预产生的价值，不仅得到了患者的支持还改善了T2DM的治疗管理[14]。

多项研究通过测量治疗结局的改善程度，诸如控制血糖、血压和血脂水平，控制体重指数（BMI），提高治疗依从性及解决药物相关问题等状况，评价了药学监护对2型糖尿病患者的干预效果。同时对经济、人文和社会结局（患者满意度、生活质量、知识和信念、自我照护和生活方式）也进行了评价[14]。

28.4.1　总结各类具有循证支持的干预手段

研究报告了药学监护干预对上述各种结局产生的积极影响[14]。总之，这些研究提供了证据，以支持药师在各种执业环境（社区药房、医院、门诊和基层医疗中心）中介入糖尿病监护工作产生的价值。然而，应该指出的是，对干预措施的评价是多方面的，而且随着研究的不同，很难确定哪种特定的干预措施对患者产生的受益最大。以下提供了药师实施干预对临床和非临床结局产生成效的支持证据[14]。

28.4.1.1　血糖控制

文献支持药学监护干预对改善血糖控制起到积极的影响。据报道，HbA1c水平下降幅度达到0.18% ～ 0.98%。有趣的是，在不同的环境下（即社区药房和其他门诊环境对比），药学监护干预起到的积极影响并没有显著性差异。此外，有证据表明，对于干预前血糖控制较差的患者人群和年轻患者人群，其血糖控制的效果最为显著；但随着参与者年龄的增加，药学监护干预效果逐渐减弱[14]。

28.4.1.2 血压和血脂水平

有一篇关于T2DM药学监护的综述也强调了干预措施对血压管理的显著改善，其研究报告显示患者的收缩压下降的程度从下降5.6 mmHg到下降高达20.05 mmHg。其舒张压下降的程度从下降3.90至下降6.2 mmHg。通过药店药师干预，总胆固醇、低密度脂蛋白胆固醇和体重指数（BMI）也得到改善。文献还支持药学监护干预对改善心血管疾病主要危险因素获益的证据[14]。

28.4.1.3 人文与社会结局

对患者实施药学监护干预可改善患者人文结局，诸如患者健康相关生活质量的改善。然而，证明这种改善成效往往是困难的，取决于生活质量计量的应用方法以及研究持续的时间。尽管如此，事实证明患者在参与为期6个月的糖尿病管理和教育项目后，其高血糖和低血糖发生率显著性减少。这些结果必然会对患者的生活质量产生积极的影响。通过药师参与患者的糖尿病监护，也显示了积极的经济效果[14]。在这方面，值得注意的是，尽管药师的干预可能会增加用药成本，但这些成本通常会抵消去医院就诊及住院治疗的总成本。

有证据支持药师干预可以改善T2DM患者用药依从性。这是糖尿病管理的一个重要方面，可由药师来解决，因为用药依从性差是导致患者无法完全达到血糖控制适宜的主要原因。此外，鉴于糖尿病患者普遍存在用药依从性差的问题，其研究报告中用药依从性仅达到38% ～ 93%（值得注意的是，这种差异主要是由于研究所使用的方法不尽相同而导致的），因此解决依从性这一问题变得更加紧迫[16]。

药房提供糖尿病服务期间，药师必须确保满足一系列条件，以确保能在药房成功提供服务和实施干预。这些条件包括：适合指导T2DM患者并保护隐私的服务区域、提供各种完备的检测设备（例如，配备能够准确测量血糖、血压、体重指数等测定糖尿病指标的设备）以及遵守相关的道德准则和职业实践规范[17]。

28.4.2 监护的文档记录

对患者监护行为进行文档记录是确保医疗质量、服务效率和治疗连续性，以及提高患者安全性的重要组成部分。另见第8章。在药师干预方面，监护文档的记录还支持药师决策过程，并促进与其他医务人员的沟通。一般来说，监护文档的记录应清晰、准确地反映药师在不同阶段提供药学监护的执业行为，即患者评估、治疗计划、监测参数和结果评估。此外，T2DM渐进性发展的特性使得对这些患者实施药学监护必须持续进行文档记录，以确保优先解决棘手问题及提供持续的患者监护。从确认DRP的角度来看，图28.1中概述的患者初始评估可确保药师具备继续评估患者药物治疗（即治疗计划）所需的信息，从而确认是否存在可能的DRP。

在确认DRP和实施随访干预的过程中，已经开发了一些DRP分类系统，以帮助药师和其他医务人员提供药学监护过程时记录DRP。欧洲药学监护协作联盟（PCNE）已制定了一个问题分类系统，重点关注问题、原因（包括潜在问题的可能原因）、计划干预、干预接受度和DRP状态的具体分类。然后在特定的子领域中更详细地阐述这些问题的每一种情况[17]。

PCNE分类系统可用于确认和解决DRP，作为一种手段促进T2DM患者的建档和记录监护过程。图28.1概述了确认DRP以及随后药师制订监护计划的步骤方法（表28.2）。

表28.2　N女士的DRP及使用PCNE分类法的干预措施的总结

DRP	PCNE编码	干预措施	PCNE编码
• 血糖控制不理想 • 不依从糖尿病用药，导致医师处方维格列汀 • 停止辛伐他汀治疗 • 格列齐特剂量减半	P2.1 P1.2 C7.1 C7.1	• 糖尿病与用药依从性重要性的教育 • 探讨不依从的原因 • 与医生探讨糖尿病的药物治疗 • 告知患者他汀类药物在预防心血管疾病中的重要性 • 教育患者正确使用剂量	I2.1 I2.1 I1.4 I2.2 I2.1
• 踝关节肿胀是氨氯地平的副作用；呋塞米治疗因服用氨氯地平诱发的踝关节水肿	P2	• 建议减少氨氯地平剂量或停用（如果服用能很好控制血压） • 呋塞米治疗只能改善脚踝肿胀	I1.3 I1.3
• 可能有心血管风险，没有服用阿司匹林	P1.3 C1.6	• 与处方医师讨论增加阿司匹林的治疗	I1.4

案例场景——N女士

以N女士为例，她是当地药房的一位长期患者客户。她今年67岁，与她的家庭医生预约就诊后，今天带着一张新开的维格列汀处方。N女士已经有13年的T2DM病史以及还患有一些其他慢性疾病。

她目前的药物：

氨氯地平 10mg，晨服；

阿替洛尔 50 mg，晨服（旧患心梗）；

厄贝沙坦 300 mg，晨服（过去ACEI引起咳嗽）；

格列齐特 80 mg×1.5，bd（一日两次）；

二甲双胍 500 mg×2，bd；

呋塞米 40 mg，晨服；

辛伐他汀（Zocor）20 mg，临睡前服（只服用1盒"疗程"）。

她目前的担忧

N女士力图减肥（BMI为35kg/m²）已经一段时间了。她还有点不愿意必须增加服用一种药片；她认为她已经服用了太多的药物，甚至有意漏服了某些晚间用药。N女士认为她的糖尿病得到了很好的控制，因为（据她说）：①她最新的HbA1c水平（12个月前做的）是8.5%；②她在家里没有太多监测血糖，从来没有出现过低血糖；③医生今天告诉她血压和血脂都控制得很好。经进一步询问，你了解到N女士并不了解减肥的意义，而且基本上不运动，饮食也不规则。此外，她还抱怨说要记住按正确时间服用所有这些药片很麻烦。考虑到N女士是独居生活，无法得到他人协助来管理她的用药，因此也增加了她管理药物治疗的压力。

为了积极帮助N女士管理T2DM，药师采取了一些重要措施，分为5个关键阶段进行（患者初始评估、治疗计划、治疗给药、治疗监测和随访评估），并按图28.1中所述，实施特定的药学干预措施。

第1阶段：患者初始评估

药师对N女士进行初始评估后，确认了医生新开具处方维格列汀可能是针对N女士HbA1c 8.5%的问题尝试的一种治疗干预，而正在服用的呋塞米则是治疗脚踝肿胀。然而，全科医生并没有意识到这位女士在晚间并没有服用格列齐特和二甲双胍。药师还确认可以对N女士进行T2DM教育，包括用药教育、并发症风险因素及饮食和生活方式的教育，使她从中获益。

第2阶段：治疗计划

在考虑N女士的治疗计划时，可以明确一些问题，包括关键指标（血压、血脂、体重指数）、糖尿病并发症、饮食和生活方式，表明需要进行一次用药评估和DRP筛查。除了记录之外，可以使用PCNE分类系统来辅助DRP筛选，从而对DRP进行分类[17]。

在用药评估期间，可以确定改善患者用药的依从性有助于加服维格列汀，对患者进行用药依从性的教育是需要优先解决的问题之一。提高用药依从性应成为N女士药学监护计划的一部分，表28.3提供了持续记录用药依从性文档的模板。作为这项计划的一部分，在服用另一种替代药物之前，找到她不愿意晚间服药的原因并使之继续服用，可能是有益的。在制订药学监护计划方面，既要考虑教育问题又要考虑服用药物。你也注意到她已经停止了他汀类药物的治疗。尽管目前N女士认为她的血压和血脂状况令人满意，但与医生沟通确定这事是有益的。

呋塞米用来治疗的脚踝肿胀，可能是氨氯地平的不良反应造成的，因此应进一步检查，以优先解决这一潜在的DRP。如果情况是这样的话，就可以建议减少氨氯地平的剂量（考虑到氨氯地平引起的外周水肿是剂量依赖性的）或停止使用氨氯地平（如果血压得到了很好的控制）。在进一步筛查DRP后，还注意到，N女士目前并没有服用阿司匹林，这可能会给她带来心血管风险（即存在适应证缺失治疗的风险）。这个情况应与其全科医生进行讨论，也需要与N女士进行协商，因为她不愿意再添加新的药物。

此外，可以确定，她的治疗计划需要考虑饮食和生活方式的改变。考虑当地的医疗支持资源，如营养师、锻炼机会和心理专家（若食物被她当作安慰剂和药物），与N女士探讨减肥方案，可能会非常有帮助。

第3阶段：治疗给药

在这一阶段，药师需要确保按国家法律要求准确调配所有药物。药师需要确保患者正确使用所有的药物，并提供用药指导服务。N女士目前正在服用120mg格列齐特，这意味着需要指导她如何将80mg的片剂正确地切成半片，以达到每次的给药剂量。药师应确保充分做好这项工作。

第4阶段：治疗监测

作为持续监护N女士治疗的一部分，需要监测患者的用药依从性、运动和饮食计划，预防和筛查并发症的计划、血糖控制及T2DM的关键指标。表28.3给出了可实施的活动和策略示例，以作为持续监测血糖控制的一部分。

第5阶段：随访评估

本阶段应评估上述干预措施的结果。具体来说，如果在咨询处方医生后，决定不添加维格列汀（即，由于治疗计划首先解决二甲双胍和格列齐特的用药依从性问题），那么需要对改善患者用药依从性的结果进行血糖控制谱的评估。如果结果不满意，那么在这个阶段可以考虑增加使用维格列汀，需要转诊给她的医生。同样，还需评估减少或停止氨氯地平的剂量后其踝关节水肿是否得到解决，以及生活方式和饮食干预后对其总体T2DM治疗的影响。

表28.3　执业行为文档记录系统示例，可作为解决患者用药依从性和改善血糖控制问题的药学监护计划模板

用药依从性	就诊时间	就诊时间	就诊时间
患者教育（健康理念、健康认识和用药依从性）可能的策略：			
1a　纠正患者对糖尿病及其治疗的不准确看法			
1b　提供有关如何做好糖尿病控制获长期受益的信息			
1c　给予服用药物益处的理由，并解释为什么服用药物（例如，预防脑卒中药物）			

续表

用药依从性	就诊时间	就诊时间	就诊时间
1d 解释不服药物的后果			
1e 了解并调查患者主诉的副作用			
1f 提供书面的治疗计划信息			
1g 解决患者其他用药的顾虑			
1h 帮助患者记住服用药物的方法和路径： -选择服药提醒或提示（如时钟时间、用餐时间、浴室提示） -使用续方调配提醒（电话、信件） -鼓励使用单剂量依从性辅助工具（如Webster药包） -鼓励患者让其家属提醒服药			
1i 鼓励患者监测病情并就可实现的目标达成共识			
1j 要求患者口头同意服用药物——设定目标			
1k 请患者签署协同治疗合约			
1l 转诊全科医师			
帮助获取药物（由于身体障碍造成依从性问题，如自行注射、打开容器、阅读说明书的困难） 可能的策略：			
2a 考虑易于管理的剂型，例如液体、易压碎片			
2b 考虑使用拆零分装的药品、单剂量包装			
2c 鼓励患者让配偶/家庭成员帮助他们服药			
2d 使用大字体打印标签（用药指导单页）			
2e 确保不要使用"按指示服药"的标记			
2f 如果费用对于患者是个问题，应考虑使用仿制药			
1 监测技术 检查SMBG有无问题，并纠正其他问题：			
1a 手指刺痛感			
1b 采血			
1c 采血时间			
1d 血糖仪操作			
1e 针头处置			
1f 读取测定值和记录事件（不良事件）			
1g 校准和控制测试			
1h 血糖仪维护			

续表

用药依从性	就诊时间	就诊时间	就诊时间
1i 试纸失效			
2 处理低血糖症 （家用血糖仪测定值小于4mmol/L时，或低血糖发作） 可能的策略：			
2a 询问患者通常采取的行动			
2b 检查患者对低血糖的理解，加强对病因、症状、治疗和预防的教育			
2c 提供书面信息			
2d 检查SMBG技术，特别是采血和血糖仪维护			
2e 转诊全科医师			
3 处理高血糖症（家用血糖仪测定值大于15mmol/L时） 可能的策略：			
3a 检查患者对高血糖的理解，加强病因、症状和治疗的教育			
3b 询问病假管理/高血糖管理情况			
3c 提供病假管理的书面信息			
3d 评估患者是否发生感染或急性疾病的体征和症状			
3e 转诊全科医师			
3f 如果没有急性疾病，检查SMBG技术，包括洗手和测试时间			
3g 检查患者用药依从性			

参考文献

1. Zaccardi F, Webb DR, Yates T, Davies MJ. Pathophysiology of type 1 and Type 2 Diabetes mellitus: a 90-year perspective. Postgrad Med J. 2016;92:63–9.
2. American Diabetes Association Standards of medical care in diabetes: Diabetes care [Internet]. 2017 29 June 2017; 40(Supplement 1). Available from http://care.diabetesjournals. org/content/diacare/suppl/2016/12/15/40.Supplement_1.DC1/DC_40_S1_final.pdf.
3. International Diabetes Federation: About diabetes 2017. Available from https://www.idf.org/ about-diabetes/what-is-diabetes.html.
4. Forbes JM, Cooper ME. Mechanisms of diabetic complications. Physiol Rev. 2013;93:137–88.
5. Clement M, Bhattacharyya O, Conway JR. Is tight glycemic control in really worthwhile? YES. Can Fam Physician. 2009;55:580–2.
6. Cornell S. Key considerations in pharmacotherapy for Type 2 Diabetes mellitus: a multiple target organ approach. J Clin Pharm Thera. 2012;37:254–9.
7. Upadhyay J, Polyzos SA, Perakakis N, Thakkar B, Paschoub SA, Katsiki N, Underwood P,

Park KH, Seufert J, Kangg ES, Sternthal E, Karagiannis A, Mantzoros CS. Pharmacotherapy of Type 2 Diabetes: an update. Metabolism. 2018;78:13–42. https://doi.org/10.1016/j.metabol.2017.08.010.

8. Krass I, Hebing R, Mitchell B, Hughes J, Peterson G, Song YC, et al. Diabetes management in an Australian primary care population. J Clin Pharm Thera. 2011;36:664–72.

9. Eichenberger PM, Haschke M, Lampert ML, Hersberger KE. Drug-related problems in diabetes and transplant patients: an observational study with home visits. Int J Clin Pharm. 2011;33:815–23.

10. Al Hamid A, Aslanpour Z, Aljadhey H, Ghaleb M. Hospitalisation resulting from medicine-related problems in adult patients with Cardiovascular diseases and diabetes in the United Kingdom and Saudi Arabia. Int J Environ Res Public Health. 2016;13(5).

11. Mitchell B, Armour C, Lee M, Song YJ, Stewart K, Peterson G, et al. Diabetes Medication Assistance Service: The Pharmacist's Role in Supporting Patient Self-Management of Type 2 Diabetes (T2DM). Patient Educ Couns. 2011;83:288–94.

12. International Diabetes Federation. Self-monitoring of blood glucose in non-insulin-treated Type 2 Diabetes 2009 [cited 2017 August 21]. Available from www.idf.org and at www.smbg-iwg.com.

13. Chaudhury A, Duvoor C, Dendi R, Sena V, Kraleti S, Chada A, et al. Clinical review of antidiabetic drugs: implications for type 2 diabetes mellitus management. Front Endocrinol. 2017;8. https://doi.org/10.3389/fendo.2017.00006.

14. Hughes J, Wibowo Y, Sunderalnd B, Hoti K. The role of the pharmacist in the management of type 2 diabetes: current insights and future directions. Integ Pharm Res Pract. 2017;6:15–27.

15. Berenguer B, La Casa C, de la Matta M, Martin-Calero MJ. Pharmaceutical care: past, present and future. Curr Pharm Design. 2004;10:3931–46.

16. Polonsky W, Henry R. Poor medication adherence in type 2 diabetes: recognizing the scope of the problem and its key contributors. Patient Prefer Adherence. 2016;10:1299–307.

17. Pharmaceutical Care Network Europe. PCNE Classification for Drug related problems. 2017. Available from http://www.pcne.org/upload/files/215_PCNE_classification_V8-01.pdf.

第29章

心血管疾病的药学监护

Martin Schulz, Katrin Krueger, Nina Griese-Mammen, Ross Tsuyuki

摘要

心血管疾病（CVD）往往伴随着合并症，因此，也需要同时服用多种药物治疗。由药物相关问题引起的发病和死亡是这类患者的一个严重问题。药师的干预可以发现、解决和预防DRP的发生。然而，CVD中存在的DRP目前并不是一个经过验证的替代结局。尽管如此，建议药师采取的干预措施主要是用药重整和用药评估、患者教育和用药指导（以提高自我照护和用药依从性），提供附加书面用药信息（药物治疗计划）和辅助药盒（每周给药辅助工具），以提高患者的用药依从性以及监测患者临床参数等。除了针对高血压和减少心血管疾病风险外，还需要设计可靠的随机对照试验，通过更多的随访评估来研究大量的人群，提供更多的可靠证据，以发现临床终点的相关差异。这些获得的证据将为干预措施和结局评价提供标准依据，并且对这些干预方法都进行对照研究，以推动药师服务在药房的日常业务中获得报酬。

29.1 引言

心血管疾病是全球首位的死亡原因。据WHO报告，每年有1750万人死于心血管疾病，估计占全世界死亡人数的31%。4/5的心血管疾病死亡是由于心脏病发作和卒中。超过75%的心血管疾病死亡发生在低收入和中等收入国家[1]。

心血管疾病是由心脏和血管疾病引起的，诸如血压升高[高血压（HT）]和冠心病（CHD）。心血管疾病包括心绞痛、急性冠脉综合征（ACS）[包括心肌梗死（MI）]、心力衰竭（HF）、脑血管病[卒中和短暂性脑缺血发作（TIA）]、外周动脉疾病（PAD）、风湿性心脏病和先天性心脏病。有心血管疾病风险的患者个体通常患有高血压、血糖异常、血脂异常以及超重/肥胖。药师可以很容易地测量和监控这些疾病，识别心血管疾病的高风险人群并确保他们接受适当的治疗以防止过早死亡。CVD主要的危险生活方式是吸烟、缺乏锻炼、不健康饮食和有害饮酒[1]。

通过解决这些行为的危险因素，可以预防心血管疾病的发生。患有心血管疾病或处于心血管疾病的高风险人群需要早期检测和管理，包括用药指导和药物治疗[1～3]。WHO确定了具有成本效益的预防和控制心血管疾病的干预措施，如全面的烟草控制政策，利用税收政策减少摄入高脂肪、高糖和高盐食物，设立健步道和自行车道以增加体育活动，以及针对心血管疾病高风险人群的个体进行医疗干预措施。对于已确诊心血管疾病患者的二级预防，需要服用阿司匹林（ASA）、β受体阻滞药（BB）、血管紧张素转换酶抑制剂（ACEI）和降血脂药物（主要是他汀类药物）进行治疗[1]。

随着疾病的发展，指南推荐疗法的复杂程度也在增加，因为越来越多的合并症需要增加不同专科医师参与治疗。这增加了药物相关问题如药物相互作用、药物-食物相互作用、禁忌证、重复用药和不良反应，发生的可能性。此外，患者的实际用药往往与医务人员的建议不同。因此，用药不依从性是另一个主要问题。对于许多患者来说，要他们自我管理许多药物和非药物的治疗是很困难的。关于用药依从性的更多信息可以参阅第5章。

因此，多学科参与治疗和监护的方法有望最终[1]降低患者的住院率和死亡率。这些干预措施的益处在很大程度上是相互独立的，但当增加戒烟干预时，有近75%的复发性血管事件是可以预防的。然而，目前实施这些干预措施存在很大差距，在基层医疗层级尤为明显[1]。

29.2   疾病特征

高血压和血脂异常是心血管疾病最常见的危险因素，而冠心病和心力衰竭是迄今为止最常见的心血管疾病。因此，本节涵盖这4种疾病。

29.2.1   血脂异常

血脂异常是心血管疾病（包括卒中）的主要危险因素[1～3, 22]。最常见的血脂异常是低密度脂蛋白胆固醇水平升高，其直接产生动脉粥样硬化性血管疾病的风险。

大多数心血管指南推荐的血脂异常指标都基于对个人心血管事件风险的计算（参见各种心血管风险计算器的指南）。降低低密度脂蛋白胆固醇（LDL-C）指标的方法因指南而异，要么根据心血管风险的要求，降低50%的LDL-C指标（如，心血管高风险患者的LDL-C小于2.0mmol/L）（参见www.onlinecjc.ca/article/S0828 -282X（16）30732-2/pdf和https://www.eas-society.org/? page= dyslipidemia_guide），要么对所有心血管高风险的患者一律使用高剂量的他汀类药（见circ.ahajournals.org/content/circulationaha/133/18/1795.full.pdf）。

29.2.2 高血压

高血压是一种血管压力持续升高的疾病。血压升高是冠心病、心力衰竭、缺血性卒中和出血性卒中以及随之而导致死亡的全球主要危险因素之一。在一些年龄组中，从115/75 mmHg开始，血压每增加20/10mmHg（收缩/舒张），心血管疾病的风险就会增加一倍[1]。

29.2.3 冠心病

冠心病（CHD）是由冠状动脉疾病（CAD）引发的，由于左冠状动脉主干狭窄50%以及一个或几个冠状动脉主干狭窄70%，导致运动和应激相关的缺血性症状。冠心病的特点是可逆性心肌供血失调，与缺血或缺氧有关，通常表现出暂时性胸部不适和疼痛（心绞痛）。

冠心病的各种临床表现与不同的潜在机制有关，这些机制主要包括：①心外膜动脉斑块相关的阻塞；②正常或斑块性动脉的病灶性或弥漫性痉挛；③微血管功能障碍；④由先前急性心肌梗死和/或心肌冬眠（缺血性心肌病）[2]引起的左心室功能障碍（LVD）。

29.2.4 心力衰竭

心力衰竭（HF）是一种高发且代价高昂的疾病，对公共卫生的影响越来越大，影响到发达国家约1%～2%的成人。急性失代偿性心力衰竭（ADHF）住院很常见，尽管有指南指导的治疗，但死亡率依然很高[3]。心力衰竭的特征是典型症状[如呼吸急促（不同程度的呼吸困难）、踝关节肿胀和疲劳]，可伴有其他症状（如颈静脉压升高、肺裂纹和外周水肿）。心力衰竭是由于结构和/或功能性心脏异常，导致心输出量减少而引起的。在临床症状变得明显之前，患者可能出现无症状的结构性或功能性心脏异常。识别潜在的心血管问题是至关重要的，主要是针对未诊断或高血压或冠心病管理不善的患者。

心力衰竭按左室射血分数（LVEF）的百分数分类。患者分为LVFF正常[50%，射血分数保留的心力衰竭（HFpEF）]，LVEF降低[<40%；射血分数降低的心力衰竭（HFrEF）]，LVEF在40%～49%[射血分数中间值的心力衰竭（HFmrEF）][2]。

29.3　治疗目标

29.3.1 高血压

强烈推荐使用降血压药物，以降低所有高血压患者的心血管风险（如卒中、急性冠脉综合征/心肌梗死和心力衰竭）。将收缩期和舒张期血压控制在140/90 mmHg以下，可减少心血管并发症的发生[1]。生活方式的改变是一线的治疗方法。减少总体心血管疾病风险就需要进行药物治疗：利尿药（包括噻嗪类、氯沙利酮和吲哚帕胺）、β受体阻滞药、钙通道阻滞药（CCB）和ACEI或血管紧张素受体阻滞药（ARB），均适用于启动和维持降压的治疗[2]。

29.3.2 冠心病

冠心病的治疗旨在减轻症状，改善预后以及预防心血管事件。其治疗包括改变生活方式（如健康饮食、增加适当的体育活动），控制危险因素（如控制吸烟、超重/肥胖、高脂血症、高血压），循证药物治疗和患者教育。可应用抗心肌缺血药，如硝酸盐和莫西多明、β受体阻滞药、钙通道阻滞药（CCB）和伊伐布雷定（一种选择性IF电流抑制剂，仅降低窦性心律患者的心率）。

为了防止心血管事件的发生（如心肌梗死或急性血栓事件），采用药物治疗或生活方式的干预措施：①减少斑块进展；②通过减少炎症稳定斑块；③防止血栓形成。因此，推荐使用抗血小板药物，如低剂量阿司匹林和P2Y12抑制药（如氯吡格雷、普拉格雷或替卡格雷）、降血脂药（他汀类）、肾素-血管紧张素-醛固酮系统（RAAS）阻滞药（如ACEI）等[2]。

29.3.3 心力衰竭

指南推荐心力衰竭的治疗目标是：改善症状（呼吸困难、疲劳和运动耐力）、减缓疾病进展、改善生活质量（QoL）、降低住院率和死亡率，需要长期服用多种药物[4]。神经激素拮抗药[ACEI或ARB、β受体阻滞药、盐皮质素受体拮抗药（MRA）]已被证明能改善HFrEF患者的总生存率（全因死亡率）。此外，一种血管紧张素受体——脑啡肽酶（NEP）抑制药的全新复方制剂（ARNI，缬沙坦+沙库巴曲缬沙坦）可降低HFrEF患者因心力衰竭引起的住院率和死亡率。伊伐布雷定降低了HFrEF患者经常出现的心率升高，并已被证明改善了HFrEF患者的预后。

利尿剂的使用，尤其是髓袢利尿剂的使用，应根据患者的临床状态进行调整。推荐进行高血压治疗，以预防或延缓心力衰竭的发生。此外，建议就适当的液体/钠摄入量、适当的体育活动、戒烟和减少酒精摄入量，提供专业指导[2]。

29.4 CVD患者常见的药物相关问题

心血管疾病往往伴有多种合并症，因此，会服用多种药物治疗。一项研究发现，近30%的CVD患者服用5种以上药物（多重用药的常见门槛），至少都存在一种DRP。药物使用不当（特别是联合用药不当）或剂量不适宜是最常见的药物相关问题。需要增加药物治疗和缺乏治疗监测是导致DRP的常见危险因素[5]。

CVD患者最不合适使用的药物类别是非甾体抗炎药（NSAID，如布洛芬、双氯芬酸、萘普生等），包括COX-2抑制剂（COXib）。只要有可能应该避免非甾体抗炎药与ACEI、ARB或利尿剂的联合使用，因为这可能导致血压升高和肾功能恶化。因此，不推荐（存在禁忌证）心力衰竭患者使用非甾体抗炎药或COX-2抑制剂，因为这些药物会增加心力衰竭恶化和心力衰竭住院的风险[6]。

临床上许多抗高血压药物明显存在药物相互作用，这些药物相互作用可能影响血压降低或导致药品不良反应。当与胰岛素或口服降糖药一起使用时，β受体阻滞药可能掩盖低血糖的症状和体征，并可能损害葡萄糖耐受性，导致血糖控制不佳。药物相互作用导致他汀类药物血药浓度升高，增加ADR的风险，如肌病。

在心力衰竭治疗中，引起许多DRP的药物包括ACEI、ARB、β受体阻滞药、盐皮质素受体拮抗药（MRA）、利尿剂、钾补充剂和地高辛[6]。推荐定期监测血钾水平和肾功能。此外，噻唑烷二酮类（格列酮类）及CCB的地尔硫草和维拉帕米不推荐用于心力衰竭患者，因为会增加心力衰竭恶化和住院的风险[2]。

药师的干预有助于监测和预防发生DRP的风险，并有助于改善患有CVD或存在CVD风险的患者的临床结局[5]。在一项没有对照组的非随机研究中，94%的心力衰竭患者发生的DRP都是可预防的。在6个月的随访期间，药师干预解决或预防了83%病例的健康问题[6]。还应强调的是，许多患有心血管疾病或存在心血管疾病风险的患者因其危险因素而未得到充分治疗，这些都属于DRP，应成为药师干预的目标。

29.5 对患心血管疾病或存在心血管疾病风险的患者的干预 - - - -

很少有研究评价药师对CVD患者或存在CVD风险的患者的干预，随机对照试验更少。然而，药学监护中的随机对照试验往往具有挑战性。大多数研究调查了药师干预对高血压治疗产生的影响，其次是调查对心力衰竭的和冠心病的影响。

药师的干预可以改善CVD主要危险因素的临床管理，可以发现、解决或预防DRP的发生，并可能提高患者用药依从性。在一项有723名患者的随机对照试验中，在调整基线值和中心效应后，干预组和常规治疗组之间的心血管事件风险变化有21%的差异（$P<0.001$）。与常规治疗组相比，干预组在低密度脂蛋白胆固醇（减少0.2mmol/L；$P<0.001$）、收缩压（降低9.37mmHg；$P<0.001$）、糖化血红蛋白（降低0.92%；$P<0.001$）和戒烟（20.2%降低；$P=0.002$）方面有较大改善[7]。

系统综述和荟萃分析确定了以下干预措施：患者教育、患者提醒系统、心血管疾病危险因素测量、药物治疗管理和给予医生的反馈，或对其他医务人员的教育[8]。药师的监护显著降低收缩压/舒张压[19项研究（10479例患者）：降低8.1 mmHg，95%置信区间[−10.2，−5.9]/降低3.8 mmHg[−5.3，−2.3]]；总胆固醇（TC）[9项研究（1121例患者）：降低7.4mg/dL[−25.5，−9.2]]；LDL-C[7项研究（924例患者）：降低13.4mg/dL[−23.0，−3.8]]及减低吸烟风险[2项研究（196例患者）：相对风险，0.77[0.67，0.89]][8]。

另一项系统综述研究评价了药学监护对CVD患者产生的影响，显示24例随机对照试验中的20例显著改善了危险因素（即血压、低密度脂蛋白胆固醇或血糖水平），或者总体心血管风险（高血压和高胆固醇水平是最常见的替代结局指标）干预后有显著差异[9]。具有显著效果的干预措施包括用药评估、患者教育和用药指导、其他书面信息、7日药盒（每周给药辅助设备）和临床参数监测[9]。关于用药评估和用药指导的更多信息，请参见本书中第4章和第7章。

29.5.1　高血压

血压控制是基层医疗的一个主要难题。评价对高血压患者进行药学监护的主要研究结局除了血压控制外，还有用药依从性和患者生活质量，其中收缩压下降是药学干预最积极影响的结局[10]。

有强有力的证据表明，与常规治疗相比，药师的干预改善了门诊患者的血压控制。在一项大规模的系统综述中，药师干预，例如，对患者的生活方式、用药和依从性的教育和指导、对医生的反馈（包括DRP的识别和用药改变的推荐）及药物治疗管理（如药物监测），显示出了对收缩压和舒张压的降低效果[与常规治疗相比，收缩压降低7.6 mmHg，95% 置信区间 [−9.0，−6.3]，I^2=67%；舒张压降低3.9 mmHg，95% 置信区间 [−5.1，2.8]，I^2=83%][11]。如果由药师主导干预，且每月至少进行一次随访，效果往往会更大。

此外，最近的一项研究表明，在加拿大，药师为高血压患者开具处方的干预可以更好地控制血压和节约费用[12]。

29.5.2　冠心病

对于冠心病，一项随机对照试验的系统综述评估了药学监护干预对心血管事件、住院和死亡率产生的影响[13]。次要结局是用药依从性、血压和血脂管理。笔者发现，只有一项研究评估了主要结局，但没有显著性影响；还有4项研究评估了次要结局，显示出对用药依从性、血压和血脂质管理的显著性影响。药师提供的干预措施包括患者教育、药物治疗管理（例如，用药评估、改善/测量药物依从性的工具、监测治疗）、对其他医务人员的反馈以及疾病管理（例如，评估药物治疗的目标，如BP)[13]。

29.5.3　心力衰竭

对于心力衰竭，最近一项系统综述已经确认了药师在基层医疗（综合门诊/社区）中发挥的3个重要作用：①用药重整和用药评估；②自我照护和症状控制；③用药依从性。包括8项随机对照试验，另外还分析了7项系统综述[14]。药师干预包括对患者进行结构化访谈[例如，利用评估工具，如"心脏衰竭一分钟门诊"（TOM-CHF)[15]，进行指导和记录，讨论疾病用药和用药不依从性的原因，并对使用医疗电子器械（MEMS®）进行随访]，定期与患者交流治疗问题，使用MEMS®和提供书面指导进行监测、根据指南进行用药重整和用药评估以优化药物治疗并提高用药安全性，给予患者的书面信息和自我照护的说明，居家随访（包括用药评估），以及症状自我管理和生活方式的指导建议[14]。主要结局包括2分钟步行试验、血压、体重、脉搏、用力肺活量（FVC）的组合指标，以及生活质量、用药依从性、药品不良事件（ADE）和用药差错指标、住院及住院与死亡的组合指标[14]。

6项随机对照试验发现对主要结局产生的影响具有显著性意义，而其他2项研究没有发现产生显著性差异[14]。这项系统综述表明，心血管危险因素的改善是药师干预的结果，住院风险的降低是药师和医生的合作（包括用药评估）以及药师监测禁忌证和药物相互作用的结果。此外，患者教育和用药指导的干预措施，包括自我指导监测、给予医生建议和提供依从性改善的辅助工具，被确认是有前途的干预措施。

对心力衰竭患者随机对照试验的两项荟萃分析表明，当多学科干预邀请药师参与治疗时，全因住院率分别降低了21%和29%[16, 17]。

由于心力衰竭的治疗手段基本没有突破，因此对现有随机对照试验有效的治疗方法的应用越来越重要。拖延心力衰竭治疗的风险是显而易见的："药物不能对不服用药物的患者起效"。药师实施结构化的用药评估不仅创造了对患者进行用药重整的机会，还可以依据处方/服用的药物类别和剂量，发现心力衰竭治疗不足的问题。药师可以在解决日益复杂的心力衰竭多重用药治疗方面发挥重要作用，甚至针对多种共病提供联合用药治疗方法，协助精心调整心血管药物滴定剂量以及整合更新的药物，如沙库巴曲-缬沙坦或伊伐布雷定[18, 19]。

29.6 疾病管理计划

特别通过强调用药依从性和自我照护给予患者充分的教育，是心力衰竭患者管理计划的常见手段。这些计划应采用多学科合作方法（心脏病专家、基层医疗医师、药师、护士等）[2]。2017年更新的德国慢性心力衰竭（CHF）国家指南包括了一项支持药师参与心力衰竭患者治疗监护中的具体声明。另一项声明建议每个心力衰竭患者使用标准化的药物治疗计划（完整的处方药和非处方药清单）。医师和药师也应协调发布和更新药物治疗计划，旨在提高患者安全性和用药依从性[20]。合并药物治疗计划应是协调评估用药的结果。但是，必须确保患者理解标准化的药物治疗计划，并将计划落实执行。除了辅助患者，完成一份完整更新的患者当前药物治疗计划，也要告知医务人员。这样，就在各个服务者和各个执业场所之间架起了沟通的桥梁。因此，这样可以更好地帮助患者发现、解决和预防DRP，并做好患者的用药重整[21]。

29.7 重要的结局

研究药学监护对心血管疾病患者产生重要结局的成本效益证据，目前还不足以得出确切的结论。可能的问题是药学监护干预措施的多样性，确定干预的范围缺乏精确性，研究人群的规模，以及缺少研究相关临床终点的RCT。临床终点（如住院率和死亡率）往往未被记录。大多数情况下，只评价了诸如血压或LDL-C水平等替代参数（尽管可能是适当的）。DRP的监测和解决以及DRP数量的呈现需要归入患者结局的范畴。大多数研究调查了DRP的数量，但没有对照组比较相关患者的结局。因此，目前CVD中的DRP不是一个经过验证的替代结局。通常，研究人群很小，因此这些研究无法检测心血管疾病常见复合终点[即发病率（心血管或心力衰竭相关的住院率、心肌梗死或卒中）和心血管或全因死亡率]的显著性差异。此外，随访期太短，以致无法将死亡率作为结局进行评估。

一篇综述根据Jadad量表，进一步质疑了研究设计质量较低的问题[10]。设计质量的差异以及干预和测量的差异使得进行比较研究和荟萃分析变得困难。然而，这并不适用于药师对高血压干预的研究。

除了住院和死亡外，心血管疾病患者的健康相关生活质量（HRQoL）被广泛认为是一项越来越重要的结局指标。这项指标包含在卫生技术评估（HTA）中，并且有许多经过验证的评估工具可用。例如，明尼苏达州心力衰竭生存调查问卷（MLHF）或堪萨斯城心肌病调查问卷（KCCQ），被广泛应用于心力衰竭的试验。对于冠心病患者，西雅图心绞痛调查问卷（SAQ）或心肌梗死后生活质量（QLMI）/MacNew心脏病生活质量调查问卷（MacNew）是公认的有效评估工具。

对于所有的脑血管病患者来说，HRQoL是重要的，并且影响着患者的整个日常生活。因此，未来，药师监护干预的随机对照CVD试验应同时评估普通QoL（如，EuroQoL/EQ-5D）和疾病特异性QoL，作为次要（患者相关的）结局指标。还应进行经济分析，以确定用于药师监护干预上的费用的价值。

案例场景

高血压和血脂异常！CAD！心肌梗死（MI）！心力衰竭

　　患者X先生，男，69岁，179 cm，87 kg（体重指数：27.2 kg/m²）。

　　病史-I（早于2011年）

　　诊断：慢性阻塞性肺疾病、银屑病、痛风、溃疡性结肠炎。

药学监护-I

　　检查老年患者的心血管危险因素，即测量体重和身高，计算体重指数，评估吸烟史，测量血压（BP）、心率（HR）和血脂[至少是总胆固醇（TC）和低密度脂蛋白胆固醇（LDL-C）]。

　　注意：血压测量应按照标准进行，患者应安静地坐在有靠背的椅子上，双脚触地平至少5min，然后再进行测量。至少，在第一次检查时应测量双臂臂部血压，随后的监测评估时应使用血压较高一侧的测量值。建议取间隔至少1min

的两次读数的平均值，以表示患者的血压。如果前两个读数间的差值大于5 mm Hg，则应增加测量一个或两个读数，并应使用多个数值的平均值。

药师筛查出的心血管危险因素包括：体重指数稍高，现吸烟者（>40岁），血压高（150/92 mmHg），LDL-C水平升高[185 mg/dL（4.8 mmol/L），非空腹]。

提供结构化的戒烟计划，包括尼古丁替代疗法（NRT）。将记录患者的CV危险因素转给全科医师参考。

全科医生对心血管危险因素疾病的诊断：高血压和血脂异常。心血管的处方药（Rx）：依那普利 10mg，每日2次；阿托伐他汀 20mg/d。

药学监护-Ⅱ

监测患者用药不依从性和潜在不良事件/药品不良反应；酌情干预。

病史-Ⅱ（2012年）

大面积前壁心肌梗死；单血管疾病。

心血管疾病药物：ASA 100mg/d，比索洛尔 10mg/d，依那普利 10mg/d，阿托伐他汀 20mg/d。

病史-Ⅲ（2016年）

失代偿性心力衰竭住院治疗。

新诊断：心力衰竭（NYHA Ⅲ-Ⅳ，再代偿功能），2型糖尿病。血压：105/70 mmHg（右臂，坐姿）。

心率：85[窦性心律（SR）]。

实验室指标：K^+ 4.8 mEq/L；eGFR:45 mL/min/1.73 m^2。

心血管疾病药物：阿司匹林（ASA）100mg/d，呋塞米 40mg/d，比索洛尔 10mg/d，依那普利 10mg/d，阿托伐他汀 20mg/d。其他，二甲双胍 500 mg，每日两次.

药学监护-Ⅲ

用药评估（出院后3周）。

预约用药评估，并要求患者将所有的药物（处方药和非处方药）装在"棕色袋"中带来。

结果：

全科医师病例文件（处方药）	药房调配的处方药及OTC药物	患者面谈记录的所有用药和剂量（棕色袋）	药物相关问题	标注/干预措施
比索洛尔 10mg	比索洛尔 10mg		漏服，只在心率较快时偶尔服用	告知全科医师，并建议初始剂量1.25mg，如耐受，每隔14天增量一次，至少5mg

续表

全科医师病例文件（处方药）	药房调配的处方药及OTC药物	患者面谈记录的所有用药和剂量（棕色袋）	药物相关问题	标注/干预措施
依那普利 10mg，每日两次	依那普利 10mg，每日两次	依那普利 10mg，每日两次		
呋塞米 20mg，每日两次	呋塞米 20mg，每日两次	呋塞米 20 ～ 40mg	尿频醒	改为上午服用 20mg和下午4点之前再服20mg 适当补水，定期监测体重
阿司匹林 100mg	阿司匹林 100mg	阿司匹林 100mg		
阿托伐他汀 20mg	阿托伐他汀 20mg	阿托伐他汀 20mg	检查LDL-C 水平	LDL-C 105mg/dL (2.7mmol/L)
二甲双胍 500mg，每日两次	二甲双胍 500mg，每日两次	二甲双胍 500mg，每日两次	监测肾功和 HbA1C？	询问全科医师
	别嘌呤醇 100mg	别嘌呤醇 100mg	全科医师不知道患者使用此药	告知全科医师
		双氯芬酸钠 25mg，每日两次	NSAID可能会恶化心力衰竭，与ACEI存在药物相互作用	换成非NSAID镇痛药
		辛伐他汀/依替米贝 10/40mg	重复用药，其他医生处方的	与两位医师说明情况

记录药物相关问题（DRP）并按上述问题进行干预。

随访（2017年中期）

NYHA Ⅱ

血压：115/78 mmHg

心率:82（SR）

心血管疾病药物：阿司匹林（ASA）100mg/d，呋塞米20mg/d，比索洛尔1.25mg/d（每14天增量1.25mg）→5mg/d（如果耐受），依那普利10mg,每日两次，阿托伐他汀40mg/d。

其他：二甲双胍500mg，每日两次；别嘌呤醇100mg/d，慢性阻塞性肺疾病药物。

非处方药：对乙酰氨基酚（扑热息痛500）1000mg，（需要时，每日最多3g）。

药学监护-Ⅳ

检查吸入技术[定量吸入器（MDI）和干粉吸入器（DPI）]，并根据需要进行干预。在比索洛尔剂量增加期间和之后检查HR（目标心率60～70）。提供随访用药评估（如上所述）。

本次用药评估的结果之一是，由X先生的全科医生和药师合并制定X先生的药物治疗计划（见下）。

X先生的药物治疗计划（截至2017年9月6日）

处方	通用名	给药剂量	原因
	比索洛尔	2.5mg（接下来的14天；增加至5mg）	心力衰竭
	依那普利	10mg，每日两次	心力衰竭
	呋塞米	早晨服用10mg，下午2点到4点期间再服10mg	呼吸困难、水肿
	阿司匹林（ASA）	100mg	预防心肌梗死
	阿托伐他汀	40mg	预防心肌梗死、高胆固醇血症
	别嘌呤醇	100mg	痛风
	二甲双胍	500mg，每日两次	2型糖尿病
	非诺特罗/异丙托品 50/20（MDI）	每天3～4次，每次1揿	慢性阻塞性肺疾病
	噻托溴铵18（DPI）	每日一次	慢性阻塞性肺疾病
	对乙酰氨基酚（扑热息痛）500	需要时，1000mg(2粒)（每天最多3g，6粒）	疼痛

确信X先生已完全理解他的药物治疗计划！

参考文献

1. World Health Organisation (WHO). [cited 21 July 2017]. Available from http://www.who.int/.
2. European Society of Cardiology (ESC). [cited 21 July 2017]. Available from https://www.escardio.org/Guidelines.
3. Benjamin EJ, Blaha MJ, Chiuve SE, Cushman M, Das SR, Deo R, et al. Heart disease and stroke statistics-2017 update: a report from the American Heart Association. Circulation. 2017;135(10):e146–603.
4. McAlister FA, Stewart S, Ferrua S, McMurray JJJV. Multidisciplinary strategies for the

management of heart failure patients at high risk for admission: a systematic review of randomized trials. J Am Coll Cardiol. 2004;44(4):810–9.

5. Abdela OA, Bhagavathula AS, Getachew H, Kelifa Y. Risk factors for developing drug-related problems in patients with cardiovascular diseases attending Gondar University Hospital, Ethiopia. J Pharm Bioallied Sci. 2016;8(4):289–95.

6. Gastelurrutia P, Benrimoj SI, Espejo J, Tuneu L, Mangues MA, Bayes-Genis A. Negative clinical outcomes associated with drug-related problems in heart failure (HF) outpatients: impact of a pharmacist in a multidisciplinary HF clinic. J Card Fail. 2011;17(3):217–23.

7. Tsuyuki RT, Al Hamarneh YN, Jones CA, Hemmelgarn BR. The effectiveness of pharmacist interventions on cardiovascular risk: the multicenter randomized controlled RxEACH trial. J Am Coll Cardiol. 2016;67(24):2846–54.

8. Santschi V, Chiolero A, Burnand B, Colosimo AL, Paradis G. Impact of pharmacist care in the management of cardiovascular disease risk factors: a systematic review and meta-analysis of randomized trials. Arch Intern Med. 2011;171(16):1441–53.

9. Babar ZU, Kousar R, Murtaza G, Azhar S, Khan SA, Curley L. Randomized controlled trials covering pharmaceutical care and medicines management: A systematic review of literature. Res Social Adm Pharm. 2017, epub June 19.

10. Aguiar PM, Balisa-Rocha BJ, Brito GdC, da Silva WB, Machado M, Lyra DP. Pharmaceutical care in hypertensive patients: a systematic literature review. Res Social Adm Pharm. 2012;8(5):383–96.

11. Santschi V, Chiolero A, Colosimo AL, Platt RW, Taffé P, Burnier M, et al. Improving blood pressure control through pharmacist interventions: a meta-analysis of randomized controlled trials. J Am Heart Assoc. 2014;3(2):e000718.

12. Marra C, Johnston K, Santschi V, Tsuyuki RT. Cost-effectiveness of pharmacist care for managing hypertension in Canada. Can Pharm J. 2017;150(3):184–97.

13. Cai H, Dai H, Hu Y, Yan X, Xu H. Pharmacist care and the management of coronary heart disease: a systematic review of randomized controlled trials. BMC Health Serv Res. 2013;13:461.

14. Schulz M, Griese-Mammen N, Krueger K et al. Community pharmacists' role in the ambulatory care of heart failure patients—a systematic review. In preparation.

15. Bleske BE, Dillman NO, Cornelius D, Ward JK, Burson SC, Diez HL, et al. Heart failure assessment at the community pharmacy level: a feasibility pilot study. J Am Pharm Assoc. 2014;54(6):634–41.

16. Gwadry-Sridhar FH, Flintoft V, Lee DS, Lee H, Guyatt GH. A systematic review and meta-analysis of studies comparing readmission rates and mortality rates in patients with heart failure. Arch Intern Med. 2004;164(21):2315–20.

17. Koshman SL, Charrois TL, Simpson SH, McAlister FA, Tsuyuki RT. Pharmacist care of patients with heart failure: a systematic review of randomized trials. Arch Intern Med. 2008;168(7):687–94.

18. Adams KF Jr, Giblin EM, Pearce N, Patterson JH. Integrating new pharmacologic agents into heart failure care: role of heart failure practice guidelines in meeting the challenge. Pharmacotherapy 2017;37(6):645–56.

19. Yancy CW, Januzzi JL Jr, Allen LA, Butler J, Davis LL, Fonarow GC, Ibrahim NE, Jessup M, Lindenfeld J, Maddox TM, Masoudi FA, Motiwala SR, Patterson JH, Walsh MN, Wasserman A. ACC expert consensus decision pathway for optimization of heart failure treatment: answers to 10 pivotal issues about heart failure with reduced ejection fraction: a report of the American College of Cardiology Task Force on Clinical Expert Consensus Decision Pathways. J Am Coll Cardiol. 2018;71(2):201–30

20. Bundesärztekammer (BÄK), Kassenärztliche Bundesvereinigung (KBV), Arbeitsgemeinschaft der Wissenschaftlichen Medizinischen Fachgesellschaften (AWMF), eds. Nationale VersorgungsLeitlinie Chronische Herzinsuffizienz – Langfassung, 2. Auflage. 2017. Available

from http://www.versorgungsleitlinien.de/themen/herzinsuffizienz. Last accessed 11 January 2018.

21. Botermann L, Monzel K, Krueger K, Eickhoff C, Wachter A, Kloft C, Laufs U, Schulz M. Evaluating patients' comprehensibility of a standardized medication plan. Eur J Clin Pharmacol. 2016;72(10):1229–37.

22. Cholesterol Treatment Trialists' Collaborators. Efficacy and safety of cholesterol-lowering treatment: prospective meta-analysis of data from 90,056 participants in 14 randomised trials of statins. Lancet. 2005;366:1267–78.

第30章

抗凝治疗患者的药学监护

Sotiris Antoniou, Maria Pinto da Silva, Jagjot Kaur Chahal

摘要

　　传统处方的主要抗凝血药是以维生素 K 拮抗药为主导，最近新型口服抗凝血药（NOAC）的上市增加了患者选择的余地，但也增加了其潜在的药物相关问题。从患者教育到持续的临床监测，药师可以在抗凝治疗管理的药学监护中发挥重要的作用。

30.1 引言

　　抗凝血药仍然是预防和治疗血栓形成的主要策略。抗凝的适应证非常广泛，包括静脉血栓栓塞（VTE）的预防和治疗、急性冠状动脉综合征血栓扩大的预防以及最常见的心房颤动患者卒中的预防。

　　在过去，大多数需要静脉抗凝的患者接受了肝素治疗，而那些需要口服抗凝的患者接受了维生素 K 拮抗药（VKA）治疗，如华法林。由于治疗指数狭窄，需要频繁进行华法林的实验室监测，所以人们希望研发更新、更有效的抗凝血药。因此，现已研发了几种新型的抗凝血药——通常被称为非维生素 K 拮抗药口服抗凝血药的 NOAC、被称为直接口服抗凝血药的 DOAC，以及作用于不同凝血级联点的新型药物包括直接凝血酶抑制剂（如达比加群酯）和因子 X a 抑制剂（如利伐沙班、阿哌沙班、依度沙班）。

　　虽然口服抗凝血药对患者的长期生存率和预防血栓事件的发生是有好处的[1, 2]，但使用这些药物并非没有风险。降低血液的凝结能力在减少血栓形成风险的同时增加了大出血（如胃肠道出血或颅内出血）的风险[2, 3]。老年患者因药物不良事件引起的急诊住院多数是由最常用的药物导致的，其中很大一部分与 VKA 的使用有关，出血并发症是药物相关住院的最常见原因[4, 5]。

随着人口老龄化，抗凝治疗的需求和处方将进一步增加，参与管理长期患病患者的药师都必须了解抗凝治疗的适应证，并确保给予适当的监测。

30.2 治疗选择

30.2.1 维生素K拮抗药

几十年来，维生素K拮抗药（VKA）一直是临床上唯一用于静脉和动脉血栓栓塞事件一级预防和二级预防的口服抗凝药物。VKA包括华法林、醋硝香豆素或苯丙香豆素，但华法林是世界范围内最常用的口服维生素K拮抗药[6]。

维生素K拮抗药，如华法林，是通过阻断维生素K-环氧化物还原酶发挥作用，从而阻止维生素K依赖性凝血因子活性表达的形成[6]。VKA存在抗凝起效的延迟作用，即通过抑制凝血因子Ⅱ、因子Ⅶ、因子Ⅸ和因子Ⅹ，最初阻断蛋白C和蛋白S形成，随后产生延迟的抗血栓作用。

华法林

华法林应用的适应证包括血栓事件后的长期抗凝、高危患者血栓事件的预防，以及术后、心房颤动（AF）和人工瓣膜患者的血栓预防[7]。考虑到起效抗凝的延迟作用，华法林经常与肠外抗凝血药联合使用，在达到治疗水平并在稳定24h后，可以停止使用。华法林主要通过CYP450系统代谢。诱导或抑制参与华法林代谢的同工酶可能会显著影响INR。此外，口服维生素K剂量的变化可引起INR的显著波动[8]。

华法林的抗凝血水平用**国际标准化比值**❶（international normalized index，INR）表示，它由实际凝血酶原时间与标准化对照血清[9]之比得到。事实上，华法林的疗效取决于INR在指定治疗范围内的维持状况。例如，目前证据表明，抗凝不足的心房颤动患者（INR<2）缺血性卒中发生率较高，而抗凝过度的非瓣膜性心房颤动患者（INR>3）出血事件发生率较高[10]。

因此，在低INR的卒中风险和高INR的出血风险之间取得平衡，INR为2.0～3.0是预防非瓣膜性心房颤动患者卒中发生和系统性栓塞的最佳范围[9]。

因此，尽管华法林在临床实践中继续得到广泛的使用，且已证明可以降低60%的卒中风险[1]，但其疗效取决于达到65%以上治疗窗内时间（time in therapeutic range，TTR）[11]，而这通常被证明是具有挑战性的，并且需要根据INR个性化定制给药剂量。与抗凝血药对照，对随机接受华法林治疗的患者进行的评价结果已持续显示，

---

❶ 译者注解：INR的正常值是0.8～1.5，INR值越高，血液凝固所需的时间越长。但是如果INR值非常高时，就会出现无法控制的出血风险。INR值一般应保持在2.0～2.5；心房颤动的患者，口服华法林的INR值一般保持在2.0～3.0；INR值高于4.0时，可能会引起无法控制的出血；而INR值低于2.0不能提供有效的抗凝效果。

按TTR评估，与控制良好的患者（TTR>75%）相比，控制较差的患者（TTR<60%）表现出较高的死亡率和大出血风险[12]。国家和国际指南认识到了华法林管理的复杂性，并推荐对任何接受VKA治疗的患者，应评估抗凝血药管理的程度，如果控制不佳，应考虑可能造成抗凝治疗管理不佳的因素，如患者依从性、药物相互作用等，尤其在新近的新型口服抗凝血药（NOAC）上市之后[9, 11]，应对药物选择进行评估。为了更好地管理INR，给药的复杂性也推动了药物基因组学的研究，以评估基因型试验在选择VKA初始剂量的应用，并且初步建议是其可以改善INR相关数值和临床结局[13]。

几项研究已评估了药师抗凝管理门诊带来的影响，证明药师对华法林管理产生积极的影响作用，与标准监护相比，能更好地控制INR，降低血栓栓塞并发症的发生率[14, 15]。

为了克服这些局限性，4种新型口服抗凝血药（NOAC）——达比加群、利伐沙班、阿哌沙班和依度沙班已被批准用于非瓣膜性心房颤动患者卒中和系统性栓塞的预防、静脉血栓栓塞（VTE）治疗，除依度沙班外，已被用于髋关节或膝关节置换术后静脉血栓栓塞的预防[16~19]。

与华法林相比，新型口服抗凝血药（NOAC）具有以下优点：起效快、半衰期短、药物相互作用少、不与饮食发生相互作用及只按固定剂量服用无需频繁监测[2]。这些药物已被证明与目前欧洲指南[9]中的首选药物华法林一样安全、有效[2]。

30.2.2 非维生素K拮抗药口服抗凝血药

简而言之，NOAC在**凝血级联**（clotting cascade）的两个特定的任一水平中都发挥作用。达比加群是一种直接凝血酶抑制剂，而阿哌沙班、利伐沙班和依度沙班是直接凝血因子Ｘa抑制剂[2]。因此，直接靶向凝血因子Ｘa或凝血酶可使抗凝作用快速起效，预期在第一次给药2h后开始，并在停药后24h内失去抗凝作用[9]。表30.1显示了每种药品的特性（改编自《ESC指南（2016)》）[9]。

NOAC具有可预测的药动学和药效学，并且与食物和药物发生相互作用的可能性较低。因此，这些药物可按固定的给药计划用药，而无需进行常规凝血监测[9]。所有NOAC都通过肾脏进行部分消除。因此，肾功能的评估对于这些药物身体清除率的预测是很重要的。基于这些特性，对于CL_{Cr}<15mL/min的心房颤动患者不推荐使用阿哌沙班、依度沙班和利伐沙班[16, 17, 19]，而对于CL_{Cr}<30mL/min的心房颤动患者则禁止使用达比加群[18]。然而，对于严重肾病的患者（CL_{Cr}<30mL/min），NOAC没有有效性和安全性结局数据，当前《ESC指南》推荐不要在这类患者中使用它们[9]。

表30.1 NOAC的药动学和药效学特性

	达比加群	阿哌沙班	利伐沙班	依度沙班
作用机制	口服直接凝血酶抑制剂	口服凝血因子Ｘa抑制剂	口服凝血因子Ｘa抑制剂	口服凝血因子Ｘa抑制剂

续表

	达比加群	阿哌沙班	利伐沙班	依度沙班
生物利用度/%	6	50	60～80	62
血浆蛋白结合率/%	35	87	92～95	55
药峰时间/h	0.5～2.0	3～4	2～4	1～2
半衰期/h	12～14	12	5～13	10～14
给药频率 治疗NVAF、VTE 预防VTE复发	每日两次 每日两次，在肝素后使用	每日两次 每日两次，每次两片（7天），然后每日两次	每日一次 每日两次（21天），然后每日一次	每日一次 每日一次，在肝素后使用
排泄	85%经肾	27%经肾	66%经肾	50%经肾
CYP代谢率	无	25%	约66%	小于10%
转运蛋白	P-gp	P-gp、BRCP	P-gp、BRCP	P-gp

CYP—细胞色素P450；P-gp—P糖蛋白；BRCP—乳腺肿瘤耐受蛋白。

　　NOAC都是P糖蛋白（P-gp）的底物，P-gp是肠细胞和肝脏中存在的一种转运蛋白，将降低底物的生物利用度[20]。因此，即使与VKA相比，NOAC发生药物相互作用的可能性要低，但NOAC仍然有很大的可能性发生相互作用，在与维拉帕米、胺碘酮和决奈达隆等联合应用时，应谨慎[20]。相比之下，由于维生素K的摄入不会影响NOAC的作用机制，因此预计NOAC与食物之间不可能发生相互作用。

30.3　药学干预：药师的作用

　　口服抗凝血药（oral anticoagulant）通常被归类为高风险药物，基于这些药物容易发生严重的且往往致命的错误，更要强调药师在提高药物安全性方面做出的这样努力和作用[21]。

　　除了口服抗凝血药的药理特性（出血和相互作用）导致药物相关问题的风险外，药师还应积极支持医务人员和患者，以确保安全、有效的药物治疗。一些研究已指出可能存在口服抗凝血药相关的用药差错。口服抗凝血药经常剂量不足、监测不够、储存不佳且未按医嘱服用，增加了接受口服抗凝治疗患者发生药品不良事件的风险[22]。

　　欧洲心律协会（EHRA）和欧洲心脏病学会（ESC）分别在其最新版本的NOAC指南[23]和心房颤动管理指南[9]中重申，需要对抗凝治疗的患者进行结构化随访❶，这对患者的安全性至关重要。应认识到参与口服抗凝治疗患者管理的众多医疗提供者

---

　　❶ 译者注解：结构化随访指药师随访患者时，使用结构化工具对患者进行用药评估。

（如医师、护士、药师、全科医生、抗凝治疗服务者），需要多学科之间高效的合作和沟通，以确保在不同医疗环境之间进行安全的患者治疗。

丹麦进行了一项研究，旨在描述医院口服抗凝血药引起药品不良事件的严重程度，研究表明，所有致命的和几乎所有严重的药品不良事件都与药物治疗过程的处方阶段有关。此外，这项研究还表明，在入院和手术期间，处方过量的抗凝血药是最常见的问题。而另一方面，处方抗凝血药剂量不足则是在出院期间最常见的问题[24]。

综述强调对患者进行用药指导的重要性，以确保患者理解抗凝治疗的目的。关于用药指导的更多信息，请参见第4章。下面列出了相关信息的概要[25]。

- 抗凝血药的适应证。
- 治疗的起始时间和预期的疗程。
- 抗凝血药的剂量。
- 如果漏服，该怎么办？
- 用药依从性的重要性。
- 何时就医？
- 潜在的药物相互作用和副作用。
- 需要定期的血液检查和饮食建议（针对服用华法林的患者）。
- 携带抗凝警示卡的重要性。

抗凝血药治疗患者的教育是监测和管理诸如出血等药品不良反应的关键。如果患者出现小伤口或轻微鼻出血，应建议患者对受伤区域施压，来控制轻微出血症状。而鼻出血持续时间超过10min，尿液或黑色柏油色大便中的血液，可能表明有内脏出血，这是"红旗"警示症状的例子，需要立即就医。联合处方增加出血风险可能也是一个常见问题，例如联合应用可以在药店购买到的非甾体抗炎药（NSAID）。抗凝血药与抗血小板药物的联合应用也应避免，除非有特别提示，例如急性冠脉综合征或经皮冠状动脉介入治疗后[2]。

据报道，虽然NOAC治疗的持续性高于华法林治疗[26, 27]，且不需要常规监测（肾功能除外），但药师在支持NOAC依从性方面仍然发挥着关键作用。特别是，NOAC的半衰期比华法林短，因此当不服用预定剂量时，NOAC的抗凝作用下降得更快。因此，对NOAC的不依从可能比对华法林的不依从会产生更大的不良反应，依从性本身可能与指标药物有关[28]。NOAC的给药频率不同，阿哌沙班和达比加群每日两次，而利伐沙班和依度沙班每日一次，利伐沙班需要与食物一起同服用以加强吸收。达比加群容易吸潮，不适合使用用药依从性的给药辅助工具。

药师在确保根据肾功能调整NOAC适宜剂量方面发挥了作用。然而，值得注意的是，针对心房颤动（AF）患者预防卒中的NOAC临床试验中使用了Cockcroft-Gault（CG）方程来估算肌酐清除率，以此作为测量肾功能的方法，并确定药物选择资格和给药剂量的随后评估。一项横向研究（cross-sectional study）表明，当使用简化MDRD（Modified Diet in Renal Disease）公式（一种更广泛且更常用于评估肌酐清除率的公式）而不是CG公式（用于临床试验）时，患者将接受更高剂量或被认为不适合使用NOAC治疗，然而，使用MDRD方程的安全性和有效性尚未确定[29]。

为保障正确处方新型口服抗凝血药（NOAC）给予非瓣膜性心房颤动（NVAF）患者治疗，可以使用一个简单的ABCD原则（图30.1）。

- A—年龄。根据年龄，某些NOAC需要考虑减少剂量。
- B—体重。如果体重小于60 kg，某些NOAC需要减少剂量。
- C—肌酐清除率（Cockcroft–Gault方程）。所有NOAC的代谢都有赖于肾功能，随着肾功能的降低，需要降低剂量。
- D—检查药物相互作用。所有NOAC可能与P糖蛋白抑制剂或者可能诱导或抑制细胞色素P450系统的药物产生相互作用，应对照产品特性概要进行检查。

许多患者可能需要进行手术，当患者需要接受侵入性手术时，抗凝治疗需要考虑许多因素，诸如是否中断治疗、何时中断治疗、是否衔接治疗、如何衔接治疗以及最终如何重新开始患者的常规治疗。有证据[30]表明，对于低风险的心房颤动患者，放弃衔接抗凝治疗并不比用低分子肝素衔接华法林治疗差。因此，需要对出血和血栓形成进行风险分层，以指导围手术期的治疗。

案例场景

MC女士，76岁，80kg，在诊所就诊开了一张120mg依诺肝素处方，每日一次，在术前3天开始使用，来到你的药房并告诉你，下周她要做髋关节手术，手术前5天必须停用华法林。她对停用华法林及在开始注射依诺肝素前2天没有使用任何药物表示担心，她询问自己的心脏是否会受到保护。

当你查阅华法林监测手册后，发现她服用华法林的适应证是心房颤动（AF），而她今天测试的INR为2.5。

其他既往病史：

- 高血压
- 心力衰竭
- 糖尿病
- 心绞痛——10年前做过冠状动脉介入手术（PCI）

第1步：初步评估

鉴于抗凝治疗的适应证较多，重要的是确保患者了解其开药的原因。对于接受治疗的患者，不应假定他们知道服用华法林治疗的原因。在这里，药师的作用是要教育MC女士，她的抗凝治疗是为了预防卒中的发生，而不是纠正心电活动。由于MC女士担心2天不服用任何抗凝血药的风险，药师可以向她解释，华法林的半衰期很长，需要3d才能会从体内完全清除。因此，MC夫人可以放心，在少服一次剂量的华法林后仍具有抗凝作用。一旦INR显示亚治疗状态，就可以改用依诺肝素。

面诊患者也是一个机会，建议患者到抗凝门诊时，应告知医师自己这次治疗中断的原因，因为许多医务人员参与患者的抗凝治疗。鉴于涉及这些高风险药物的许多用药差错与不同医疗环境之间的转换有关，这一点需要引起重视。

第2步：治疗计划

MC女士由于要接受一项高出血风险的大手术，因此需要中断华法林治疗。鉴于INR在2～3，建议在手术前5天停止服用华法林。

为了确定是否衔接使用LWMH，应计算血栓形成的风险分层。对于心房颤动患者，根据下表中的CHA_2DS_2VASc得分计算卒中风险。

危险因素	危险因素得分	MC女士得分
充血性心力衰竭（C）	1	1
高血压（H）	1	1
年龄在75岁及以上（A_2）	2	2
糖尿病（D）	1	1
脑卒中/TIA/血栓栓塞（S_2）	2	0
血管病（V）	1	1
年龄65～74岁（A）	1	0
女性（S_c）	1	1
总计	9	7

CHA_2DS_2VASc❶得分为7或更高被认为是高风险，因此需要用低分子量肝素衔接。由于抗凝血药的处方已经改变，关键的是要确保患者知道如何进行皮下注射，或者安排好由护理人员或社区护士进行注射。

髋关节手术后6个月，MC女士带着一张新处方来到你的药房，阿哌沙班5mg，每日两次。自从手术以来，由于控制不佳，她每周都要做INR检查，而且

---

❶ 译者注解：CHA_2DS_2VASc评分法是评估非瓣膜性心房颤动（AF）患者卒中风险的临床预测规则，AF是一种常见且严重的与血栓栓塞性卒中相关的心律失常。这样的分数被用来确定是否需要抗凝治疗或抗血小板治疗，因为心房颤动可以导致心脏上房室淤血，导致壁血栓的形成，可以进入血流，到达大脑，切断对大脑的供应，从而导致卒中。高分对应的卒中风险更大，而低分对应的卒中风险更低。（未完，见下页）

一直觉得去医院很困难。医生告诉她，她的TTR是50%，因此决定改用一种不同的抗凝血药。她告诉你，她很高兴不再需要频繁的监控。

第3步：治疗监测

更换抗凝血药时，监测参数会有所不同，取决于所涉及的药物。从华法林更换为NOAC时，INR值应小于2，然后再开始使用NOAC。

一旦开始使用NOAC，出血建议的监测将类似于华法林。而NOAC特殊的监测将涉及检查患者的依从性，并在出现此类问题时提供用药的辅助工具或提醒工具。阿哌沙班的剂量取决于患者的年龄、体重、肾功能（肌酐清除率）及潜在的药物相互作用（ABCD规则），因此应进行相应的剂量调整。按基线肌酐清除率（CL_{Cr}）指导肾功能的持续监测，可使用以下公式：$CL_{Cr}/10 = x$个月。例如，如果基线肌酐清除率为50mL/min，这意味着肾功能持续监测应大约为5个月。

其他需要监测的因素是检查患者药物治疗是否发生变化，这些变化可能会与NOAC发生相互作用，以及监测患者的血压，因为高血压未得到控制会增加患者的出血风险。

CHA$_2$DS$_2$VASc

	症状	得分
C	充血性心力衰竭（或左心室收缩功能障碍）	1
H	高血压	1
A$_2$	75岁及以上	2
D	糖尿病	1
S$_2$	脑卒中/TIA/血栓栓塞	2
V	血管病	1
A	65～74岁	1
Sc	性别（女性）	1

CHA$_2$DS$_2$VASc评分已用于2012年欧洲心脏病学会心房颤动管理指南。2014年美国心脏病学会/美国心脏协会实践指南和心律学会指南特别工作组也建议使用CHA$_2$DS$_2$VASc评分法。

欧洲心脏病学会（ESC）和英国国家卫生与临床优化研究所（NICE）的指南建议，如果患者的CHA$_2$DS$_2$VASc评分为2及以上，使用维生素K拮抗剂[如INR目标值为2～3建议使用华法林或一种非VKA口服抗凝药物（NOAC，如达比加群、利伐沙班、依度沙班或阿派沙班）]。

如果患者使用CHA$_2$DS$_2$VASc评分为"低风险"（即男性为0，女性为1），则不推荐抗凝治疗。

在具有1个卒中危险因素（即CHA$_2$DS$_2$VASc评分=1）的男性中，可以考虑使用NOAC进行抗血栓治疗，并应考虑人们的价值观和偏好。即使是单一的卒中危险因素也会导致卒中和死亡的风险增加，在口服抗凝剂预防卒中方面，当与不治疗或阿司匹林相比如上所述，根据不同的指导治疗阈值和方法学方法，血栓栓塞事件发生率不同。（摘自维基百科）

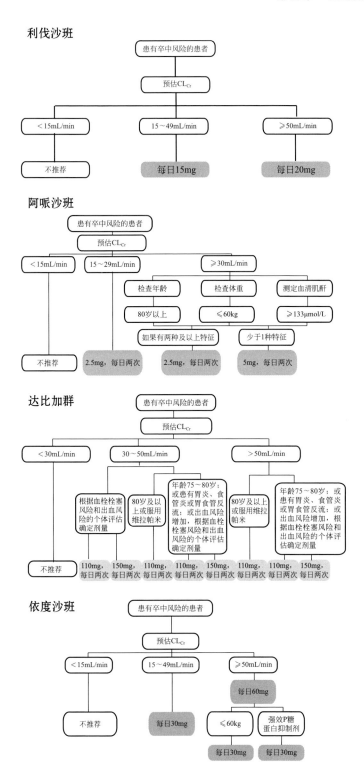

图30.1 非瓣膜性房颤治疗中NOAC的剂量调整以及ABCD应用原则

参考文献 ---

1. Hart RG, Pearce LA, Aguilar MI. Meta-analysis: antithrombotic therapy to prevent stroke in patients who have nonvalvular atrial fibrillation. Ann Intern Med. 2007;146:857–67.
2. Ruff CT, Giugliano RP, Braunwald E, Hoffman EB, Deenadayalu N, Zekowitz MD, Camm AJ, Weitz JI, Lewis BS, Parkhomenko A, Yamashita T, Antman EM. Comparison of the efficacy and safety of new oral anticoagulants with warfarin in patients with atrial fibrillation: a meta-analysis of randomized trials. Lancet. 2014;383:955–62.
3. Merli GJ. Prophylaxis for deep venous thrombosis and pulmonary embolism in the surgical patient. Clinical Cornerstone. 2000;2(4):15–28.
4. Hakkarainen KM, Gyllensten H, Jönsson AK, Sundell KA, Petzold M, Hägg S. Prevalence, nature and potential preventability of adverse drug events—a population-based medical record study of 4970 adults. Br J Clin Pharmacol. 2014;78:170–83.
5. Budnitz DS, Lovegrove MC, Shehab N, Richards CL. Emergency hospitalization for adverse drug events in older Americans. N Engl J Med. 2011;365:2002–12.
6. Ageno W, Gallus AS, Wittkowsky A, Crowther M, Hylek EM, Palareti G. Oral anticoagulant therapy—Antithrombotic therapy and prevention of thrombosis, 9th ed: American College of Chest Physicians evidence-based clinical practice guidelines. Chest. 2012;141suppl:e44S–e88S.
7. Warfarin, Ranbaxy (UK) Limited a Sun Pharmaceutical Company, Summary of Product Characteristics. Electronic Medicines Compendium. 2017. http://www.medicines.org.uk/emc/medicine/32628, last updated February 2017. Last accessed Nov 2017.
8. Zirlik A, Bode C. Vitamin K antagonists: relative strengths and weaknesses vs. direct oral anticoagulants for stroke prevention in patients with atrial fibrillation. J Thromb Thrombolysis. 2017;43(3):365–79.
9. Kirchhof P, Benussi S, Kotecha D, Ahlsson A, Atar D, Casadei B, Castella M, Diener H, Heidbuchel H, Hendriks J, Hindricks G, Manolis AS, Oldgren J, Alexandru Popescu B, Schotten U, Van Putte B, Vardas P. 2016 ESC Guidelines for the management of atrial fibrillation developed in collaboration with EACTS. Eur Heart J. 2016;37(38):2893–962.
10. Reynolds MW, Fahrbach K, Hauch O, Wygant G, Estok R, Cella C, et al. Warfarin anticoagulation and outcomes in patients with atrial fibrillation: a systematic review and meta-analysis. Chest. 2004;126(6):1938–45.
11. NICE. Atrial fibrillation: management. Clinical guideline 180. 2014.
12. White HD, Gruber M, Feyzi J, Kaatz S, Tse HF, Husted S, Albers GW. Comparison of outcomes among patients randomized to warfarin therapy according to anticoagulant control: results from SPORTIF III and V. Arch Intern Med. 2007;167:239–45.
13. Shi C, Yan W, Wang G, Wang F, Li Q, Lin N. Pharmacogenetics-based versus conventional dosing of warfarin: a meta-analysis of randomized controlled trials. PLoS One. 2015 Dec 16;10(12).
14. Bungard TJ, Gardner L, Archer SL, Hamilton P, Ritchie B, Tymchak W, et al. Evaluation of a pharmacist-managed anticoagulation clinic: improving patient care. Open Med. 2009;3(1):16–21.
15. Shah KJ, Pharm D, Mansukhani R, Pharm D, Bloomstein D, Pharm D, et al. Outcomes of a pharmacist managed anticoagulation service. 2010;6:62–7.
16. EMA. Assessment report Xarelto. 2013;44(EMA/CHMP/115246/2014):1–107.
17. EMA. Assessment report Lixiana. 2015;44(April).
18. EMA. Assessment Report Pradaxa. 2008;1–36.
19. EMA. Assessment report Eliquis. 2011;44(EMEA/H/C/002148 Assessment).
20. Salem J-EJ, Sabouret P, Funck-Brentano C, Hulot J-S. Pharmacology and mechanisms of action of new oral anticoagulants. Fundam Clin Pharmacol [Internet]. 2015;29(1):10–20.

21. Smith J. Building a safer NHS for patients: improving medication safety. Dep Heal. 2004;180.

22. Cutler TW, Chuang A, Huynh TD, Witt RG, Branch J, Pon T, White R. A retrospective descriptive analysis of patient adherence to dabigatran at a large academic medical center. J Managed Care Spec Pharm. 2014;20(10):1028–34.

23. Heidbuchel H, Verhamme P, Alings M, Antz M, Diener HC, Hacke W, et al. Updated European Heart Rhythm Association Practical Guide on the use of non-vitamin K antagonist anticoagulants in patients with non-valvular atrial fibrillation. Europace. 2015;17(10):1467–507.

24. Henriksen JN, Nielsen LP, Hellebek A, Poulsen BK. Medication errors involving anticoagulants: data from the Danish patient safety database. Pharmacol Res Perspect. 2017;5(3):1–8.

25. Warfarin and Beyond: an update On oral anticoagulation therapy [Internet]. [cited 2017 Nov 7]. Available from https://www.uspharmacist.com/article/warfarin-and-beyond-an-update-on-oral-anticoagulation-therapy.

26. Martinez C, Katholing A, Wallenhorst C, Freedman SB. Therapy persistence in newly diagnosed non-valvular atrial fibrillation treated with warfarin or NOAC. A cohort study. Thromb Haemost. 2016;115(1):31–9.

27. Beyer-Westendorf J, Ehlken B, Evers T. Real-world persistence and adherence to oral anticoagulation for stroke risk reduction in patients with atrial fibrillation. Europace. 2016;18(8):1150–7.

28. Yao X, Abraham NS, Alexander GC, Crown W, Montori VM, Sangaralingham LR, Gersh BJ, Shah ND, Noseworthy PA. Effect of adherence on oral anticoagulants on risk of stroke and major bleeding among patients with atrial fibrillation. J Am Heart Assoc. 2016 Feb 23;5(2).

29. Maccallum PK, Mathur R, Hull SA, Saja K, Green L, Morris JK, Ashman N. Patient safety and estimation of renal function in patients prescribed new oral anticoagulants for stroke prevention in atrial fibrillation: a cross-sectional study. BMJ Open. 2013;3(9):e003343. https://doi.org/10.1136/bmjopen-2013-003343.

30. Douketis JD, Spyropoulos AC, Kaatz S, et al. Perioperative bridging anticoagulation in patients with atrial fibrillation. N Eng J Med. 2015;373:823–33.

第31章

儿科的药学监护

Rebekah Moles, Stephen Carter

摘要

当向儿童提供药学监护时，药师需要格外小心，并保持警惕，尽力预防一些常见药物相关问题的发生，在以往的报道中这些问题在儿童中太常见。通过用药评估过程（见第6章），药师就适当的剂量调整提出建议，拦截潜在的有害用药差错，确定患者依从性，确认药物相关问题，并在必要时采取行动，如教育父母和儿童自己。考虑到儿科患者更容易发生药品不良事件，随访儿童患者的时间间隔可能需要比成人患者的更短，药师能够运用先进的药物知识和治疗知识来监测不良结局以及积极效果。治疗儿童时应遵循一些重要的基本原则：

① 如果婴儿很小（不到3～6个月），那么通常转诊是更合适的。

② 如果孩子病得很重（昏昏欲睡、萎靡不振、无精打采），则需要转诊。

③ 如果要给药，请确保向看护者解释的剂量是正确（许多药物是根据体重给药的）。

④ 向看护者演示有效给药/用药的方法（诸如向他们演示如何使用注射器量取液体药物）。

⑤ 如果孩子已足够大，应让孩子参与到自己的治疗中，鼓励孩子和父母之间的交流，因为在某个阶段儿童要负责自己的用药问题。

31.1 引言

药师可以通过提供药学监护协助看护者管理儿童的轻微小病，甚至儿童的慢性病。提供儿科药学监护的原则与成人的适用原则没有太大的差异，但必须注意的是，依据儿童的年龄，可能看护者是药师谈话和教育的重点对象。然而，随着儿童年龄的增长，建议儿童参与到自己的药学监护中。事实上，研究表明，孩子们认为自己是用药的积极参与者，并声称他们比其父母认为的更加自主[1, 2]。这就明确了对儿童及其看护者进行合理用药教育的必要性。

应该承认的是，尽管药师作为医务人员（HCP）在授权儿童主动参与用药方面走在前列，但其父母也不应被排除在外。研究表明，父母不仅对孩子的用药和健康结局产生影响，而且对未来用药的健康取向和期望也产生影响[3]。这是因为孩子通过日常互动间接地接受其父母的见解、知识和习惯，这一过程也称为社会化过程的必由之路[4]。作为成长过程中不可避免的一部分，用药的主要责任从父母转移到孩子身上是不可能避免的，美国药典委员会（USP）鼓励父母授权让孩子主动参与用药并协商逐步转移用药的责任[5]。当为儿童群体提供药学监护时，这些是必须考虑的事情。

本章在轻微小病分类中，涉及了疼痛和发烧、肠绞痛、咳嗽和感冒，强调在这些情况中主要向父母传播重要的信息，因为这些小病都是很小的孩子经常发生的。在慢性疾病中，以湿疹和哮喘为例，强调儿童及其父母作为积极的合作伙伴，向他们提供药学监护。

必须指出的是，除了需要向儿童和看护者提供信息更加复杂外，儿童用药还存在许多在治疗成人患者时可能不存在的挑战难度。首先，儿童的年龄和体重会影响许多药物的药动学和药效学。这意味着我们经常需要根据年龄和体重对孩子进行分类，而不仅仅是把他们当作小大人来对待。儿童的大多数剂量也需要根据体重计算增加了额外的复杂性。在开具处方或给药阶段出现错误也很常见。最后，有许多用于儿科的药物在其批准的指南之外使用。这就是所谓的"**超说明书（off-label）**"处方。正是这些复杂性使得药师在为儿童提供药学监护时必须格外警惕。

31.2　患者人群的定义

儿童的定义可能因参照对象的不同而有所不同，因此，药师在儿科范围下为其提供服务的儿童人群可以从出生到21岁（成年）。然而，在本章中，我们主要关注的将是从出生到12岁的儿童，在这些年龄组中，大多数药物的给药剂量更为具体，并且通常需要更多的剂量管理步骤。

新生儿（neonate）是指从出生到一个月大的儿童。新生儿期是一个生理变化非常大的时期。这意味着在这一时期，考虑到这些生理快速变化、胃排空率的变化、药物吸收的程度以及药物的肾肝清除率，给婴儿服药时有一些非常特殊剂量。由于新生儿是特殊类别的儿童，如果需要药物治疗，应接受专科医疗护理，因此该年龄组的治疗不在本书讨论范围。

婴儿（infant）是指1个月至2岁的儿童；幼儿为2～6岁；儿童为6～12岁。本章内容将涵盖常见轻微小病的用药管理，以及以哮喘为例的这些年龄段儿童常见的慢性疾病的用药管理。

31.3 剂量的思考 --------------------------------

儿科的大部分剂量将根据儿童的体重计算。也就是说，将儿童体重乘以特定药物的推荐剂量（mg）。例如，12岁以下儿童的对乙酰氨基酚标准剂量为每次15mg/kg。然而，对于实际体重与标准体重完全不同的儿童，例如肥胖儿童，通常会根据药物分散到脂肪组织的能力，按理想体重计算。因此，对于肥胖儿童，需要更多思考剂量的问题，以基于身高的理想体重来计算剂量。

不幸的是，给药差错在儿童中太常见了，并且经常发生在开具处方时或给药时。由于对药物的剂量计算、稀释和操作的需求增加，据报道，可预防的剂量差错很大一部分是10倍和100倍误差[6]。然而，剂量差错也延伸到家庭环境中，研究发现，大多数看护者在被要求陈述和测量他们给予孩子的对乙酰氨基酚剂量时，会对应孩子的体重使用不准确的剂量[7, 8]。其他研究显示，父母通常选择家用勺子，而不是标准量具，如注射器，也会导致剂量不准确[9]。

31.4 轻微小病管理 --------------------------------

在本节中，我们将介绍3种小病。①大多数婴儿都会有的肠绞痛；②疼痛和发烧；③所有儿童都会有的咳嗽和感冒。由于所有的父母/看护者都会发现自己需要管理常见的疾病，而且虽然药物可以治疗许多症状，但通常这些常见的疾病需要非药物治疗，因而父母/看护者需要药师提供的药学监护服务不局限在用药方面，更多的是建议和安慰。

31.4.1 肠绞痛

肠绞痛（colic）是指6个月以下儿童常发生的"阵发性腹痛，伴有严重的不停哭闹"。肠绞痛通常以婴儿哭闹原因为标志，但必须注意的是，所有的婴儿都会哭，哭闹强度在6周左右达到峰值，在12～16周时下降。肠绞痛本身已被界定为每天超过3h，每周超过3d，持续超过3周无法安慰的哭闹。约10%～40%的婴儿会出现肠绞痛[10]。通常在傍晚或晚上，哭闹更为严重。胃肠道中存在的气体常被认为是罪魁祸首，因为许多婴儿会抬腿、拱背、红脸、皱眉头或做鬼脸，还有放屁。然而，有人认为，这实际上是正常婴儿的哭闹行为，不一定与胃肠道有关。但是，许多父母/看护者感觉婴儿的哭声可能是胃肠道引起的，因而，他们就会去购买非处方药（OTC）或寻求医生帮助处方药物。

● 药物。用于肠绞痛治疗的药物包括含有颠茄生物碱（阿托品、东莨菪碱和莨菪碱）或其他抗胆碱药（如双环胺）的婴儿滴剂。这些药物作用是减少胃肠动力，但由于存在不良反应，目前的指南不推荐使用。在一些国家，这些药物属于非处方药，而在其他国家，则仅限于医生处方。二甲硅油滴剂也常用于肠绞痛，因为它将作为表面活性剂将小气泡合并在一起。有时使用的其他药物有顺势疗法配方，其中含有泻根苷、洋甘菊、药西瓜、磷酸镁；或者Gripe驱风剂，其成分根据制造商不同而不同，成分包括莳萝籽油、葛缕子油、肉桂树皮油、丁香花蕾油、小豆蔻油、葛缕子油、茴香油、薄荷油、菲律宾卷心菜（草地甜）提取物。最近，益生菌已进行临床试验用于肠绞痛治疗，最后，有时医生还开具处方药质子泵抑制剂[10]。然而，最重要的是，关于这些治疗是否有缓解作用以及是否有必要，存在着相互矛盾的证据[10～14]。

● 用药差错和药物相关问题。含有颠茄生物碱或双环胺的婴儿滴剂已被用于婴儿肠绞痛治疗，但使用这些滴剂也产生了抗胆碱毒性；严重情况下出现的症状表现为激动、镇静、易怒、癫痫和昏迷[15]。在澳大利亚，有数据表明，在这些颠茄生物碱产品停用之前，有许多人打电话到毒物信息中心（poison's information center）咨询，一般来说，肠绞痛用药中出现10倍剂量的给药差错是呼叫的常见原因[15, 16]。在美国的一项研究中，给药时出现差错的最常见原因也被发现是对说明书的误解。经常，父母给孩子的用药是满滴管的药，而不是几滴药。此外，看护者承认这些药物的给药频率比建议的要高[17]。

● 对肠绞痛患儿看护者的管理。支持和安慰是肠绞痛管理的关键举措，特别是对初为父母的尤其重要[10]。首先，药师应确认是肠绞痛，排除需要立即转诊的其他症状。这些症状可能包括嗜睡、拒食、发烧或腹胀，如果与痛哭有关，可提示涉及严重的潜在疾病。其他问题应该与婴儿的排便习惯有关，检查是否有腹泻或便秘，如果婴儿一直呕吐也应检查。同样，这些症状会导致更危险的病理反应，应转诊。此外，还需要对喂养情况和体重增加的问题进行询问。如果孩子没有其他严重的病理症状或体征，而且精神状态良好，那么最常见的建议是按孩子的需求缓解症状。在选择药物时，应考虑以下问题。

在一些临床试验中，益生菌罗伊氏乳杆菌（*Lactobacillus reuteri*）已被证明可以减轻肠绞痛症状；然而，最新证据表明，益生菌罗伊氏乳杆菌仅对母乳喂养婴儿的肠绞痛治疗有效。尽管二甲硅油广泛使用，似乎是安全的，但在综述中并未显示出其有效性。中草药和顺势疗法滴剂的疗效证据也有限。由于不良反应，6个月以下的婴儿禁止使用抗胆碱药，如双环胺，不应推荐。质子泵抑制剂也不能有效地减少哭泣时间。

因此，一般来说，当为肠绞痛患儿提供药学监护时，由于他们处于婴儿期，所以该监护是针对其父母/看护者。药师在指导看护者选择治疗方案及确保必要时转诊医生等方面发挥着作用。药师应跟踪婴儿奶粉的配方变化，为配方奶粉喂养的婴儿提供专业配方奶粉的建议，还应协助母乳喂养的婴儿保持母乳喂养。

31.4.2 疼痛和发烧

疼痛（pain）通常被正式定义为"一种不愉快的感觉和情感体验，与实际或潜在的组织损伤相关，或是这些损伤的表现"[18]。另一种定义是"疼痛是体验者说出来的感受，只要体验者说它存在，它就存在"[19]。这两个定义都强调了疼痛不仅仅是引起的神经系统反应的组织损伤，因此疼痛的治疗也不会仅限于组织损伤。由于儿童，尤其是婴儿，往往无法描述或表达他们遭受的疼痛程度，使得其疼痛治疗更为复杂。

在评估儿童疼痛时，重要的是询问疼痛的强度、持续时间、描述、疼痛对活动产生的影响以及可能影响儿童对疼痛感知的因素，这些因素可能包括既往史、家庭或文化方面等的因素。

发烧（fever） 是机体受到感染后的一种正常生理反应，公认的发烧体温是38℃或更高[20]。然而，随测量体温位置的不同（直肠、口腔、腋窝、鼓室），体温计读数会有波动。推荐大多数儿童在家里使用腋窝温度计，因为腋窝温度计价格便宜，使用相对容易。发烧是一种常见现象，尤其是在儿童中，几乎所有看护者都会发现自己需要在某个阶段去设法管理孩子发烧。尽管有证据表明，镇痛药可以一定程度上降低体温，但重要的是要认识到发热本身不需要治疗，这些镇痛药的用处在于缓解与发热有关的疼痛，而这些用处是否有益并不能确定。不过，3个月或3个月以下婴儿发烧，应立即转诊做进一步检查。

● 药物。对乙酰氨基酚（paracetamol）和布洛芬（ibuprofen）两种药物都能有效缓解儿童的发热或不发热的疼痛，并且短期正确使用几乎都没有副作用。

对乙酰氨基酚的推荐剂量为每4～6小时15mg/kg，24h内最多给药4次（共60mg/kg），在社区药房中，最大剂量下仅能给药48h。在医院环境中，可能会见到稍高的给药剂量，但这种剂量通常用于重症监护中的剧烈疼痛。布洛芬的推荐剂量为每6～8小时5～10mg/kg，每天最高40mg/kg。

尽管这些产品中的许多可通过口服、直肠和静脉途径给药，但口服给药是首选。事实上，直肠给药具有高度不可预测的吸收，因此如果可以避免，是不推荐的[21]。

● 用药差错和药物相关问题。在儿童中，对乙酰氨基酚和布洛芬的误用是普遍存在的。这两种药物是儿童最常用的非处方药物，也是家中最常用的药物[22, 23]。已发表的文献证明，大多数误用可能是由于误食[24]、不适当的给药、父母/看护者在功效和安全性方面的错误理念，以及未按说明使用。此外，大多数父母仍然不知道非处方药的副作用，有证据表明，药物通常用于不适宜的适应证，包括使用对乙酰氨基酚来镇静儿童。

过量服用布洛芬和对乙酰氨基酚都是危险的，因此正确的给药剂量至关重要。对乙酰氨基酚口服液和布洛芬口服液有很多剂量规格。有了这些药物制剂，就要有不同的营销策略来指导各种剂量强度的使用。例如，市场上销售的剂量强度最大的对乙酰氨基酚口服液用于婴儿，就要给予非常小的剂量。与此相反，剂量强度最小的布洛芬和对乙酰氨基酚口服液常销售用于1～5岁的儿童。此外，在许多国家，包装上都带有年龄和体重给药剂量的说明，通常所示的剂量范围为6～8mL。由于所有这些因素，家长容易在计算或测量孩子的正确给药剂量时出错[7, 8]。

此外，不幸的是，研究继续表明，看护者不正确地管理发烧，并采取现行指南中未规定的做法。研究报告，看护者对发烧的反应非常关注，他们认为发烧有害，对身体会造成不利的影响，如神经系统损伤、器官损伤和死亡，但事实并非如此[25, 26]。悉尼大学最近的一些研究表明，对发烧的消极态度、以降低体温为目标、对药物的错误观点以及对包装标签的误解，是导致看护者在治疗发烧时行为不当的主要因素。这项研究还表明，仅15%受访的看护者对儿童发烧的管理是正确的[27]。这些数据表明，药师需要花时间就适当管理疼痛和发烧，向看护者提供指导，如果需要使用药物，按照上述建议解释如何及何时给药是很重要的。

● 对疼痛/发烧患儿看护者的管理。对于炎症引起的疼痛，如脚踝扭伤，布洛芬可能比对乙酰氨基酚更适合，因为其具有抗炎作用。对于其他简单的疼痛，若选择一种药物，对乙酰氨基酚通常是许多情况下的首选，因为当正确给药时，对乙酰氨基酚的安全性很好。对于中度到重度疼痛，有时可以推荐使用多种成分的复方制剂，但是对于轻度疼痛或发烧的儿童，单用一种药物就足够了。还可以结合镇痛药采取一些非药措施，来安慰孩子的疼痛。其中包括让父母安慰孩子，如果孩子愿意，可以让孩子提问，或者建议孩子集中注意力深呼吸和稳定呼吸。分散注意力的方法也是非常有用的，所以通常可以使用书籍、电子游戏或电视来分散孩子的注意力。玩耍也是一种很好的分散注意力的方法，但应该注意的是，孩子能够玩耍，并不意味着疼痛已经消失。给予孩子积极的肯定，比如"你做得很好"，以及给予孩子充足的拥抱和关注来安慰孩子。有时也使用冰袋或热敷。对于发烧的孩子，脱掉一层衣服并防止孩子脱水，也非常重要。

作为药师，重要的是，要指导家长了解依据体重计算剂量的说明，并根据孩子的体重（除非孩子肥胖）给看护者精确的剂量。药师应该提供给看护者一个口服注射器，用来帮助他们测量剂量，并告诉他们如何使用这个注射器。研究表明，只有约1/3的父母能够为自己的孩子提供正确的剂量[7, 8]，因此这个建议非常重要。在社区药房中，最好建议看护者只选择一种药物并坚持使用。例如，如果选择对乙酰氨基酚，那么它应该是唯一用于这种疾病的药物。虽然针对儿童一些更严重的疼痛需要联合使用对乙酰氨基酚和布洛芬，但最好在医生指导下使用，因为一种药物的用药错误就很常见，那么两种药物联合使用的错误就似乎更有可能发生。虽然我们通常会见到使用两种药物的做法，但特别是对于发烧，不需要交替或同时使用两种药物，因为发烧是感染所表现出来的正常生物反应，是不需要治疗的。作为药师，我们应该鼓励实用的非药物治疗管理办法，如脱掉衣服、多喝水和多休息。

当在药房环境中提供药学监护管理疼痛和发烧时，如果孩子可以进行口头交流，应该鼓励孩子参与其治疗的决策，包括药物治疗的选择。由于镇痛药使用中的错误很普遍，药学监护的给药原则应该传授给父母，反过来再由父母尽早传授给他们的孩子，以打破不良用药管理的怪圈。

31.4.3　咳嗽/感冒

普通感冒是最常见的一种自限性病毒感染疾病，所有年龄段的人都可能患病。平均来说，儿童每年会感冒6～8次，而幼儿园阶段的儿童每年平均感冒10次[28, 29]。症状通常表现为鼻塞或流涕、打喷嚏、咳嗽、头痛和发烧。用于感冒和流感的非处方药只能缓解症状。还没有研究证明咳嗽药和感冒药能提高幼儿的康复率。一般来说，不需要任何治疗，儿童感冒也最终会在10～14d内自行改善。

● 药物、用药差错和药物相关问题。许多咳嗽和感冒非处方产品含有多种药物，包括缓解鼻塞药、镇咳药、抗组胺药，有时还有解热镇痛药。大剂量服用缓解鼻塞药，如伪麻黄碱，会刺激中枢神经系统、导致血压升高和心动过速。摄入后严重的并发症包括高血压、心动过速、心动过缓、癫痫发作、卒中和脑出血[30, 31]。这些担忧已经促使发达国家的各监管机构发布安全警示建议，近年来不鼓励幼儿使用这些药物。

对于成人的鼻塞，我们会使用缓解鼻塞药。口服缓解鼻塞药可能包括：去氧肾上腺素和伪麻黄碱。对于儿童，没有证据支持使用这些产品改善症状。不幸的是，还有药品不良事件的病例报告。因此，在许多发达国家，这些产品不允许作为2岁以下的幼儿的非处方药销售，并且由于其有限的疗效数据，不推荐用于12岁以下的儿童。局部缓解鼻塞药（羟甲唑啉和赛洛唑啉）的研究较少，但由于现有的研究有限，仍然没有证据向儿童推荐使用这些产品。治疗鼻部症状的咳嗽和感冒制剂中常见的其他成分是抗组胺药。治疗儿童感冒和流感产品中所含镇静抗组胺药的有关证据清楚地表明，这些药物对治疗感冒没有益处，并且还与增加不良反应甚至婴儿猝死风险有关。对于两岁以下的儿童，不推荐使用含有镇静抗组胺药的制剂。有报道，癫痫病例与蒸汽按摩和精油的使用有关，尽管其中大部分是意外摄入而不是局部使用后发生的。然而，这些按摩用品的有效性证据也是缺乏的，只有婴儿香脂配方可用于2岁以下的儿童。

对于干咳，成人通常推荐使用止咳药。然而，对于儿童，我们也没有证据支持使用此类产品。事实上，最近的一项综述发现，对于儿童和成人来说，止咳合剂并不比安慰剂更有效。一般来说，不应推荐儿童使用止咳药，而且对于两岁以下儿童，没有处方就不能合法销售。

针对治疗胸闷咳嗽的止咳合剂研究也尚不清楚，虽然其中一些成分（如溴己新）的安全性问题可能较少，但我们就其对儿童的疗效仍没有确定的结论。

● 对咳嗽和感冒患儿看护者的管理。已证明，鼻盐水滴剂对鼻塞和流涕是安全的，因此可以使用。重要的是，鼓励孩子们通过擤鼻涕来清理鼻腔，以避免继发性鼻窦感染。盐水滴剂当然可以帮助解决这个问题。蜂蜜有助于舒缓咳嗽；然而，这种办法应该只能用于12个月以上的儿童，因为对于1岁以下的儿童，蜂蜜与婴儿肉毒杆菌中毒有关。当然，常识是应建议儿童多喝水和休息。如果孩子因疼痛/发烧而非常痛苦，可以给他们服用对乙酰氨基酚或布洛芬，但如果他们在吃饭、喝水并且仍然快乐，则不需要服用任何制剂。可以使用蒸汽雾化器或加湿器，但如果建议这样做的话，必须非常明确地警告家长不要让孩子够到蒸汽雾化器或加湿器，因为如果孩子够到蒸汽雾化器或加湿器，会被蒸汽灼伤。

重要的是，向看护者提供有关其孩子感冒治疗的信息，并给予他们现实的期望。应该告知他们，目前治疗孩子的感冒没有特效药，实用的办法就是休息、多喝水并给予充足营养，这些也是治疗的主要方法。尽管有许多治疗咳嗽和感冒的口服液体制剂（通常是含有缓解鼻塞药及导致嗜睡的抗组胺剂、祛痰剂、止咳剂的复方制剂）可用于治疗儿童，但其中大多数成分不适用于6岁以下的儿童。有鉴于此，在治疗儿童感冒时，非药物治疗应始终是首选。

当出现以下情况时，药师应建议孩子的看护者去找医生：

- 症状持续超过一周，尤其是持续性夜间咳嗽。

- 3天以上发烧体温达到或超过38℃，或者3个月以下的儿童发烧体温达到或超过38℃。

- 疑似脱水。

- 痰中有血。

- 感冒导致哮喘恶化。

- 扁桃体化脓。

- 儿童症状突然恶化，令看护者担忧。

对于疼痛和发烧而言，已经会用语言沟通的孩子应该参与到其感冒治疗的决策中，授权下一代主动参与，能打破非循证治疗的怪圈。我们需要让公众（包括成人和儿童）了解，治疗普通感冒仍然没有特效药。

31.5 慢性疾病/复杂疾病的药学监护

当开始治疗儿童慢性疾病时，应尽快让儿童参与自己的药学监护，并且随着他们逐渐长大，应赋予他们更多的自主权，这种认知可能更加重要。一份文献摘要表明，对于父母而言，下放责任不是一个容易的决定。对于患慢性病儿童，过早给予责任可能会造成的较差健康结局[32]，因为儿童没有能力应对增加的责任。另一方面，拖延转移和"误导帮助"会干扰儿童自主性的发展，导致对他人的过度依赖。此外，研究表明，尽管儿童的知识和技能有所提高，但在青少年期，即父母将更多慢病自我管理责任划分给孩子的期间，健康状况的恶化通常是可以观察到的。这些发现要求药师、家长和儿童之间建立合作关系，以便顺利过渡，保证用药的质量。

31.5.1 湿疹(eczema)

特应性皮炎（atopic dermatitis）（湿疹）是一种常见的炎症性皮肤病，与过敏性鼻炎和哮喘等其他特应性疾病有关。大多数患特应性皮炎的儿童在两岁之前就会患上，据估计，大约20%的两岁以下婴儿会患特应性皮炎。事实上，特应性皮炎的患病率正在迅速增长。虽然特应性皮炎被认为是一种慢性疾病（这一点应该让家人清楚），但大多数儿童都会经历有一段时间皮肤没有发炎却又发作皮炎的情况。治疗的目的是，在发作皮炎时彻底清理发作皮炎之间的皮肤并迅速减少炎症病灶。

为了尽可能减少以下发作的机会，可以改变生活方式来改善皮肤防御的屏障性质。

● 尽可能使用无皂洗涤液。

● 淋浴时间短，温水淋浴。

● 避免已知的刺激物，如氯化物、草和沙。

● 使用简单的润肤剂，尤其是当皮肤开始变得干燥和起皮时。

● 当皮肤发炎时，一线治疗是外用糖皮质激素。

● 有效使用外用糖皮质激素（TC）。外用糖皮质激素应尽早、充分、每天一次地用于炎症的所有部位，包括破损皮肤，甚至伤口的边缘。最好在皮肤潮湿时使用，如淋浴或沐浴后使用。应该使用至少1～2周时间，只有在皮肤看起来没有发炎时才停止使用，如果需要，可以重新使用。有些患儿需要长期治疗。对于较长的治疗周期，间歇性治疗（如每隔一天、仅周末用药或两个周期之间休息1～2周）可能是一种选择。

过去，许多医生和药师在推荐使用TC时都非常谨慎。现在，儿科皮肤病专家普遍表达了他们的不满，认为全科医生和药师过于保守，给患者提供过时的风险信息，如谨慎使用TC、薄薄地涂抹、完全避免使用TC。例如，即便在2016年，也有很多澳大利亚看护者报告称，他们"经常"或"总是"收到全科医师和社区药师告知的这些风险信息[33]。这些信息一直被记忆在家人和朋友脑海中，并出现在TC的网上搜索信息中[34]。当然，这种保守心态的主要原因是担心TC可能导致皮肤变薄（萎缩）等副作用。然而，好消息是，澳大利亚的一项观察性研究表明，即使对儿童使用强效糖皮质激素一年左右，也没有皮肤萎缩的证据[35]。事实上，目前的共识是，如果按照指南[36]正确使用，TC在治疗儿童皮肤病时不会造成儿童皮肤变薄、色素沉着、肥厚、骨质疏松、紫癜或毛细血管扩张。当然从业者应注意避免过度使用导致皮肤萎缩，当长期（不间断）使用强效外用糖皮质激素时，皮肤萎缩发生的可能性要大得多。在脸上使用外用糖皮质激素时也要注意，因为外用糖皮质激素会加重口周皮炎。

使用多少外用糖皮质激素，选择合适的浓度和强度可参阅共识指南[36]。1991年开发[37]的指尖单位（FTU），是一种考虑使用量的有用工具。1指尖单位(FTU)定义为从药管挤出糖皮质激素制剂，沿成人食指从指尖到第一个折痕的制剂剂量。使用多少量取决于发病部位[36]。

有3种可用于皮肤涂抹的外用糖皮质激素剂型：乳液、乳霜和软膏。含水分较多的乳液，既会产生冷却作用，又会刺伤皮肤，因此最好避免使用。乳霜含有油包水成分。当皮肤发炎时，乳霜也会引起刺痛，因此在炎症发作时应避免使用。如果皮肤没有发炎，则乳霜是可用的。当皮肤发炎或干燥时，软膏是最合适的选择。由于其能减少刺激，可以更好地释放糖皮质激素。有时，看护者不喜欢软膏，因为感觉软膏黏糊糊的，但软膏在改善润湿方面却非常有效。

尽管发痒（瘙痒）是湿疹的一个标志，但实际上抗组胺药对其却是没有作用的。有时，外用糖皮质激素是也无效的，在这些情况下，必须转诊给儿科皮肤科医生，因为金黄色葡萄球菌的患病率很高，可能需要特殊的抗生素治疗和转诊给医生。应用漂白剂泡浴和/或使用鼻用莫匹罗星软膏降低难治性特应性皮炎的葡萄球菌负荷，正越来越多地引起人们的兴趣[35]。

31.5.2 儿童哮喘

过去的研究已经确认了许多在儿童哮喘管理方面处理不善的问题，包括：父母对哮喘和哮喘药物知识的缺乏，向父母提供信息的缺失，父母的信念和恐惧，父母的行为问题，药物和器械的高成本，孩子的自我形象，儿童承担更多责任的需求，医生对处方指南的不依从性，"超说明书"处方，学生教师对用药的理解不足，可用教育资源的缺乏及特定药物[38]。哮喘是儿童最普遍的慢性病，全球范围内约有14%的儿童出现哮喘症状，因而药师需要努力，以确保向儿童、其父母及对承担协助儿童哮喘治疗责任的社区提供哮喘管理的教育工作。下面的案例研究强调，即使对一个孩子调配两种药物的简单病例，也需要向很多人传播大量的信息和技能。

以下案例说明了儿童哮喘治疗的具体内容。

哮喘案例情景

Dunda太太和她6岁的女儿Mishka来到你的药房，带着一个新处方：氟替卡松和沙丁胺醇定量吸入器。在过去的几个月里，Mishka得了好几次感冒，但她一直无法痊愈，并且她总因在夜间咳嗽而醒来。这个学期在学校里，她在操场上跑步时，有几次喘不过气来，学校老师不得不用储雾罐给她吸入沙丁胺醇来缓解她的呼吸困难。经调查，Mishka已被诊断患有哮喘，并认为有必要进行积极的定期预防治疗。

在这种特殊情况下，药师需要提供大量的药学监护，并且信息必须提供给

Mishka和她的父母,有些信息可能还需要传给提供Mishka治疗支持的社区相关其他人员(包括教师)。需要提供的信息和服务类型包括:

① 解释什么是哮喘以及为什么需要治疗。

② 解释不同的吸入器——缓解性药物和控制性药物。

③ 用储雾罐演示吸入剂的使用。

④ 检查患者和看护者的吸入器技术。

⑤ 峰流量监测仪的说明。

⑥ 解释和演示哮喘发作期间的措施。

⑦ 制定哮喘行动计划以及如何监测控制恶化。

⑧ 讨论患者治疗的依从性。

⑨ 讨论环境控制与规避策略。

⑩ 讨论药物副作用及如何避免。

这些特定服务可能需要半个小时,并且因内容太多要对方掌握和记住,可能需要在每次调配一张新处方时都要重复交代。当然,还需要提供这些信息及书面资料。此外,也需要使用安慰剂装置和演示储雾罐。

虽然哮喘管理的原则与第27章所述的原则没有什么不同,但教育儿童及其周围人员的额外步骤也非常重要。研究强调,药师提供如何使用缓解装置和储雾罐实践技能的培训可极大地改善急性恶化的处理方法[39]。此外,药师对哮喘儿童及其父母的教育已显示患者及家人在疾病认知、生活质量和使用吸入器方面得到了改善[40]。

参考文献

1. Hämeen-Anttila K. Education before medication: empowering children as medicine users. Katri Hämeen-Anttila: University of Kuopio; 2006.

2. Palmer DL, Berg CA, Wiebe DJ, Beveridge RM, Korbel CD, Upchurch R, et al. The role of autonomy and pubertal status in understanding age differences in maternal involvement in diabetes responsibility across adolescence. J Pediatr Psychol. 2004;29(1):35–46.

3. Bush PJ, Iannotti RJ. A children's health belief model. Med Care. 1990;28(1):69–86.

4. Andersen A, Holstein BE, Berntsson L, Hansen EH. Parental symptoms and children's use of medicine for headache: data reported by parents from five Nordic countries. Int J Public Health. 2012;57(1):217–23.

5. Bush PJ, Ozias JM, Walson PD, Ward RM. Ten guiding principles for teaching children and adolescents about medicines. Clin Ther. 1999;21(7):1280–4.

6. Kaushal R, Bates DW, Landrigan C, McKenna KJ, Clapp MD, Federico F, et al. Medication errors and adverse drug events in pediatric inpatients. JAMA. 2001;285(16):2114–20.

7. Emmerton L, Chaw XY, Kelly F, Kairuz T, Marriott J, Wheeler A, et al. Management of children's fever by parents and caregivers: Practical measurement of functional health literacy. J Child Health Care. 2013:1–12.

8. Hietbrink E, Bakshi R, Moles RJ. Australian caregivers' management of childhood ailments.

Int J Pharm Pract. 2013:1–11.

9. Yin HS, Dreyer BP, Ugboaja DC, Sanchez DC, Paul IM, Moreira HA, et al. Unit of measurement used and parent medication dosing errors. Pediatrics. 2014;134(2):e354–61.

10. Johnson JD, Cocker K, Chang E. Infantile colic: recognition and treatment. Am Fam Physician. 2015;92(7):577–82.

11. Hiscock H, Jordan B. Problem crying in infancy. Med J Aust. 2004;181(9):507–12.

12. Joanna Briggs Institute. The effectiveness of interventions for infant colic. Aust Nurs J. 2008;16(4):31–4.

13. Cranswick N, McGillivray G. Over the counter medication in children: friend or foe? Australian Prescriber. 2001;24(6):149–51.

14. Biagioli E, Tarasco V, Lingua C, Moja L, Savino F. Pain-relieving agents for infantile colic. Cochrane Database of Systematic Rev. 2016;9.

15. Robinson J, Cranswick N. Medicinal mishap: dosing errors with donnalix infant drops. Australian Prescriber. 2006;29(3):83.

16. 2008 Annual Report. NSW Poisons Information Centre, Children's Hospital Westmead; 2009.

17. Myers J, Moro-Sutherland D, Shook J. Anticholinergic poisoning in colicky infants treated with hyoscyamine sulfate. Am J Emerg Med. 1997;15(5):532–5.

18. International Association for the Study of Pain. Pain 2016 Available from: http://www.iasp-pain.org/Taxonomy.

19. McCaffery M, Beebe, A. Pain: Clinical Manual for Nursing Practice. Company CVM, editor. St Louis, Missouri;1989.

20. Green R, Jeena P, Kotze S, Lewis H, Webb D, Wells M. Management of acute fever in children: guideline for community healthcare providers and pharmacists. S Afr Med J. 2013;103(12):948–54.

21. Beggs S. Paediatric analgesia. Australian Prescriber. 2008;31:63–5.

22. Conroy S, Collier J, Birchley N, Niel K, Rodgers S, McIntyre J, et al. An examination of the risk management issues in the handling at home of over-the-counter medicines purchased for children. Pharmaceutical J. 2003;271(7262):209–13.

23. Wong ICK, Chua SS, Edmondson H. Children's over-the-counter medicines pharmacoepi-demiological (COPE) study. Int J Pharmacy Pract. 2007;15(1):17–22.

24. Chien C, Marriott JL, Ashby K, Ozanne-Smith J. Unintentional ingestion of over the counter medications in children less than 5 years old. J Paediatr Child Health. 2003;39(4):264–9.

25. Walsh A, Edwards H. Management of childhood fever by parents: literature review. J Adv Nurs. 2006;54:217–27.

26. Hewson P. Paracetamol: overused in childhood fever. Australian Prescriber. 2000;23:60–1.

27. So E, Moles R. Caregivers' management of childhood fever and their rationale for their practice. The University of Sydney;2014.

28. Irwin K. Use of over-the-counter cough and cold medications in children younger than 2 years. J Pediatr Health Care. 2007;21(4):272–5.

29. Pappas D, Hayden G, Hendley J. Treating colds: keep it simple. Contemp Pediatr. 1999;16:109–19.

30. Cetaruk E, Aaron C. Hazards of nonprescription medications. Emerg Med Clin North Am. 1994;12:483–510.

31. Pentel P. Toxicity of over-the-counter stimulants. J Am Med Assoc. 1984;252:1898–903.

32. Weissberg-Benchell J, Goodman SS, Antisdel Lomaglio J, Zebracki K. The use of Continuous Subcutaneous Insulin Infusion (CSII): parental and professional perceptions of self-care mastery and autonomy in children and adolescents. J Pediatr Psychol. 2007;32 (10):1196–202.

33. Farrugia LL, Lee A, Fischer G, Blaszczynski A, Carter SR, Smith SD. Evaluation of the influence of pharmacists and GPs on patient perceptions of long-term topical corticosteroid

use. J Dermatol Treat. 2017;28(2).

34. Smith SD, Farrugia LL, Harris V, Lee A, Carter SR, Blaszczynski A, et al. Evaluation of the influence of family and friends, and the Internet on patient perceptions of long-term topical corticosteroid use. J Dermatol Treat. 2017:1–8.

35. Huang JT, Abrams M, Tlougan B, Rademaker A, Paller AS. Treatment of Staphylococcus aureus colonization in atopic dermatitis decreases disease severity. Pediatrics. 2009;123(5): e808–14.

36. Mooney E, Rademaker M, Dailey R, Daniel BS, Drummond C, Fischer G, et al. Adverse effects of topical corticosteroids in paediatric eczema: Australasian consensus statement. Australas J Dermatol. 2015;56(4):241–51.

37. Long CC, Finlay AY. The finger-tip unit—a new practical measure. Clin Exp Dermatol. 1991;16(6):444–7.

38. Grover C, Armour C, Asperen PPV, Moles R, Saini B. Medication use in children with asthma: not a child size problem. J Asthma. 2011;48(10):1085–103.

39. Soo YY, Luckie KH, Saini B, Kritikos V, Brannan JD, Moles RJ. Improving childcare staff management of acute asthma exacerbation—an Australian pilot study. J Asthma. 2017;54 (7):732–40.

40. Grover C, Goel N, Armour C, Van Asperen P, Gaur S, Moles R, et al. Medication education program for Indian children with asthma: A feasibility stud. Nigerian J Clin Practice. 2016;19 (1):76–84.

第32章

门诊肿瘤患者的药学监护

Jaqueline G. Hugtenburg, Lonneke Timmers, Jan Jacob Beckeringh

摘要

　　近年来，**口服抗肿瘤药**（oral anticancer agent，OACA），尤其是**蛋白激酶抑制剂**（protein kinase inhibitor，PKI或"nibs"）的数量急剧增加。在不久的将来，这一增长还会继续下去。OACA既可用于治疗常见癌症类型，也可用于各种不常见的癌症和恶性血液病（hematological malignancy）。由于OACA在癌症治疗中的广泛应用，所以门诊药房的药师（和工作人员）越来越密切地参与疾病的重要治疗，并更多地与老年癌症患者和其他看护者进行直接互动。药师为癌症门诊患者提供药学监护需要掌握癌症（药物）治疗、药物基因组学（pharmacogenomics）、禁忌证、OACA与其他药物和食物的相互作用、副作用及其患者管理和教育方面的专业知识。在多学科团队工作的框架内，药师在调配OACA药物时必须评估其对患者的适用性，并解决治疗所需的最终问题，特别是关于当前慢性疾病的治疗性和支持性用药问题。药师还应尽力履行提供患者用药指导的责任。OACA治疗依从性及OACA与其他用药产生的效果需要对患者及其用药情况进行仔细的监控。无论是在处方OACA和联合用药情况下，还是在治疗过程中因疾病进展、副作用或错误用药而引发的事件中，与其他医务人员密切合作是解决最终问题和充分调整治疗的最适当方法。本章中，列举了药学监护过程的各个步骤、成功达成的条件以及药师在其中的作用，讨论了在此过程中必须解决的主要问题，包括药物相互作用的监测和管理、副作用的报告和管理、不依从和依从的支持性治疗以及患者用药指导。基本方法是，药师是（基层医疗）医师的合作伙伴，因为他们可以在各种医疗活动中协作医疗团队进行用药重整、患者教育、用药安全以及患者的治疗优化。

32.1 引言

在21世纪开始后的几年里，随着卡培他滨和伊马替尼的成功应用，口服抗肿瘤药（OACA），特别是蛋白激酶抑制剂（PKI或"nibs"）的数量急剧增加。在不久的将来，这一增长可能会继续下去[1,2]。OACA既可用于治疗常见癌症类型，如乳腺癌、结直肠癌、肺癌和前列腺癌，也可用于治疗各种不常见癌症和恶性血液病，包括慢性髓细胞性白血病、多发性骨髓瘤、肾癌和肝癌。因此，接受积极治疗的门诊癌症患者数量显著增加。

由于大多数OACA（非常）昂贵，在许多国家，仅在特殊安排下可用，或在医院、医院门诊或专科药房调配。然而，支持性治疗药物，诸如抗生素、止吐药、抗病毒药物、骨骼稳定药物、止痛药以及慢病药物等，通常仍在社区药房调配。对于门诊癌症患者提供药学监护显然需要了解癌症（药物）治疗、药物不良反应、禁忌证、OACA与其他药物的相互作用以及患者教育等方面的专业知识。因此，药师具备足够的能力去处理使用OACA癌症患者及其具体健康问题，是非常重要的[3~7]。

32.2 病因

"癌症"一词涵盖了一系列恶性疾病，这些疾病因不受控制的细胞生长导致不可逆的组织损伤，从而导致器官和组织中肿瘤的形成（实体瘤），或者骨髓和淋巴系统中恶性细胞的异常增加和积聚（血液病）。这是遗传性或获得性（体细胞）突变、病毒性感染、辐射、暴露于化学物质或其他有毒物质而导致的遗传物质（DNA/RNA）缺陷的最终结果。癌症相关的变化主要涉及如细胞分裂和生长、程序性细胞死亡（凋亡）及DNA修复等过程相关的蛋白质基因。异常的基因活性以及由此产生的各种蛋白质的相互作用和/或信号转导途径的故障破坏了正常的细胞周期。这导致了正常细胞生长的调节减少或降效，并增加了肿瘤形成的风险。在实体瘤的病例中，受影响的细胞形成一个极小的肿瘤，发展成原发性肿瘤（primary tumor）。在随后的阶段中，肿瘤扩散到其他器官和组织并引起转移——在原发肿瘤细胞筑巢的地方，肿瘤形成的过程会自我重复[8]。

32.3 肿瘤治疗

32.3.1 根治性治疗

根治性治疗（curative treatment）旨在治愈癌症或者长期控制肿瘤生长或恶性血细胞积聚，通常能使生命实质延长。根治性治疗策略已证明对癌症尚未扩散的患者特别有效。初步治疗包括通过手术切除肿瘤或根除恶性干细胞，并由正常细胞替代（干细胞移植）。放射治疗也可用于根除肿瘤，或者缩小肿瘤尺寸，然后通过手术处理剩余的肿瘤。初步治疗未清除恶性细胞或（可能）存在不可检测（微）转移的恶性细胞，继续通过放射疗法、化疗和/或免疫疗法治疗[8]。

32.3.2　辅助和新辅助治疗

辅助治疗涉及术后使用化疗、激素疗法或免疫疗法，以消除残留的恶性细胞并降低复发风险。新辅助治疗通常与术前化疗有关。同时应用放射治疗和化疗被称为同步放化疗[8]。

32.3.3　姑息性治疗

在癌症扩散（转移）到其他组织或无法控制地形成大量的功能障碍血细胞后，根治性治疗不再可行。现在的治疗仅限于解决癌症进展引起的症状，特别是减轻疼痛和保持骨骼完整性，以及对抗感染并维持生活质量。在晚期或转移性癌症的治疗中，化疗和免疫治疗是最重要的选择。手术和放射治疗现在已经基本上成为支持性（联合）治疗。

32.3.4　治疗线方案和治疗强度

常见肿瘤的治疗主要是使用较老的抗肿瘤药，大多数是固定的联合用药。新型药物，特别是OACA和单克隆抗体，陆续涌出。大多数新型肿瘤药物只获得用于二线或后期治疗（即一种或多种其他疗法后的治疗）的上市许可。对于成功的药物来说，往往上市后经过长时间持续的研究，才逐渐作为一线治疗用药（即作为首选治疗）。患者一般接受一线用药治疗，直到病情进一步发展时，才转换使用下一治疗线的药物。有些情况下，患者不必等到病情进展后才接受下一级治疗，而是以抑制病情进展为目的，利用药物的持续效应接受治疗（例如，连续使用曲妥珠单抗治疗HER2阳性转移性乳腺癌患者）。假设患者不是连续治疗，抗癌治疗常常需要几个治疗周期（通常为4～6个周期），包括一个积极治疗周期，随后是一个没有治疗的周期（通常是从不良反应中恢复）[8]。

患者总体健康状况，通常由ECOG（0、1、2、3、4、5）或Karnofsky（50%、70%、90%）评分表示，是决定选择一线治疗及其强度（给药剂量和给药间隔）的一个重要参数。ECOG评分低（0）或Karnofsky评分高（>90%）意味着，患者在进行日常活动时，尚未或仅在非常有限的程度上受到疾病的限制，并且处于尚好或良好的身体状况，因此可以强化治疗。年龄也是一个重要的治疗参数。在其他几个因素中，由于肾功能、肝功能下降，老年患者对强化治疗的耐受力通常要比年轻患者差。这一点同样也适用于合并症的患者，因为这类患者多为老年患者。由于参与药物代谢的酶活性与其基因组成（基因型）越来越相关，遗传学作为一个决定治疗强度的因素，由于OACA有效性及安全使用的需求，其重要性正越来越突显（见下文）[8]。

32.4 抗肿瘤药及其使用

32.4.1 常规药物

几十年来，全身性抗肿瘤治疗主要包括使用烷化剂（alkylating agent）、抗代谢物（antimetabolite）、长春碱类（vinca alkaloid）、抗肿瘤抗生素（antibiotic）、铂类化合物（platinum compound）和紫杉醇类（taxane）进行静脉给药化疗。用于（新）辅助治疗或作为转移性疾病的一线治疗，通常考虑在周期给药方案（4～6个周期）中联合使用这些药物，其中每个周期2～3周，包括若干天的给药和短时间休息（1～2周），以使患者从副作用中恢复。除了根据AUC给药的卡铂外，常规全身化疗通常根据患者的体表面积给药，但对于体重过轻的患者需要调整。给药剂量还取决于器官功能。常规药物治疗通常会产生严重（血液学的）副作用[8]。

32.4.2 口服抗肿瘤药和单克隆抗体

32.4.2.1 常规口服抗肿瘤药

较老的OACA主要包括烷化剂和抗代谢物，如环磷酰胺、苯丁酸氮介（chlorambucil）、美法仑（melphalan）和甲氨蝶呤。卡培他滨是抗代谢物5-氟尿嘧啶（5-Fu）的口服前体药物，是最早广泛使用的新型OACA之一。与氟尿嘧啶在联合方案中或在治疗周期开始时持续1～4d的大剂量输注给药相比，卡培他滨的给药方案是每日两次，给药两周，随后休息一周。除手足综合征外，其毒性特征少于氟尿嘧啶。除了在转移性乳腺癌中的应用外，卡培他滨已经在结直肠癌治疗方案中大量替代了氟尿嘧啶与奥沙力铂（oxaliplatin）（FOLFOX→CAPOX）或伊立替康（irinotecan）（FOLFIRI→CAPIRI）的联合用药[8]。

OACA在激素治疗（HT）中的应用也已成熟建立起来。为了防止早期激素受体（HR-）阳性乳腺癌初步根治性治疗后复发，使用他莫昔芬（tamoxifen）[选择性雌激素受体调节剂（SERM）]或芳香化酶抑制药[如阿那曲唑（anastrozole）、依西美坦（exemestane）和来曲唑（letrozole）]，抑制雌激素功能。由于会降低脂肪组织中雌激素的产生，芳香化酶抑制药仅限于绝经后妇女使用。在激素治疗中，OACA单独或连续使用超过5～10年的治疗期。在转移性HR阳性乳腺癌的妇女中，HT被用于延缓疾病进展[8]。

对于激素敏感性的转移性前列腺癌（90%的患者），HT包括使用非类固醇雄激素受体阻滞剂，特别是当疾病已变得去势抵抗时。这些OACA包括比卡鲁胺（bicalutamide）、恩扎鲁胺（enzalutamide）、氟他胺（flutamide）和尼鲁米特（nilutamide）。转移性去势抵抗前列腺癌也可以用雄激素合成抑制剂，如酮康唑、氨鲁米特（aminoglutethamide）和醋酸阿比特龙（abiraterone acetate）（最后的治疗线），来治疗。在疾病变得难以治愈之前，每天继续使用激素治疗[8]。

32.4.2.2　新型口服抗肿瘤药和单克隆抗体：靶向治疗

基因组学和分子生物学知识的大量增加，包括肿瘤相关基因突变和信号通路在细胞增殖、程序性细胞死亡（细胞凋亡）、肿瘤血管生成和细胞迁移等过程中的作用，带来了药物的发展，这些药物是特异性靶向作用于功能异常的蛋白质以及维持癌细胞生长和增殖的细胞内信号通路。由于上述这些新药的临床应用，靶向治疗的成功应用往往需要基因检测作为诊断指标之一。靶向治疗可以通过静脉注射（单克隆抗体或"mabs"）或口服（小分子如PKI和免疫调节剂）给药。大多数PKI是同时作用于几种激酶（如丝氨酸、苏氨酸和酪氨酸激酶）的多激酶抑制剂。存在于血液中的单克隆抗体（mabs）与细胞表面上的蛋白质产生相互作用，与之不同，PKI是与细胞内信号通路的部分蛋白激酶产生相互作用的。大多数PKI以固定剂量方案持续使用[1, 8]。

32.5　药学监护

OACA在癌症治疗中的应用越来越多，使得门诊药房的药师更密切地参与了肿瘤患者疾病治疗的药学监护过程。通过与其他医务人员（HCP）的协调工作，药师（和药房员工）现在可以直接与患者其及其他监护提供者进行互动。重要的是，与传统的医院为主的肿瘤护理和治疗相比，现在患者自己承担着服用药物和报告副作用的最终责任。然而，这可能会导致患者调整甚至放弃治疗，尤其是在副作用不被认可或治疗不足的情况下。药师以多学科团队成员（MDT）的形式与其他HCP合作，并持续参与磋商和交换信息（或获取信息），尤其是在患者出现问题和治疗结局令人失望的情况下，是成功完成这一监护过程的另一个关键因素[3, 4, 6]。另见第5章。

OACA治疗开始时药学监护的过程基本上包括3个阶段，可以明确定义：①审核和核实（特别是现有的联合用药）；②配药和提供患者用药指导；③治疗监测、最终调整和提供患者帮助（表32.1）[3, 4, 6, 9, 10]。

表32.1　合作式药学监护流程

药师①②	患者/药物治疗	医师①
	恶性肿瘤 => （最终合并症以及合并症药物治疗）	
	疾病状况 （早期—转移性） -年龄、病情 -特殊情况、预期寿命	**=>诊断** -医疗 -化验指标 -基因检测

药师①②	患者/药物治疗	医师①
输入(=)=> -药物基因组学 -禁忌证 -相互作用（药物与食物） -剂量和给药方案 -使用方法 -处置 -支持性用药 -合用的药物	<= 咨询 => ――――― 思考 治疗选择 <=需求与愿望=> 同意=>	<=(=)治疗计划 -考虑非药物治疗的选择（以及最终的辅助用药） -考虑药物治疗的选择（剂量、给药方案、用法、辅助用药、疗效和副作用） -现有的合并症以及药物治疗
初期药物治疗计划(=)=> -OACA -支持性用药和最终合用的药物 -应用输入数据 -监测计划	<= 咨询 =>	<=(=)开具处方 -OACA（剂量、给药方案用法） -初始疗程 -同上，支持性用药和合用的药物
处方调配以及患者教育=> （在患者面谈后，最终治疗计划） -作用机理 -剂量和给药方案 -用法和处置 -效果（疗效） -副作用（管理和报告工具） -依从性（指导和工具）	<= 需求和愿望 => <= 同意	
监测/效果评估/续方=> -调整（药物和用法） -副作用 -依从性	<= 咨询 => ―――――― <= 治疗、用药、生活质量 =>的报告	<= 监测，评估疾病和治疗效果 -疗效 -副作用和管理 -调整 -药物治疗疗程
续方调配和/或重复前期步骤=> -短期、偶尔以及长期用药	<= 咨询 => ―――――― <= 治疗、用药、生活质量 =>的报告	<= 处方替代治疗或随访治疗（按前面步骤） -监测和调整（短期和长期）

(=) => 表示越过相邻的一栏。

<= 咨询 => 表示无患者参与的医务人员互动。

① 包括药房人员和肿瘤科护士。

② 后面步骤也适用于药师不调配OACA。

第1阶段主要包括审核和核实：用药记录是否完整，所选药物（OACA和合用的药物）是否适合患者的基因特征、健康状况和生活条件，是否与其他药物（包括禁忌证）存在任何（潜在）有害的相互作用，是否选择了适宜的剂量和给药方案？

随后步骤（第2阶段）除配药外，主要集中在提供信息和建议指导，特别是在药物的处理和使用、患者可能观察到的治疗效果、预期副作用以及用药管理和设立治疗支持团队成员（作为MDT工作的一部分）（表32.1）。实现这一目标的最佳方法是通过结构化问卷（结构化访谈）与患者讨论这些问题。应该对第1阶段出现的问题进行核实和讨论。在这方面，还应询问患者服用非处方药和膳食补充剂的情况。治疗最终需要根据患者的局限性、需求和愿望进行个性化调整，特别是当OACA和/或联合用药必须空腹服用时。通常还需要提供给患者及其伴侣有关避孕具体措施的信息[3~7, 9, 10]。

第一次会面非常适合作为与患者及其看护者建立信赖关系的起点，以实现患者最佳治疗结局。然而，维持这种迫切需要的关系的一个重要条件是，患者应始终能够联系他/她认识的且熟知患者情况的医务人员。基于此，如果通过多学科团队（MDT）中开具处方的医师把药师介绍给患者，并且反过来又将患者介绍给在药学监护过程中参与调配处方和监测的药房员工，这也是非常合适的。

第3阶段的随访基本上由两个阶段组成。除了第一次处方续方调配外，短期监测（2~12周）主要是询问患者新治疗的体验、急性副作用的发生情况，以及为管理这些副作用提供的帮助（表32.2）。随后的续方调配和长期监测取决于各种因素，包括疾病及其病程、治疗目标（根治、预防、姑息）和疗程、治疗效果、副作用、患者的态度和状况以及患者的生活状况。在患者体重严重下降的情况下，调整剂量并停止多余的药物（精简处方）也是很重要的。主要目的是使患者在认为必要和有用的情况下，成功地继续进行OACA治疗和联合用药。因此，药师的主要工作是监测诱导效应的治疗和患者的依从性，帮助患者自我管理疾病进展中出现的副作用和症状，并与处方医师和肿瘤科护士合作解决患者的焦虑和治疗问题[3~7, 9, 10]。如果用药出现重大变化，可能都是因疾病进展、不耐受或副作用而进行调整的结果，应重复整个过程或其某些相关部分，但应采用第6章所述的方式。

表32.2 依从性和对OACA治疗的支持（影响因素、干预和工具）

影响（不）依从性的因素	行动/干预（以及最终工具）
患者相关 -年轻的年龄 -健忘 -抑郁和服用抗抑郁药物 -健康素养程度 -使用药物的认知需求	-增加对患者需求和愿望的关注（结构化访谈） -增加对合并症及症状/副作用治疗的关注 -加强教育支持（加上提供易获和理解的书面信息） -使用（电子）提醒器和报告设备或服务[例如（双周）药盒/卷、手机APP、网站]

续表

影响（不）依从性的因素	行动/干预（以及最终工具）
-脱离日常生活 -有限的社交支持 -治疗费用	-提高对患者支持的质量 -介绍患者社团 - 协调/整合非正式HCP提供的护理（减少治疗中断以及更多的结构化护理） -提供充足和负担得起的医疗保险
疾病相关 -合并症 -质量反馈 -有限总体存活率/全因死亡高风险因素	-及时调整疾病和合并症的治疗 -充分监测治疗反应 -充分治疗症状
治疗相关 -疗效认知缺失 -毒性反应和副作用 -支持性药物治疗的疗效 -合用其他药物 -疗程	-治疗药物监测的应用 -充分监测和管理副作用 -增加对患者报告副作用的关注 -持续跟踪患者报告的副作用
服务人员-医务人员相关 -缺乏疾病经验 -沟通不足 -与患者接触的次数有限 -指导不足 -监测不足	-合作治疗方法（MDT框架） -遵守治疗方案和数据记录 -加强HCP之间的数据访问和交换能力 -尽量使用（电子）数据记录 -雇用药房员工和肿瘤科护士（作为MDT的全员/综合成员） -增加接触患者的次数（聘用员工） -集中训练 -遵循监测计划。特别关注长期治疗 -改善获得（非正式）护理和支持服务的机会

尤其是在涉及审核和确认处方（给药剂量、相互作用、禁忌证、合用药物）的步骤方面，来自（电子）病历和用药情况的最新信息是必不可少的。当链接（或整合）这些数据库且信息可在无需其他附加条件下共享时，信息审核会更快。在这一过程的后期阶段，药房的电子信息系统也非常有用，特别是用于记录治疗和干预过程的信息[5, 6]。然而，这些系统的使用并不意味着监护过程的不同步骤可以在没有系统记录时随意地进行。此外，成功实施药学监护需要承诺保证、持续培训、咨询和评估以及丰富的经验[3~7, 9, 10]。

抗肿瘤药物数量正在迅速增长，包括OACA也是这样，伴随着大量的信息流，且必须进行分类和评价，让参与肿瘤患者日常治疗的HCP可以获取这些信息。这些医务人员几乎不可能自己分类和评价这些信息。因此，应建立国家或区域中心，对治疗相关的各种信息进行收集、评价和处理，并可以链接到参与癌症患者治疗的医务人员使用的电子信息系统（例如通过专业应用APP或网站）[3～6, 8]。

尽管很详尽，但上述针对门诊肿瘤患者的药学监护工作，由于与医疗过程密切相关，可能会因得到更好的治疗结局、减少治疗问题和住院率以及提高患者满意度而取得成功[3～7, 9, 10]。

32.6　口服抗肿瘤药物的给药剂量

当决定OACA治疗后，药师必须确保选择正确的给药方案。然而，大多数情况下，由于副作用或为避免其发生，经常需要调整剂量方案，尤其对于老年患者和肝肾功能不全的患者[8～11]。对于像卡培他滨（capecitabine）、来那度胺（lenalidomide）和舒尼替尼（sunitinib）这样在预定休息期使用的OACA，可能需要插入额外的休息期[8, 9]。

关于代谢问题，治疗前的基因检测应该用来优化个体化给药方案，尤其是肝脏细胞色素P450（CYP）酶的检测（见7.7.7.2）。众所周知，（部分）二氢嘧啶脱氢酶缺乏症（DPD）的患者使用5-FU或卡培他滨（capecitabine），如果不进行适当的剂量调整，会因缺乏代谢能力而出现严重或致命的毒性反应[12]。尽管提供DPD突变患者的用药指南，但在临床实践中，DPD的状态尚未进行常规评估。

根据治疗药物监测（TDM）获得的实际药物暴露量情况，来进行个性化给药调整[3, 9, 10, 13]。迄今为止，TDM在肿瘤学中并不常用。TDM的主要条件之一是药物暴露[如血药浓度-时间曲线下面积（AUC）]与治疗反应（疗效/毒性）之间存在明确的关系。然而，**药物暴露（drug exposure）**与治疗结局之间的关系已经确立的OACA数量正在增加。干血点（DBS）取样技术的更广泛应用也可能有助于开发基于TDM更个性化的OACA治疗方案。在DBS中，患者在家中通过手指刺取，用纸片收集获得的少量全血，并将其送至实验室分析。在不久的将来，这种已被证明是可行和廉价的方法，可能在优化OACA给药剂量方面具有重要意义[14]。

32.7　OACA和药物相互作用

32.7.1　药物相互作用的监测

肿瘤患者经常使用大量的药物。不仅包括用于治疗恶性肿瘤及其症状的药物，而且还包括用于应对因用药引起的副作用和慢性合并症的药物。OACA的治疗指数通常较窄。尤其是持续使用OACA治疗的患者，因此对于**药物相互作用（DDI）**极为敏感。DDI可能影响肿瘤治疗和其他药物的疗效，导致或加重副作用，最终导致生活质量下降。出现DDI的可能性随着年龄的增长而增加，主要是由于老年人药物使用增加、肝代谢功能和肾排泄功能下降、饮食习惯改变或食欲下降。事实上，（潜在）DDI在使用OACA的（老年）肿瘤患者中非常常见。合并症的数量和使用的"非处方"药物的数量都被确定为决定因素[3, 8~10, 15]。

尽管（潜在）DDI的检测是处方过程一个不可或缺的部分（或至少应在随后立即执行），但在整个治疗期间，必须继续进行DDI监测。目前，药房电子信息系统普遍具有对相互作用进行自动监控的功能，并提出了避免相互作用建议的特点。然而，只有当用药记录是完整的和最新的（最好包括使用非处方药、相关实验室值和营养补充剂的数据）时，才能进行充分的监测。因此，对于使用OACA的肿瘤患者来说，监测是一个问题，因为他们同时由（医院）专家和全科医生（GP）治疗，药物通常由医院门诊和社区药房或专科配药服务等各种药房提供。因此，在检查相互作用之前必须对药物进行核对。为此，一旦患者入院或出院，或从一种医疗环境转诊到另一种医疗环境，就应完成患者用药数据的传输。整合电子病历和用药记录可以解决这个问题[3~5, 9, 10]。

32.7.2　OACA相关的药物相互作用

OACA的使用易受到药动学DDI和药效学DDI的影响[8, 15]。后一类是指具有类似作用机制或直接发生相互作用效应的药物所产生的相互作用。这种效应可以是加强的、协同的或拮抗的。后者可能导致毒性，如QTc间期延长，出现胃肠道和中枢神经系统效应，或由于非甾体抗炎药引起的肾功能损害而导致的毒性增加。OACA治疗中最常见的DDI是OACA与香豆素（如卡培他滨）、喹诺酮类、抗癫痫药（卡马西平、苯妥英）和利尿剂（尤其是氢氯噻嗪）之间的DDI[8, 11, 15]。

药物引起的黏膜炎和腹泻会损害吸收功能。这些副作用通常是抗肿瘤药治疗的结果。一些OACA需要酸性条件才能吸收。因此，同时使用降低胃酸的药物，如H_2拮抗剂、质子泵抑制剂（PPI）和抗酸剂，会影响包括阿西替尼（axitinib）、达沙替尼（dasatinib）、厄洛替尼（erlotinib）、吉非替尼（gefitinib）、伊马替尼（imatinib）、拉帕替尼（lapatinib）和帕唑帕尼（pazopanib）在内的几种PKI的吸收，并降低它们的生物利用度。OACA的吸收也可能受到肠道P-糖蛋白和肠道细胞色素P450 3A4酶（CYP3A4）相互作用的影响。最后，由水肿和脱水引起的（药物诱导的）分布体积的增加或减少也可能影响OACA的生物利用度[8, 11, 15]。

大量（潜在）相互作用与OACA代谢相关，是由约占药物总代谢75%的肝内CYP酶造成的[3, 8, 12, 15]。OACA由CYP介导的代谢也可能受到基因多态性的影响，尤其是那些存在于CYP2D6、CYP2C19和CYP2C9酶中的多态性[12]。某些多形态的存在加速或减慢了CYP介导的药物代谢。这可能是导致患者个体之间OACA血药浓度显著变化的原因，这种变化通常也有相当大的临床影响。同样，改变肠道、肝和肾中药物外流转运体活性的多态性也会影响几种OACA的吸收和排泄。因此，对于使用OACA的患者，越来越多地把药物基因筛查当作工具，以优化药物治疗的效果并避免过度毒性造成的伤害[3, 4, 8, 12, 15]。

OACA本身也可能增加或减少CYP同工酶的活性。在这方面，大多数PKI主要经CYP3A4代谢。因此，CYP3A4对药物既有抑制作用也有诱导作用，这可能对OACA的代谢产生非常大的影响，因而会导致治疗无效，也可能产生药物不良反应。同样，也可能出现相反的情况：伊马替尼（imatinib）对CYP3A4的抑制可能导致辛伐他汀（simvastatin）和阿托伐他汀（atorvastatin）的血药浓度升高，造成肌病。某些PKI包括拉帕替尼（lapatinib）、尼洛替尼（nilotinib）和舒尼替尼（sunitinib）可诱导QTc间期延长。合用的药物（如止吐药、抗生素和抗真菌药）抑制CYP3A4可能会造成危及生命的毒性[3, 4, 9, 11, 15]。

32.7.3 药物 - 食物相互作用

蛋白激酶抑制剂（PKI）的**药物 - 食品相互作用**（DFI）可能与同时饮用葡萄柚汁有关，葡萄柚汁是一种有效的（肠道）CYP3A4抑制剂，因此提高了这些药物的生物利用度。当与诱导CYP3A4和P-糖蛋白[3, 8, 16]的圣约翰草（St John's wort）一起使用时，则会观察到相反的效果。

虽然提高胃中pH值的食物可能会影响某些OACA的吸收，但当OACA，特别是某些PKI，与（脂肪）食物一起摄入时，通常会提高这些药物的生物利用度[16]。另一方面，这种（潜在）可能的变化，可能是导致中毒的原因。为了避免出现问题，一些OACA的上市授权推荐这些药物在空腹的情况下服用[16]。然而，在日常生活中，许多患者在禁食条件下使用其药物是非常不方便的，并且他们不能遵照这一要求服药。已经研究了包括厄洛替尼（erlotinib）、拉帕替尼（lapatinib）、尼洛替尼（nilotinib）和帕唑帕尼（pazopanib）在内的许多蛋白激酶抑制剂（PKI）同时摄入食物的生物利用度。初步研究数据表明，虽然可能需要调整剂量，但它们与食品一起使用可能是安全的。特别是与TDM结合使用时，低剂量水平的OACA与食品结合使用可能成为一种选择。然而，如OACA不能与食品合用，则应仔细告知患者，并就如何处理这种摄入限制给出建议[8~11, 14, 16]。

32.8 疾病症状和副作用的管理 ----------------------------

几乎所有使用OACA的患者都会出现副作用，这可能是由于他们的抗肿瘤药和支持性药物治疗引起的。支持性药物治疗通常是指用于治疗（转移性）疾病本身引起的症状或直接/间接由抗肿瘤药治疗引起的副作用(如血液和化验值异常、骨效应、疼痛、癫痫和皮肤效应)的方法，或者其他方法（如放疗、手术）[3, 5~11, 17]。

疾病相关的症状主要表现出器官的特异性，但通常也具有一般特性或心理特性，包括体重减轻、食欲下降、疲劳和抑郁。鉴于这些症状完全不利的影响，应在多学科团队共同努力下明确解决这些症状。抑制骨髓活性导致血小板减少、中性粒细胞减少（增加感染风险）和/或贫血导致疲劳，是一种显著且通常具有剂量限制性的副作用，尤其不仅与使用大多数常规静脉注射的抗肿瘤药相关，而且与PKI抑制BCR-

ABL和JAK蛋白以及放射治疗也有关系。

依赖于对某种抗肿瘤药最敏感的干细胞类型，使用这些抗肿瘤药通常会导致骨髓抑制的特定模式。因中性粒细胞减少引起的感染通常用抗生素和/或抗真菌药治疗。然而，中性粒细胞减少及其后果可以通过生长因子的联合治疗来减弱甚至预防[8, 9]。

常规（口服）化疗的非血液学副作用包括脱发、黏膜炎、恶心、呕吐、腹泻、神经病变以及生育能力和性功能的改变。新型OACA所引起的毒性与其作用机制密切相关，并且成组的副作用通常是某些药物类别所特有的。除上述副作用外，靶向治疗患者常见的特异性副作用包括皮疹（EGFR、HER2、mTOR 和 RAS/RAF抑制）、高血压（VEGFR抑制）、蛋白尿（VEGFR抑制）、伤口愈合并发症、手足皮肤反应和各种血管并发症（VEGFR抑制）。各种实验室数值异常（ALK抑制）、心脏异常和甲状腺功能减退（BCR-ABL抑制）。PKI治疗可导致高血糖（BCR-ABL、PI3K、AKT和MTOR抑制），也可产生眼睛和肺部的药物毒性反应[3, 8, 9]。

尽管副作用的原因通常在于抗肿瘤药本身的毒性，但DDI和DFI可能加强或强化药物的副作用，甚至可能会导致死亡。另外，副作用也可能是由于"过度依从"治疗所导致的，因为患者将其出现的症状理解为疗效的表现[17]。疾病进展可能会加重副作用的负担。尤其是当副作用而非疾病症状阻碍癌症患者的日常活动时，它们会产生强烈的消沉作用[6~9, 17, 18]。

因为许多新批准的OACA，特别是有条件被批准的OACA，其长期安全性尚未确定，迫切需要密切监测副作用。在肿瘤治疗中，**不良事件（AE）**报告已经演变为一个连续的系统过程。在美国，临床试验的数据收集主要是基于临床人员，并受到美国国家癌症研究所（NCI）不良事件的通用术语标准（CTCAE）系统的高度管制。作为批准后的重要信息来源，**患者自报结局❶**（patient-reported outcomes，PRO）不仅被认为是非常有用的，而且在日常实践中的系统收集也带来了患者高度的参与度和合规性。最近，NCI开发了一个与CTCAE配套的PRO测量系统，称为PRO-CTCAE。我们也注意到纵向收集的临床医生来源的CTCAE评估能更好地预测不良事件，而患者自报结果更好地反映日常健康状况[19]。

如果治疗不当，疾病症状和副作用都会对预期寿命产生非常负面的影响，尤其是因为它们对患者生活质量的影响会降低对OACA治疗的依从性和持久性。事实上，约有30%～50%的患者报告停止治疗的原因归根于自己用药出现了副作用。因此，充分地使用（非）药物治疗这些症状和副作用，包括广泛的用药指导、心理支持和生活方式调整，是肿瘤治疗监护的一个非常重要的方面[3, 6~9, 17]。

因此，考虑到副作用对治疗结果产生的影响往往是深远的，所有涉及治疗的

---

❶ 译者注解：患者自我报告结果是指直接来源于患者的，关于患者自身健康状况的任何报告，而未经过医生或其他人对患者的反映进行解释。

HCP和患者都应持续监测副作用。此外，除了提供有关副作用和其药物治疗的信息以及调配所需的药物外，药师还应主动询问患者及其看护者体验后的情况，并与其他相关的HCP（肿瘤科医生、肿瘤科护士）讨论这些报告。电子日记和移动端APP似乎是记录患者症状和分享体验的绝佳工具[5～7, 9]。

32.9 依从性

除了第4章讨论的依从性问题外，使用OACA的患者还存在其他问题。一般认为，患有致命性疾病的患者会按处方规定服药。然而，能否长期坚持使用抗肿瘤药物治疗已是一个需要持续关注的问题。因为患者使用OACA的依从率小到低于20%，大到100%[6, 17, 18]。乳腺癌的辅助治疗中有效的HT要求患者每天服药一次，服药时间至少为5年。然而，由于副作用，约30%～50%的患者在频繁中断服用的情况下过早地停止治疗[18]。卡培他滨的依从性似乎较高，达80%～100%。在接受伊马替尼治疗的慢性粒细胞白血病（CML）患者中，约三分之一的患者不依从或仅部分依从[20]。

抗肿瘤药物的过度使用也时有发生。甚至已有在临床试验中患者过度用药的报道。试验中对患者的观察比日常治疗中的观察更仔细，发现他们可能是无意中趋于**"过度依从"**（over-adherence）。过度依从尤其会发生在实施复杂给药方案的患者中。过度依从的后果可能很严重，因为过量服用可能会产生严重的副作用[17, 18]。

用药依从性不佳可能会造成严重后果。依从率（AR）为90%或95%通常被认为是OACA持续有效治疗的阈值。不依从对慢性粒细胞白血病（CML）的患者使用伊马替尼疗效的影响是众所周知的。AR值为95%的患者只有29.3%的产生了一定疗效，而AR值大于95%的患者有94.5%可获得了这一结果[20]。在使用厄洛替尼的非小细胞肺癌患者中，AR阈值95%与疾病控制程度相关。此外，对于接受6-巯基嘌呤治疗急性淋巴细胞白血病的儿童，AR值小于95%，复发的风险增加了2.7倍。这些例子清楚地表明，在肿瘤治疗中，依从性高（高AR值）是实现长期成功结局的必要条件[6～9, 17, 18]。然而，无论是以疾病依赖还是药物依赖的方式，由于在治疗过程中发现因副作用而有必要降低最初处方卡培他滨的剂量不会损害疗效，因此一定程度的不依从性是可以接受的[17, 18, 20]。

发生严重的副作用是导致不依从的最重要因素之一（表32.2）。其他与治疗直接相关的不依从因素包括联合用药的数量、治疗持续时间和较高的药物自付费用。患者对药物治疗的信念也是一个重要因素，还有年龄（老年人和青少年）和抑郁症，也是重要因素[6～10, 15, 17, 18, 20]。

HCP相关的因素（通常与医生或护士有关）也会影响用药依从性。HCP和患者之间建立紧密的关系、信任HCP以及共同参与决策才能获得积极的治疗效果。缺乏HCP支持、不足的治疗方案信息、没有提前告知患者一些不良反应的经验以及随访期间频繁更换医生才是造成负面疗效的罪魁祸首[5～7, 17]。

尽管改善OACA治疗的用药依从性是急迫的，但这已被证明是一项具有挑战性的任务。尽管经过数十年的深入研究，但有效干预来提高患者依从性并改善临床结局的证据仍然很少。目前提高慢性疾病用药依从性的干预方法大多很复杂，证明其有效性的证据多数不一致。然而，通过应用基于e-Health和m-Health的工具参与和激励患者，来促进依从性的几个项目似乎看到了带来希望的结果[3～7, 9, 10, 13, 17]。

32.10 根据患者需求定制OACA治疗和患者教育

在开始含有OACA的抗肿瘤药治疗时，HCP应全面协调多学科团队与患者接触，以确保协作医疗的过程清晰、不间断，避免不必要的就诊带来患者的经济负担（无缝护理）[3～8]。此外，谈到患者与HCP之间的关系，现有前提是，除技术问题外，治疗和用药方案的确定应以共同决策为原则。这意味着，不仅要充分沟通，告知患者有关疾病的问题、治疗方法及其治疗结果，还需要邀请患者与HCP共同讨论这些问题，因此，在了解患者的偏好和愿望之后，应明确和及时地与之沟通参与治疗决策[3～8, 17, 20]。

在如32.5节（表32.1）所述的药学监护过程，其预先确定的监护计划应包括患者的第一次处方调配和随后续方调配的面谈交流，以评估患者的病情和治疗效果（结果、副作用、治疗后的社交影响）及做出必要的治疗调整。开具处方的HCP（肿瘤科医生、血液肿瘤科医生、外科医生）必须将治疗计划（包括用药相关的所有信息）传给药师，并及时使药师可获取临床数据（如实验室值、药物基因组数据）。在这种协作方式下，显而易见，开具处方的HCP和药师之间需要建立一种相互协商的沟通机制[3～6, 9, 10]。通过这种方式，可以有效地调配药物，并以初步确定的机制为患者量身定制（表32.1）。该过程还确保药师（或指定药房人员）向患者提供有关OACA（和合用的药物）的使用和预期效果的信息，与开具处方的HCP和肿瘤科护士所提供的信息相一致。此外，全面的准备工作可以防止在患者在场的情况下仍然需要追溯丢失的数据。

在首次调配处方时采用最初的治疗计划，要告知患者所选OACA的作用机制、使用剂量和给药方案以及预期的治疗效果（治疗效果、副作用）的相关细节。如果适用，信息可延伸到支持性药物治疗或者预防副作用和合用药物（及其与OACA治疗的相互作用）。在结构化访谈的基础上，患者提供的信息可能有助于OACA剂量和方案的调整以及最终采用的联合用药。应明确与患者沟通，征得其同意最终的治疗计划。与患者的第一次会面主要是讨论治疗中和随访时的监测情况（每周至每3个月一次的随访评估）、讨论用药依从性问题以及自报出现副作用的重要性。应清晰告知患者在就诊药师后至下次预约就诊期间，如想咨询相关问题和信息可以联系的人。在患者的电子健康档案/用药记录中应记录首次和随后调配处方时已经讨论过的相关信息和细节[3～5, 9, 10]。

在定期评估治疗效果后，后续的OACA处方调配中，有一件必要做的事就是，与患者沟通了解（通过结构化访谈）他在OACA治疗中体验到的副作用和治疗对其社交生活产生的影响。如有必要，患者对治疗的意见应作为治疗调整、纠正不依从性的干预或其他维持生活质量措施的依据[5~7, 9, 17, 18]。

在抗肿瘤治疗开始时，患者经常在短时间内收到过多信息，有时会表现出不乐意接收太多信息或无法正确处理所有信息的态度。除安排随访面谈的可能性外，应以患者能够理解的（个性化）形式把信息打印出来，提供给患者。此外，除了宣传单页和手册中提供的信息外，还应提醒患者，告知他们可以在线查阅相关信息（医院、药房、患者社团）并了解患者社团。以用药卡和电子提醒/报告服务（手机APP/交互式网站）的形式介绍帮助患者的工具也是非常有用的[5~7, 9, 10, 15]。

32.11 药师在帮助患者使用口服抗肿瘤药物的作用 --------

在过去的几十年里，药师职业经历了从传统"以药物为导向"转向"以患者为导向"的服务变化。因此，社区药房和医院门诊药房的药师（及员工）在慢性病患者的治疗中发挥着重要作用。由于肿瘤治疗的快速进展及为越来越多的患者引入靶向治疗，至少一些类型的癌症也已成为慢性疾病。此外，有效OACA品种的增加已经降低了癌症患者的住院率，提高了他们的生活质量。然而，这些潜在的益处可能会因用药不足、副作用管理不善或用药依从性不够而受到损害。后一种情况尤其会对那些长期以来病情已大大减轻的患者，以及在先前治疗后预防性使用OACA的患者身上表现出来[3, 5~10, 17]。

药师基于其知识和技能，可以及时发现越来越多的（潜在的）药物相关问题，并为解决这些问题作出贡献。无论是在这些问题与开具处方有关的情况下，还是在治疗过程中由于疾病进展、副作用或用药不足而引发这些问题的情况下，与其他HCP的密切合作，都是解决这些问题最合适的方法。越来越多的药师被视为是（基层医疗）医师的合作伙伴，因为他们双方在各种治疗活动中相互协作，在用药重整、患者教育、用药安全以及优化患者用药等工作中发挥了积极的作用[3~7, 9, 10]。

显然，由于药师定期调配OACA及合用的其他药物，他们应该在肿瘤患者的监护过程中发挥更突出的作用。在多学科团队（MDT）框架内，意味着药师（或指定人员）要主动告知和指导患者（通常是老年人）有关药物的适应证、如何使用这些药物及其可能出现的结果，并要强调药物可能的副作用及管理这些药物，必要时还要采取干预措施，最好是为患者量身定制治疗监测计划，以改善其依从性。一些药师主导的医疗干预措施，旨在改善患者对OACA治疗的依从性，越来越多地采用现代ICT应用，事实证明是有效的。因此，帮助患者依从用药已成为社区和门诊药师的责任，并在患者教育中发挥了重要的作用[3~7, 9, 10]。

然而，鉴于肿瘤治疗和肿瘤患者监护的复杂性日益增加，需要更广泛的知识和经验，而且很多患有罕见恶性肿瘤的往往是很少的一部分人，大多数肿瘤药物的管理只能由医院或专科药房的药师进行正确处置。他们熟悉肿瘤治疗的各个方面，包括使用这些药物和其他专科护理。因此，在许多国家，"肿瘤药学"已经发展成为一门新的药学学科[3, 4, 9]。

无论如何，这项要求也适用于社区药师，尽管不调配OACA，但负责对每天使用OACA和其他常规用药的患者提供药学监护[5~7, 10]。因此，这些药师（和指定人员）将更加注重他们的安全用药、帮助患者依从用药以及管理抗肿瘤药物和其他（慢性病和/或支持性）用药带来的副作用。但是，对于使用OACA相关的具体问题，这些药师必须能够直接得到专科调配药师共享的信息（例如，借助问询台和/或电子知识库）[3~6, 9, 10]。在这方面，建立当地或区域信息中心将有助于收集、评价和提供肿瘤药物和肿瘤治疗的相关信息，这些信息可以借助问询台，也可以通过电子方式链接到药房信息系统获得。通过这种方式和特定的培训，社区药师确实在医院OACA肿瘤治疗、全科医生一线监护和患者之间建立了联系[3~7, 10]。最后，除了选择用药、开具处方和调配正确的药物外，个人联系、承诺服务和熟悉参与MDT工作的所有HCP，对为肿瘤患者有效提供药学监护是必不可少的。

案例场景

病例1　厄洛替尼（erlotinib）治疗表皮生长因子受体突变型非小细胞肺癌及合用其他药物

　　L女士，86岁，寡居8年，10年来患有心绞痛。12个月前，她被诊断为转移性表皮生长因子受体（EGFR）突变非小细胞肺癌（NSCLC），医师给她处方了厄洛替尼（erlotinib）（初始150mg/d，2个月后100mg/d）。按医师建议，她在早餐前一小时空腹服用厄洛替尼（因为食物会增加厄洛替尼的生物利用度，可能会有延长QTc间期的风险）。每月到医院门诊药房调配厄洛替尼片。L女士对厄洛替尼反应很好。在亲戚的帮助下，她仍然独居，喜欢花园生活。她的认知功能良好。

　　L女士还使用以下其他药物：阿司匹林（ASA）80 mg，每天1次，已服10年；美托洛尔50 mg，每天1次，已服10年；辛伐他汀40 mg，每天1次，已服10年；奥美拉唑40/20 mg，每天1次，已服7年；米诺环素100 mg，每天1次，已服8个月。L女士通常在当地药房取90天的慢病药物。

　　由于厄洛替尼的溶解性在pH值高于5时降低，当合用升高胃部pH值的药物时，厄洛替尼的生物利用度会降低。因此，建议避免质子泵抑制剂与厄洛替尼的合用。然而，考虑到使用ASA的必要性、L女士的年龄和她有轻度反流性食管炎的病史，医院的药师建议在开始使用厄洛替尼时如继续使用奥美拉唑，其剂量要低于20mg/d。

尽管厄洛替尼对她的恶性肿瘤对疗效良好，但在开始治疗后不久，L女士出现了严重的丘疹样皮肤疹（3级）的皮肤毒性。虽然进行了局部治疗，但由于她觉得有必要停止治疗，剂量从150mg/d降至100mg/d。为了进一步控制皮肤毒性反应，她服用了米诺环素（每天1次，每次100mg）。还每天2次使用一种润肤霜。

她在药房领取慢性病药物和药膏时，药师询问了她服用厄洛替尼的用药体验和皮肤问题。她告诉药师，按目前治疗是可以忍受的，但她发现皮肤出现越来越多黑斑（色素沉着是米诺环素一个众所周知的皮肤副作用）。她还说，她白天感到有点恶心，但通常在晚上会有所好转。她也越来越多地感到肌肉酸痛，认为这可能是缺乏身体锻炼产生疲劳的结果。她就诊全科医生后，医师将米诺环素换成了多西环素片（100mg，每天1次），医生同时建议她避免阳光照射。这位药师建议她停止服用辛伐他汀，增加服用维生素D（每天1次，每片800单位）。此外，药师还建议L女士在晚餐后两小时服用厄洛替尼，服药试验期为两周，两周后再就诊咨询。L女士接受了这个建议。

两周后，L女士回到药房，在药房咨询室里与这位药师分享了她的用药体验。L女士说，虽然疲劳的感觉没有完全减退，但她现在感觉好多了，不仅在傍晚吃了厄洛替尼，而且因为她肌肉的疼痛已经消失了。

停止服用辛伐他汀不仅是因为L女士的年龄和预期寿命原因（精简处方），而且因为厄洛替尼和他汀类药物的合用增加了他汀类药物诱发肌病的风险。服用维生素D被认为是必要的，因为L女士减少了身体活动；建议避免阳光照射，是因为使用多西霉素。

病例2 早期乳腺癌治疗及合用其他药物后的急性心力衰竭

B女士，68岁，患2型糖尿病已8年。按治疗要求，她服用二甲双胍500mg，每天1次；格列齐特缓释片30mg，每天1次；辛伐他汀40mg，每天晚上1次。她还患有心房颤动，目前只服用50mg美托洛尔（每日1次）和华法林。她被诊断为早期激素受体(Her)阳性乳腺癌，最近成功地接受了手术并进行了放疗和化疗。根据指南，肿瘤专家建议她服用他莫昔芬20mg，每天1次，为期5年。他莫昔芬的处方通过电子邮件发送到当地药房。

不幸的是，没有说服B女士应该服用他莫昔芬。因为她已经服用了4种药物，同时因为在网上看到**辅助激素疗法（AHT）**的可怕副作用，她对副作用产生了强烈的恐惧。当她去药房取药时，药房技术员给她提供了一盒30片20mg的他莫昔芬药片，并询问她肿瘤专家告诉她有关他莫昔芬的情况。B女士说，她被告知需要服用一种抗激素他莫昔芬，以防止乳腺癌复发，但服用后可能会伴有特别恼人的副作用，例如感觉不舒服、抑郁和皮肤干燥。B女士抱怨说，她已经很不舒服了，不仅因为她觉得还没有从最近的癌症治疗中恢复，而且她还认为自己的糖尿病正在失控。尤其是由于不得不要长期使用他莫昔芬的前景，她几乎不想服用他莫昔芬。药房技术人员认为B女士在开始他莫昔芬治疗时需要更多的帮助，并请药师就AHT治疗的优缺点为B女士提供用药指导。药师认识B女士，因为她是药房的常客，并被纳入每年需要临床用药评估的计划中。在药房咨询室，B女士了解了有关AHT的信息，包括脸部潮红、泌尿系统症状、疲劳、盗汗和情绪问题等各种副作用，以及B女士在网上查阅到的信息相关的实际风险。针对她的矛盾心理和存在很多疑问，药师特别谈到了AHT对乳腺癌复发的影响，并告诉她，如果有副作用，她应该联系她的肿瘤医生。此外，药师指出，他莫昔芬可以在早晨与二甲双胍、格列齐特和美托洛尔同时服用。药师还解释说，他莫昔芬与她目前的药物没有相互作用。然而，由于他莫昔芬可能会增强华法林的效果，药师向Thrombosis Service报告B女士要开始服用他莫昔芬，Thrombosis Service将监测可能的相互作用，并可能调整华法林的给药方案。就诊结束时，B女士收到一份信息全面的小册子，并注册了乳腺癌患者和研究协会的网站。几天后，B女士决定开始服用他莫昔芬，并打电话给药房告诉这一消息。按照约定，前半年，药房每月都要给她调配他莫昔芬，并让她把自己的用药感受和副作用记录在日记中。

　　虽然B女士继续使用他莫昔芬，没有太多的问题，几个月后她变得抑郁，并带着处方去药房调配帕罗西汀。药房技术人员在药房信息系统中输入处方。随后，出现一个警示，显示帕罗西汀与他莫昔芬合用存在药物相互作用。该相互作用是因帕罗西汀抑制CYP2D6会减少他莫昔芬起效的endoxifen代谢物的形成，这影响了他莫昔芬的治疗效果。药房联系了全科医生，与之讨论相互作用的问题，并建议改用西酞普兰。

参考文献

1. Roskoski R. A historical overview of protein kinases and their small molecule inhibitors. Pharmacol Res. 2015;100:1–23.
2. Klaeger S, Heinzlmeir S, Wilhelm M, Polzer H, Vick B, Koenig P-A, et al. The target landscape of clinical kinase drugs. Science 2017;358:eaan4368.
3. Leveque D, Delpuech A, Gourieux B. New anticancer agents: role of clinical pharmacy services. Anticancer Res. 2014;34:1573–8.
4. Holle LM, Boehnke-Michaud L. Oncology pharmacists in health care delivery: vital members of the cancer care team. J Oncol Pract. 2014;10:e142–5.
5. Dalby M. Current models of support from community pharmacists for patients on oral anticancer medicines. J Oncol Pharm Pract. 2017 September 26. https://doi.org/10.1177/1078155217732399.
6. Timmers L, Boons CC, Verbrugghe M, van den Bemt BJ, Van Hecke A, Hugtenburg JG. Supporting adherence to oral anticancer agents: clinical practice and clues to improve care provided by physicians, nurse practitioners, nurses and pharmacists. BMC Cancer. 2017;17:122–33.

7. Boons CCLM, Timmers L, van Schoor NM, Swart EL, Hendrikse NH, Janssen JJWM, Hugtenburg JG. Patient satisfaction with information on oral anticancer agent use. Cancer Med. 2018;7:219–28.

8. Cassidy J, Bissett D, Spence RAJ, Payne M, Morris-Stiff G. Oxford Handbook of Oncology (4th edition). Oxford: Oxford University Press; 2015.

9. Ribed A, Escudero-Vilaplana V, Romero-Jimenez RM, Iglesias-Peinado I, Herranz-Alonso A, Sanjurjo-Saez M. Guiding pharmacist clinical interviews: a safety tool to support the education of patient treated with oral antineoplastic agents. Expert Opin Drug Safety. 2016;15:427–35.

10. Broadfield L, Shaheen P, Rogez M, et al. Guidelines for outpatient cancer care by community pharmacists. CPJ. 2017;150:24–31.

11. Lees J, Chan A. Polypharmacy in elderly patients with cancer: clinical implications and management. Lancet Oncol. 2011;12:1249–57.

12. Bertholee D, Maring JG, Van Kuilenburg ABP. Genotypes affecting the pharmacokinetics of anticancer drugs. Clin Pharmacokinet. 2017;56:317–37.

13. Widmer N, Bardin C, Chatelut E, Paci A, Beijnen J, Leveque D, et al. Review of therapeutic drug monitoring of anticancer drugs part two—targeted therapies. Eur J Cancer. 2014;50:2020–36.

14. Boons CLM, Swart EL, Timmers L, Van de Ven PM, Jansen JJWN, Hugtenburg JG. Study protocol of the RAND-study: a multicenter, prospective cohort study investigating response and adherence to nilotinib treatment in chronic myeloid leukemia. BMC Cancer. 2014;14:247–52.

15. Van Leeuwen RWF, Van Gelder T, Matthijsen RH, Janssen FG. Drug-drug interactions with tyrosine-kinase inhibitors: a clinical perspective. Lancet Oncol. 2014;15:e315–26.

16. Segal EM, Flood MR, Mancini RS, et al. Oral chemotherapy food and drug interactions: a comprehensive review of the literature. J Oncol Practice. 2014;10:e255–68.

17. Timmers L1, Boons CC, Kropff F, van de Ven PM, Swart EL, Smit EF, et al. Adherence and patients' experiences with the use of oral anticancer agents. Acta Oncol 2014;53:259–267.

18. Greer JA, Amoyal N, Nisotel L, et al. A systematic review of adherence to oral antineoplastic therapies. Oncologist. 2016;21:354–76.

19. Basch E, Jia X, Heller G, Barz A, Sit L, Fruscione M, et al. Adverse symptom event reporting by patients vs clinicians: relationships with clinical outcomes. J Natl Cancer Inst. 2009;101:1624–32.

20. Marin D, Bazeos A, Mahon F, Eliasson L, Milojkovic D, Bua M, et al. Adherence is the critical factor for achieving molecular responses in patients with chronic myeloid leukemia who achieve complete cytogenetic responses on imatinib. J Clin Oncol. 2010;28:2381–8.

第33章

病毒感染疾病（HIV和丙型肝炎）的药学监护

Susan Kamal, Olivier Bugnon, Marie-Paule Schneider

摘要

由于患者容易接触到药师以及从开始治疗到续方调配时，药师总与患者保持着密切联系，药师也在管理药物相互作用和不良反应方面接受过教育和培训，因此，药师已准备好在患者治疗过程中帮助患者实现治疗的最佳结局。在这一章中，我们强调了基于循证的药学监护对患者依从性的干预作用，用药依从性也是HIV和丙型肝炎感染者出现的一种药物相关问题。

33.1 引言

欧洲约有240万的人免疫缺陷病毒（HIV）携带者，而全世界约有3670万[1]。全球有1.5亿人患有慢性丙型肝炎病毒感染，约占世界人口的2%～3%。在工业国家，这是慢性肝炎和肝细胞癌最常见的病因，也是肝移植的主要指征。10%～30%的人免疫缺陷病毒携带者（PLWHIV）也合并感染丙型肝炎[2]，这会加速肝脏的损伤。由于抗丙型肝炎病毒的**直接抗病毒药（directly acting antiviral，DAA）** 对单独感染丙型肝炎病毒或合并感染丙型肝炎病毒和人免疫缺陷病毒的患者具有良好的临床效果，WHO的指南指出，合并感染丙型肝炎病毒（HCV）的人免疫缺陷病毒阳性患者不再被认为是难以治疗的患者人群[2]。然而，合并HCV感染的HIV阳性个体和患有其他合并症（如心血管、抑郁症、结核病）的HIV或HCV个体患者治疗中实际面临的主要挑战是药物相互作用风险、用药不依从性以及药费昂贵的障碍。药理学和药学监护的知识是保证HIV和丙型肝炎治疗成功的关键因素，这意味着确保患者治疗的临床和经济的效益以及用药安全。

33.2 疾病定义 -

33.2.1 HIV

人免疫缺陷病毒（HIV）是一种反转录病毒，能引起HIV感染，很长一段时间未经治疗的个体会引起获得性免疫缺陷综合征（AIDS）。人免疫缺陷病毒攻击宿主的免疫系统，破坏T细胞的一个特定亚类——CD4淋巴细胞❶，减少其数量，从而使宿主容易发生一些机会性感染，如肺炎或感染相关的癌症（如卡波西肉瘤）。它还感染其他细胞，诸如浆细胞、巨噬细胞，并引起全身组织炎症，全身组织炎症强烈地预示着病死发生的风险。人免疫缺陷病毒感染的3个阶段是：①急性HIV感染；②临床潜伏期；③AIDS。

约50%患者感染HIV病毒后在2～4周内出现急性HIV感染。感染患者个体会出现类似流感的症状，这是身体对HIV感染的自然反应。症状包括发烧、淋巴结肿大、咽炎、头痛、肌肉疼痛和喉咙痛。溃疡等皮肤病症状也很常见。病毒利用CD4细胞进行复制，破坏了这些组织。在此期间，宿主具有很强的传染性，可以通过性接触或共用针头将HIV传染给他人。在这一阶段接近尾声时，宿主的免疫反应将使病毒水平达到相对稳定的水平，CD4细胞计数开始增加趋于正常水平，但仍低于HIV感染前的水平。然后，感染进入临床潜伏期。在这一阶段，病毒的复制水平非常低，并与宿主共生而不产生任何症状；这就是为什么这阶段也可被称为"无症状HIV感染"。这一阶段可能会在未经治疗的个体身上持续10年或更长的时间。然后，如果不治疗，病毒水平将开始上升，CD4细胞计数将逐渐下降。当CD4细胞水平低于200/mL，或当宿主遭受一次或多次的机会性感染时，HIV感染已发展为AIDS。如果没有治疗，AIDS患者通常能存活3年左右。

由于以下这些因素，不同宿主的疾病进展各不相同，这些因素是：宿主和病毒基因学，感染HIV前个体的健康状况，以及暴露后是否被诊断并立即联系就医（将会改善其预后）。

33.2.2 丙型肝炎

丙型肝炎是由丙型肝炎病毒（hepatitis C viru，HCV）引起的感染，影响人体肝脏。这是一种血源性感染，可通过输血或血液制品，或因感染者之间共用针头而传染。感染可能是急性的，也可能是慢性的。15%～45%的感染病例发生急性丙型肝炎感染，感染通常无症状，6个月内病毒被清除，无需任何治疗。55%～85%的感染病例发生慢性丙型肝炎感染；经过2周到6个月的潜伏期后，感染者出现发烧、疲

---

❶ 译者注解：CD4细胞是人体免疫系统中的一种重要免疫细胞，由于HIV攻击对象是CD4细胞，所以其检测结果对AIDS治疗效果和对患者免疫功能的判断有重要作用。

劳、腹痛、恶心、呕吐和黄疸等症状。HCV感染是慢性肝病、肝硬化和肝细胞癌的主要原因，也是许多国家肝移植最常见的指征[3]。

33.3 疾病管理

33.3.1 生活方式

对许多患者来说，HIV感染诊断是毁灭性的。HIV感染还不能治愈。因此，预防和健康促进信息的传播是公共卫生的优先事务。当与行为改变（如更安全的性行为）和降低静脉吸毒人的伤害结合起来，治疗对HIV传染的影响可能会产生更大的效果。此外，抗反转录病毒药物（ARV）治疗的高依从性（90%～95%），是实现病毒抑制所必需的[4]，因此需要行为改变，如适应每天常规的药物摄入，长期维持。由于ARV治疗的成功，使得人免疫缺陷病毒携带者（PLWHIV）的生存时间逐渐变长，药师和其他医务人员（HCP）必须注意改变这些患者的生活方式，以降低他们罹患心血管疾病的风险（例如增加体育锻炼和戒烟）。

鼓励未经治疗的HCV感染者改变其某些生活方式。最重要的是，尽可能避免饮酒，因为会加速肝脏疾病的进展。也建议通过避免共用剃须刀、牙刷或针头，避免与他人有血液接触，以防止传染给他人。

33.3.2 药物治疗

在撰写本书这一章时，还没有治愈HIV的方法，但是通过持续ARV治疗可以实现长期的病毒抑制。药物治疗涉及6类抗反转录病毒药物，每种药物的分类是根据药物抑制HIV复制的周期环节进行的。

HIV感染始于HIV进入人体并感染人CD4淋巴细胞。第1类药物被称为"进入/融合抑制剂"，该类药物与$CD4^+$受体和在CD4宿主细胞或病毒gp41、gp120中表达的趋化因子CCR5或CXCR4共受体结合，以防止病毒进入人体细胞。由于HIV是一种RNA病毒，因此需要使用病毒反转录酶将其RNA转录为DNA，以整合到人细胞的细胞核内。有两类药物抑制病毒反转录酶："**非核苷类反转录酶抑制剂（non-nucleoside reverse transcriptase inhibitor，NNRTI）**"和"**核苷类反转录酶抑制剂（nucleoside reverse transcriptase inhibitor，NRTI）**"。第4类药物是"**整合酶抑制剂（Integrase inhibitor，INI）**"，阻止病毒DNA链整合到宿主的DNA中。第5类药物是"蛋白酶抑制剂（PI）"，阻止形成成熟病毒所需的病毒蛋白质的分裂。通过增加小剂量的利托那韦（ritonavir，RTV）或可比司他（cobicistat），即"增强剂"，可以改善PI的药动学特性。有几种新型抗反转录病毒药物应用不太广泛或仍在临床试验中，如附着抑制剂、成熟抑制剂和衣壳抑制剂。

抗反转录病毒药物治疗(ART)通常是联合用药完成的。典型的联合用药包括两个NRTI与一个NNRTI一起作为"主干"、INI或增强PI（boosted PI）作为"基础"。目前，一旦确定HIV阳性诊断就开始每天服用一次一粒药丸的**抗反转录病毒药物组合治疗（combined ART，cART）**的一线用药。根据医学推荐，对于感染HIV风险较大且不经常使用安全套的HIV阴性人群（例如，参与Chemsex的人），建议进行**接触前预防（pre-exposure prophylaxis，PrEP）**，每天或间歇服用抗反转录病毒药物。此外，在HIV暴露（例如，不安全性行为、针刺事故）后48～72h内进行**接触后预防（postexposure prophylaxis，PEP）**是可以防止感染的。接触后预防包括用药指导和28天的抗反转录病毒药物疗程。药师在帮助患者开始治疗和预防早期停药方面发挥着重要作用。

慢性丙型肝炎的治疗是一个快速发展的领域，治疗推荐也在迅速变化。目前的治疗指南推荐每天使用一次DAA。有4类DAA通过不同机制直接对病毒复制必需的HCV非结构（NS）蛋白质进行靶向治疗：核苷和核苷酸NS5B聚合酶抑制剂、NS3/4A蛋白酶抑制剂（PI）、NS5A抑制剂以及非核苷NS5B聚合酶抑制剂[例如，西咪匹韦（simeprevir）、帕利瑞韦（paritaprevir）、达卡他韦（daclatasvir）、雷迪帕韦（ledipasvir）、奥比帕利（ombitasvir）、索非布韦（sofosbuvir）和达塞布韦（dasabuvir）]。

DAAS治疗可在12周内，最多24周，治愈大多数患者。然而，在许多国家，DAA的成本仍然很高。在某些情况下，使用聚乙二醇干扰素（pegylated interferon）和利巴韦林（ribavirin）的较老治疗方案的作用仍然有限。

尽管强烈建议对几乎所有HCV感染患者进行治疗，但除了评估必要的病毒基因型外，治疗前评估患者对治疗目标的理解以及给予用药依从性和随访的教育，也是极其重要的。临床人员和患者之间建立良好的治疗关系，对于获得直接抗病毒药物（DAA）治疗的最佳结局仍然是至关重要的。此外，在某些环境下，仍然存在一些因素影响药物的获取和给患者配送药物的能力。在这些情况下，临床人员可能仍然需要决定应最先治疗哪个患者。这些指南中讨论的特别人群可能有助于医生为这些群体做出更明智的治疗决策[5]。

多个治疗指南可在线获取，为HIV或丙型肝炎的治疗提供更多的临床指南，例如，欧洲治疗指南[6]、国际抗病毒学会（International Antiviral Society）推荐——美国成人HIV阳性抗反转录病毒药物治疗研讨会以及瑞士肝脏研究协会（SASL）慢性丙型肝炎治疗的专家意见声明[7]。

33.3.3 药物相关问题

诸如副作用、药物相互作用和依从性差等可能存在的DRP，尤其是在终身治疗的cART中更为突出。新型抗反转录病毒药物的副作用可能比上一代药物要少得多。表33.1按抗反转录病毒药物类别总结了最广泛使用的治疗类别药物的副作用。两种或两种以上抗反转录病毒药物之间，以及抗反转录病毒药物与联合治疗药物之间，也存在一些与药物-食物相互作用和药物相互作用有关的不良反应。例如，由于PI是通过细胞色素CYP450代谢，因此与其他由CYP450代谢的药物同时使用可能导致与处方药、非处方药和草药治疗（如辛伐他汀、咪达唑仑、炔雌醇、麦角衍生物、圣约翰草）产生明显的药物相互作用[6]。小剂量利托那韦或可比司他等增强剂是CYP450的有效抑制剂。抗酸药可以改变几种抗反转录病毒药物的生物利用度。利物浦大学网站[8]是药师检查HIV治疗中药物相互作用的重要资源。

表33.1 抗反转录病毒药物类别及其严重的副作用

HIV抗反转录病毒药物类别（多数处方药）	常见或严重的副作用
非核苷类反转录酶抑制剂（NNRTI）(TDF、TAF、FTC、3TC、ABC)	厌食、恶心、呕吐、肝毒性、脂肪萎缩、高乳酸血症、周围神经病变、肾小管损伤、皮疹、超敏反应、贫血
核苷类反转录酶抑制剂（NRTI）(ETV、RPV、EFV、NVP)	肝毒性、睡眠障碍和心理压力、皮疹、超敏反应、嗜酸性粒细胞增多
增强蛋白酶抑制剂（Boosted PI）(ATV、DRV、LPV)	厌食、恶心、呕吐、肝毒性、高血糖、骨质疏松、肾结石、脱发、皮肤干燥
整合酶抑制剂（INI）(RAL、DTG、EVG/c)	腹泻、恶心、疲劳、头痛、失眠

TDF—富马酸替诺福韦酯；TAF—替诺福韦艾拉酚胺；FTC—恩曲他滨；3TC—拉米夫定；ABC—阿巴卡韦；ETV—依特韦林；RPV—利匹韦林；EFV—依非韦伦；NVP—奈韦拉平；ATV—阿扎那韦；DRV—达芦那韦；LPV—洛匹那韦；RAL—拉替拉韦；DTG—多替拉韦；EVG—依维戈韦。

与过去使用干扰素和利巴韦林的治疗相反，DAA具有良好的耐受性，更容易依从服用（例如，一些DAA可以一天一粒）。其主要副作用是恶心、腹泻、头痛和疲劳。其他副作用，如皮疹、光敏性、瘙痒（如西咪匹韦）或心血管（如索非布韦）更具药物特异性。一些DAA，如达塞布韦（dasabuvir）和艾尔巴韦/格佐普韦（elbasvir/grazoprevir），是CYP450的底物，其他DAA是CYP450的中度抑制剂，如阿舒瑞韦（asunprevir），因此与ARV和其他CYP450抑制剂或诱导剂存在直接的药物相互作用（利物浦大学网站[9]上提供了药物相互作用的查询器）。HCV感染的肝硬化患者其CYP450功能受损，这使得他们面临更高的药物相互作用和药物毒性方面的风险。

用药依从是一个重要方面，特别是在治疗病毒感染方面（另见第5章）。ART的不依从性会造成抗病毒的失败、耐药病毒突变的发展和更高的死亡率发生。因此需要更好地理解哪些因素导致依从性不好。科学文献对把不同的社会和人口统计学因素，诸如种族、教育水平、收入水平、住房状况或性别，作为不依从性的预测因素，尚无定论。尽管对特定人群的个体研究可能发现特定因素与不依从性之间存在关联，但荟萃分析中缺乏一致的结果。在HIV感染中，一些研究发现，患者饮酒、抑郁、焦虑和认知障碍更有可能产生用药不依从，而在感染HIV的青少年中观察到他们的依从性更差。由于HIV感染在世界不同地区的不同社区中仍然受到高度的歧视，患者可能更容易患上焦虑或心理障碍，从而使他们面临不依从的风险。

由于DAA是相对较新的药物，因此目前还没有发表大规模监测DAA依从性的研究报告。然而，来自美国的现有证据显示，服用超过12周DAA，依从性很高[10]。由于DAA毒性的明显降低、给药计划更简单、疗程更短以及因成本原因医师依从性增强，因此，与基于传统干扰素的治疗方案相比，依从DAA治疗更容易。

33.3.4 治疗目标

对于HIV患者，最终的治疗目标是持久抑制病毒的发展（低于50/mL HIV RNA病毒载量）和维持正常的CD4淋巴细胞计数（高于400/mm³）。对于丙型肝炎患者，治疗目标是在治疗结束后24周内实现**持续病毒学应答❶**（sustained virologic response，SVR），即HCV RNA无检出。有证据表明，SVR可以逆转肝纤维化的早期效应，并阻止其发展为肝细胞癌。

33.3.5 自我管理

自我管理包括几个概念，如患者教育、以人为中心的整合医疗和行为改变。患者可以学习使用多种工具自我管理治疗，例如电子药盒、手机APP（应用终端）或服药时间的提醒器以及药片整理器，这些工具可以减少患者的无意不依从。基于技术的工具包括手机信息推送（包括短信）和网络干预（包括上述应用终端）。这些工具可能使患者与医务人员保持密切联系，帮助医务人员定期解决患者有意不依从和无意不依从行为，并根据患者的需求调整治疗。因此，应鼓励患者与包括药师在内的医务人员共享其电子数据信息。

关于副作用的自我管理，有几种方法可以帮助患者。在轻度抑郁、失眠或焦虑的情况下，规律的运动和放松锻炼有助于缓解症状。对于胃部不适，通过最佳食物-药物组合、服药时间和饮食习惯方面满足患者的需求，可以使许多患者缓解这些症状。对于皮肤干燥，使用OTC保湿霜是有帮助的。最后，对于口干的情况，建议多喝水、定期刷牙。如果出现更严重的副作用，替代治疗方案可能是最好的解决办法，但必须与开具处方的医师讨论。

---

❶ 译者注解：病毒学应答（virologic response）是指血清HBVDNA检测不到（PCR法）或低于检测下限（完全病毒学应答），较基线下降不小于2个对数单位（部分病毒学应答）（CMA指南2005）。维持应答（maintained response）是指在抗病毒治疗期间HBV DNA检测不到（PCR法）、低于检测下限或ALT正常。持续应答(sustained response)是指治疗结束后随访6个月或12个月以上，疗效维持不变，无复发。

33.4 HIV和HCV的药学监护

33.4.1 现有证据

几项关于HIV的研究为药师对临床结局产生积极的影响提供了证据：病毒抑制率更高、CD4细胞计数增加[11, 12]、药品费用负担和给药频率降低、HIV感染患者依从性提高[13]。其中在一项药师干预患者治疗的比较研究中，将1571名阳性患者分成两组接受抗反转录病毒药物治疗，一组有药师参与，另一组无药师参与，研究结果表明有药师指导的患者比没有药师指导的患者更有可能达成抑制病毒的疗效[14]。另一项研究表明，由药师主导的干预措施（如提高依从性的指导和方案调整）可以获得较好的治疗结局（如持续无检出病毒载量）[15]。这项研究表明，药师对HIV阳性患者不依从行为的主导干预显示出很好的结果：到药房续方调配和门诊预约的人数增加，住院人数更少，机会性感染的数量减少[16]。

对于丙型肝炎感染，临床药师在以下方面发挥着重要作用：检查丙型肝炎病毒感染者进行甲型肝炎病毒和乙型肝炎病毒免疫的情况，管理药物相互作用，以及提供患者用药指导、教育和依从性监测。包括药师在内的跨专业干预，其结果显示：参与社区干预的患者，其持续病毒学应答（SVR）的临床结局与参与临床试验的试验患者的结局相似[17]。在药师加入肝病专家和护士的团队后，提高了HCV患者的用药依从性和SVR率[18]。最后，更多的研究证明，具备HCV监护经验的药师，可以更好地监测HCV病毒载量，适当地管理DAA相关的副作用[19]。

33.4.2 治疗与干预的方法

根据许多药学监护的指南，药师在监护HIV/AIDS和/或HCV感染患者方面的作用是**药物治疗管理服务（medication therapy management service，MTM）**的一部分，包括：

① 直接向患者提供有关其疾病的用药指导和教育，或者转诊患者到专科医疗中心或提供可信的信息来源学习（如书籍、单页或在线网站）（另见第4章）。

② 在开始治疗前检查患者的病情，特别是最近才刚诊断之后，就开始进行抗反转录病毒药物组合治疗（cART）。

③ 长期加强用药依从性的教育。

④ 监测药物治疗的疗效、管理不良反应和药物相互作用。

在本章中，我们将重点介绍药师在强化患者依从行为的干预中发挥的作用。

根据第5章所述WHO定义的依从性问题，依从性障碍、促进因素以及依从性增强干预的等级可分为3个主要因素/等级：

① 认知和社交心理因素（cognitive and psychosocial factor）。

② 环境和组织因素。

③ 治疗相关因素。

尽管文献中记载了很多药师在治疗 HIV 和 HCV 患者中的作用，但对其在包括依从性数据和大样本循证干预研究中发挥作用的影响却并没有得到很好的描述。然而，在本章中我们可以分享的例子也很少。

药师应确保在其能力范围内帮助患者持续接受抗反转录病毒药物治疗，以避免患者治疗的中断和病毒感染反弹的风险。例如，通过与治疗医师保持联系，通过及时更新处方，确保持续获得抗反转录病毒药物。此外，由于 ART 的成功，HIV 人群逐渐老龄化且存在患合并症的风险。这就要求药师在尽可能减少药品费用负担和出现副作用的同时，应加强患者从各个医生获得处方后的用药依从性。药师还应该让患者告知他们是否从不同药店收集不同的疗法，或在网上咨询有关药物相互作用的可能问题。这可能特别重要，因为某些患者出于保护自己的隐私，会去给予 HIV 治疗处方调配的专科药房，而这些药房不同于调配他们其他合并用药的药房。在某些环境下，药师可以在 HIV 检测和高危人群用药指导中发挥作用（例如，在早餐后给予 PEP 药丸）。

在 HIV 和 HCV 治疗中，患者出现**药物假日（drug holiday）**❶的现象可能会造成更大的伤害。因此，药师的作用是指导患者如何解决漏服给药剂量。例如，在漏服剂量的时间间隔内可以在预定的时间上服用下一次的剂量，而不是一次服用加倍剂量，以补偿漏服的剂量。

感染 HIV 给患者带来的羞耻心理已被认为是阻止患者得到治疗、监护和预防的一大障碍。药师和其他 HCP 一起在减少 HIV 带来的羞耻心理也可以发挥重要的作用。这一点可以提供一个温馨的医疗环境，来帮助到医疗系统（如药房或医院）内治疗的 HIV 感染者。

在瑞士洛桑大学的 Community Pharmacy of the Department of Ambulatory Care & Community Medicine 与 Infectious Diseases Service of the University Hospital 合作，进行了一项用药依从性研究计划。通过电子监测系统（MEMSTM，Aardex MWV，瑞士锡永），把跟患者的动机式面谈和处方调配情况与患者的用药依从性监测相结合。电子监测的依从性数据作为反馈给患者，并在每次与患者面谈后，以报告形式发向医生和护士共享，以确保治疗监护的连续性[20]。对照未参与干预的患者情况，显示参与干预的 HIV 阳性患者在治疗中的治疗率更高[21]。

加拿大的一项队列研究比较了患者在三级 AIDS 护理医院的门诊药房（接受药师用药指导、提供个体化方案和实施不良反应监测）和在家庭医生诊所接受治疗的用药依从性状况。结果显示，接触药师的那些患者（70% 的患者接触药师，55% 的患者未接触药师）[22]其依从性率较高（大于 90%）。在西班牙的一个肝病治疗中心，一项

---

❶ 译者注解：药物假日是指长期服用抗精神病药物作为维持治疗的慢性精神分裂症患者，为减少副反应而采取每周停药一天的治疗方法。

涉及447名丙型肝炎患者的多学科支持计划（MSP）研究显示，接受多学科团队服务的患者，其依从性和持续病毒学应答（SVR）率比未接受服务的对照组更高（MSP分别为94.6%和77.1%，对照组分别为78.9%和61.9%）。

33.4.3 生物标志物

HIV感染的重要生物标志物❶（biomarker）是指血浆中的HIV RNA水平，通过聚合酶链反应（PCR）来检测，其低检测水平可以为50/mL或新一代设备检测为20/mL。根据PCR测定的低检测水平，可将HIV RNA水平分为可检测或不可检测。CD4淋巴细胞计数是第二个重要的生物标志物，可以用标准流式细胞仪测定。CD4细胞的正常范围约为500 ～ 1200 /mm^3。

在慢性丙型肝炎病毒感染中，目前已开发出肝脏相关的生物标志物，用来预测肝纤维化、肝硬化和肝细胞癌。这些生物标志物包括HCV基因型、血清HCV RNA载量、纤维化阶段和Child-Pugh评分（总胆红素、白蛋白、INR值、腹水和脑病）。

33.4.4 重要的结局

根据药学监护服务的临床人文经济结局（ECHO）模型，可以对HIV感染和丙型肝炎的结局进行分类。

对HIV，药师可以亲自影响临床的直接结局，即病毒载量和CD4计数。事实上，药师是通过减少药品费用负担和给药频率、提高依从治疗率、减少机会性感染的发生以及减少抗反转录病毒的毒性反应，帮助和提高患者对抗反转录病毒药物和合并治疗的依从性。患者对抗反转录病毒药物的不依从行为可能会导致不期待的结局，如病毒耐药性增加而难以治疗，这会给医疗系统带来高昂的成本。此外，治疗HIV病毒的机会性感染费用也可能给医疗系统带来更大的负担。证据表明，当患者持续无检出的HIV RNA病毒载量和较高的CD4细胞计数、表现出较少的HIV症状和更高的依从性以及负担更低的药品费用时，患者具有更高的生存率，并获得较高的健康相关生活质量❷（HRQoL），还可以处理日常生活工作。因此，提高HIV病毒携带者健康相关生活质量已成为一个重要的治疗目标。可以借助各种影响生理、心理和社交等决定健康的因素，提高健康相关生活质量（HRQoL）。药师可以在促进患者健康、患者治疗教育和社交心理辅导中发挥重要作用。药师应尽可能对其他重要的患者给

---

❶ 译者注解：生物标志物是指可以标记系统、器官、组织、细胞及亚细胞结构或功能的改变或可能发生改变的生化指标，具有非常广泛的用途。生物标志物可用于诊断、判断疾病分期或者用来评价新药或新疗法在目标人群中的安全性及有效性。

❷ 译者注解：健康相关生活质量是指在病伤、医疗干预、老化和社会环境改变的影响下个人的健康状态，以及与其经济、文化背景和价值取向相联系的主观满意度。健康状态和主观满意度构成了健康相关生活质量的主要内容。健康状态是从身体（生理）、心理和社会三方面来描述个人的功能状态。

予实用的情感支持，以促进患者长期的依从用药。药师可以凭借自己的专业知识，以同理心和支持的态度帮助患者减少罹患HIV的羞耻心理。他们还应该帮助HIV阳性的妊娠妇女，坚持cART治疗，以避免HIV垂直传染给新生儿。

众所周知，HCV患者的工作效率和HRQoL已经下降了，且全因住院率和死亡率居高不下，这给患者和医疗系统带来很大的经济负担。成功的治疗应能降低肝脏相关的发病率、死亡率以及住院率，并降低发展成肝细胞癌的风险。此外，由于丙型肝炎首次可以使用非常昂贵的DAA治愈，药师的作用就是确保符合要求的患者获得治疗，加强患者严遵医嘱持续治疗，帮助患者管理可能出现的副作用，并检查是否存在药物相互作用。

33.4.5　记录监护服务的过程

药学监护过程中的适当文字记录对HCP之间关于患者问题的有效沟通以及收集关于药师在持续监护中发挥作用的证据很重要（另见第8章）。文档记录可以在患者药历或病历中，也可以在单体药房记录中体现出来。这些记录可以是电子形式或纸质形式，也可以是一个单独计算机数据库的一部分，或者无论何时尽可能作为一份整合电子药历数据库的一部分。

案例场景

在这种情况下，我们将按前面描述的3个主要层次来确定阻碍和引导患者的因素，尽力提高患者的依从性。在瑞士，这种方法应用于跨学科合作下药师主导对患者依从性的强化干预，并可在世界其他地方采纳使用。这3个层次分别是：①认知和社交心理因素；②环境和组织因素；③治疗相关因素。

患者，女性，40多岁，来自非洲西撒哈拉，有4个孩子，单身。4年前受到性侵后被确诊为HIV感染者。医生给她开具了处方，每天服用1次依非韦伦/恩曲他滨/丙二富马酸替诺福韦。开始治疗时其病毒载量为39000/mL。一个月后，CD4计数550/mm³，检测不到病毒载量。她的用药依从性（通过电子监控测量）约为95%，在开始治疗后的一年内定期服用药物。从第二年开始，她不再就诊医生，不去药房取药，她的用药依从性下降了，病毒载量再次被检测出来。

（1）认知和社交心理因素

阻碍因素：她是单身，由于她认为想找一个能接受她被确诊为艾滋病的伴侣是不可能了，但她不想独自变老。她不想让亲戚知道她是个HIV阳性患者，她在社交上感到孤独，有时自己会哭到睡着。

引导因素：她接受治疗，她能看到治疗对她健康产生的影响。她有强烈的意愿来照顾自己的4个孩子。她知道如何在每晚睡觉前的同一时间规律性坚持自己

的用药。

（2）环境和组织因素

阻碍因素：有时她工作到晚上，所以用药时间会受到影响，因为用药不同于她平时的习惯，在睡觉前服药。

引导因素：她知道如何将服药时间与每晚睡觉前的行为联系起来，这样不会忘记用药。她还把药放在床边的抽屉里，这样有助于记住服药。

（3）治疗相关因素

阻碍因素：她特别抱怨空腹时服药出现的恶心问题。她还感到疲劳和头痛。

引导因素：她说，日常症状与治疗开始时相比，其副作用逐渐减少。

这位患者的主要困难是，作为一位单身母亲，她有4个孩子，没有固定的工作，社会地位很差。她对自己感染HIV感到羞耻。药师应结合自己最好的药学知识和很强的沟通能力帮助她克服这种心理（如动机式面谈）。例如，可以引导她回忆过去服用ARV治疗后改善的感受，告诉她如果现在重新用药治疗，会有同样好的结果，以此给予她治疗的信心。药师应监测患者从就诊到再次就诊出现疲劳的变化。如果疲劳持续存在，可能是依非韦伦的副作用，药师应与处方医师讨论，评估是否可以改用非依非韦伦的ARV方案。如果患者因夜班工作而难以坚持晚间服药，药师可以推荐选择早上服用抗反转录病毒药物。由于医师关注药物对器官功能（如肝、肾、心脏）损伤的副作用，因此药师的作用是通过监测本病例出现的恶心或疲劳等较轻的副作用，注意改善患者的健康相关生活质量。如果可以的话，药师可给予患者社交心理的帮助，推荐一位心理专家或社交心理护士，来帮助患者克服因HIV感染造成的心理困扰。鉴于降低血清HIV不一致的伴侣（也就是伴侣中一人为HIV阳性，另一人未感染）之间的HIV传播风险情况，当感染者遇到具体临床反应时，药师协助她与传染病医生一起讨论解决方案。最后，药师应与患者确定使用提醒器提醒续方配药，以维持后续治疗。

参考文献

1. HIV/AIDS JUNPo. Global AIDS update 2016. Geneva: UNAIDS;2016.
2. Organization WH. Global hepatitis report 2017: executive summary;2017.
3. Chen SL, Morgan TR. The natural history of hepatitis C virus (HCV) infection. Int J Med Sci. 2006;3(2):47.
4. Bangsberg DR. Less than 95% adherence to nonnucleoside reverse-transcriptase inhibitor therapy can lead to viral suppression. Clin Infect Dis. 2006;43(7):939–41.
5. IDSA Aa. HCV Guidance: recommendations for testing, managing, and treating Hepatitis C [Available from: https://www.hcvguidelines.org/evaluate/when-whom.
6. EACS. European treatment guidelines [Available from: http://www.eacsociety.org.
7. Liver SAftsot. SASL-SSI Expert opinion statement on the treatment of Chronic Hepatitis C—August 2017 Update [Available from: https://sasl.unibas.ch/6SASLguidelines.php.

8. Liverpool Uo. HIV Drug interaction checker [Available from: http://www.hiv-druginteractions.org/.

9. Liverpool Uo. [Available from: http://www.hep-druginteractions.org/.

10. Petersen T, Townsend K, Gordon LA, Sidharthan S, Silk R, Nelson A, et al. High adherence to all-oral directly acting antiviral HCV therapy among an inner-city patient population in a phase 2a study. Hep Intl. 2016;10(2):310–9.

11. Ma A, Chen DM, Chau FM, Saberi P. Improving adherence and clinical outcomes through an HIV pharmacist's interventions. AIDS Care. 2010;22(10):1189–94.

12. March K, Mak M, Louie SG. Effects of pharmacists' interventions on patient outcomes in an HIV primary care clinic. Am J Health Syst Pharm. 2007;64(24):2574–8.

13. Henderson KC, Hindman J, Johnson SC, Valuck RJ, Kiser JJ. Assessing the effectiveness of pharmacy-based adherence interventions on antiretroviral adherence in persons with HIV. Aids Patient Care STDS. 2011;25(4):221–8.

14. Horberg MA, Hurley LB, Silverberg MJ, Kinsman CJ, Quesenberry CP. Effect of clinical pharmacists on utilization of and clinical response to antiretroviral therapy. J Acquir Immune Defic Syndr. 2007;44(5):531–9.

15. Scott J, Abernathy K, Diaz-Linares M, Graham K, Lee J. HIV clinical pharmacists–the US perspective. Farmacia Hospitalaria. 2010;34(6):303–8.

16. McPherson-Baker S, Malow RM, Penedo F, Jones DL, Schneiderman N, Klimas NG. Enhancing adherence to combination antiretroviral therapy in non-adherent HIV-positive men. AIDS Care. 2000;12(4):399–404.

17. Arora S, Thornton K, Murata G, Deming P, Kalishman S, Dion D, et al. Outcomes of treatment for hepatitis C virus infection by primary care providers. N Engl J Med. 2011;364 (23):2199–207.

18. Carrion JA, Gonzalez-Colominas E, Garcia-Retortillo M, Canete N, Cirera I, Coll S, et al. A multidisciplinary support programme increases the efficiency of pegylated interferon alfa-2a and ribavirin in hepatitis C. J Hepatol. 2013;59(5):926–33.

19. Belperio PS, Backus LI, Ross D, Neuhauser MM, Mole LA. A population approach to disease management: hepatitis C direct-acting antiviral use in a large health care system. J Manag Care Pharm. 2014;20(6):533–40.

20. Lelubre M, Kamal S, Genre N, Celio J, Gorgerat S, Hugentobler Hampai D, et al. Interdisciplinary medication adherence program: the example of a University Community Pharmacy in Switzerland. BioMed Research International. 2015;2015:ID 103546.

21. Kamal S, Glass TR, Calmy A, Lecompte MT, Bugnon O, Parienti J-J, et al. 145-Does an adherence-enhancing program increase retention in care in the Swiss HIV Cohort? IAPAC; 06.06.2017; Miami, USA;2017.

22. Castillo E, Palepu A, Beardsell A, Akagi L, Yip B, Montaner J, et al. Outpatient pharmacy care and HIV viral load response among patients on HAART. AIDS Care. 2004;16(4):446–57.

第7部分

药学监护的服务报酬

Filipa Alves da Costa

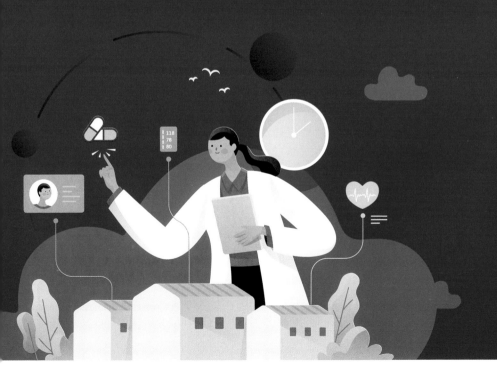

导言

药学监护概念的产生意味着药房业务模式将发生一次重大的转变。这一转变始于一个时期，这时期世界各地的药师收入都是基于在药品成本上增加固定加成获益。然而，药学监护更注重提供专业服务，而不是提供有形的产品。因此，现有的职业报酬模式很快会变得不适合。

在大多数国家，药品有固定的价格。这一价格通常由药品许可证持有人和监管机构共同决定。这些价格的谈判发生在药房外部，而且往往远离药房的业务。这意味着药师（从业者）不必考虑对药品应该收取多少费用，他仅需思考发展药学监护服务后，如何提高处方配药的效率，其中一些工作可能会间接减少药品的消费。然而，这意味着药师的工作做得越好，创造的收入可能越少。这促使药师需要重新思考自己提供的服务和报酬模式。药师必须改变自己的思维方式(mindset)，并另外收取药学监护服务的费用。服务一次需要多长时间？需要投入什么资源？服务接受方的**感知价值（perceived value）**是多少？为了能够回答这些问题，药师需要开始记录自己所做的工作，安排工作时间，并从患者的角度评估自己服务创造的价值。此外，他们必须开发出一套全新的业务模式，而这些业务是过去没有受过培训的内容。

在这一部分中，我们在第34章从药学监护角度先介绍医疗制度的基本功能。对此认知是理解后续更深度概念的基础。第35章对医疗制度中的支付方法进一步详细说明，我们认为这对于理解以下章节也是必要的。在第36章中，我们讨论了药师如何确定服务的价格，这实际上是卫生技术评估的一部分。一些药房服务，包括药学监护，已经在特定领域得到支付。在第37章中，我们不打算对这些服务进行全面的综述，而是提供了一些已获报酬的服务实例，重点是介绍支付模式。这一部分的最后章节主题是讨论"支付药学监护费用"，我们选择了一些论述的经验，以进一步详细介绍所使用的成本计算方法，同时讨论了其优缺点。根据对实施服务存在的问题的相关文献研究，我们当然认为需要进行一次简单的服务来证明药师可以在精简的管理模式下提供更为获利的药学监护。

本部分的总体思路是给予药师一些经济学的基本概念，有助于他们在践行药学监护中确定服务的价格。尽管我们当然认为，政策制定者可能需要额外阅读具体的文献[1, 2]，但我们希望这一部分内容对于那些希望开始核算其服务成本或考虑改变其服务定价的执业者们是有用的。

参考文献

1. Drummond MF, Sculpher MJ, Claxton K, Stoddart GL, Torrance GW. Methods for the economic evaluation of health care programmes. 4th ed., ISBN-13: 978-0199665884. Oxford Medical Publications.2015.
2. Neumman PJ, Sanders GD, Russell LB, Siegel JE, Ganiats TG. Cost-effectiveness in health care and medicine. 2nd ed., ISBN-13: 978-0190492939. Oxford Medical Publications. 2016.

摘要

　　世界各地都有各自的医疗制度，这些制度常常遵循某些通用模式。各国的医疗制度或多或少都采用Bismarck模式和Beveridge模式的要素。相对于这两种模式，**自付模式（out-of-pocket model）**则是另一种可能的方式，但其目的不在于全民覆盖。

34.1　引言

　　按照WHO的定义，全民医疗保险要求所有人都能获得所需的医疗服务，而不必承担为获得医疗服务造成经济负担的风险[1]。为此，世界各国都发展了各自的医疗制度。尽管这些体系在许多不同的方面都有所不同，但都倾向于遵循某些通用模式。各国医疗制度或多或少都采用Bismarck模式和Beveridge模式的要素（图34.1）。从历史的角度来看，这两种不同的医疗模式也很重要。有些国家的制度建立在一种模式上，而另一些国家则选择一种组合模式。相对于这两种模式，自付模式则是另一种可能的方式，但其目的不在于全民覆盖（universal coverage）[2～4]。

34.2　Bismarck模式

　　Bismarck模式是以普鲁士总理Otto von Bismarck的名字命名的，他在1883年德国统一期间将这一制度作为福利国家概念的一部分加以实施。Bismarck模式是一种社会保险模式，所有公民都必须参加保险基金。在起源上，它是一种多方支付模式。为此，它使用一些保险机构，也被称为"患病基金"。基金是通过社会捐款或由雇主和雇员共同支付的保险费融资筹款的。保险费通常是以工资扣款方式支付，因此政

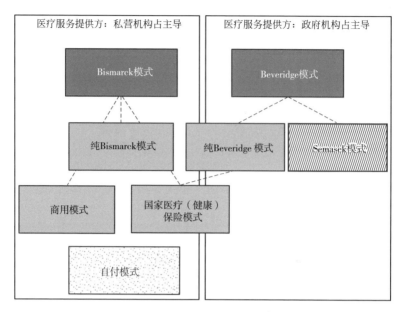

图34.1 医疗制度模式。它们遵循两种不同的模式：Bismarck模式和Beveridge模式。一个例外是自付模式

府仍一定程度上可控制成本。保险管理机构拥有高度自治的权利，这意味着这些资金只能用于医疗目的。保险管理机构作为非营利性组织运行，必须一视同仁地接受所有公民。互助支持是这一制度的一部分，以确保没有任何收入的公民也可获得医疗服务。医疗服务提供方大多是私营机构。国家的作用是很小，主要是参与实践的管理和控制。基于这一模式的医疗制度在德国、奥地利、比利时、法国、荷兰、日本，以及一定程度上的拉丁美洲都可以看到[5]。

在图34.1中，3种不同的模式与Bismarck类型的模式有关。除了源头的"纯Bismarck模式"（pure Bismarck model）外，还有**商用模式（commercial model）**和**国家医疗（健康）保险模式（national health insurance model）**，这两种模式都将保险计划作为医疗制度的基础。

34.2.1 商用模式

基于商用模式的制度通常是由多个支付方提供私有保险项目计划。不同于纯Bismarck模式，医疗保险公司可以是营利性企业。该制度以供求为基础，可以在各种不同的保险项目计划中自由选择。保险费基于风险评估确定，保险公司也可以拒绝保险申请。国家对此监管的作用非常有限。在2010年美国总统奥巴马颁布的《患者保护和平价医疗法案（Patient Protection and Affordable Care Act, ACA）》（也称奥巴马法案）生效之前，美国模式属于这种制度的典型实例[6, 7]。

34.2.2 国家医疗（健康）保险模式

国家医疗（健康）保险制度是Bismarck模式的一种形式，尽管有些作者将其分类为一个单独的模式，或将其描述为同时具有Beveridge模式和Bismarck模式的元素。这一制度是由国家运营的单一支付方的保险项目计划，强制性提供医疗服务覆盖全体公民。通常由整体税收或其他公共资金来源补充薪金缴款。由于国家的高度参与，使之类似Beveridge模式。而存在保险计划、主要私营机构和医疗服务商增加了其与Bismarck模式的相似度。这种模式不同于纯Bismarck模式，后者有多个支付方（保险基金），而不是单一支付方。加拿大是最典型的国家医疗（健康）保险模式，这种模式在中国台湾地区和韩国的发展还刚刚起步不久[8]。

34.3　Beveridge模式

Beveridge模式要求国家保障社会和健康的安全。这个制度以英国国家医疗健康服务的设计者William Henry Beveridge爵士的名字命名，用于应对第二次世界大战后令人无法接受的贫穷困境。这一制度于1948年投入运营。在这个制度中，医疗卫生的资金是由政府（单一支付方制度）通过纳税筹集。许多医疗卫生设施归政府所有，医疗工作者属于政府雇员。虽然允许私营医疗保险计划，但它们通常由政府资助。政府作为唯一的医疗卫生支付者，对制度的成本拥有完全的控制权。使用Beveridge计划变体模式的国家包括英国、葡萄牙、西班牙、意大利和大多数斯堪的纳维亚国家[9, 10]。

Semašek模式

Semašek模式与Beveridge模式类似，在保障社会和健康福利方面发挥着至关重要的作用。该模式基于苏联以及与Beveridge模型并行发展的其他社会主义国家的典型社会主义意识形态[11, 12]。

34.4　自付模式

自付模式是患者在接受治疗后向医务人员直接付费。这种模式并不是那种确保公民拥有医疗服务保障的系统模式。根据前面各种模式的介绍，世界上可能只有四分之一的国家拥有全民保障的医疗制度，因而，大多数国家都是自付模式，这一点与人们预想的有所不同。

参考文献

1. The World Health Report. Health systems financing: the path to universal coverage. Geneva: World Health, Organization; 2010.

2. Gaeta M, Campanella F, Capasso L, Schifino GM, Gentile L, Banfi G, Pelissero G, Ricci C. An overview of different health indicators used in the European Health Systems. J Prev Med Hyg. 2017;58(2):E114–20.

3. Or Z1, Cases C, Lisac M, Vrangbaek K, Winblad U, Bevan G. Are health problems systemic? Politics of access and choice under Beveridge and Bismarck systems. Health Econ Policy Law. 2010 Jul;5(3):269–93.

4. Vienonen MA, Wlodarczyk WC. Health care reforms on the European scene: evolution, revolution or seesaw? World Health Stat Q. 1993;46(3):166–9.

5. Sawicki PT1, Bastian H. German health care: a bit of Bismarck plus more science. BMJ. 2008;337:a1997.

6. Sara Rosenbaum, JD. The patient protection and affordable care act: implications for public health policy and practice. Public Health Rep. 2011 Jan–Feb;126(1):130–35.

7. Elizabeth Askin. The health care handbook: a clear & concise guide to the United States health care system. Washington Univ in St Louis;2014.

8. Grumbach K. National health insurance in America-can we practice with it? Can we continue to practice without it? West J Med. 1989;151(2):210–6.

9. Grosios K1, Gahan PB, Burbidge J. Overview of healthcare in the UK. EPMA J. 2010 Dec;1(4):529–34.

10. van der Zee J1, Kroneman MW. Bismarck or Beveridge: a beauty contest between dinosaurs. BMC Health Serv Res. 2007 Jun 26;7:94.

11. Antoun J1, Phillips F, Johnson T. Post-Soviet transition: improving health services delivery and management. Mt Sinai J Med. 2011 May–Jun;78(3):436–48.

12. Cichon M1, Normand C. Between Beveridge and Bismarck–options for health care financing in central and eastern Europe. World Health Forum. 1994;15(4):323–8.

第35章

药学监护的付费方式

Filipa Alves da Costa, Mitja Kos

摘要

　　本章概述了总体医疗服务中通常采用的各种付费方式，并扩展到那些被采纳用于药学监护的方法。当我们认识到提供药学监护的一些特殊性且需要开发不同的新方式时，也对各种不同的方式进行了客观评价。本章最后提出了一个拟议的药学监护付费方式。

35.1　医疗制度中的付费方式

　　医疗卫生服务最常见的支付形式分为预先付费方式和追溯付费方式。

35.1.1　追溯付费方式

　　追溯付费方式（retrospective analysis model）（也称后付费方式）包括传统在门诊使用的**按服务付费**❶（fee for service）的方式，即支付全科医生（GP）或专科医生的服务费用。这是药房业务中越来越多被采用的一种付费方式。

35.1.2　预先付费方式

　　预先付费方式（prospective analysis model）包括**病例付费**（payment for case）、**按人头付费**（capitation payment）和**全面预算付费**（global budget payment）。传统上医院环境使用的是病例付费方式，即使用**疾病诊断相关分组制度**（diagnosis-related

---

　　❶ 译者注解：按服务付费是一种建制完善已使用多年的传统付费方式，一般按提供服务的数量和类型向执业者支付费用。每提供一次服务，就收取一次费用。按服务付费制度最大的缺陷是只关注自己做的事情，而不关注患者的需求。容易造成过度医疗。

group system，DRG）。该制度把每个入院的患者成本归为一个属性，其中对每个产品和服务单元都进行估算和相加，以算出生病周期成本最近似的估值。然而，药学干预措施并未列入其中，因此在本成本估算中也未作说明。在许多国家，按人头付费制是基层医疗中使用的典型模式，在这些国家中，全科医师按登记在其清单中患者的数量获得报酬，成本费用涵盖了提供的一系列医疗服务。在一些国家，在药房业务中也使用了"按人头"一词来描述新开一家药房的最终现行规则，例如，每2500名居民配备一家药房。因此，理论上，该系统也可用于确定向特定人群提供的一系列药房服务的成本。

全面预算付费也是一种普遍适用于医院的预先付费方式，其中包括一系列服务，但主要区别在于支付与实际提供的服务无关[1]。

35.1.3　不同付费方式的优缺点

所有这些服务的付费方式都是基于组织结构或服务流程，使之参照结构-流程-结局（SPO）模式。这些制度不利于医疗卫生体系的效率，因为无论提供的服务质量如何，服务提供方总是得到相同的总额费用。在其中一些方式中，甚至可能会导致所提供的服务低劣，因为服务的患者越多，获得的收入就越多。此外，这些方法还鼓励提供整合的医疗卫生服务，其成本是由场所和服务者估算的，而患者没有被看成一个完整个体。因此，最近建立了不同的付费方式。这些方式试图聚焦于服务产生的结局，**绩效付费方式（pay-for-performance model）**就是各国正在采纳的一个实例。在2012年经济合作与发展组织（OECD）的一份报告中，半数以上的国家至少有一种绩效付费方案，主要用于基层医疗。该模式假设，提供服务应根据患者的临床结局（有时也包括人文和经济结局）给予费用报酬或处罚。该模式的难点在于，确定支付每个参与患者治疗的服务方的费用分摊。举个例子，我们可以想到一个糖尿病患者出院后转移到社区，在那里的6个月期间，受到护士、营养专家、药师、全科医生和内分泌专家对他进行的有效监控。在一定程度上，所有这些服务的提供方对患者的最终结局（最佳血糖控制）做出了贡献。其回报是节省一次截肢花费相应的一笔费用。但是这笔费用如何分配呢？各方提供服务的贡献都一样吗？他们真的都提供了很好的服务吗？显然，要使这样的体系得以发展，必须依靠发达的技术基础设施以及设定最适宜的评价指标。

这种方式的另一个缺点是，服务规划人员不一定考虑所有参与患者监护的服务提供方。葡萄牙的绩效付费计划适用于家庭医疗单位。他们已经为这些单位创建了家庭健康服务提供者的形象，但唯一强制要求的专业人员是家庭医生、家庭护士和家庭管理人员。尽管如此，我们相信，一旦达到平衡，采用这种方法可能是有用的，因为这一方法应该与卫生政策的目标相一致。

35.2 药学监护采用按绩效付费方式的难点 ----------------

　　按绩效付费的方式需要考虑的一个重要方面是，虽然一些干预措施旨在治疗患者或挽救生命，但另一些干预措施则侧重于预防疾病。对于治疗模式来说，由于提供较好的医疗服务，病情得到控制且疾病不再恶化时，社会应为节省的成本支付费用。事实上，对于预防模式，社会也应为没有发生疾病而支付预防投入的费用。因此，要不是这样几天、几个月，甚至几年的持续干预，我们认为可能很难估计出预后产生的真实经济影响。让我们思考一下药学监护的常见工作吧，这些工作应侧重于预防药物相关问题的发生。

　　我们都知道，药物相关问题的临床相关性可能差异很大，因此临床潜在后果也会完全不同。此外，有些药物相关问题可能是短期内出现，也可能长时间后才被发现。举个例子，我们知道苯二氮䓬类与酒精共服后产生的即刻影响，如果在药学监护干预中发现这种情况，则可以阻止一起车祸的发生，其成本最终可以推断出来。但即便是这个简单的例子，一个不涉及第三方的汽车事故和一个涉及其他人的重大事故，其成本可能会有很大的差异。

　　尽管如此，最主要的理解差异在于，假设我们想为预防结果产生的长期效果付费，诸如，预防患者对苯二氮䓬类药物的依赖导致的失忆，甚至预防患者随着年龄的增长，身体产生依赖和数年使用导致剂量的增加，最终出现髋部骨折的问题。在这样的情景设想中，预防措施还应考虑到10年或50年后的成本是不会一样的，通常这是很难预测的，因为成本差异不仅仅取决于通货膨胀率。

35.3 拟议绩效付费方式应用于药学监护 ----------------

　　依据最终结果评估和付费绩效的方式在世界乃至欧洲各国持续出现[2]。但大多数情况是模仿这种方式。按最终的重要结局区分出高效和低效的医疗单位/服务提供方。显然，只有在两者匹配以考虑预后和风险因素（或风险调整因素）时，这样的付费方式才能显效。在药房业务中，我们与此类付费方式还相差甚远，主要因为我们经常专注于不太实际的结局。尽管如此，这些原则还是可以应用的，并且应该可以推断出来。

　　当我们认为一种结局可依赖于各种影响因素时，类似的基本原理才能成立。长期关注疾病多种因果关系和复杂模型（如心血管疾病）研究的人员，一直在努力从各种结果来源中找到对此贡献的原因。以心血管疾病为例，我们知道近几年来观察到疾病的改善可能是因为改变了患者的生活方式、得到更好的药物治疗以及接受最现代外科手术的结果，或简单地说，是临床医生和患者广泛接受了各种现有治疗方法的结果。这些人群中的每种情况都是复杂的，疾病的改善可能是来自单一因素或几个因素组合，例如戒烟、治疗血脂和/或血压、控制糖尿病等。改善情绪-促进协作治疗（improving mood-promoting access to collaborative treatment，IMPACT）模型研究是一个范例，在这一研究中使用了回顾性人群数据来确定每个因素对利益结局产生的相对贡献[3]。在此我们提出了 PHARMACARE 模型，在该模型中，可以估算出每位药师提供的服务对疾病控制产生的相对贡献，最终记入 IMPACT 模型或等同模型（取决于疾病）。

那么，患者治疗得到较好的结果归功于每个个体做出了贡献，使得药学监护的价值得以彰显。在图 35.1 中，我们应用了 IMPACT 模式作者的示例思路，他们认为只有 8% 不能按 IMPACT 模型解释。但这仅仅是一个例子而已，事实上开发 IMPACT 模式有很多目的。因此，实际上，在这个模型中，我们把药物治疗的贡献作为一个整体单元进行评估，并认为是各个个体的贡献达成了最佳药物治疗结果。我们认为，要取得良好的治疗效果，不仅需要有效的药物，也需要服药的患者理解医师的医嘱并按医嘱服药，也就是说，患者需要全程的药学监护，才能确保药物治疗的安全和有效。在 IMPACT 模型中，大约 50% 归功于治疗依从性的提高，因此，事实上，贡献比例的一部分可能就是药学监护产生的一个结果。

因此，第一步将是估计药学监护对改善疾病的结局产生的真正贡献。

第二步实际上相当简单，过去一直以最常见的甚至是所有疾病情况进行估算，以决定防止不良结局所需成本。由于衡量指标太多而且复杂，可以考虑将伤残调整生命年❶（DALY）或质量调整生命年❷（QALY）作为衡量指标，目前的数据是可用的[4]。以心房颤动为例，我们需要确定用于脑卒中和脑出血等情况的成本费用，并将其加入。

第三步是对未来结局投入预防的成本进行建模。在这一步中，我们可假设，如果本该提供的监护无法实现，某些结局在 1 年内就会显示出来，而其他结局则在 10 年内显现出来。

最后一步是确定服务费用的支付问题。当然，提供服务的付费应该是其服务产生成本节余的结果。当然，可以使用不同的方法对服务进行定价，应用不同的变体方式。详见第 36 章。

---

❶ 译者注解：伤残调整生命年减少可作为疾病负担的衡量指标。所谓 DALY 减少是指生命年的丧失或有能力的生命年减少。通过计算 DALY 可以估计疾病的相对重要性、疾病对社会的整体负担以及评估干预措施的成本 - 效益和考虑合理分配健康资源。

❷ 译者注解：质量调整生命年是一种调整的期望寿命，用于评价和比较健康干预。由于健康损害、伤残和（或）出生缺陷等原因造成的慢性疾病可以通过健康调查，医院出院记录等资料进行评价。在实际应用时，反映剩余伤残严重性的权重可以通过患者或职业医师的判断来确定。

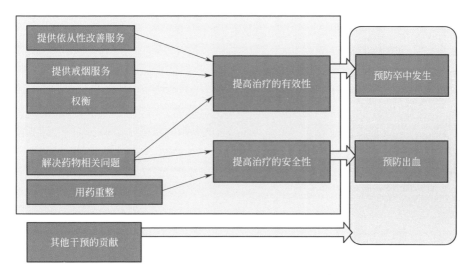

图35.1 PHARMACARE模型，来自IMPACT模型的启发[3]

参考文献

1. OECD. Focus on better ways to pay health care. June, 2016.
2. Dégano IR, Subirana I, Torre M, Grau M, Vila J, Fusco D, et al. A European benchmarking system to evaluate in-hospital mortality rates in acute coronary syndrome: the EURHOBOP project. Int J Cardiol. 2015;182:509–16.
3. Pereira M, Azevedo A, Lunet N, Carreira H, O'Flaherty M, Capewell S, Bennett K. Explaining the decline in coronary heart disease mortality in Portugal between 1996 and 2008. Circ Cardiovasc Qual Outcomes. 2013;6(6):634–42.
4. GBD 2016. DALYs and HALE Collaborators. Global, regional, and national disability-adjusted life-years (DALYs) for 333 diseases and injuries and healthy life expectancy (HALE) for 195 countries and territories, 1990–2016: a systematic analysis for the Global Burden of Disease Study 2016. Lancet 2017;390:1260–344.

第36章

如何确定服务价格

Mitja Kos

摘要

各种医疗服务的定价取决于**医疗制度（healthcare system）**、既定的程序以及服务在制度中发挥作用的方式。理想情况是作为医疗服务支付方的一项有偿服务。定价服务应考虑人工、材料和运营成本。最常见的服务定价方法如下：**成本加成定价（cost-plus pricing）**、**竞争定价（competition-based pricing）**和**价值定价（value-based pricing）**。**卫生技术评估（health technology assessment）**是卫生相关技术的一种正式的评价方法，包括评价药房的新服务。然而，它在医疗制度中实施的程度和性质可能有所差异，并且可能（但不一定）包括整体的卫生经济评价。

36.1 引言

服务定价在很大程度上取决于医疗制度和既定的程序（见第34章和第35章）。当然，任何医疗制度的主要目标都是确保百姓健康。因此，从医疗服务支付方的角度来看，很容易理解，应该涵盖提供福利给患者的服务成本，并且服务需要确保得到可持续的财务支持。相反，通过医疗服务赚取超过合理金额的利润，无疑是一个值得考虑和争论的话题。

筹备一项药学监护的新服务时，首先应该确定服务在医疗制度中的功能作用。理想情况是作为医疗服务支付方的一项有偿服务。然而，并不总可能是这样的结果。事实上，在过去的几十年里，药师一直在努力争取获得这类服务的经济报酬。

尽管自20世纪90年代以来，人们一直倡导改变药师的角色[1]，但大多数的艰苦努力都是为了突破药师刚确立"新"角色有关的障碍。至于支付方，根据国家的不同，也可能由患者自费购买服务。一方面，私营的医疗服务具备更高的灵活性，而另一方面，也给患者带来更多的挑战，其可能会面临多掏腰包支付服务的风险。尽管如此，根据患者的付费意愿，可以更直接地反映出服务的价格。

在谈及服务价格时，有必要区分以下概念。

● 服务提供方的成本，即提供服务所花费的费用。
● 服务的价格，是提供服务的经济回报，也是服务提供方确定的服务费用。
● 服务的价值，这是患者或医疗支付方按服务所值证据认为或估计的价值。
● 支付方购买医疗服务的成本，即支付方购买服务所花费的金额。
● 患者购买服务的成本，即患者自费购买服务的金额[2]。

36.2　服务定价应考虑的成本类型

服务的价格应至少包括开发、实施和提供给患者服务相关的成本。包括如下。

● **人工成本（labor cost）**。药学监护服务基于药师和其他可能的员工应掌握的知识和专业能力，直接关系到提供服务的胜任能力。因此，提供服务的直接人工成本是首要考虑的问题。这些费用是支付给执行、监督或管理服务的员工和/或分包方的工资和福利。应考虑国家和联盟制定的协议。人工成本在服务的开发和实施中也是非常突出。此外，为了确保服务的质量，需要财政支持来激励职业的持续发展。

● **材料成本（material cost）**。包括提供服务需要的材料成本。药师的认知服务主要是以建立患者关系为基础，这种基础需要获取患者档案和专业资源。电子健康档案在很大程度上取代了传统的纸质档案。因此，需要确保适当的信息技术（IT）基础设施以及获得文献和数据库的访问资源。此外，有些服务还需要工作设备和材料，例如即时监测和用于实施服务的其他耗材。

● **运营成本（overhead cost）**。这些成本是为患者提供服务时产生的间接费用。包括其他人员（如助理、清洁工和行政人员）的劳力成本，还应考虑每月房租、税收、保险、折旧、营销、办公用品、公用设施、差旅交通等。这些运营成本的合理金额应计入提供的每次服务里。

在大多数情况下，成本也可分为如下。

● **固定成本（fixed cost）**。无论提供服务的数量多少（如租金和工资），始终存在的成本。

● **可变成本（variable cost）**。指很大程度上随着服务的实施而增加的成本，例如奖励服务绩效的费用和附加材料的成本。

36.3　服务定价的不同方法

一般来说，服务定价采用的3种基本方法。

● **成本加成定价**（cost-plus pricing）。这是一种标准的定价方法，首先需要确定服务成本，然后再加成一份额外的费用来体现期望的利润。

● **竞争定价**（competition-based pricing）。这是考虑竞争对手提供类似服务的一种定价方法。药学监护服务通常是根据药师的特定能力开发的。因此，具有其独特性，通常与其他医务人员提供的服务相辅相成。然而，有些服务可能是或看起来是很类似，例如医生和护士执行的用药评估。此外，根据医疗支付方已经支付或直接提供给患者的其他服务，采用基准价格确定其相关价格。

● **价值定价**（value-based pricing）。该方法是依据患者或医疗支付方意愿支付服务的认知价值。这种方法，尤其是依据患者认知的承受力，也可能造成不合理的定价，因为健康服务是最贵的需求之一。也就是说，根据马斯洛理论，在满足个人的生理需求后就需要满足安全需求[3]。因此，支付个人服务的意愿可能相对较高。另外，医疗体系资源稀缺，预算有限，需要明智地消费。因此，医疗体系开发了评价和采纳卫生技术的系统性方法。

36.4　卫生技术评估

卫生技术评估的要素，主要支持价值定价的方法，在每个国家的体制中都能找到。卫生技术是一个除了涵盖药品和医疗设备这些产品外，还涵盖诊断、治疗和预防方法，以及药学监护服务[4, 5]的术语。

卫生技术评估（health technology assessment，HTA）是一个通过多学科评价的过程，其稳健地运用卫生技术，系统性概述医疗、社会、经济和伦理等相关议题，且做到公开和透明。在大多数国家，药品的HTA达到了可能的最高标准，而其他技术的评估则遵循药品的经验。通常，HTA是依据一组预先设定的标准来实施的。欧盟的HTA网络[6]认为，卫生技术的评估应依据以下信息。

① 健康问题与技术的当前应用。

② 技术的说明和技能特征。

③ 安全性。

④ 临床疗效。

⑤ 成本与经济评价。

⑥ 伦理分析。

⑦ 组织方面。

⑧ 患者和社会方面。

⑨ 法律方面。

如上所述，**经济评价**[7]（economic evalution）是HTA的相关标准之一。药学监护服务的价值是讨论医疗制度采纳这项服务的前提条件。然而，经济评价通常被视为是最关键且具有挑战性的步骤之一。经济评价的任务是确定拟议卫生技术是否具备成本效果，以及什么将对医疗卫生预算产生影响。

成本效果（cost-effectiveness）的概念包含了相互联系的两个方面：成本和效果/效益。服务的成本不仅仅是卫生技术本身的成本，还可能包括其他直接医疗和非医疗成本，以及由于在实践中应用卫生技术及相关绩效造成的生产力耗损而产生的间接成本。评价中产生的成本是在观察疾病和疾病成本研究中最常研究的，并且从分析的视角进行确定。例如，医疗服务支付方考虑的是仅涵盖支付方相关的成本，而社会方考虑的则还包括其他成本，如间接成本。从技术角度考虑，应区分4种不同类型的全方位经济评价法。

① 最小成本分析❶（cost minimization analysis，CMA）。在假定产生相同临床结局的不同干预措施中，确定成本最低的干预措施。

② 成本效果分析❷（cost effectiveness analysis，CEA）。货币单位成本与定量非货币单位产出的比较，例如降低死亡率或发病率。

③ 成本效用分析❸（cost utility analysis，CUA）。成本效果分析的一种形式，将以货币单位计算的成本与其效用结果进行比较，通常对患者进行测量，例如质量调整生命年（quality-adjusted life years，QALY）。

---

❶ 译者注解：最小成本分析是在临床效果完全相同的情况下，比较何种药物治疗，包括其他医疗干预方案，的成本最小。它首先必须证明两个或多个药物治疗方案所得结局无显著性差异，然后通过分析找出成本最小者。由于它要求药物的临床治疗效果，包括疗效、副作用、持续时间完全相同，故应用范围较局限。

❷ 译者注解：成本效果分析是较为完备的综合经济评价形式之一，比较健康效果差别和成本差别，其结果以单位健康效果增加所需成本值即成本效果比值表示。其特点是治疗结局不用货币单位来表示，而采用临床指标，如抢救患者数、延长的生命年、治愈率等。成本效果分析的比值通常采用两种表示方法：①成本与效果比值法，成本与效果比值，即每产生一个效果所需的成本；②额外成本与额外效果比值法，是指如果给予额外成本，是否能产生额外效果。成本效果分析虽然受到效果单位的限制，不能进行不同临床效果之间的比较，但其结果易于为临床医务人员和公众接受，是药物经济学研究的常用手段。

❸ 译者注解：成本效用分析是成本效果的发展，与成本效果有许多相似之处。从某种程度上讲，两者均用货币来衡量成本，并且测量结果也都采用临床指标作为最终结果的衡量参数。所不同的是成本-效果为一种单纯的生物指标，如延长寿命时间、增加体重、降低的血压数等。相反，成本效用分析中的结局却与质量密切相关，考虑了患者对生活质量的要求，所用指标是综合性质的生活质量调整年，而非单纯的生物指标变化。可以进行不同疾病药物治疗措施的比较，是近年来受到推崇的药物经济学研究方法。然而，不同疾病影响患者生活的不同方面，通用的生活质量指标不能反映疾病的特殊性，因此，药物经济学研究界对于成本效用分析的合理性尚有争议。

④ 成本效益分析❶（cost benefit analysis，CBA）。比较成本和效益，两者都以共用的货币单位进行量化。

成本效果通常以**增量成本效果比（incremental cost-effectiveness ratio，ICER）**表达其含义，对照治疗规范，定义了新技术单位效果增加所需的成本值。可以用不同医疗卫生衡量指标表达出效果（指有效性），如血压、低密度脂蛋白（LDL）胆固醇的降低。一个常用于评价不同疾病和卫生技术的通用指数是质量调整生命年。同时，QALY还包含了有关患者生存率和生活质量的信息。然后，ICER值的表达是以每增加一个QALY的欧元数[ICER=费用/质量调整生命年（QALY）]，并可以与国家阈值进行比较。尽管有几种方法学方法，阈值通常是任意定义的[8]。

阈值表示医疗制度愿意为增加效益支付的最大额外成本。如果卫生技术的ICER值低于预先设定的阈值，该技术就被称为一种具备成本效果的治疗方法。这一阈值在每个国家各有差异，目前每增加一个QALY约有20000～80000欧元的费用成本。当使用其他有效性度量计算ICER时，需要建立一个与前面解释的阈值类似的基准值。这可能具有挑战性，取决于当前决策程序的级别。然而，也有一种特殊的情况，在新卫生技术战略的总成本低于标准治疗的情况下，我们讨论的是成本节约策略，它可以为较低的总体成本增加价值。

预算影响分析是经济评价的第二部分。一般来说，这意味着在未来3～5年内，对预计的成本有一个清晰的呈现。这些成本被列入卫生技术的成本以及卫生技术相关的其他相关成本。这样的一种分析方法也考虑到临床实践中采纳卫生技术的比率。

参考文献

1. The role of the Pharmacists in the healthcare System. WHO. URL: http://apps.who.int/medicinedocs/en/d/Jh2995e/. (1994). Accessed 10 Apr 2018.
2. Kotler P, Armstrong G. Principles of Marketing. 17th ed. Harlow, United Kingdom: Publisher Pearson Education Limited; 2017.
3. Maslow AH. A theory of human motivation. Psychol Rev. 1943;50(4):370–96.
4. What is health technology? WHO. URL: http://www.who.int/health-technology-assessment/about/healthtechnology/en/. Accesses 10 Apr 2018.
5. HTA Glossary. HTAI. URL: http://htaglossary.net/HomePage. Accessed 10 Apr 2018.
6. EUnetHTA. URL: https://www.eunethta.eu/. Accessed 10 Apr 2018.

---

❶ 译者注解：成本效益分析是一种成本和结果均以货币单位测量的经济学分析方法。与成本效果分析所不同的是，结果以货币形式表现出来，它不仅具有直观易懂的优点，还具有普遍性，既可以比较不同药物对同一疾病的治疗效益，还可以进行不同疾病治疗措施间的比较，甚至可以进行疾病治疗与其他公共投资项目（例如公共教育投资）的比较，适用于全面的卫生以及公共投资决策。然而，许多中、短期临床效果变化，例如患病率、死亡率、残疾状态难以用货币单位衡量，有关长期效果的数据资料很少或者很不全面，而且经济学家以外的临床医务人员和公众很难接受以货币单位衡量生命、健康的价值。所以，成本效益分析在卫生经济学以及药物经济学研究上的应用远远少于成本效果分析。

7. Drummond M, Sculpher M, Torrance G, O'Brien B, Stoddart G. Methods for the economic evaluation of healthcare programmes, 3rd ed. New York: Oxford University Press; 2005. ISBN 9780198529453.

8. Marseille E, Larson B, Kazi DS, Kahn JG, Rosen S. Thresholds for the cost–effectiveness of interventions: alternative approaches. Bulletin of the World Health Organization 2015; (93):118–24.

第37章

各国支付门诊药师监护服务概述

Filipa Alves da Costa

摘要

　　支付服务费用在医疗卫生中很常见，支付药房或药师的服务也是如此。本章给出了大量付费服务的实例。我们并不认为这是一份全面的概述，因为各国医疗制度和支付方法正在持续变迁和变化。但这些实例可能有助于读者对可能的报酬政策提出一些想法。

37.1　引言

　　在前一章中，我们概述了医疗服务报酬的不同模式及其差异。由于制度不同，国际上没有药房或药师服务的标准报酬。有些服务费用算在总体处方调配费用里或在利润率中，其他服务单独支付。计入单独支付的费用，可以在下一年排除或计入另一项报酬费用中。为了服务获得报酬，有时强制性要求持有特别执照或培训证书。本章概述了作为部分药学监护的各种不同服务的支付模式。目前没有关于亚洲和南美服务报酬的公开资料。

37.2　欧洲的有偿服务

　　在Bulajeva等撰写的一篇论文中，简要描述了用药评估服务的报酬[1]。在这篇论文中，1型用药评估（也称为处方审核）的支付仅在瑞士有过报道。2型用药评估（即依从性审核）的支付，是最常见的，也是7个国家（丹麦、芬兰、荷兰、葡萄牙、瑞士和英国）中现有的服务。虽然对外公布服务付费在20～80欧元，但这些国家都没有提供付费的详细信息。补充其他来源的信息，可能会获得更多的细节。

　　3型用药评估服务，据报道仅在丹麦、芬兰和荷兰存在，据作者提供的信息，有关支付服务的情况取决于执业者和支付方（主要是保险公司）之间的个人合同，这是高度敏感的信息，因此没有报道[1]。

在丹麦，2001年在全国范围内实施单剂量调配业务，全国各包装药房管理中心进行拆包分装，调配单剂量药物，每次调配单剂量包装为14天用量，然后再由当地药房将包装好的单剂量药袋分发到患者家中或养老院。患者每周支付8欧元用于该项服务，这项费用可报销[2]。最近，一项类似的新药指导服务（new medicines service，NMS）已经启动，药店提供这项服务可以得到报酬。类似地，在挪威，成功启动NMS后，根据提供服务花费的时间为费用报销进行协商定价，服务时间预计大约30min（一周内首次处方调配并首次见面的患者，需要获得30min的服务）。

在芬兰，有几个市政府为提供药学监护支付费用。然而，最常见的是患者进行单剂量配药时实施用药评估，自2012年以来，这种做法得到了更大范围的普及[3]。

在这方面，荷兰可能是欧洲最先进的国家之一，其社区药房提供的服务种类繁多。有一项单剂量用药管理服务（DAA）制度，患者必须在门诊得到全科医生(GP)开具处方医嘱才能获得这项配套服务。药师提供这项服务将获得大约2.6欧元/周的处方调配费，而药品成本也会顺加到这项服务费用上。如果药房调配2周的单剂量配药，则费用为4.75欧元。首次配药时，则收取额外的费用（约6欧元）。然而，要提供这项服务，必须实施3型用药评估，但不能单独收费。在养老院，药房和保险公司每年协商谈判一系列服务，并根据每月每位患者固定费用来提供服务。费用包括每周单剂量包装所含药品成本，还包括用药评估以及与全科医师合作的定期药物治疗质量控制的费用。当服用高成本药物时，可能会有不同的预算费用。因此，无论服用什么药物，服务费用都是固定的。支付的费用大约按每年每位患者1500欧元，按月支付。荷兰的另一项现有服务是为患者创建和更新用药情况的用药表格，每位患者支付6欧元的费用。通过应用软件的弹出系统自动监控患者的依从性，该系统会提醒药师提前或推迟补药。由于认为该项服务包含在调配费用中，因此不另外收费。3型用药评估是最全面的用药监护服务，由于复杂性、监测频率和其他医务人员的参与，因此，平均每位患者需支付75欧元。

目前，在西班牙的某些地区正进行一项试点，在这些地区实施药学监护服务并且按每位患者每月45欧元付酬。与其他地区不同，尽管更多的属于公共卫生领域，加泰罗尼亚和巴斯克地区已经有了付费服务的传统。例如，直接观察美沙酮治疗（每位患者每月支付30欧元[4]）和最近的肠癌筛查（支付1.5欧元/份采集样本）。地方当局给予的另一个激励计划是给药房免费提供这些测试，这种方式也用于人体免疫缺陷病毒（HIV）测试。尽管没有得到直接补偿，但药房可向患者收取HIV检测的费用（平均10欧元），从而产生收入。

在葡萄牙，Bulajeva提到的付款是专门为糖尿病患者提供疾病管理的药学监护。该协议是由国家药房协会和葡萄牙政府共同制定，价值设定为每位患者每月15欧元，政府支付占75%，其余由患者自费支付[5]。该协议有效期为2003—2010年。公共卫生服务，如更换针头计划，自2016年起获得报酬，其中药房收取每套2.40欧元的固定费用。

在瑞士，一项名为"多重用药审查（Polymedikation Check）"的服务是针对处方超过4种或4种以上药物服用超过3个月的患者。该项服务经患者同意，处方医生单独处方遵从药师用药审查建议的一项服务。服务费是40欧元，这项审查服务一年只能支付两次。然而，在提供这项服务的过程中，药师可以确定哪些患者可以得到一项附加服务，即每周帮助那些服用3种或3种以上药物的患者调剂一周用药剂量的药盒或药品分隔板。保险公司按每周20欧元支付此项服务[6]。

自2005年实施以来，用药审查（medicines use review，MUR）是英国提供药学监护的方法。在英国，药学服务根据其复杂性和要求分为3个层次，类似于在第14章中所描述的欧盟社区药师协会（PGEU）的那样，但使用不同的名称。在英国，更复杂的级别是高级服务，包括6项服务，其中用药审查，由英国国家医疗（健康）服务体系（NHS）支付，每次支付30.5欧元。新药指导服务（new medicines service，NMS）也包括在高级服务中，旨在提高患者对新处方药物的依从性。这些服务不是强制性的；只要满足最低要求，药房会选择是否提供。更高级别是增强服务，包括3型用药评估，即全面临床用药评估（full clinical review）。

虽然Bulajeva及其同事没有报告，但在德国的一些地区，也有一项用药评估服务，可能每年提供一次，其中评估服务包括以专业认知的评估标准(implicit criteria)检查药物相关问题（DRP），以及以明确工具的评估标准（explicit criteria）检查潜在不适当用药（PIM），最常使用Priscus列表。这项服务需与保险公司谈判，据报告称支付的费用约为每位患者45欧元。

在欧洲以外，还有些令人感兴趣的第三方提供支付服务的报道。虽然，我们的目的不是提供详尽的概述，但可提供一些选定的示例供大家参考。

37.3 加拿大和美国的有偿服务

自2007年以来，加拿大Ontario有一项由政府资助的用药评估服务。这项服务名为药物治疗管理（MTM），在社区药房工作的药师都可以提供这项服务，无需特定的培训[7]。这一项目被称为MedsCheck，类似于多重用药审查，在这个意义上，药师的干预是详细地审查处方，服务对象是针对服用3种或更多慢性药物的患者。用药干预大约持续半小时，药师写下患者服用的所有药物，列出详细用药清单，包括非处方药，清单保存一份在药房并提供给患者，这样有助于激励患者自我管理。这项服务是Ontario的首个付费服务，最初的定价为每年34欧元（后来升级为41欧元），随访服务的定价为17欧元。这项服务可能间接地帮助患者改善依从性，但这不是其主要目标。然而，在MedsCheck中，如果药师发现有机会优化患者用药方案，可以向医生提出建议，且不管医生是否接受他的建议，药师都可以获得该行为的费用补偿。

根据省份的不同，服务也有不同的类型。例如，在 Saskatchewan，这项服务针对居住在养老院的老年人，而且更全面。但是，付款方式非常相似。另一种服务是处方调整，根据省份的不同，可能包括更改或拒绝处方调配。例如，在 Nova Scotia，这项服务的报酬是10欧元，在 Alberta，报酬为14欧元。

在加拿大提供另一项服务是依从性改善计划，只是在欧洲这项服务似乎都得到费用报酬，但在加拿大药师却无法对此收费，因此改善依从性计划都是免费的。尽管一些第三方保险公司也一直在讨论这个问题，但始终没有执行付费制度。一些诸如 Shoppers Drug Mart 的连锁药房有些项目，药师工作于呼叫中心，主动打电话提醒患者续方取药；同一个连锁药店还刚刚推出了一个"数字化改善依从性平台"，这是一个在线门户/应用APP，为患者提供其用药档案并允许他们自动续方取药。这两种服务都是完全免费的，并被作为改善患者忠诚度并提高服务质量的一种策略。最近，一项综合性药学监护服务，让药师为高血压患者开具处方，已取得了积极的临床效果并节约了成本，同时显示填补了医疗服务的空白[8]。

有系统综述报道美国（US）是第三方资助服务项目最多的国家[9]。在美国，初次用药评估的平均付费为46.5欧元，随访每次16欧元，处方调整10欧元。在美国，随着处方调配的报酬逐渐下降，财政奖励对质量评估的投入已被认为是实施服务的推动力。因为目前付款方对药物治疗管理服务提出了一个质量指标的措施[10]。

37.4 澳大利亚和新西兰的有偿服务

新西兰的用药评估采用3种不同的服务级别，自2007年以来这些服务都有费用补偿。用药审查和依从性支持可以被认为是复杂程度最低级别的服务，初始就诊费用约为每位患者57.5欧元，随访评估的费用为15欧元。第二种级别服务是药物治疗评估，这是在多学科参与下提供的服务，初始评估支付69欧元/患者，随访评估支付34.5欧元。最高级别服务是全面药物治疗管理（也是多学科参与的），初始评估支付92欧元/患者，随访评估支付46欧元[8]。自2016年以来，还有一项国家资助社区药师的抗凝治疗管理服务试点获得成功。该服务采取跨专业的积极合作和及时的数据共享，以便在需要时制定干预措施，以控制治疗窗内时间（TTR）[11]。

澳大利亚有些政府资助的服务，诸如资助药房提供单剂量用药管理服务是从第4个五年药房合作协议（Fourth Community Pharmacy Agreement, 2005—2010）开始的。目前是第6个五年药房合作协议规定，药房每周可向患者收取4欧元的服务费。但是，从2018年起，如果患者接受6个月的用药监测，费用可增至每位患者每周21.5欧元。此外还有几个资助的药物治疗管理项目。在患者家中提供居家用药评估（home medicines review，HMR）（见第15章），根据第6个五年药房合作协议(Sixth Community Pharmacy Agreement，2015—2020)，按150欧元报销。用药审查（MedsCheck）和糖尿病用药审查（Diabetes MedsCheck）是类似的项目，但都由药房提供这些服务。最初的费用，用药审查为45欧元，糖尿病用药审查为67欧元。如果收集到更多的患者数据，则可以单独收取费用。然而，对于先前提到的用药评估服务级别，每月都有20次服务的上限。有些服务，诸如住院用药管理服务（residential medication management review），可由普通养老社区❶（residential facility）提供。在这种情况下，必须由全科医生转诊给药师，然后才能收取75.5欧元服务费[12, 13]。

参考文献

1. Bulajeva A, Labberton L, Leikola S, Pohjanoksa-Mäntylä M, Geurts MME, De Gier JJ, Airaksinen M. Medication review practices in European countries. Res Soc Adm Pharm. 2014;10(5):731–40.
2. Reuther LO, Lysen C, Faxholm M, Salomon L, Hendriksen C. Multi-dose drug dispensing is a challenge across the primary-secondary care interface. Dan Med Bull. 2011;58(12):A4341.
3. Sinnemäki J, Saastamoinen LK, Hannula S, Peura S, Airaksinen M. Starting an automated dose dispensing service provided by community pharmacies in Finland. Int J Clin Pharm. 2014;36(2):345–51.
4. Gastelurrutia MA, Faus MJ, Fernández-Llimós F. Providing patient care in community pharmacies in Spain. Ann Pharmacother. 2005;39(12):2105–10.
5. Costa S, Santos C, Silveira J. Community Pharmacy Services in Portugal. Ann Pharmacother. 2006;40:2228–34.
6. Hersberger KE, Messerli M. Development of clinical pharmacy in Switzerland: involvement of community pharmacists in care for older patients. Drugs Aging. 2016;33(3):205–11.
7. MacKeigan LD, Ijaz N, Bojarski EA, Dolovich L. Implementation of a reimbursed medication review program: corporate and pharmacy level strategies. Res Soc Adm Pharm. 2017. https://doi.org/10.1016/j.sapharm.2017.03.057.
8. Marra C, Johnston K, Santschi V, Tsuyuki RT. Cost-effectiveness of pharmacist care for managing hypertension in Canada. Can Pharmacists J/Revue des Pharmaciens du Canada. 2017;150(3):184–97.
9. Houle SK, Grindrod KA, Chatterley T, Tsuyuki RT. Paying pharmacists for patient care: a systematic review of remunerated pharmacy clinical care services. Can Pharmacists J/Revue des Pharmaciens du Canada. 2014;147(4):209–32.
10. Pestka DL, Frail CK, Palombi LC, Von Hoff BA, Conway JM, Sorensen TD. Strategies and steps fostering the success of medication management services in community pharmacies. J Am Pharm Assoc (2003). 2016;56(5):504–512. e501. https://doi.org/10.1016/j.japh.2016.05.001.
11. Shaw J, Harrison J, Harrison J. A community pharmacist-led anticoagulation management service: attitudes towards a new collaborative model of care in New Zealand. Int J Pharm Pract. 2014;22(6):397–406.
12. Roberts AS, Benrimoj SI, Chen TF, Williams KA, Hopp TR, Aslani P. Understanding practice change in community pharmacy: a qualitative study in Australia. Res Social Adm Pharm. 2005;1(4):546–64. https://doi.org/10.1016/j.sapharm.2005.09.003.
13. Moullin JC, Sabater-Hernandez D, Benrimoj SI. Qualitative study on the implementation of professional pharmacy services in Australian community pharmacies using framework analysis. BMC Health Serv Res. 2016;16:439. https://doi.org/10.1186/s12913-016-1689-7.

---

❶ 译者注释：普通养老社区与起居辅助养老院（assisted living）和护理养老院（nursing home）不一样。在这里，老年人可以自己走动，护理级别最低，而后两种养老院中老年人需要由护理人员照顾，其中护理养老院的护理级别最高。

第38章

药学监护的费用支付

Filipa Alves da Costa，Kurt E. Hersberger

摘要

　　本章旨在总结一些国家采用的药学监护服务付费不同的方法。简述每一种方法，最终目标是分析各种方法的优缺点。本章的第二节对每种可能的解决方案作出详尽说明，促使药学监护不仅变成一项临床工作，以确保患者接受最佳的治疗来获得更好的结局，而且要让这项业务转化成可产生效益的一项服务。我们认为，这种选择方向对于药学监护在全球的蓬勃发展是必要的。

38.1　收费服务的成本估算案例

　　在西班牙，虽然用药评估仍然没有收费，但已经开始进行服务成本的评估[1]。评估的方法是基于工作时间来计算成本，其方法直接定量服务的各个环节产生的成本。对于这种估算，需要计算提供服务所需的时间量，但在药房业务中并不常见。诸如随访用药评估（MRF）使用了这一模型，包括7个阶段：面对面访谈；临床初步评估；分析研究；侧重于确定DRP和负面结局的进一步用药评估；制订行动计划；实施干预解决已确定的DRP；随访服务。在6个月内，每位药师花费在服务上的平均时间约为6.5h。这包括在此期间所有见面花费的时间，大概占估计时间的40%。各个阶段的具体时间均体现在原始记录的其他细节中。每年每位患者服务价格从237欧元到628欧元不等。在保持相同服务品质的前提下，建议重新分配工作任务，可考虑使用更低成本的员工。

　　葡萄牙也采用了类似的方法来研究不同类型的服务，包括处方调配、患者用药指导服务和疾病筛查项目[2]。根据Gregório和同事的说法，这些服务的成本分别约为4欧元、1.3欧元和3.5欧元。值得一提的是，这3项服务目前在西班牙或葡萄牙均未获得报酬。

目前在葡萄牙的另一项获得报酬的服务是针头更换服务项目，由葡萄牙公共卫生署支付费用，价格为2.40欧元。以此做了一项研究，分析在药房开展或缺失这项业务的两种情景结果，研究时间长达5年。根据Jacobs等的模型，对其流行病学的数据进行研究[3]，在考虑已避免感染的情况下，估值其收益情况。在五年（2015—2019年）期间，该模型对这项服务在社区药店的实施进行了研究，结果表明服务减少了22例艾滋病毒和25例丙型肝炎感染的新病例出现。据预测，第一年更换针头的数量为87761根，第二年更换针头的数量为169347根。因此，每更换一针的总成本估计为3.09欧元[4]。

然而鉴于服务补偿尚未有结论，最近发表的另一项研究使用了一个决策模型来评估药师产生的社会和经济价值。该模型运用了文献中收集的相关信息，涉及服务的有效性、生活质量的提高以及医疗资源的使用，之后专家小组将这些用于葡萄牙。作者认为，考虑到目前所有的药房服务，其结果是患者的生命质量提高了8.3%，其价值接近9亿欧元。这一价值被认为包括3.421亿欧元归因于非报酬的服务和4.481亿欧元因使用医疗资源而节省的成本[5]。

自2010年起，瑞士社区药房可以向超过3个月服用4种及以上处方药的患者提供"多重用药审查"（PMC）服务。参照欧洲药学监护联盟协会（PCNE）定义的不同类型的用药评估级别设定，PMC被确定为中级用药评估。其评估的信息可从强制保存在瑞士社区药房的用药史记录和进行结构化的患者面谈中采集获得。审核的重点是用药依从性问题、患者的认知和处理问题的能力。在面谈结束时，患者在文档表格上签字后，不管药师花费的时间长短，药房可以向医疗保险收取40欧元的费用。这项费用是依据该项用药评估只需20min的假设，并与当局共同协商的一个结果。在引入该服务后，研究表明所需实际时间约为30min，这可能是瑞士的社区药房对这项服务并不热衷，每年每个药房只提供三次这项服务且绝大多数药房都不愿意提供这项服务的一个原因[6]。

通过多重用药审查（PMC），药师可以评估患者是否需要，提供一项每周用药管理服务（weekly pill organizer，WPO）。如果患者同意，并且正在服用至少3种不同的药物，药房可以为患者准备一个分时药盒或吸塑药板。同样地，全科医生可以为患者处方，让药师提供WPO服务。此项服务的报酬为每周20欧元。同时，这项服务的收费在所有药店是相同的，这是与政府协商的收费结果，而不是基于时间要求或成本效益证明确定的费用。这项服务在瑞士社区药房得到了很好的实施，体现了他们提供这项服务的经济利益[7]。

最近，如果由专科药房提供新的服务，并且患者自愿参加补充保险，则新的服务将获得报酬。以哮喘为例，经认证的哮喘药房可以通过哮喘控制测试（ACT）对于至少存在一个问题的患者，纳入全面的哮喘监护计划。该服务包括肺活量测定、哮喘最佳用药的个性化辅导和最多3次的随访服务。如果至少报告了两次随访评估的结果，药房可以获得每年每位患者220欧元的费用。由补充保险报销支付类似费用的相似服务，例如偏头痛、肌肉骨骼疼痛和高血压。

38.2 药学服务的精益管理：如何增加服务量并使其盈利？ - - - -

为了高效提供药学监护服务，并且在增加服务次数的同时减少药师的工作量，可以考虑采用不同的方法。

首先，我们应该在药房的组织结构里重新分配工作任务。药房技术人员能够在药房业务中承担更大的责任。举例来说，在结构化的服务流程中实施用药评估包括了不同的工作任务。最初，需要一份患者最可能的用药史记录，这常需要对目前处方与过去处方进行用药重整。这种情况下，需要对患者手中的药物通过棕色袋法进行分析。这些准备工作可以授权给药房技术人员完成[8, 9]。最终，也可以授权他们与患者面谈，重点解决依从性和处理问题。另一方面，影响药物疗效和安全性的潜在和明显的药物相关问题的临床用药评估需要药师的临床判断。因此，用药评估可以在药房组织结构中由药房技术人员协作和支持下进行。同样，所有类型的筛查服务，包括即时检测（point of care testing）和戒烟指导服务（smoking cessation counseling），对药房技术人员来说，如果经过足够的培训，都可由他们执行[10]。总的来说，提供药学监护需要考虑成本效益问题，提高员工的生产力应是最优先考虑的事。

第二，为了更合理地投入，以获得最好的结局，其关键是对服务的患者以及其存在的问题进行优先处理排序。对于病房的患者优先提供药学监护，我们制订了一份简单的自我评估问卷，以筛选可能存在药物相关问题的住院患者，从而对住院期间和出院的患者针对性地提供药学监护[11]。更具挑战性的是，在进行多重用药评估期间，需确定优先顺序。明显存在多个药物相关问题时，需要药师的临床判断来解决最相关的干预问题。同样，通过合作方式，授权最适合的医务人员对患者进行干预。同理，许多随访的工作任务也可以授权给药房技术人员实施。

第三，简短且易用的检查表、标准操作流程和验证工具可以支持日常业务。这些工具需要为业务量身定制（不仅是从研究中获得），而且必须适应本地情况。NHS用药审查（medicines use review）服务工作表可以作为一个很好的例子[12]。

第四，信息技术可以为药学监护服务提供支持。问题是如何更好地利用e-Health（或e-Pharmacy）。这些技术不仅支持处方配药和行政管理/后勤工作，还支持患者监护工作。然而，关于在社区药房业务中实施临床决策支持软件的资料很少[13]。幸运的是，e-Health将推动传统业务的发展。信息系统和技术将在未来塑造医疗卫生服务中发挥重要的作用。此外，在线药学服务也将出现，诸如e-Pharmacare[14]。

第五，培训是必不可少的。此外，只有频繁地提供服务，使之成为至少每周一次的常规服务，最好的培训才能提供有效的服务。因此，药师团队中具备专业化可能才是一种解决方案，但目前只在大型的社区药房才能做到。

简言之，只有通过对药房的员工和流程进行组织优化，才能实现药学监护服务精益管理的迫切目标。

38.3 结论

我们已经列举一些不同国家获得报酬的服务实例，简要解释了服务费用预估的理由。到目前为止，在药房业务中，我们确定了4种主要方法预估服务费用。

① 以提供服务花费的时间为基础定价，不管结果如何。

② 根据可达成预防、治疗或治愈疾病的结果定价（其结果受到疾病或环境因素的影响）。

③ 满足最低数量和/或质量要求的固定费用定价。

④ 无充分理由与付款方进行谈判定价（例如，这些事实可能是市场调研的结果，其中成本是因其他国家认为"正常"的情况，或者在其他地方或其他医务人员提供服务时产生的）。

这些方法各有利弊，每种方法都很依赖于当地的医疗制度的功能和文化。一些服务可能会从最初阶段的一种报酬模式中获益，然后变成不同的支付模式。一种可能的发展过程往往是从方法模式①（促进采用）开始，然后演变为方法模式④（提高质量），最后确定为方法模式②（确保患者和付款方确实从服务中受益）。

参考文献

1. Noain A, Garcia-Cadenas V, Gastelurrutia MA, Malet-Larrea A, Martinez-Martinez F, Sabater-Hernandez D, Berimoj SI. Cost analysis for the implementation of a medication review with follow-up service in Spain. Int J Clin Pharm. 2017;39:750–8.
2. Gregório J, Russo G, Lapão LV. Pharmaceutical services cost analysis using time-driven activity-based costing: a contribution to improve community pharmacies' management. Res Soc Adm Pharm. 2016;12(3):475–85.
3. Jacobs P, Calder P, Taylor M, Houston S, Saunders LD, Albert T. Cost effectiveness of Streetworks' needle exchange program of Edmonton. Can J Public Health. 1999;90(3):168–71.
4. Borges M, Gouveia M, Jesus G, Cary M, Guerreiro J, Costa S, Vaz Carneiro A. Economic evaluation of the Portuguese needle exchange program in community pharmacies (NEP-CP). ISPOR 2016.
5. Félix J, Ferreira D, Afonso-Silva M, Gomes MV, Ferreira C, Vandewalle B, Marques S, Mota M, Costa S, Cary M, Teixeira I, Paulino E, Macedo B, Barbosa CM. Social and economic value of Portuguese community pharmacies in health care. BMC Health Serv Res. 2017;17:606.
6. Messerli M, Blozik E, Vriends N, Hersberger KE. Impact of a community pharmacist-led medication review on medicines use in patients on polypharmacy—a prospective randomised controlled trial. BMC Health Serv Res. 2016;16(1):145.
7. Hersberger KE, Messerli M. Development of clinical pharmacy in Switzerland: involvement of community pharmacists in care for older patients. Drugs Aging. 2016;33:205–11.

8. Mekonnen AB, McLachlan AJ, Brien JA. Pharmacy-led medication reconciliation programmes at hospital transitions: a systematic review and meta-analysis. J Clin Pharm Ther. 2016;41(2):128–44.

9. Irwin AN, Ham Y, Gerrity TM. Expanded roles for pharmacy technicians in the medication reconciliation process: a qualitative review. Hosp Pharm. 2017;52(1):44–53.

10. Friesner DL, Scott DM. Identifying characteristics that allow pharmacy technicians to assume unconventional roles in the pharmacy. J Am Pharm Assoc. 2017;50(6):686–97.

11. Kaufmann CP, Stämpfli D, Mory N, Hersberger KE, Lampert ML. Drug-associated risk tool: development and validation of a self-assessment questionnaire to screen for hospitalised patients at risk for drug-related problems. BMJ Open. 2018;8:e016610. https://doi.org/10.1136/bmjopen-2017-016610.

12. PSNC. NHS Medicine use review service worksheet. http://psnc.org.uk/wp-content/uploads/2013/07/MUR-worksheet-following-2014-15-CPCF-changes.pdf. Accessed 17 July 2018.

13. Curtain C, Peterson GM. Review of computerized clinical decision support in community pharmacy. J Clin Pharm Ther. 2014;39(4):343–8.

14. Lapão LV, da Silva MM, Gregório J. Implementing an online pharmaceutical service using design science research. BMC Med Inform Decis Mak. 2017;17(1):31.

第8部分

药学监护的教育与教学

Timothy Rennie，David Hachey

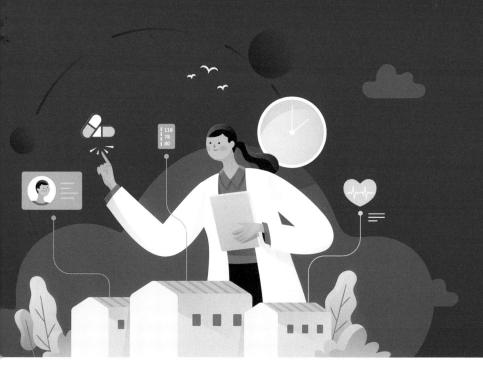

导言 -

建立药学监护的实践过程首先是满足在任何医疗环境下的需求，改变教学培训方式，之后再明确药房业务和核心理念，规范药学监护。这些教育的需求取决于当前医疗的发展趋势、创新的实践方法、特别的执业环境和政策环境。世界上有些国家拥有的药师人数甚至超过其他国家的总人口数，但有些国家还没有正式设立药学教育，或仅限于培养特定的药学专业骨干，如药师、药房技术员或药房助理。无论是何种医疗模式（诸如公立、私营、政府资助），这些机构内的各种资源、医疗负担和药学实践的关联性都将影响药学教育和培训的需求。因此，在一种环境中，药学监护的培训需求可能会注重护理能力，而忽视药学专业能力；注重基层医疗，而忽视专科医疗；注重乡村疾病，而忽视城市疾病；以及注重研究生教育，而忽视本科教育。药学监护仍然是一个相对较新的概念，很多地方尚未接受它，也有些地方正在艰难推进。然而，即使在药学教育的空白地带，药学依然存在。要引导任何变革，需要投入大量的时间、努力并大力倡导。

药学监护教育的概述

既然药学监护的重点是优化药物治疗，使其安全有效，那么理所当然认为药师应该承担起积极动员患者和医务人员一起优化药物治疗的责任。药学监护的两个核心技能就是确认和解决药物治疗相关问题。因此，药学监护教育强调的是，让学员获得确认和解决药物治疗相关问题的能力（包括知识、态度和技能的结合）。药学监护培训项目的成功需要在这样背景下实施，并且需要跨专业相互合作完成。此外，除了护理和医疗的需求外，药学监护教育应强调全面的患者监护，包括监护药物治疗相关问题。因此，跨专业教育/学习（IPE/IPL）是药学监护教育的一个关键要素。药学监护教育的方法决定了该项目的成功。尽管药学监护是一门实践性的临床学科，但是若在学员还没掌握相应的知识和相关技能，也没有积极响应的态度下，就让他们过早进入临床工作，可能会挫伤他们的学习热情，甚至在没有外界支持帮助下，会危及患者的生命。在融入临床环境之前，学员应具备诊断和解决药物治疗问题以及跨专业合作的基本知识和技能；通过合作和结构化的方法完成这项工作，也有可能保护患者监护。药学监护的课程应从广度和深度上相结合，包括理论和实践的内容，再逐渐增加案例分析或情景演练的难度。最后，可以说也是最重要的，需要一个强大的组织结构来实施药学监护项目。这应该从课程开发开始，构建这样的环境，让合适的利益相关者参与进来，但应注意资源的有限性问题。如果正确实施的话，这一过程将可能会很好地使用和整合带教老师和培训设施。

第39章讨论了药学监护技能为何需要在本科阶段的药学教育来解决，原因是职业发生了历史性转变，也提出了各种建议。该章还探讨了建立实践相关能力的课程来发展药师的培训。此外，还详细讨论了教育方法的实例以及量化和评价学习过程所必需的评估方法。

药学监护教育能力的培养

系统性方法对于有效地教育学生践行药学监护至关重要。例如，主观、客观、评估、计划的SOAP方法是医学、护理和药学专业人员广泛使用的临床推理方法。SOAP方法的一个核心重点是评估和解决药物治疗问题。药学监护的学生必须可以从医、药、护的角度，演练收集和解释患者主观、客观信息的能力，以确认和解决药物治疗问题。

为了让学生获得药学监护技能，围绕药物治疗相关的6大问题❶，学员必须演练与患者面谈用药史、对患者用药进行重整和评估的基本技能，并最终能够制订药学监护计划。用药重整使学习者能够识别治疗交接过程中出现的用药差错，包括**用药重复**（duplication）、**用药疏漏**（omission）、**医嘱差错**（commission）和**转录差错**（transcribing）。通过对患者用药的评估，学生可以确定药物治疗问题。但是，要进行用药评估，学员应该能够从患者、病历或治疗患者的医务人员那里收集到更多的信息。此外，学员应培养如何优先解决药物相关问题的技能，并制订监护计划。监护计划主要针对药物相关问题，制订和执行治疗目标、干预措施、沟通交流和监测计划。该计划的制订要求学员具备药物治疗学和循证医学的临床知识。这些技能同样涉及本科生和研究生/在职的教育，具体视情况而定。

第40章论述了具备资格的执业药师以及其他医务人员学习药学监护的情况，并讨论了药学教育的方法，以满足服务和实践的需要。从最终达成患者监护和结果的标准出发，借助一个系统性的流程，讨论和解决执业药师不同群体的各种思考。

值得考虑的是在特定的环境下（案例1和案例2）药学监护教育和培训发展的一些案例。案例1为药师在本科教育期间的药学监护教育提供了一个实例，同时在第39章进一步详细说明。案例2扩展未来药师的教育范围，以解决非药师的教育问题，如第40章所述。这些仅仅起到示范说明，还应该培养读者的兴趣，深入挖掘教育的方法，以变革药学教育模式，详见下一章。

案例1 在整个药学教育中设立药学监护内容：美国和欧洲运动

美国作为一个发达国家，其药学的专业组织已有100多年的历史，药学监护理念的教育试验使其处于领先地位。早在1950年，有关设置药学博士（PharmD）

---

❶ 译者注解：原文为8类，但实际上本书中是6类问题，因此，此处译者修正为6类。目前药物治疗问题分类法主要是按Cipolle/Strand教授的分类法，与本书分类略有差异，是七大类问题Cipolle/Strand教授分类法将药物相互作用并入给药剂量过低、给药剂量过高以及药物不良事件内。因为药物相互作用可以导致给药剂量过低、过高，甚至出现药物不良事件。而原著作者将药物相互作用单独分为一类，而把给药剂量过低、过高以及重复用药归为不恰当剂量调整的一类。

的教育项目就开始了争论，南加利福尼亚大学是第一个提供PharmD教育项目的学校。尽管其他一些大学机构也效仿跟进，但直到20世纪70年代，联邦政府的拨款才加速了PharmD学位的扩张。随后跟进的是临床药学的发展。在行业和监管机构的支持下，行业机构宣布它们只支持药学博士（PharmD）项目，于是PharmD就成了美国药房执业的准入学位。总结近70年的历史，可以得出这样的结论：药房行业向药学监护模式转变的初衷只有在资金、法规和标准的支持下才能实现。随着药学教育的发展，以住院药师的培训形式创建药学博士研究生的培养模式应运而生。自20世纪90年代末以来，这些一到两年的药学教育项目已经经历了迅速增长的阶段，确立了药师直接参与到患者监护的医疗氛围之中，并使他们经常跨专业合作。药学教育的这种转变受到了其他医务人士的重视，可能源于新药上市的不断增长、疾病管理的复杂性以及日益变化的政治体系和医疗制度。随着住院药师培训项目的标准化和认证制度的建立，教育机构和医疗机构开始纷纷投入资源。在这方面，最终通过药学教育来匹配住院药师培训的日益需求[1]。1999年通过《博洛尼亚宣言》寻求协调欧盟成员国之间药学教育的平衡发展，以希望促进区域内的多方面合作和人才流动[1, 2]，我们在诸如英国和欧洲的很多区域的其他医疗环境中看到了类似的实例。1997年整个英国都发生了变化，药学教育从3年制BPharm专业本科转变为4年制MPharm专业硕士学位可以看作是这次药学运动的产物。应对教育变革的学术机构也通过临床和研究生培训，包括联合项目委员会全科药学实践研究生文凭，来满足以患者为中心的药学监护需求。培训项目的初期是由大学和国家医疗服务培训中心[3]以及药学研究生教育中心（CPPE）共同围绕研究生培养和药师注册后培训，利用政府的各种资助开展人才培养工作。

案例2　纳米比亚大学（UNAM）的药学培训

非洲纳米比亚大学授予的药学学士学位项目，始于2011年，是基于临床需求和岗位技能设计的课程体系，也是同类教育中提供的首个专业学位。超过四分之一的教学课程是从第二年起与具有临床技能的医学生一起混合上课。在名为"医学和护理技能的入门"的跨专业课程学习期间，学生接受技能实验课程培训临床技能，以培养核心的胜任能力，诸如控制感染和急救技能，然后再进入住院病房的监护学习。

随后，在第三年和第四年的学习中，相继有两个主要学习模块涉及药学监护内容——病理生理学和药物治疗学Ⅰ和病理生理学和药物治疗学Ⅱ。在第一模块中，学生将了解药物治疗的病理生理基础，包括代谢性疾病、炎症疾病、肿瘤、退行性疾病和先天性疾病等五类疾病的过程。学生们还将在学习药学监护方法

（如SOAP法）的同时学习如何采集患者的用药史、如何进行用药重整以及用药评估，以确定和解决七大药物治疗问题。本模块还包括主观、客观信息数据的收集和解释，重点是收集患者的生命体征、体检结果和实验室结果。第一个模块中的教育重点是教学课程，辅以案例学习和案例分析。学生在两个模块之间在医院接受一次为期一个月有带教老师监督的实习，以使在课程教学中学习的知识应用于临床实践，旨在使他们融入临床医疗。在实习这个月期间，他们的实习教学增加了实习手册作业和临床药师的指导。然后，在整个学历学习的第四年和最后一年中，学生将参加传染病、肿瘤学和心理健康等特定领域的临床轮转，他们均接受应届毕业生（实习生）、研究生以及执业药师各级监督下的培训。在这些实习轮转期间，学生将审阅患者病历、收集和分析患者信息、制订药学监护计划，并将其作业提交给临床指导老师。这个轮转培训计划的目的在于为学生在考取药师资格之前，准备为期一年的注册前临床实习，提升其药学监护和临床药学服务的质量，让学员过渡成为药学临床硕士学位，最终这一教育项目对纳米比亚药学监护带来了巨大的影响。

参考文献

1. Carter BL. Evolution of clinical pharmacy in the US and future directions for Patient Care. Drugs Aging 2016;33(3):169–77.
2. Anonymous. The Bologna Declaration of 19 June 1999: Joint declaration of the European Ministers of Education. Available at: http://www.bologna-berlin2003.de/en/main_documents/index.htm. Accessed 3 November 2017.
3. Katajavuori N, Hakkarainen K, Kuosa T, Airaksinen M, Hirvonen J, Holm Y. Curriculum reform in Finnish pharmacy education. Am J Pharm Educ. 2009;73(8) Article 151 Jubraj B. A new diploma. Tomorrow's Pharm. 2008:20.

第39章

大学的药学监护教学

Inês Nunes-da-Cunha，Fernando Fernandez-Llimos

摘要

药学专业的执业变化和需求增加驱动了药学教育的转型升级。全球各国的药学院校都在努力接纳世界卫生组织（WHO）和国际药学联合会（FIP）提出的建议，调整各自的课程内容，特别是引入临床学科和社会学科的课程内容。然而，对比美国的药学教育，欧洲似乎还坚持着强调侧重于基础科学学科的教育。药学教育和实践能力框架已经出现。**能力框架（competency framework）** 应用于课程的开发是非常重要的，但为了确保药学毕业生能够具备药房执业准入具备的能力，教学大纲必须匹配上胜任能力、教育课程、学习活动和评估工作。药学监护的教学工作得益于主动学习方法的应用，诸如应用**问题教学法（problem-based learning，PBL）** 和**团队学习教学法（team-based learning，TBL）** 等教学模式，使学生能够加强沟通技巧、团队合作意识以及**批判性思维（critical thinking）** 的训练。虽然实施课程整合出现了一些困难，但是这种做法可以让学生全面了解和领悟整个课程体系中不同领域的各种概念。应用学生绩效的评估方法，诸如OSCE和OSATS，最适合评价学生对药学监护能力和技巧的掌握状况。

39.1 药学监护的教育学术讨论

药师执业模式从以产品为中心转变为以患者为中心之后，WHO和FIP等国际组织机构便建议药师的教育也应该体现出这些模式的变化。1993年WHO在以主题为"药师的角色：提供优质的药学服务让政府和大众获益"的第二次会议上，确定了一份建议清单，要求药学教育工作者应该遵从建议在学业上授予药师药学监护的能力[1]。第一项建议是强调应该对本科课程持续审查其结果、内容和流程，以确保药学教育使毕业生做好践行药学监护的准备。为此，有必要充分考虑基础科学、制药科学、生物与临床科学、社会经济和行为科学的课程内容与实践体验的训练之间的有效结合，确保学员的综合发展。还建议引入实施以患者为中心的监护相关的课程（诸如沟通课程）。除了这些课程的变化外，还建议必须采用更为实用的问题教学方法、跨专业学科教育和临床实习期内容，以培养药学监护的实践能力。对于继续教育和研究生的学习深造，WHO也建议接纳药学监护的理念（见9.2）[1]。

39.1.1　WHO和FIP对药学教育的呼吁

1997年，WHO继续强调药学教育必须让学生获得践行药学监护必备的知识、技能、态度和行为。尽管每个国家都有其自身的教育需求，因为与本国教育环境有关，但WHO建议药学所有的课程都必须具备共同的核心要素。例如，教育成果应该满足七星药师（看护者、决策者、沟通者、领导者、管理者、终身学习者和教学者）发展的理念，教育方法应以学生为中心，教育者应不断更新课程内容，使其成为一个动态的过程，以满足职业变化的需求[2]。

FIP也建议改进药学教育，强调临床教育和以患者为中心的监护课程的重要性。在课程设计中，FIP建议教育者应确保所有毕业生都要掌握药房执业准入要求的能力。为此，各药学院校应该："系统地评价和验证其课程体系、课程内容、课程结构、教学和学习方法以及教育结果"[3]。

39.1.2　世界各地药学教育的变化

世界各地的药学院校已经尝试改变药学教育，回应WHO和FIP的建议。随着临床药学、社会管理以及行为药学领域学科引入课程体系，澳大利亚、加拿大、美国和新西兰等国家的课程已经发生了显著的改变。

美国药学教育的主要变化是创建和实施了药学博士（PharmD）专业学位。该专业项目是职业实践准入要求的唯一学位，应遵循药学教育认证委员会（Accreditation Council for Pharmacy Education，ACPE）标准和指南（见本部分引言案例1）。ACPE要求至少学习2个学年或同等大学水平的课程，然后才能进入药学博士项目学习（4个学年）。药学课程的设计适当均衡地涵盖了生物医学、制药科学、社会学科、行为学科、管理科学和临床科学等学科以及整合不同执业环境下药学实践体验的训练[4]。目前，加拿大只有一些药学院提供PharmD学位。然而，加拿大药学院校协会建议，到2020年，要求所有药学学校设置的药房执业准入学位从药学理学学士改为药学博士学位。其他国家，如日本、沙特阿拉伯和泰国，也已采用药学博士作为其药师职业的准入学位（entry-level degree）。

在欧洲，来自29个国家的教育部长于1999年签署了《博洛尼亚宣言（Bologna Declaration）》，创建了欧洲高等教育区（European Higher Education Area，EHEA）[5]。根据《博洛尼亚宣言》，欧洲各高等教育机构之间进行整合协调，允许各国学生在欧洲范围的任何大学从入学、持续学习到完成教育学业，最终获得欧洲高等教育区内任何大学认可的欧洲文凭。为了可以实现这一目标，欧洲高等教育区成员国采纳了一种涵盖各种可以比较的学位体系。这一体系是基于两个主要周期（本科和研究生），建立了一个学分制体系[欧洲学分转送与积累体系，ECTS学分制度（ECTS—European Credit Transfer and Accumulation System）]。目前，48个成员国参加了博洛尼亚进程。由于博洛尼亚进程，欧洲议会和欧盟理事会批准了有关承认药师职业资格的立法，并定义了药师执业准入前药学学生必须掌握的知识、技能和核心能力[6]。药学学位分为两个训练周期，为期至少5年时间，包括在课程期间或结束时在社区或医院药房接受为期6个月的实习培训。在5年学习结束时，总共需要300个ECTS学分才能完成药学学位。在《博洛尼亚宣言》之后，欧洲的药学学校对课程进行了修订，包括引入一些临床科学和药学实践相关的社会科学课程。然而，尽管发生了这些变化，与美国药学课程相比，欧洲药学教育仍然维持注重基础科学的强化训练，对以患者监护为中心的课程重视程度较低[7]。这表明，欧洲各国应考虑评估其药学教育课程，以遵从WHO和FIP的建议。

39.1.3 药学教育的能力框架

课程开发必须考虑社会的需要，以便培养学生具备必要的岗位能力，以解决患者个体和群体健康相关的需求[3]。在开发课程时，这些胜任能力必须体现在课程大纲或学科教学大纲中。教学大纲是包含课程计划的一份重要文件，作为一种工具提高学生学习能力、协助教师教学、促进教师之间的课程交流、提高课程质量。课程大纲应包含以下信息：总体课程信息、课程教学团队、课程目标、课程目的（学生要求掌握的技能、知识和态度）、课程内容描述，包括主题/阅读的系列内容、学习活动/作业、时间进度表、学习与教学方法，学生评估和评分以及学术政策信息。胜任能力应指导教学大纲的制订，进而指导学习活动、学习评估以及学习结果的一致性。

世界各国已经相续建立了药学教育和实践能力框架，尤其是在澳大利亚、加拿大、爱尔兰、新西兰、葡萄牙、新加坡、西班牙、泰国、英国和美国等国。FIP教育计划以及WHO和联合国教科文组织合作的FIPEd创建了全球药师能力框架模型，其框架包含一套核心胜任能力的标准要求，可用于说明药学学生毕业后应该具备的药房执业准入达标要求。该框架作为一种规划工具，并随着药师职业的发展演变而发生变化[8]。药学教育和培训的其他能力框架也已有发展，例如，欧洲制定的PHAR-QA项目，可以用作药学教育的一个质量保证体系[9]。

应用能力框架指导课程开发是非常重要的，但确保学生真正达到这些能力则非常关键。然而，将框架要求转化为执业能力并不总是那么顺利，而且也有误用能力框架的报告[10]。理想情况下，药学专业应该构建能力框架，且各学科的课程内容应与能力框架的每个主题完全一致[10]。

39.1.4　药学教育中药学监护的课程内容

欧洲联盟为了设计药学本科课程，分析了澳大利亚、加拿大、新西兰和美国[10]药学本科教育的各学科教学大纲，建立了一份药学本科课程目录，注重培养学生建立以患者为中心的服务理念。选择分析这些国家的课程体系是因为这些国家已广泛实施了药学服务，并且已经经历了课程改革，以融入更多的临床模式。所有以患者为中心的教育课程，尤其是临床科学以及社会行为管理等科学，都做了内容的分析。对澳大利亚、加拿大、新西兰和美国等110所药学学校的1703个教学大纲进行分析，并提炼了药学实践相关的教育内容。应用ACPE的《科学课程基础指南（Guidance on the Science Foundation for the Curriculum）》[4]作为一个课程代码框架，建立了以患者为中心的4个层级阶梯、355个教育主题内容的药学本科课程最终代码树。第一层级阶梯由4个核心主题组成，这4个主题领域的药学实践内容可以分为：①临床科学学科，涵盖患者监护相关的主题、患者监护相关的流程以及临床健康结局内容；②社会和行为药学学科，包括患者和社会（在公共卫生中的作用）关联的主题；③药事管理学科，包括支持药师作为医务人员角色的程序和技术内容；④其他方面，包括上述主题的跨部门教育的内容，如研究设计与释义以及药学史。图39.1显示了药学课程的两个更高层级内容，体现了以患者为中心的教育理念[10]。大学应遵循基于能力的课程设计理念，但每种能力必须严格与相应的教育内容步调一致。

39.2　教学和学习方法

教学方法是教师用于提高学生学习能力的原则和策略。除了促进学习成果的达成，教学方法还可以帮助学生参与学习过程，帮助他们承担自主学习的责任，促进同学的互动和合作。

教学理念可以分为以教师为中心的教学法和以学生为中心的教学法。以教师为中心的教学模式强调讲师更具权威性，并负责对课堂次序的管控，而学生则扮演被动的角色，接收教授讲授的内容，最终目的是评估他们学习的知识。学生在以教师为中心的教育中很难做到积极上课，体验学习过程的乐趣以及培养沟通能力和团队合作的意识。

建立以学生为中心的教学模式有几个优势的变化，首先是对学生的学习过程负责。教师的角色从权威学者转变为学习引导者，提高了学生对教学的参与度、自主学习的责任感以及参与教学评估的过程。在以学生为中心的教学模式中，教学和评估是相互联系的，因为在教学过程中需要持续评估学生的学习状况。采纳以学生为中心的学习方法，并应用积极的学习策略，似乎更适合以患者为中心的药学监护教育。

1 临床科学
1.1 药学实践（药房业务）
1.2 药师提供的监护服务
1.3 处方调配和分发系统
1.4 患者评估
1.5 用药和患者安全
1.6 药物信息与文献评价
2 社会和行为药学学科
2.1 药学实践的社会科学
2.2 患者自报疗效体系
2.3 职业沟通
2.4 伦理学
2.5 公共卫生
3 药事管理学科
3.1 医疗卫生体系
3.2 经济学与药物经济学
3.3 执业管理与领导力
3.4 药房法与法规事务
3.5 信息学与卫生技术
4 其他学科
4.1 研究设计
4.2 药学史

图39.1 以患者为中心的药学教育课程[10]内容层级编码

39.2.1 不同的教学方法

不同的教学方法适应不同的情景，而教学方法的选择（或方法组合）主要取决于所教的学科领域和学员的特点。此外，教师的教育理念和观念、教学背景、可用资源和学校使命都是影响选择这种教学方法的几个因素。

高等教育机构和教学方法是依据社会、经济和政治背景的发展而变化的。直到十九世纪，开设讲座是课堂教学最传统的教学方法。20世纪末，随着数字时代的兴起，新的教学方法开始出现。教师和学员在课堂上使用的技术已变得司空见惯，包括笔记本电脑、平板电脑、移动电话和内容数字投影（例如PowerPoint）。教学重点已从简单的信息传递转变为知识管理，"学生在熟练的学科专家指导下有责任参与到发现、分析、评估、分享和应用知识的过程"[11]。主动学习策略的应用会吸引和激励学员，并帮助他们理解和记住学习内容。这些全新的策略包括实验体验、案例学习、小组讨论、头脑风暴、游戏、同事教学、角色扮演和其他实践的训练。进入主动学习的模式，教师必须仔细安排学生参与的学习活动，以便无论采用何种方法，学生都能积极参与教育的过程。

随着药学教育从基础科学向临床和综合学科的演变，学习以患者为中心的执业理念向药学学生传授必修的知识、技能、态度、价值观和行为的整合课程，必须应用主动学习的策略。根据 ACPE 发布的课程标准，药学课程的设计应强调主动学习和自主学习以促进终身专业学习理念的养成[4]。在教学和实践的课程作业上整合主动学习策略是批判性思维、解决问题技能、培养沟通能力和团队合作意识的基础，所有这些策略奠定了有效提供药学监护服务的基础。

药学教育中有无数的研究方法解决如何实施主动学习，诸如问题教学法（problem-based learning，PBL）、团队学习教学法（team-based learning，TBL）、**案例教学法（case-based learning，CBL）、合作式教学法（cooperative learning，CL）、项目教学法（project-based learning）、仿真教学法（simulation-based learning，SBL）、能力教育和评估教学法（ability-based education and assessment-as-learning），游戏教学法（game-based learning，GBL）及混合模式教学法（blended learning）**。下一节将重点介绍药学教育中最广泛使用的教学方法，培养学生践行以患者为中心的服务。

39.2.1.1 授课式教学法

授课式教学法（lecture-based learning）是一种以教师为中心的传统教学方法。在这种被动学习方法中，教师将传递教学内容给学生，学生接收并努力记忆传授的学习内容。学生在上课期间，可以一边听老师讲课，一边做笔记，但几乎没有机会解释和理解概念。在课堂讲授的前10分钟后，学生参与 LBL 教学的体验可能会变差，学生注意力和信息记忆也会渐渐减弱。

虽然这种教学方法不是传授药学监护技能给学生的最适合方法，但是最古老的方法之一，仍是药学教育广泛应用的方法。如果教师是一名优秀的讲者，也可以吸引听众，那么这种高效方法传递信息给学生，就不需要过多的教学资料。为了让 LBL 教学法更有效，教师可以在上课期间加入一些主动学习的策略方法。例如，利用问答技巧和小组讨论环节，增加教师和学生之间互动回馈，有助于学生吸收和理解教学的内容。此外，如果教师在上课期间讲解一些现实的案例，学生可能更容易理解这些内容并将实践联系起来。

39.2.1.2 问题教学法

问题教学（problem-based learning，PBL）模式于1969年出现于加拿大 McMaster 大学的医学教育。此后，这种教学法在健康科学教育项目中得到了成功的应用。一个案例研究模型的实例就是采用以学生为中心的 PBL 方法，由一个教学辅导员引导一组学员（通常少于10人）如何与患者见面沟通。这个 PBL 的常见场景：在每周的第一次课给学生一个案例。在这周期间，学生们一起讨论这个案例，研究案例出现的问题，然后在本周的第二次课上提交他们的答案解释。每周都给学生一个新案例以及一份对应教育内容的学习目标清单。PBL 的目的不是简单专注于解决问题，而是在学生努力理解问题的同时认识到自己的学习问题。同时，他们收集和整理信息，深化问题相关的概念，采用自主学习的方法，在增强团队协作和沟通技能的同时，最终承担起学习的责任。

各个药学院都已在课程教学中实施了PBL方法，以满足药学专业的需求，培养出能够更好地提供优质药学监护的毕业生。一些文献报道了在药学教育中实施和应用PBL模式补充传统的教学方法。例如，Mississippi大学在专业学位教育的第三年中的"药学监护"课程采用PBL模式教学。在本系列课程的临床案例训练中整合了先前不同课程涵盖的教育内容，组织教学辅导的小组学员进行学习讨论[12]。

虽然PBL方法在课程中的应用有很多优点，但实施和使用还存在一些障碍和局限性。这种方法需要更多的人力以及教师投入更多的时间准备患者病例。教师之间需要有一个过渡转变，从传统的教学方法向更具创新性和主动性的教学方法转变，这可能会受到一些教师的反对，因为他们通过LBL指导学生已获得了几十年的成功。此外，学生也不是总能接受PBL教学，因为他们已经很习惯于被动学习。PBL教学法还要求教育机构配备必要的图书、期刊、计算机和互联网资源，才能让学生有效地进行研究学习。然而，如果学生没有合适的资源或指导老师，他们可能会因需要确认的大量信息而难以承受。PBL的应用还要求教师改变原有对学生学习的评估方法，这种方式通常需要花更长的时间评分案例分析情况，重新指导学习和研究，再融入主动参与、团队合作和有效沟通等非课程内容特征的评估内容。

39.2.1.3　团队学习教学法

团队学习教学法（team-based learning，TBL）是一种积极主动的教学方法，最初由拉里·迈克尔森（Larry Micheelsen）在20世纪70年代后期开发，当时他是Oklahoma大学商学院教授，后来这种方法被卫生专业教育所采用。

TBL策略性地将5～7名不同背景的学生组成团队且整个学期保持不变。此外，教育课程内容分为主要单元或课程模块（6～10小时的课程作业），目标是在学生实现课程目标的同时发展团队学习。TBL包括3个阶段：预习准备过程、预习确认过程（RAP）和课程应用过程。第一阶段在上课之前，学生阅读和学习课程单元相关的指定材料。第二阶段在课堂上，通常对前期提供资料学习进行多项选择的测验，以评估学员的掌握情况。然后，学生可以开始检验个人预习成果测试（readiness assurance test，RAT），并随后团队成员整合个体答案，回答相同的测试（RAT）结果。教员对他们的表现给予即时反馈，并澄清在评估过程中出现的疑问，个人和团队的RAT对最终成绩都有贡献。在TBL方法的最后一个阶段，学生通过讨论、团队活动和练习，将他们学习和测试的概念与内容应用于实际问题。由于学生花更多的时间准备课程，并对自己的学习承担更多的责任，因此学生对TBL的参与度更高。

美国的几所药学院校已将TBL方法纳入其课程体系，以符合ACPE标准，ACPE标准建议的主动学习策略是开发学生的批判性思维、解决问题、有效沟通和团队合作的能力。在药学教育中吸纳TBL教学模式可以提供自主学习的方法，使学生能够解决临床问题，同时培养团队合作能力，这对于作为医疗团队成员提供以患者为中心的监护是非常必要的。

实施和应用TBL方法的局限性与PBL方法类似，同样遇到教师抵抗、教师缺乏培训、增加教师工作量以及需要投入更多资源成本等问题。作为一种数字学习管理系统的经济选择方法，尽管教师需要更多的时间反馈学生的问题并给予评分，仍然可以用论文来反馈检验预习成果测试（RAT）的成果。

各种学术文献广泛比较过TBL与PBL的差异。但是，TBL方法的主要差异在于4个基本原则：①创建和管理不同的团队；②学生对自己和团队工作负责；③学生应经常接受即时反馈；④小组应用活动的设计必须促进学习和团队发展。TBL要求学生在上课前预习知识内容，而PBL则要求在上课期间向学生提出新"问题"，学生只有运用自主学习获得的知识后才能在课堂上解决这一问题。在TBL教学中，教师在所有小组提交解决方案（每个教室一名教师）后，再引导学生进行讨论；在PBL中，教师在讨论过程中引导每个小组思考（每个小组一名教师）。尽管这两种教学方法的应用有所不同，但都强调批判性思维、沟通技巧以及学生在学习中承担的责任和参与的行为。

39.2.1.4　游戏教学法

在药学教育中，应用教学游戏作为一种教学手段正在逐步增加。为了分析药学院校采用的教育游戏并评估药学课程中使用的游戏效果，已有学者做了两篇不同的系统综述[13, 14]。通过不同的游戏把主动学习方法融入课程教学之中，以吸引和激励学生的学习。文献综述确定和叙述了实施Bingo、Clue®、十字谜、小测验、卡片/棋盘和模拟等游戏在教学中的作用。例如，Florida大学的药学院创建了一种称为"神秘用药无限案例工具"的教学工具，用于教授药学学生如何进行患者用药史的访谈和实施用药重整的工作[15]。

尽管需要更多的研究来证明应用游戏作为教学方法可以提高学生的学习能力，但文献综述还是显示学生们喜欢这些策略和游戏目的，也激发了他们参与课程的学习。在学生参与和享受游戏乐趣的同时，培养了他们的批判性思维、沟通技巧和社交合作的能力，这些都是药学监护实践的基础。游戏教学法的另一个优势是教师可以使用真实世界中的情景案例，除了安全演练外，对学生压力较小。

实施和应用教学游戏作为教学方法，其主要局限性涉及有效游戏的设计难度、耗费时间和相关成本。此外，有些游戏很难应用于在大课堂的教学，可能需要一名以上的教师在场，以引导和调节游戏的气氛。而且有些学生可能过于认真参与比赛，增加了他们的焦虑和冲突。

39.2.1.5 混合模式教学法

互联网线上学习（e-learning）已经成为一种创新的方法，通过网上辅导、在线阅读材料、虚拟患者、电子邮件、在线论坛、视频会议、在线聊天和即时短信进行在线教学。通过这种方法，教师和学生之间的交流可以做到参与者之间在网上实时同步互动（例如视频会议），或教师和学生不同时在线的异步交流（例如电子邮件）。线上学习的主要优点是可以随时随地查阅教学内容，这仅取决于上网和上网所需的设备。

在药学教育中，这种远程教学方法被广泛应用于继续教育项目。然而，学生和教师之间缺乏互动，使得这种方法不适合获得以患者为中心所需的实践技能。作为e-learning的一种替代方法，出现了混合模式（b-Learning）。混合模式教学法是一种以学生为中心的学习方法，结合了在线资源与面对面的课堂教学。这种模式也被称为**"翻转课堂（flipped classroom）"**，教师可以把教学内容放到线上。学生可以在家课前或课间直接在线学习课程资料，应用知识完成作业。

有些研究叙述了b-learning教学法在药学教育中的实施和应用。例如，Buffalo大学的药学与制药学院在第一个专业学年（PharmD第一年）就采用了b-learning教学模式，将线上视频与TBL、案例教学法和临床技能实验相结合，融入"患者评估"系列课程。这种方法深受学生欢迎，因为提高了学生的学术绩效[16]。最近发布了一份药学教育采用混合模式教学法的最佳实践列表，其中建议在教学大纲中列入课程安排时间表以及课外活动时间长度；至少在开课前2周网上提供材料；学生在每次开课前，预习一下那些具有难度的教学内容等[17]。

虽然混合模式教学法具备一些主动学习的优点，但主要缺点是在线材料的准备成本、维护线上学习平台的成本以及教师在线时间的成本太高。还应考虑到技术资源是否应该支付得起，信息是否可靠，信息是否更新，能否易于学生和教师使用等因素。最后，混合模式教学法对学生提供药学监护能力的影响尚未得到评估，但对于未来的学术研究创造了机会。

39.2.2 药学教育的一体化教学

按照ACPE标准，要求必须培养药学毕业生整合和应用基础科学的知识，来解决临床问题，这使得美国的大多数药学院都需要制订某种方法整合各自课程体系。这种策略使得基础科学与临床科学相整合，理论与实践相结合，以便使学生更好地消化和吸收这些科学概念。此外，还制订了一套完整的生物医学、药学和社会行为管理学以及临床科学相结合的药学课程体系[18]。文献中的证据表明，通过整合课程内容，学生在明确了整个课程体系各个学科领域之间的相互关联后，能够更快、更容易地学习和理解各种概念。此外，课程整合有助于培养学生解决问题的能力，使他们能够应用基础科学概念来解决药物相关问题。

当不同课程的相关教学内容在同一时间讲授时，课程体系可能需要"横向整合"，或当课程项目的不同阶段讲授内容，则需要"纵向整合"。当采取横向和纵向一体化整合时，就呈现出**"螺旋式课程（spiral curriculum）"**模式。按照这种方法，在项目课程开始时，可以简单讲授课程内容和学科概念，然后逐渐增加课程内容的难度。在整合课程体系中，如果按学科、组织系统、时间进程和问题导向主题，来整合教学内容，肯定是非常有用的。英国 Durham 大学已进行了课程的整合，课程按身体系统组织分成各个学习模块，每个模块并不对应特定学科，而是围绕特定器官系统的疾病管理组织其教学内容。例如，在学习心血管系统时，学生应考虑到心血管疾病的病理、公共卫生、药理学、治疗药物监测、药物临时配方和临床治疗等系统性知识来解决高血压问题。各个模块相互关联，并且在整个学习过程中，结合较为复杂的临床实践，各个模块内容会被反复引用。所以，本课程不是各模块内容的简单汇总，而是一个整体课程体系[19]。

尽管课程的整合有利于药学教育，但是整合课程的实施仍存在一定的局限性。主要障碍包括复杂的设计过程，需要开发综合教学和评估策略以及耗时耗力耗资源等因素。课程整合还存在一些其他障碍，原因在于过去各个药学院校都是以学科为导向的教学模式，教师来自基础科学和临床科学，他们各自对这种教学模式的兴趣各不相同，学生对新的教学法也存在抵触情绪。

39.3　学习评估的不同方法

学生的评估过程和报告学生成绩的方法是教学过程的基本组成部分。评估方法是用于确定学生是否已经达到课程期望的教习目标，其特点是系统而连续的过程，且可以提高学生的学习能力，并侧重于课程计划的改进。

根据 ACPE 标准，每个药学院校都必须制订和实施一项计划，以评估教学成果的实现情况，确保毕业生适应执业要求。这一评估计划应与系统、有效和可靠的知识基础和绩效导向相结合，进行总结性和格式化的评估。对学生学习的评估必须包括"学生的自我评估以及学校和辅导员对学生的职业能力发展和职业行为表现的评估"。此外，例如，教师可以在学生档案中证明毕业生已达到期望的胜任能力[4]。

1990 年，Geoge Miller 发表了《临床技能/临床能力/临床绩效的评估》一文回应这一策略。米勒提出了一个临床能力评估框架，一个金字塔形构建了这一框架，描述了 4 个等级层次的临床能力（图 39.2）。在金字塔的第一层（底层）是专业知识[知道（knows）]，其次（第二层）是胜任能力[知道怎么做（knows how）]，（第三层）操作表现[演示怎么做（shows how）]和（第四层）具体行动[实际行为（does）][20]。"知道"代表学生必须掌握的专业知识，"知道怎么做"是对专业知识的解释和应用。这两个基础水平都在认知知识的范围内，可以使用传统的评估方法进行评估，包括笔试、多项选择题和口试。"演示怎么做"层次是指学生可以通过实战试验、模拟、**客观结构化临床测验（objective-structured clinical examination，OSCE）**和**技术**

能力客观结构化评估（objective-structured assessment of technical skill，OSAT），来证明他们已经学到的知识并可以在对照情况下进行评估。"实际行为"对应真实执业中发生的行为以及评估工作环境中的绩效表现。金字塔最上面的两层是与行为表现有关。研究表明，认知区域（"知道"或"知道怎么做"）和行为区域（"演示怎么做"或"实际行为"）之间的相关性很弱。例如，一个药学学生知道如何完成某项任务并不自然意味着他能表现出作为一名胜任执业的药师。为了帮助学生在真实生活中运用他们学到的知识来表现自己胜任工作，关键是选择让他们"演示"和"行动"的方法。

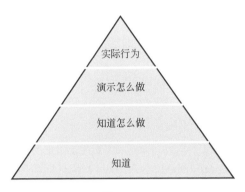

图39.2　Miller临床能力金字塔评估模型[20]

评估学生学习成果有几种方法，对于方法的选择则取决于想要测评什么学习成果。在学生测评过程中使用多种方法可能有助于确保评价学生的所有学习成果，有时称为360°评估，既有直接的评估方法，又有间接的评估方法。在第一种情况下，要求学生展示他们的学习成果（例如，考试和演示），在第二种情况下，要求学生反思他们的学习成果（例如，课程评价调研和教学大纲回顾）。

对学生的测评方法可以是格式化形式，也可以是总结性形式。**格式化测评**（formative assessment）用于教学过程中观察和告知学生的学习情况，而**总结性测评**（summative assessment）则在项目计划或课程结束时进行。如果他们存在误解或有学习需要，如果在教学过程中存在某种差距，格式化测评技术（也称为"低标准"）就可以用于收集学生在课程学习中进步情况和反馈建议，例如他们知道什么和可以做什么。这种类型的信息可以让教师采用改善学生学习的策略。格式化测评技术有几个示例，诸如：知识预评估；书面的反思意见，如备忘录或随意观点；"反思性问题包"；案例分析以及利用听众反应系统（用于测验、投票和主动学习）检查理解情况。总结性测评技术（"高标准"）用于问责目的，以检查学生在教学结束时学了什么以及能够做什么，从而得出一个分数的作业要求或确定学生在项目计划中的发展状况。测试和考试、学习测试组合、OSCE、论文、项目和演示汇报都属于总结性测评技术的实例。

39.3.1 传统的评估方法

最广泛使用的传统学习评估方法是书面考试。根据评估的意图（格式化／总结性），这些考试可能分为期中考试、期末考试、小测验和小考试。考试内容包括任何问题类型的组合，让学生展示他们掌握的知识，并分为简短回答、是非问题、**多项选择问题（multiple-choice question，MCQ）**、匹配问题或论文等类型。

传统评估方法的主要优点是易于编制、管理和评价，省时、省力还省钱。此外，是以客观、可靠和有效的方式评估学生掌握知识的一种标准方法。然而，可能忽视了人际沟通技能、终身学习、专业精神以及将基础知识融入决策等因素。由于传统的方法通常只评估米勒金字塔模型中的"知道"和"知道怎么做"的内容，因此，这些方法不适宜评估学生践行药学监护的能力。此外，通过这种类型的评估，通常鼓励学生在做出正确答案时记住知识点，在MCQ或是非问题的特殊情况下，认为正确答案给学生是反映学生参加考试的能力，而不是所获得知识的能力。

39.3.2 实践模拟的评估方法

实践模拟的方法融入药学教育是需要评估学生能否将其知识转化为实践。**实践模拟的评估方法（simulation-based assessment）**包括同事间的角色扮演、标准化患者的扮演、临床技能导向的评估（例如，处方调配和处方审核）、虚拟患者以及人体患者模拟（高保真人体模型）。模拟演练是尽力模仿真实的执业情景，但没有借助真实的患者，因为使用真实患者有一些局限性，如患者的可及性和健康状况是否允许以及是否有必要提供对照学生的评估。可能对标准化患者进行训练，使其扮演能够重复和系统执行的特定角色，这种方式能够解释清楚患者、看护者或医务人员之间的角色功能。

模拟训练使学生能够将其学到的知识用于实践，并发展患者监护的技能，如沟通技巧、记录既往史、采集患者信息、培养专业精神、主动聆听、用药指导、解决问题和临床决策等。模拟环境中进行评估有其优势，可以反映出现实生活，具有即时性、可靠性和一致性的特点，且可用于格式化反馈或总结性评价。然而，采用孤立且结构较差的模拟训练，无法像客观结构化临床测验（OSCE）模式那样，以标准化、客观有效、可靠可行的方式对学生进行评估。

39.3.3 客观结构化临床测验

客观结构化临床测验（objective-structured clinical examination，OSCE）是Ronald Harden等于1975年在苏格兰Dundee大学提出的基于胜任能力评价的一个范例，其目的是避免医学教育中传统临床考试的缺陷[21]。OSCE方法是以客观方式系统地评估学生的临床能力，目前仍在各种医疗卫生学科中用于评估学生的临床表现。

在OSCE期间，学生们通常经过12～16个系列测试岗位的轮转，每个岗位花费

5～10分钟的时间。岗位设置的数量和在每个岗位上花费的时间取决于OSCE设计，可能有所不同。学生必须在程序设计的岗位执行真实的任务，如记录既往史、体格检查或解释化验数据，考官使用检查表评分学生的临场表现。还设计了问题测试的岗位，学生必须回答前一个岗位获得的信息和结果相关的问题，通常采用多项选择题评估学生的表现。考试结束后，考官使用检查表根据既定的考试说明对学生的多项选择题答题进行打分。由于OSCE按学科的学生人数[22]经过无数次重复，因此借助这种方法，使用模拟的患者（受过训练扮演患者的学生）就能起到替代跟真实患者一样的效果。

在评估病历记录的能力中，需要给学生简要描述患者的情况。在学生角色演练过程中，考官认真倾听，并根据考试前制订的检查表对学生的表现进行打分，其结果必须是可靠和客观的。考官对学生的表现进行记录，包括与患者建立关系的表现、病历记录的技巧以及询问患者既往史的要点等方面。主考人在检查表上打勾标出学生在演练表现中是否询问到患者的关键要点。学生在程序设计的岗位上完成演练后，必须完成有关患者病史的MCQ测试。

在评估患者体格检查的能力时，学生仔细检查一个有限的身体范围，考官使用一份先前确定主题的检查表来评估学生的查体表现。之后，学生还要回答体检结果相关的MCQ。有了OSCE，除了能够评估学生获取患者病史或进行体检的能力外，考官还可以评估学生的其他能力，如观察患者或解读影像、解读患者病历记录或化验数据以及对患者进行健康教育的能力[22]。

目前世界各地的药学院校越来越普遍地应用OSCE作为评估学生临床能力的方法。在加拿大，药师执业准入考试已使用OSCE作为评估的一个组成部分，在美国，OSCE也普遍作为药学教育的一种评价方法，世界各国已普遍采用这种方法，其中包括英国、瑞士、马来西亚、日本和澳大利亚等国家。OSCE在药学教育中的应用与之前在医学教育中描述的相类似，但评价的重点是提供药学监护的能力。测试岗位的设置可以包括模拟患者、看护者或医务人员之间互动的脚本，其目的是评估学生的沟通技能、患者用药指导或使用医疗设备的演示能力，其他岗位设置可能会让学生进行药物计算或处方差错审核[23]。而且，OSCE方法已经被认为是一种有效、可靠且可行的评估工具[24, 25]，通过使用绩效评分的特定检查表，有利于提高各考官之间的评估一致性。

最终，使用OSCE的后勤工作是复杂的，需要大量的人力和财力资源。然而，当周密计划且有效执行能力检验时，在各种医疗卫生职业教育的不同阶段[24]，无论采用格式化还是总结性的OSCE，都是一种可行的评估方法。

39.3.4 技术能力客观结构化评估

技术能力客观结构化评估（objective-structured assessment of technical skill，OSAT）是一种可靠、有效的用于临床技术能力评估方法。这种方法已被开发并用于评估外科受训者的技术能力，但也适应于评估其他健康领域的学生，即药学学生。药学教育中应用OSAT有助于评估相对独立的技能以及完整技术程序的能力，如疫苗接种、吸入器使用技术、血糖仪使用、血压测量和患者临方配制等。根据测验程序应执行的特定任务清单评估学生的技术能力。在学生绩效表现评估中，考官还可采用全球评估标准和合格评判方法。虽然这种方法的时间和资源成本都很高，但它提供了一种有效可行的方式来评估学生的技术能力。

参考文献

1. The role of the pharmacist in the health care system. Report of a WHO consultative group, New Delhi, India, 13–16 December 1988. Report of a WHO meeting, Tokyo, Japan, 31 August–3 September 1993. Geneva: World Health Organization 1994 Contract No.: WHO/PHARM/94.569.
2. The role of the pharmacist in the health care system. Preparing the future pharmacist: curricular development. Report of the third WHO consultative group on the role of the pharmacist, Vancouver, Canada, 27–29 August 1997. Geneva: World Health Organization 1997 Contract No.: WHO/PHARM/97/599.
3. International Pharmaceutical Federation. Quality assurance of pharmacy education: the FIP global framework. 2nd ed, 2014.
4. Accreditation Council for Pharmacy Education. Accreditation standards and guidelines for the professional program in pharmacy leading to the doctor of pharmacy degree. Version 2.0. Effective February 14, 2011. 2011; Available at: https://www.acpe-accredit.org/pdf/S2007Guidelines2.0_ChangesIdentifiedInRed.pdf. Accessed 3 Nov 2013].
5. The Bologna Declaration of 19 June 1999: Joint declaration of the European Ministers of Education.; Available at: http://media.ehea.info/file/Ministerial_conferences/02/8/1999_Bologna_Declaration_English_553028.pdf (Archived by WebCite® at http://www.webcitation.org/6RvM9tImK). Accessed 18 Aug 2014.
6. Directive 2005/36/EC of the European Parliament and of the Council of 7 September 2005 on the recognition of professional qualifications (text with EEA relevance). Official J Eur Union. L 255:22–142.
7. Nunes-da-Cunha I, Arguello B, Martinez FM, Fernandez-Llimos F. A comparison of patient-centered care in pharmacy curricula in the United States and Europe. Am J Pharm Educ. 2016;80(5):83. https://doi.org/10.5688/ajpe80583.
8. International Pharmaceutical Federation. Pharmacy Education Taskforce. A global competency framework for services provided by pharmacy workforce. The Hague, The Netherlands: International Pharmaceutical Federation; 2012.
9. Atkinson J, Rombaut B, Pozo AS, Rekkas D, Veski P, Hirvonen J, Bozic B, Skowron A, Mircioiu C, Marcincal A, Wilson K. The production of a framework of competences for pharmacy practice in the European Union. Pharmacy. 2014;2:161–74.
10. Nunes-da-Cunha I, Fernandez-Llimos F. Educational contents for a patient-centred undergraduate pharmacy curriculum. Lisbon; 2017. Available at: https://www.pharmacypractice.org/educational_contents/.
11. Bates AWT. Teaching in a digital age. Guidelines for designing teaching and learning for a digital age: Tony Bates Associates Ltd.; 2015. Available at: https://opentextbc.ca/teachinginadigitalage/.

12. Ross LA, Crabtree BL, Theilman GD, Ross BS, Cleary JD, Byrd HJ. Implementation and refinement of a problem-based learning model: a ten-year experience. Am J Pharm Educ. 2007;71(1):17.

13. Aburahma MH, Mohamed HM. Educational games as a teaching tool in pharmacy curriculum. Am J Pharm Educ. 2015;79(4):59.

14. Shawaqfeh MS. Gamification as a learning method in pharmacy education. J Pharma Care Health Syst. S2-004. 2015;10(2). https://doi.org/10.4172/jpchs.s2-004.

15. Sando KR, Elliott J, Stanton ML, Doty R. An educational tool for teaching medication history taking to pharmacy students. Am J Pharm Educ. 2013;77(5):105.

16. Prescott WA Jr, Woodruff A, Prescott GM, Albanese N, Bernhardi C, Doloresco F. Introduction and assessment of a blended-learning model to teach patient assessment in a doctor of pharmacy program. Am J Pharm Educ. 2016;80(10):176.

17. Margolis AR, Porter AL, Pitterle ME. Best practices for use of blended learning. Am J Pharm Educ. 2017;81(3):49. https://doi.org/10.5688/ajpe81349.

18. Nelson M, Allison SD, McCollum M, Luckey SW, Clark DR, Paulsen SM, Malhotra J, Brunner LJ. The Regis Model for pharmacy education: a highly integrated curriculum delivered by team-based learning™ (TBL). Curr Pharm Teach Learn. 2013;5(6):555–63.

19. Husband AK, Todd A, Fulton J. Integrating science and practice in pharmacy curricula. Am J Pharm Educ. 2014;78(3). Article 63. https://doi.org/10.5688/ajpe78363.

20. Miller GE. The assessment of clinical skills/competence/performance. Acad Med. 1990;65(9 Suppl):S63–7.

21. Harden RM, Stevenson M, Downie WW, Wilson GM. Assessment of clinical competence using objective structured examination. BMJ. 1975;1(5955):447–51.

22. Harden RM, Gleeson F. Assessment of clinical competence using an objective structured clinical examination (OSCE). Med Educ. 1979;13(1):39–54.

23. Corbo M, Patel JP, Abdel Tawab R, Davies JG. Evaluating clinical skills of undergraduate pharmacy students using objective structured clinical examinations (OSCEs). Pharm Educ. 2006;6(1):53–8.

24. Patricio MF, Juliao M, Fareleira F, Carneiro AV. Is the OSCE a feasible tool to assess competencies in undergraduate medical education? Med Teach. 2013;35(6):503–14.

25. Patricio M, Juliao M, Fareleira F, Young M, Norman G, Vaz Carneiro A. A comprehensive checklist for reporting the use of OSCEs. Med Teach. 2009;31(2):112–24.

第40章

药师和其他医务人员的药学监护教学

Martin Henman, Dan Kibuule, Mwangana Mubita

摘要

对药师进行药学监护的教育，始于重新定位药师的角色，是提供药学监护，而不是供给药品。从此，必须培养药师对其专业知识重新认识和理解，以适应制订提供药学监护的流程步骤；评估患者需求和确认存在的问题；确定优先解决的问题；制订干预措施；实施调整方案，监测药物治疗和随访用药疗效。为了做到这一目标，必须整合学术与实践导向的教学，并引进那些经验丰富的合格专业人员，在必要时充当促进者、监督者、导师和教练的角色。采用适当的评测方法有助于学员评定自己的进步状况。

40.1 践行药学监护的思考

对药学监护概念进行教学和学习以及将其用于专业人员的临床实践是具有挑战的，但对于患者治疗利益的最大化却是必不可少的。1999年，欧洲药学院校协会的一个工作组首次编写了一份有关思考药学监护和药学教育的文件[1]。自从这份文件发布以来，尽管药学监护的概念一直得到广泛认可，但是在将其概念纳入药师的继续教育项目、研究生学历教育和职业持续发展计划时，却反映出各种项目对药学监护的不同解读以及在融入药房业务中受到的挑战。

药学监护的教学工作非常重要，常常作为一种理念，表达出药学监护对于药师职业发展的重要性，但这一想法似乎仅作为一种理论上的概念，而不能得到实际的应用。然而，产生药学监护的想法正是因为药师想到了在为患者配药时应该如何提供用药监护而不是单纯调配供给药品。随着这种务实的观点被认可，一些主题也变得越来越清晰了。

- 药师应用知识和技能的核心思想应该是提供"监护"服务。
- 为了确定影响患者用药行为和用药体验的因素，药学监护是通过采集患者疾病史、家族史和社会史等信息将其应用于临床决策。
- 医务人员和患者之间建立的治疗关系是提供一切监护活动的基础。
- 承担监护过程的责任要求药师践行以患者为中心的监护工作并与其他医务人员紧密协作。

由于这些原因，重要的是课程体系要明确指出需要设置药学监护课程的原因，药学监护对患者结局可能产生的影响以及有效践行药学监护的方法。否则，就丧失了作为一种教育变革的思想价值。例如，药学监护与药师其他工作和职责之间的关系，如应对患者对非处方药使用的请求可能无法解决，从而限制了药学监护的应用范围和理念产生的影响。此外，随着医疗卫生发生变革，需要实施新的教育方法和提供监护服务 [2]。在医疗卫生教育中，理解和运用这些想法是非常必要的，因为随着医务人员从新手发展为专家，需要其专业知识、技术能力、岗位胜任能力、临床判断力、团队合作能力和领导能力等的逐渐积累成长 [3, 4]。

药学教育者在讲授药学监护时必须能够清楚地表达这些概念，以便药师能够恰当管理患者用药，来优化患者治疗结局。如果能正式授予药师一个资格证书来证明掌握某种特定的执业能力，那么必须考虑将执业要求和标准体现在项目描述、项目结构和项目评估的方法中。

与本科生不同，药师是成熟的成人学习者，具有丰富的经验和专业知识可供借鉴。药师如果把学习药学监护作为一种正规的教育项目来实施其职业的持续发展策略，可能是非常有吸引力的。当然，他们也可采取主动学习的方式及改变自己的执业模式或引入各种新的服务，以促进职业的发展。开展一项新的服务既需要建立职业规范和义务责任，又需要提出要求具备的新技能。许多药房还设置实施强制性CPD制度，以维护药师的执业行为并保护患者利益。除此之外，还要求药师能展示其一定的执业能力，例如在有些药品被注销后，要求药师提供非处方药，以履行其职责。

教授药师掌握药学监护的最终目标是优化患者的药物治疗。这是为了确保药师获得专业知识并提高技能，以诊断和解决各种患者群体存在的药物相关问题。为了能够诊断和解决药物治疗问题，教学计划应赋予药师员工掌握一套技能、知识和行为能力的方法，换句话说，即最佳药学监护的胜任能力。首先，药师应确保自己掌握和理解药学监护知识，才能使自己能够做出准确、恰当和及时的临床决策。第二，应教会药师如何应用某些技能，通过良好的沟通，采集患者用药史，并应用临床思维逻辑，评估患者用药的合理性，最终优化患者的药物治疗。第三，需要培养药师的职业行为素养和职业表现态度，以满足患者和医疗团队成员的需求，最终全面实现药学监护的跨专业互利合作。

40.2 药师

药学监护的教育需要重新确立药师发展的角色和责任，从供给药物转型到监护患者用药安全。执业中的药师可能会以传统的思维方式，从药物入手，然后再考虑到患者病情，最后考虑患者本人。通常，任务导向的问诊程序和治疗方案似乎总是支持使用快速筛选流程来确认处方、非处方药物请求或症状建议请求相关的问题。虽然这些流程提供了组织结构，以确保实施服务的质量，这些流程也是管理药房工作流程的合理方法，但还需要其他技能和操作程序来提供服务。药学监护相似于任务导向操作程序，因为两者在逻辑上都强调结构化和系统性，但不同之处在于，药学监护是强调以患者为中心的跨专业合作，考虑患者所有疾病的整体用药，体现出以提高患者治疗结局为导向的思维逻辑。

由于目前有些执业药师可能在自己本科学习中没有接受过药学监护理念的正规教育，因此这些人需要接受教育，以便他们可以在各自执业场所做到以患者为中心地提供药学监护服务。提供药学监护的核心能力是了解患者监护过程的6个步骤：评估问题、确认并排列优先解决的问题、计划干预措施、实施治疗调整、继续监测以及随访患者。多年来，这一复杂的过程一直是其他医务人员教育的一部分，因此，需要专业知识、专业技能和临床判断三者的结合才能有效执行。

对执业药师的教育给其他教育环境带来了未常遇到的特别挑战，要想进行有效的在岗教学，则需要承诺和规划[5]。为了学习和运用药学监护的原理，需要对知识进行一定的重建和重整，改变观念，发展新的流程。药师可能不熟悉其中的一些技能；例如，尽管反省思维和反思实践在护理学教育中已经长期应用，但对一些药师来说，可能看似是一种异乎寻常的思维工具[6]成熟学习者沟通的技巧和自主学习的方式，可以通过与从事实践的专业人士的互动中得到更新，那么，教师就承担起了促进者、顾问、导师和教练的角色。此外，教育的环境应包括传统教学环境和患者监护环境，充分利用实践模拟和真实患者的教学模式，用于指导和评估药师的实践能力。应鼓励创造跨专业学习的教育机会，采用更多以患者为中心的学习方法，制订各种不同的全面监护计划，促进专业间的信任和尊重[7]。能力框架的需求取决于教育环境、教学方法，以及是否评估个人行为或全球绩效评估。药师教育的建议方法清单见表40.1。

表40.1 药学监护教育计划的建议内容

教学准备和重新确立方向
实施系统和整体的评估
建立以患者为中心的流程和监护
建立治疗关系和确保监护的连续性

续表

进行跨专业合作和共享监护信息

注重患者短期、中期和长期的治疗结局

疾病病理学和药物治疗学构成教学大纲一部分

药物相关问题、用药风险评估以及风险与收益平衡

主题情况

医疗服务和出版文献中的信息和证据来源

循证实践和治疗指南的优点和局限性

多发病率、患者偏好和患者导向的结局

临床判断和优先权

健康相关生活质量

患者用药：患者的想法、顾虑和体验

监护流程，区别于工具驱动的生物医学过程

以患者为中心的监护和沟通，共享认知和行动

记录用药指导，记录信息链接进入现有药房系统

与其他专业人士交流并共享决策

教学方法与评价

应用总结性方法，评价疾病状态和卫生服务运作相关的知识和信息来源

运用格式化方法，评估和反思药学监护和现有实践，探索重新确立学生的发展方向、教育和职业目标

书面的监护计划及其实施

自己与导师/辅导员一起观察、讨论和反思药学监护的实践

由导师/教练评估模拟患者下的药学监护实践以及模拟患者评估学员实践表现

在有或无导师/教练监督的情况下，在岗学习药学监护实践

过程的评估

患者结局的评估

患者案例集

技能

谈判能力

领导力

临床判断力

倡导力

合作力

40.2.1　药学监护教育的项目方法

因此，根据个人或机构的需要，对药学监护执业者的继续教育应该是系统的并有明确结果输出的。在本节中，我们提出并讨论了监测培训规划（MTP）模式，用于对药房员工进行药学监护的有效教学[8]。第一步是管理和评估当前药房各种人员在既定环境下践行药学监护的状况；这将有助于确认和量化教学的需求。此外，评估培训需求是作为监测实施这种教学计划的基础。一旦确定了培训需求，例如，通过严格的外部需求评估，或通过个人自我评估（例如采用学习日记），应制定培训课程或教学/培训指南，以实施教学策略，通过知识和技能解决胜任能力以及药学监护中的行为差距。采用各种不同的培训模式，培训资源和方法以及模式，可以弥补已确定的药学监护实际差距。一旦教学开始实施，应该跟进计划，来证明药学监护实践是否得到改进。例如，在经过一段时间后，可由相关人员或培训项目的外部评价，借助特定和结构化的有效评估工具，报告实施情况。该计划应有明确的目标，即在规定的时间内预期改善的效果，还应使药师能够获得最适当的资源和资源丰富的实践导师，以达到预期的效果。

40.2.2　药学监护教育的实用方法

教学课程或指南的一个核心内容是教学单元标准，体现出学习的范围和深度。单位标准是培训药师员工实施药学监护的关键要素。单元标准提示并说明所要求的胜任能力（包括一组定义的知识、技能和行为要求）。两个主要的单元标准是评估和解决药物治疗问题。总的来说，这需要培养药师临床思维逻辑的技能和跨专业的实践经验。另一个重要的单元标准是培养药师的临床模式。该单元标准重点传授如何处理临床信息（临床记录、医疗日志、用药管理图表、常见医学缩写）及解读临床化验指标和患者生命体征等技能。在这种培养模式中，对药师的药学监护教育是迭代发展的。

40.2.3　药物治疗问题诊断的培训（框40.1）

应培训药师一些基本概念，例如评估和解决各种药物治疗问题和用药差错的方法。在本节中，我们详细讨论在总体教学中应该强调有关用药差错和药物治疗问题的内容。此外，还应培训药师掌握采集用药史，进行用药重整，实施正确的用药评估，以确认药物治疗问题。重要的是，每个药师都知道如何采集患者的用药史。理想情况下，应该在资深药师导师的帮助下，在临床中进行实战辅导，使用标准化用药史格式记录，完成对药师的培训。讲授用药史时应教会药师关注用药史的来源，如何有效地与患者面谈和完整准确记录用药史，以作为患者临床记录的一部分。进行用药史培训之后，应讲授用药重整，药师在此应该学会确认记录的用药史与患者当前药物治疗之间的用药不一致问题。用药重整最好是针对服用高风险药物的患

框40.1　药物治疗问题的知识

> 药师一般应熟知6种药物治疗问题，即：
> - 药物不良反应
> - 药物治疗选择
> - 不适当的适应证：
>   - 无适应证用药
>   - 有适应证没用药
> - 药物相互作用
> - 剂量调整不当：
>   - 剂量不足/过量
>   - 重复用药
> - 用药依从性

者和/或在繁忙的工作环境中、在医疗机构之间或临床人员之间进行治疗交接的患者。对用药重整内容的教学应强调用药重复、用药疏漏、医嘱差错和转录差错（框40.2）。此外，还应教会药师掌握对患者药物治疗的适宜性、安全性和成本-效益进行整体性评估的技能。在教学中应强调采集患者主观和客观信息对于确认和优先处理药物治疗问题的意义。药师应该了解不同用药评估的级别差异（1型—3型）——从处方审核到完整评估患者药物治疗（另见第6章）。对用药评估的教学可能要求强调对患者行为、疾病（病理生理学）、药物治疗和临床思维逻辑的培训。应向药师讲授疾病的临床表现和诊断标准，以用于确认疾病以及提供适当的药物治疗。培训内容还应侧重于五大类疾病状况的病理生理学，包括代谢性疾病、炎症疾病、肿瘤、退行性疾病和先天性/遗传性疾病。对于每一个患者病例情况，药师应评估每种疾病状况的临床表现、病变、病因和发病机制。

框40.2　常见用药差错的防范意识

> 药师应注意防范常见的用药差错问题，这些差错可能会造成药物治疗的相关问题。主要来自：
> - 用药重复（duplication of medication）
> - 用药疏漏（omission of a medication）
> - 医嘱差错（commission error）
> - 转录差错（Transcribing error）

此外，对于每种疾病状况，药师应熟悉其药物治疗，包括药物类别的选择、合理使用、药物不良反应和作用机制，以及药物特有的药动学。在药师进行药学干预前，药师应回顾病理生理学和药物治疗的基本知识，并由资深药师和药师研究员验证和确认，再与多学科医疗团队的其他成员沟通。一旦药师可以在采集用药史、实施用药重整和用药评估等展现出应有的能力时，就可以开始教授药师如何制定和实施药学监护计划，这将在下一节中讨论。

40.2.4　解决药物治疗问题

应向药师讲授如何采集主观和客观信息以确认和优先解决药物治疗问题，并最终如何给予适当干预以确保患者获得最佳的预期结局。药师应能够应用标准和证据证明潜在或实际存在的药物治疗问题，并评估药物治疗对患者问题带来的风险或益处。这需要应用药物治疗学和病理生理学知识进行临床推理和患者评估。应鼓励药师员工与医疗团队的其他成员进行跨专业合作，以验证已确认的药物治疗问题。应该教会药师跨专业合作和实践的技能，例如，学会在特定文化背景下应用不同策略达成有效的沟通以及提出自己的主见。随后就是训练药师制订和实施药学监护计划。有人建议在培训药师员工时，应使用监护计划的标准工具；应考虑优先处理的问题、治疗目标、其他治疗选择、干预患者最合适的措施、与医疗团队沟通干预患者的计划以及监测治疗目标的计划。监护计划中的重点是制定治疗的SMART目标（具体、可测量、可达成、现实的、有时间限制的）、与患者和医疗团队其他成员的沟通以及文档记录。应教会药师如何使用最新信息开发和释义证据，以优化制定和实施治疗监护计划。充分掌握药学监护计划的药师应定期参加临床查房，对治疗决策提供实时建议，并进一步与患者和其他临床医师建立药物治疗关系。

40.2.5　临床药学思考工具包

最重要的是，应教会药师采用和应用临床思考的方法。SOAP方法（主观、客观、评估和计划）是医务人员最常用的临床思考工具。可以教会药师使用SOAP方法，确认和解决药物治疗问题，并与其他医疗团队成员合作，来更好地确认患者主要的健康问题。这将涉及使用文献或标准以及方法中的相关适宜证据，来验证当前健康问题的主客观临床表现的整个过程，例如，这可以合并为地方级、国家级或国际临床治疗指南。临床药学思考的关键步骤如下。

① 确认病例的主、客观信息。

② 应用正确有效的证据，将主、客观信息与医疗问题（疾病）、药物（药物治疗）和/或护理（社交心理）问题关联起来思考。

③ 检查药物治疗问题与医疗或监护问题之间的关系，以确定和验证当前存在的药物治疗问题，并确定解决健康问题的优先顺序。

随后，应根据药物治疗问题制订和实施监护计划。

40.2.6　执业角色变化的监管问题

由于药学监护培训对执业行为产生了影响，为了监督执业角色的变化，应对执业行为实施执业审计。可以同时审计药师自我报告的干预结果和药学干预带来的患者结局。这要求药师记录他们的干预措施以及相应的患者结局。这些审计可以揭示药师最常给予的干预措施，以及在患者治疗过程（入院、住院和出院）中的干预点。

可以系统性地从更广的跨专业团队那里得到一些关于药师的作用和干预状况的反馈意见。此外，还可以进行研究，作为一种更为实质的方法评估产生的影响和监测执业角色的变化，为药学教育的变革提供信息。

应该依据执业审计、跨专业反馈和进行的研究，监测初始培训对执业行为产生影响的结果，确定下一次培训的内容和重点。

40.3　其他医务人员

按理说，其他医务人员也有可能较好地了解监护过程的6个步骤，并且了解明确的执业范围。因此，表40.1中描述的项目并不新奇，真正新颖的是运用这个过程来解决目前临床出现的药物治疗相关问题。他们想了解药学监护可能有两个原因：①去了解药师的角色和药学监护的意图；②去改善其患者用药的效果。表40.2中的内容与这两个原因都有其相关性，有助于帮助他们审视自己的医疗看法，并告知他们药师的角色、患者对用药的认知和服药状况，以及如何改善药物使用以使患者疗效利益最大化。

表40.2　评估实施药学监护的工具方法

评估工具	受评领域	设定的情景	评估的价值
临床评价方法	临床实践能力	临床思维、前瞻性	通常为格式化
案例讨论	临床思维和理解	临床思维、回顾性	通常为格式化
同行评估工具	他人认定实践能力	虚拟状态、同事评估	通常为格式化
直接观察实践评估	技术性实践能力	技术展示、前瞻性	通常为格式化
多选题测试	知识掌握状况	非执业状态、回顾性	通常为总结性
观察性结构化临床测试	掌握知识和技能以及工作态度	实践模拟状态	通常为总结性

向其他医务人员传授药学监护知识，需要运用一系列技巧并融合促进者、专家、教练、导师各种角色的风格。

就像培训药师一样，如果要提供一份正式的资格证书，来证明受训者可以执业的话，培训的细节要求和标准则要从本质去影响教学内容和评估体系。

40.4　在岗学习的评估

衡量和评价本科生和员工岗前学习药学监护的情况在第39章中已做了详尽描述，包括许多工具，可用于各个执业药师实践和互动学习。因此，胜任能力的评估重点变得更加重要，因为药师的学员需要在实践中证明自己能力提升。可以对方法进行细分。例如，可以通过多选题（MCQ）形式评估掌握的知识，这种评估可以采取不同的方式（是非问答；单选和多选形式；扩展MCQ等），但在岗学习（learning in practice）的评估有许多有效的方法，可以对学员进行360°的评估[9]。目前的挑战是总需要评估学习结果是否可能尽量达到预期的能力，且在学员的实践中应进行一些评估。例如，**临床评价练习（clinical evaluation exercise，CEX）** 可应用于临床实践情景下评估药师与患者的真实互动以及评估药师应用临床知识的能力、态度、行为。这类结果的评估方式从进级分数（如百分比正确率）转变为更符合执业情景的一种评价体系，如"高于预期/符合预期/不符合预期"或"胜任/尚未胜任"的评价结论。显然，这种评估不能系统地进行学员对学员的复制评价，但随着时间的推移，学员应该逐渐成长，显示其在评估中的改进成效，并在大多数情况下持续展示其具备的能力。类似第39章中谈到的OSAT评估，**直接观察实践评估法（directly observed practice，DOP）** 可应用于执业中更多的技术领域，例如无菌药物生产或质量保证环境。另外，可以给学员提供更多的时间进行反思和同事评审，例如**案例讨论（case-based discussion，CBD）**，这是回顾性的评价，学员与评估者讨论学员和患者之间互动发生的药学监护行为和干预的过程。**同行评估工具（peer-assessment tool，PAT）** 中有一个更广泛的同行评审工具，其中结合了与学员一起工作或实践的一些跨专业临床同事的反馈。系统地收集反馈意见，并针对学员的自我评估，对照各实践领域的同样标准进行评价，还可以对接受药学监护相同教育的一组学习人群进行比较。这些评估工具的实例，以及OSCE（另见39.3.3），可用于格式化（formative）和总结性测评（summative assessment），按照学员在实践情景演示、模拟实践的状态以及自我与同事评估中反映的能力给出一个大致的评价意见。实践与学习的评估和示例可以组合成一套实践规范，诸如用于职业持续发展（CPD）的实践规范[10]。当然，学员在继续学习之前，可以通过这些实践规范进行实践评估结束学习。

作为一个实用的工具，下面我们给出培训师或指导老师在制订新的学习计划时可能遇到的一些情景。

> **情景1**：你作为一名培训师，为社区药师和药房员工的职业持续发展提供培训服务（或继续教育）。但你还是个新手老师，你的任务是使学习方法"焕然一新"。这要较好地理解教学的需求，以及实施教学如何对提高客户学员的能力确实产生影响。
>
> 你认为初期需要问些什么问题？你会应用什么方法来确定目标人群的学习需求？你认为怎样才能证明或评估你的教学对学员的胜任能力产生影响？你认为评估学员的胜任能力作为一种教学结果重要吗？
>
> **情景2**：你是一名在地方教学医院培训教育部工作的临床教员。你必须面对

源源不断到贵院实习的本科生、新的实习生、注册前的药学毕业生以及住院药师，你必须以合适的水平和提供正确的训练场景为他们量身定制培训。

最后，你认为医疗服务的第一责任是什么？（提示：关于医疗道德伦理）你可以使用什么工具或采取什么措施来确保学员理解这一责任的意义？你如何为各个小组在培训方向、培训深度、监督下属以及承担监护患者的责任等方面提供差异化的培训？

简述了一些教学策略供各药房学员学习组参考。你如何解决这些教学工作呢？

参考文献

1. Pharmaceutical Care in the Pharmacy Syllabus. Tromp T, editor. On behalf of the EFPA (European Faculties of Pharmacy) Working Group on Pharmaceutical Care. Groningen, 1999.
2. Frenk J, Chen L, Bhutta ZA, Cohen J, Crisp N, Evans T, Fineberg H, Garcia P, Ke Y, Kelley P, Kistnasamy B, Meleis A, Naylor D, Pablos-Mendez A, Reddy S, Scrimshaw S, Sepulveda J, Serwadda D, Zurayk H. Health professionals for a new century: transforming education to strengthen health systems in an interdependent world. Lancet. 2010;376(9756):1923–5.
3. Dreyfus HL, Dreyfus SE. Mind over Machine: the power of human intuition and expertise in the age of the computer. Oxford: Basil Blackwell; 1986.
4. Benner P. From novice to expert: excellence and power in clinical nursing practice. Menlo Park CA: Addison-Wesley; 1984.
5. Williams C. Understanding the essential elements of work-based learning and its relevance to everyday clinical practice. J Nursing Manag. 2010;18:624–32.
6. Droege M. The role of reflective practice in pharmacy. Educ Health. 2003;1(16):68–74.
7. Barr H. Working together to learn together: learning together to work together. J Interprof Care. 2000;14:177–9.
8. Rational Pharmaceutical Management Plus Program. A Guide for Implementing the Monitoring-Training-Planning (MTP) Approach to Build Skills for Pharmaceutical Management. Submitted to the U.S. Agency for International Development by the Rational Pharmaceutical Management Plus Program. Arlington, VA: Management Sciences for Health; 2009.
9. Carter SL., Monk-Tutor M, Bouldin A, Jones SC, Futter B, Rennie T, Brock T, Jubraj B. Facilitating learning in healthcare. London: Pharmaceutical Press; 2012.
10. Irish Institute of Pharmacy. CPD. Available from; https://iiop.ie/cpd. Accessed 10 Jan 2018.

索引